W0253445

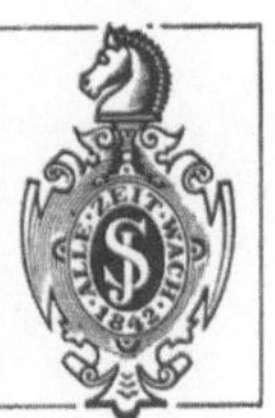

René Liechti

Die Arthrodese des Hüftgelenkes und ihre Problematik

Mit einem Geleitwort von M. E. Müller und B. G. Weber

Mit 266 Abbildungen

Springer-Verlag Berlin Heidelberg GmbH 1974

Dr. med. René Liechti, Spezialarzt für Chirurgie und Orthopädie,
Orthopädische Universitätsklinik, Inselspital, CH-3008 Bern

ISBN 978-3-662-06626-3 ISBN 978-3-662-06625-6 (eBook)
DOI 10.1007/978-3-662-06625-6

Ursprünglich erschienen bei Springer-Verlag Berlin Heidelberg New York 1974.
Softcover reprint of the hardcover 1st edition 1974

Library of Congress Catalog Card Number 73-22576.

Meinen Eltern

Geleitwort

Bis vor zehn Jahren galt die operative Hüftversteifung bei der Behandlung der schmerzhaften einseitig teilversteiften oder stark inkongruenten Hüfte als Therapie der Wahl. Bei richtiger Indikation und Operationstechnik erzielte man damit ein standfestes, schmerzfreies Hüftgelenk, mit dem die meisten Patienten sehr zufrieden waren.
Heute glaubt nahezu jeder Hüftpatient und leider auch mancher orthopädische Chirurg, daß Totalprothesen bedenkenlos bei noch verhältnismäßig jungen Patienten implantiert werden dürfen. Enttäuschungen werden aber nicht lange auf sich warten lassen, denn Patienten unter fünfzig Jahren werden ihre einstweilen schmerzfreien künstlichen Hüftgelenke trotz allen ärztlichen Mahnungen so sehr strapazieren, daß sich schon nach wenigen Jahren manche einzementierte Gelenkkörper lockern werden. Wohl kann eine Prothese ein- oder gar zweimal ausgewechselt werden, was aber dann?
Im Jahre 1970 wurden in einer Kollektivarbeit der neun größten orthopädischen Kliniken der Schweiz die Ergebnisse der *intertrochanteren Osteotomie* in bezug auf Schmerzen, Gehfähigkeit, Beweglichkeit und Arbeitsfähigkeit kritisch analysiert. Es wurden Richtlinien für die Indikationsstellung, Wahl des Verfahrens und Operationstechnik ausgearbeitet. Eine Kollektivarbeit der Schweiz. Gesellschaft für Orthopädie soll demnächst die Spätergebnisse der *Totalprothese* für das dritte bis zehnte Jahr nach dem Eingriff zusammenstellen und nach ähnlichen Kriterien auswerten.
Im Laufe der letzten fünfzehn Jahre hat sich die Technik der *Arthrodese* grundlegend geändert. Während im Jahre 1958 noch niemand geglaubt hätte, daß eine Hüftarthrodese ohne Gipsverband fest werden könne, wurden an verschiedenen Kliniken schon sechs Jahre später die meisten Hüftarthrodesen mit der Doppelplatte oder der Kreuzplatte versorgt und sofort funktionell nachbehandelt. Eine repräsentative Studie einer größeren Anzahl dieser neuzeitlichen Arthrodesen fehlte jedoch bis heute. Daher ist es Herrn Dr. LIECHTI hoch anzurechnen, daß er sich die Zeit genommen hat, alle diesbezüglichen Fälle der Orthopädischen Klinik St. Gallen zusammenzustellen, zu untersuchen und auszuwerten. Herr Dr. LIECHTI ist systematisch jedem Fall nachgegangen und hat so von den 583 Patienten nicht weniger als 525 erreicht und nachkontrolliert. Das Ergebnis dieser umfassenden Arbeit ist erstaunlich: Wer hätte gedacht, daß über 90% der Patienten zehn bis zwölf Jahre nach der Hüftarthrodese nach wie vor zufrieden wären? Man ist geneigt, die Frage zu

stellen, wie viele Patienten sich nach der gleichen Zeitspanne über die Totalprothese, wie sie heute implantiert wird, ebenso zufrieden äußern werden. Und vergessen wir nicht, daß nach einer Hüftversteifung beim Auftreten von Spätstörungen an der Wirbelsäule oder den Kniegelenken eine Totalprothese immer noch eingesetzt werden kann.

Herr Dr. LIECHTI hat aber nicht nur nachkontrolliert und ausgewertet, er hat auch die dabei angewandten Techniken exakt beschrieben, sowie verschiedene Verfahren an spannungselastischen Labormodellen biomechanisch geprüft und beurteilt. Dadurch konnte er gewisse heutige Vorstellungen korrigieren. Indikation und Gegenindikation sowie Komplikationen und ihre Behandlung werden in seiner Arbeit eingehend diskutiert. Der Leser gewinnt daher einen sehr guten Überblick über die Hüftgelenksarthrodese. Er erfährt, daß die Behandlung der Coxarthrose vielseitig und schwierig ist und daß daher unmöglich mit einem einzigen Verfahren auszukommen ist, ja daß die Hüftchirurgen in Anbetracht der Vielfalt der Krankheitsbilder im Hüftbereich zur Erreichung einer einwandfreien Arthrodese verschiedene Techniken beherrschen müssen.

Herrn Dr. R. LIECHTI, unserem Schüler, gebührt unser tiefer Dank dafür, daß er dieses Buch geschrieben hat, ein Buch, das sich an den Hüftchirurgen richtet, der – von Verantwortung getragen – seinen Patienten wirklich helfen will.

M. E. MÜLLER
B. G. WEBER

Vorwort

In den letzten 10 Jahren ist die Totalprothese für viele – aber nicht für alle – *der* Hüfteingriff schlechthin geworden. Parallel zur zunehmenden Häufigkeit der Totalprothese war in unserer Klinik eine Abnahme der intertrochanteren Osteotomien und der Hüftarthrodesen zu beobachten. Für den erfahrenen Orthopäden und Hüftchirurgen sind Hüftprobleme zu mannigfaltig, als daß sie alle mit einem und demselben Eingriff zu lösen wären. So scheint in letzter Zeit die Hüftarthrodese erneut Anerkennung zu finden. Diesem Eingriff wird bei ausgewählten Fällen wieder der Vorzug gegeben, vielleicht deshalb, weil gewisse Nachteile und Komplikationen bei den künstlichen Hüftgelenken zu Bedenken Anlaß geben, und der anfängliche Optimismus diesbezüglich etwas – wenn auch wenig – nachgelassen hat. Das Risiko einer Infektion oder einer Lockerung der Totalprothese ist heute noch zu groß, als daß man diesen Eingriff jüngeren Patienten (unter dem 55 – 60. Lebensjahr) mit gutem Gewissen empfehlen kann. Im Gegensatz zur Hüftarthrodese sind Endergebnisse der Totalprothese und der intertrochanteren Osteotomie in den meisten Fällen nicht mit Sicherheit vorauszusehen. Dem Beweglichkeitsverlust stehen zwei wichtige Vorteile gegenüber:

- vollständige Schmerzfreiheit
- volle Belastungsfähigkeit der arthrodesierten Hüfte.

Bei der Nachuntersuchung unserer Hüftarthrodesen von 1961 bis 1971 haben wir die Entwicklung der operativen Verfahren in unserer Klinik verfolgt. Wir beobachteten eine Verfeinerung der Indikationsstellung (striktere Auslese der Fälle). Adäquate und präzise Operationstechniken wurden entwickelt. Auch haben wir uns eingehend mit der Biomechanik der Hüfte (Wirkung der Hüftarthrodese in bezug auf Statik und Dynamik des Hüftgelenkes und der benachbarten Gelenke) befaßt.

Mißerfolge, besonders unvollständige oder fehlende knöcherne Heilung, sind bei genauer Beachtung der Prinzipien der stabilen Osteosynthese und dank der Möglichkeit, für den Einzelfall eine bestimmte erprobte Operationsmethode zu verwenden, eine Seltenheit geworden.

Unsere 11jährige Erfahrung beruht auf 583 Fällen. Wir haben bewußt die im Jahre 1972 ausgeführten Hüftarthrodesen in unsere Statistik nicht miteinbezogen, da für diese Fälle die Beobachtungszeit zu kurz gewesen wäre, und weil sich unsere Meinung über biomechanische und operationstechnische Probleme nicht geändert hat.

Wegen des großen Krankengutes und zur Vereinfachung haben wir unsere Hüftarthrodesen in fünf verschiedene Typen eingereiht. Dabei werden auch Fälle gezeigt, die mit einer heute nur selten gebrauchten, wenn nicht sogar verlassenen Technik behandelt worden sind. Wir haben uns bemüht, die Synthese unserer Erfahrung zu geben. Wir konnten durch unsere Ergebnisse und Beobachtungen bekannte Ansichten bestätigen oder neue gewinnen. Die bei uns verwendeten Operationstechniken haben die Probe der Zeit überstanden, d.h. eine klinische Beobachtungszeit über 2 bis 10 Jahre.

Im allgemeinen Teil der Monographie werden nach einem kurzen geschichtlichen Überblick die Auswirkungen der Hüftarthrodese in bezug auf Biomechanik des arthrodesierten und der benachbarten Gelenke, die allgemeinen Indikationen und die Operationstechniken eingehend besprochen. Im speziellen Teil werden, nach Auswertung unseres Krankengutes, die Indikationen und Möglichkeiten der Hüftarthrodese anhand von Beispielen bei Coxarthrose und primär-chronischen Polyarthritis, bei Hüftdysplasien, bei posttraumatischen Zuständen, bei Coxitiden, bei Femurkopfnekrosen, bei Girdlestone-Hüften und ähnlichen Zuständen angegeben.

Bei beidseitigem Hüftleiden wird die Kombination Hüftarthrodese-Totalprothese und die Möglichkeit, bei Mißerfolg das eine Operationsverfahren durch das andere zu ersetzen, besprochen.

Der Vermeidung, Erkennung und Behandlung allfälliger Komplikationen nach Hüftarthrodesen wurde besondere Beachtung geschenkt.

Absicht dieser Arbeit ist es nicht, einen vollständigen Überblick über die Hüftchirurgie zu geben, sondern durch Verwertung unseres Krankengutes und genaue Einzelanalyse sowohl der guten wie auch der schlechten Ergebnisse, der Hüftarthrodese den Platz, den sie immer noch verdient, wieder einzuräumen.

Dem damaligen Leiter der St. Galler Klinik, Professor Dr. M. E. Müller, und dem jetzigen, PD Dr. B. G. Weber, bin ich zu besonderem Dank verpflichtet.

Mein Interesse für Biomechanik und besonders für Hüftchirurgie wurde von meinem ehemaligen Chef, Professor Müller, geweckt. Seine Kenntnisse auf diesen Gebieten und seine Dynamik haben mich immer wieder beeindruckt. Ohne die stetige Unterstützung, Aufmunterung und Beratung meines jetzigen Chefs, PD Dr. Weber, wäre diese Arbeit nicht zustande gekommen. Seine Erfahrungen, Anregungen und wertvollen Hinweise waren für mich eine große Hilfe. Mein Dank gilt ebenfalls meinem Freund und Kollegen Dr. med. O. Čech, dessen kameradschaftliche und sachkundige Ratschläge mir von großer Hilfe waren.

Herr Professor Dr. W. Hess, Zürich, hat sich liebenswürdigerweise bereit erklärt, das Manuskript durchzulesen und Korrekturen anzubringen.

Die Firma Saurer AG, Arbon, hat mir in großzügiger Weise die Möglichkeit gegeben, in ihrem Forschungslabor die spannungsoptischen Versuche durchzuführen.

Die speziellen AO-Platten für diese Experimente wurden von Herrn Mathys, Bettlach, angefertigt und zur Verfügung gestellt.

Mein weiterer Dank gehört all denen, die die Herausgabe dieses Buches ermöglicht haben, im besonderen Frau E. WILD, die die mühsame Sekretariatsarbeit mit Geduld bewältigte und Fräulein V. JÖRG, die mit Begeisterung und Verständnis die Abschrift des Manuskriptes besorgte. Unseren Fotografinnen Frau M. SCHAFFNER und Fräulein D. CLERICI verdanken wir die hervorragende Qualität der Kopien der Röntgenaufnahmen. Alle Zeichnungen wurden von Fräulein K. SCHUMACHER mit künstlerischem Geschick ausgeführt; sie verstand es, mit Einfühlungsgabe und Talent, meine Wünsche zu erfüllen.
Schließlich möchte ich dem Springer-Verlag Heidelberg für die einwandfreie Ausstattung und Drucklegung dieses Buches meinen besten Dank aussprechen.

St. Gallen R. LIECHTI

Verzeichnis der Abkürzungen

GH = Girdlestone-Hüfte
HA = Hüftarthrodese
IO = intertrochantere Osteotomie
KN = Kopfnekrose
LWS = Lumbalwirbelsäule
pcP = primär-chronische Polyarthritis
PS = Pseudarthrose
SIG = Sacroiliacalgelenk
Tbc = Tuberkulose
TP = Totalprothese

Inhaltsverzeichnis

Spezieller Teil

Allgemeiner Teil

I. Geschichtlicher Überblick

Die Geschichte der Hüftarthrodese (HA) fängt in der zweiten Hälfte des 19. Jahrhunderts an mit den bei angeborener Hüftluxation ausgeführten Hüftresektionen von MARGARY (1883, Italien), von HEUSNER (1884, Deutschland) und von LAMPUGNANI (1885, Italien). Bei diesen Eingriffen war jedoch die Erhaltung einer gewissen Mobilität erwünscht. Ganz anders aber war es bei LAGRANGE (1886, Frankreich), der, soweit bekannt, als erster einen Arthrodesenversuch bei einem 16jährigen Mädchen mit Hüftgelenksluxation und unspezifischer Coxitis vorgenommen hat. Dabei wurde der luxierte Kopf wieder in die Pfanne gebracht und mit Drähten fixiert. Obschon der Kopf nicht mehr luxierte, kam es nicht zur gewünschten Ankylose, sondern, dem beschriebenen Verlauf nach, zur ersten Pseudarthrose (PS) einer HA. Im deutschen Sprachgebiet wird ALBERT (1887, Österreich) als Vater der HA angesehen, während diese Paternität im französischen Sprachgebiet DARAIGNEZ (1891, Frankreich) und im englischen Sprachgebiet ALBEE (1908, USA) zukommt (Abb. 1).

Eine genaue Beschreibung des operativen Vorgehens hat DOLLINGER (1891, Ungarn) gegeben: lateraler Längsschnitt, 15 cm lang, hinter der Spitze des großen Trochanters beginnend: Ablösen der Muskelansätze vom Trochanter, Eröffnung des Gelenkes und Luxation des Schenkelkopfes. Entknorpelung des Schenkelkopfes und des Acetabulums, Exstirpation der Kapsel, Fixierung des Kopfes im Acetabulum mit einer Schraube (diese wurde unter Fingerkontrolle vom Trochanter im Becken verschraubt) und Durchbohrung vom Trochanter, Femurhals und -kopf und des Pfannenbodens.

Über diese Fälle wurde erneut berichtet von WINIWARTER (1892, Deutschland).

Bei den bis jetzt beschriebenen Fällen hat es sich immer um *intraartikuläre* Verfahren gehandelt mit postoperativer Ruhigstellung mit Gipsfixation, meistens in Abduktionsstellung.

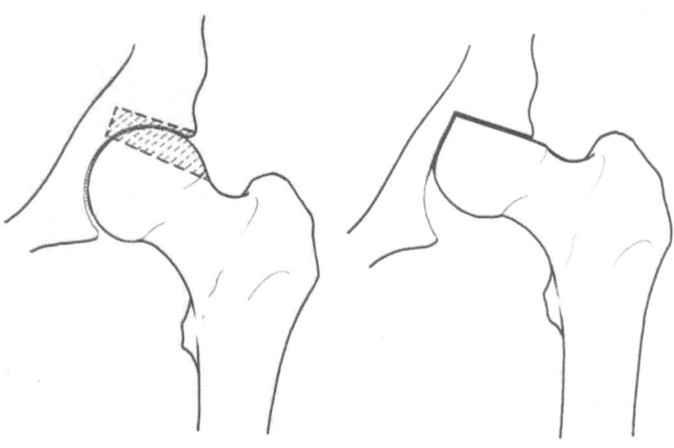

Abb. 1. *Intraartikuläre HA*. ALBEE (1908)

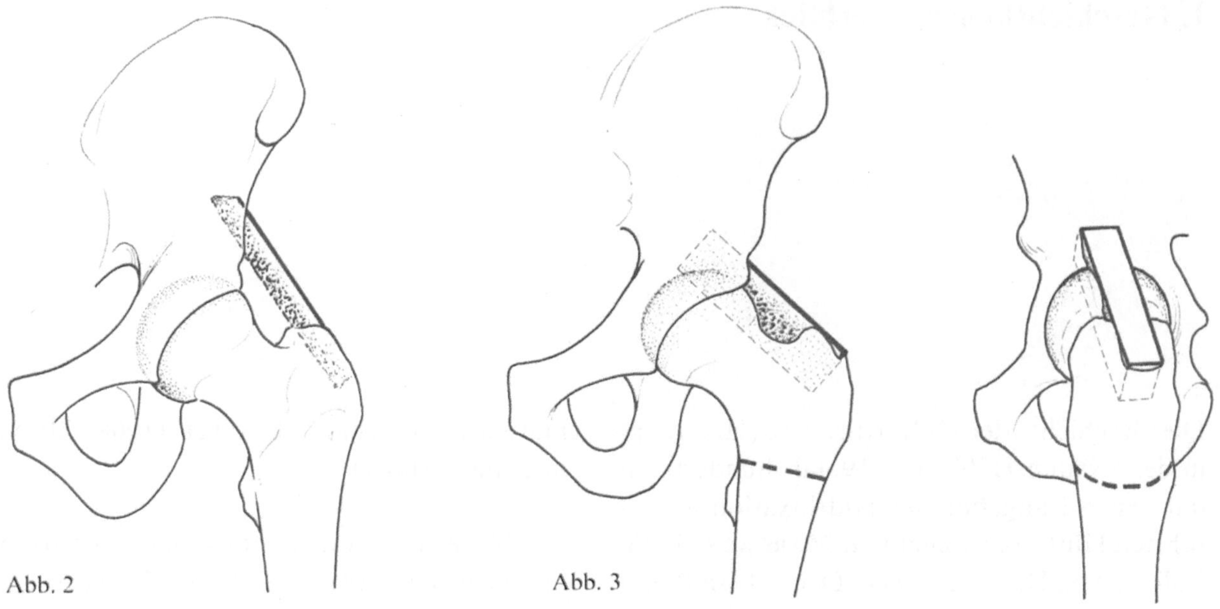

Abb. 2 und 3. *Iliofemorale HA.* (2) ALBEE (1915) — KAPPIS (1921); (3) HENDERSON (1933)

Die ersten *extraartikulären* HA bei Tuberkulose (Tbc) wurden von ALBEE (1913), MARAGLIANO (1919, Italien) und SCHUMM (1929, USA) beschrieben, wobei *iliofemorale Knochenspäne* angelegt worden sind (Abb. 2 und 3).

Anhänger der *ischiofemoralen Spanung* waren DE BEULE (1909, Belgien), MARAGLIANO (1921), CALVÉ (1931, Frankreich), TRUMBLE (1932, Australien), SPEED (1937, USA), BOSWORTH (1939, USA), BRITTAIN (1941, England), KNIGHT (1945, USA), FREIBERG (1946, Deutschland), VAN GORDER (1949, USA), KIRKALDY-WILLIS (1950, England), CHAPCHAL (1959, Schweiz) (Abb. 4 und 5).

Unter *paraartikulärer HA* versteht GHORMLEY (1931, USA) diejenigen Operationen, bei welchen die vordere Gelenkkapsel zwar eröff-

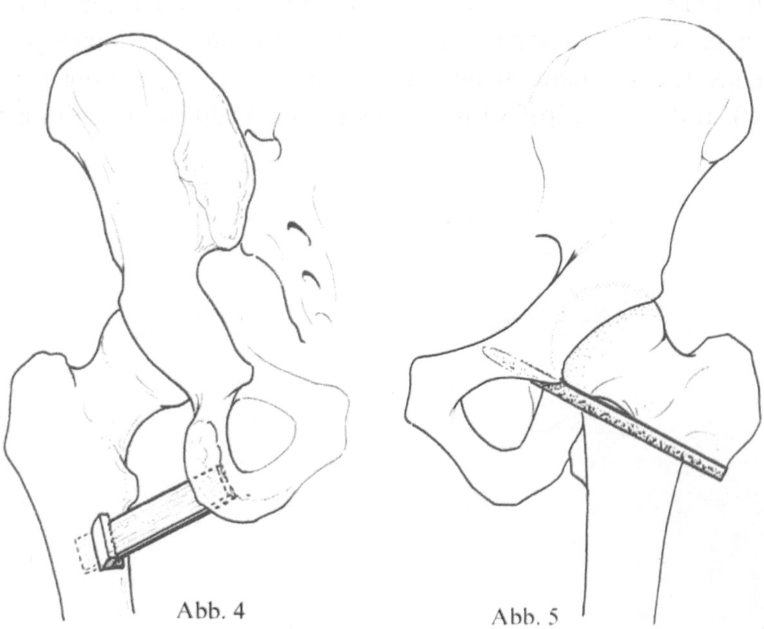

Abb. 4 und 5. *Ischiofemorale HA.* (4) Nach TRUMBLE (1932); (5) Nach BRITTAIN (1941)

net wird, der Femurkopf aber nicht disloziert und die Gelenksflächen nicht breit reseziert werden. Diese Bezeichnung wurde fälschlicherweise für verschiedene HA-Operationen verwendet, die tatsächlich sowohl intra- wie auch extraartikulär sind, indem die Gelenkskapsel ja eröffnet wird. Gemeinsam für diese Operationen ist ein auf den angefrischten Schenkelhals angelegter iliotrochanterer Span. In dieser Gruppe können die von folgenden Autoren beschriebenen Techniken eingereiht werden: KAPPIS (1921, Deutschland), HAAS (1922, USA) und HIBBS (1926, USA), MATHIEU und WILMOTH (1926, Frankreich), WILSON (1927, USA), GHORMLEY (1931, USA), CHANDLER (1933, USA), HENDERSON (1933, USA), BADGLEY (1947, USA), CATTANEO (1959, Italien). Verwendet werden aus Darmbeinschaufel oder Trochanter major oder Tibia gewonnene Späne.

Der *mit Muskulatur gestielte crista-iliaca-Span* von DAVIS (1954, USA) weist den Vorteil auf, aus der Blutzirkulation nicht ausgeschaltet zu sein und begünstigt dadurch die Verknöcherung (Abb. 6).

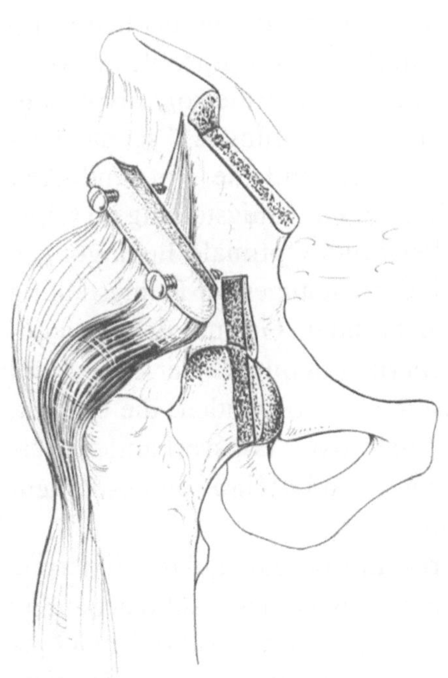

Abb. 6. *Gestielter crista iliaca Span.* DAVIS (1954)

Von Vorteil in bezug auf Stabilität ist die von FARKAS (1939, Ungarn) erstmals empfohlene *subtrochantere Osteotomie:* die störenden Bewegungen des langen Beinhebelarmes werden nicht mehr direkt auf die HA übertragen.

Die Ära der HA mit Osteosynthese beginnt mit der transartikulären Nagelung. Diese Methode wurde durch VAN NES (1932, Holland), BURNS (1935/39, England), WATSON-JONES (1934/38, England), HARRIS (1943, USA), KÜNTSCHER (1953, Deutschland) weltbekannt. HOWARD (1950, England) fügte in Zusammenarbeit mit BRITTAIN (1952, England) der transartikulären Nagelung noch eine Verspannung hinzu. Nach intraartikulärer Anfrischung und Nagelung wird bei APLEY und DENHAM (1955, England) noch eine subtrochantere Osteotomie ausgeführt (Abb. 7 und 8).

Mit allen diesen Methoden war aber eine längere Ruhigstellung mit Gipsfixation notwendig. Um darauf verzichten zu können, wurde immer mehr versucht, mit neuen Osteosynthesen eine größere Stabilität zu bekommen:

MAY und MAUCK (1962, USA), DWYER (1964, Australien), ONJI, KURATA, KINDO (1965, Japan) vertreten die *ischiofemorale Nagelung* mittels Küntschernagel (Abb. 9).

Durch *zentrale Dislokation* des angefrischten Femurkopfes ins Beckeninnere und gleichzeitige Druckosteosynthese mit einer Schraube cranial vom Schenkelhals konnte CHARNLEY (1953, England) einen größeren knöchernen Kontakt und eine bessere Stabilität erreichen (Abb. 10).

Von diesen Prinzipien ausgehend, wurde die *stabile Druckosteosynthese* der HA entwickelt:

Bei ALVIK (1962, Norwegen) handelt es sich um eine Schrauben- und Plattenosteosynthese (Abb. 12). TEINTURIER (1966, Frankreich) beschreibt eine Druckosteosynthese durch Verschraubung in Kombination mit einem gestielten Trochanterspan. MÜLLER (1967, Schweiz) erreicht eine sehr gute Stabilität mit der Doppelplattenarthrodese und empfiehlt die Beckenosteotomie zur Vergrößerung der Kontaktflächen.

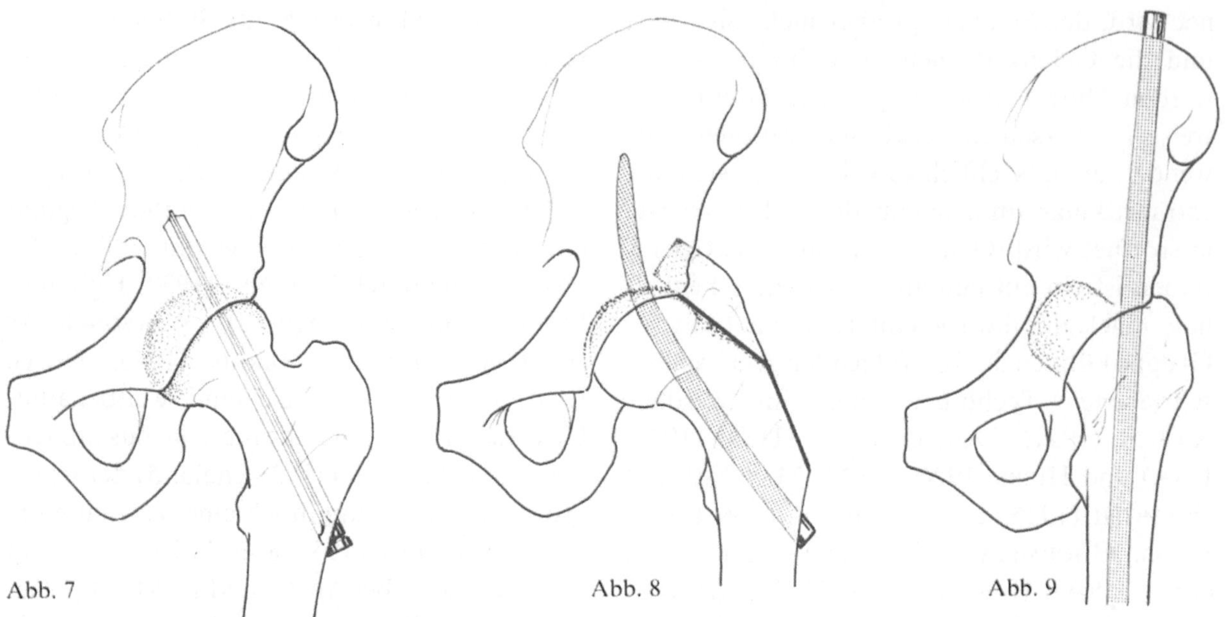

Abb. 7–9. *Transartikuläre Nagelungsarthrodese.* (7) Nach WATSON-JONES (1939) mit Smith-Peterson-Nagel; (8) Nach KÜNTSCHER (1953); (9) Nach ONJI, KURATA, KINDO (1965)

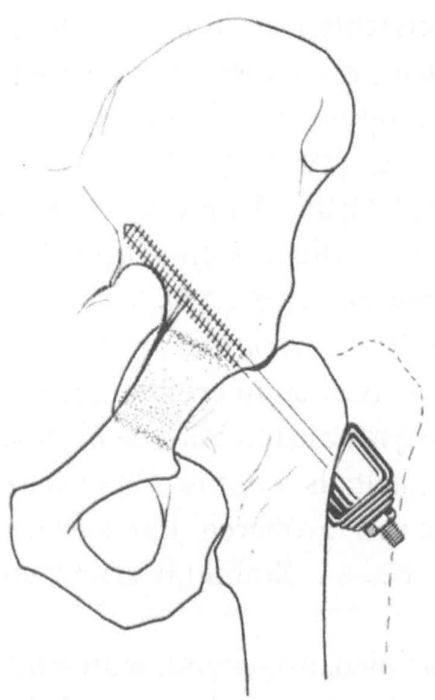

Abb. 10. *Zentrale Dislokation und Druckosteosynthese.* CHARNLEY (1953)

Mit der Methode von AXER (1961, Israel), modifiziert von VIERNSTEIN und von LANGE (1968, Deutschland) empfohlen, wird ein Gegenhalt an der Innenseite des kleinen Beckens befestigt (Abb. 11).

GERTSCH (1966, Schweiz), MÜLLER (1967), DREYER und PINGEL (1969, Deutschland) und WIEDMER (1969, Schweiz) publizieren Technik und Resultate der HA mittels einer von SCHNEIDER in der Schweiz entwickelten Kreuzplatte (Abb. 13). Dies bedeutet eine Verfeinerung der Müllerschen Doppelplattenarthrodese mit Beckenosteotomie.

Die Vielfalt der operativen Verfahren deutet auf die Schwierigkeiten hin, die bis heute immer noch vorhandenen Hauptprobleme zu lösen, nämlich eine zu hohe Rate von unvollständigen knöchernen Versteifungen (Pseudarthrose, fibröse Ankylose) und die Notwendigkeit einer länger dauernden Ruhigstellung im Gipsverband bei Bettruhe. Optimale Bedingungen für eine HA sind bei genügender Ruhigstellung der zu verknöchernden Gelenkkörper, genügendem knöchernen Kontakt derselben und genügender Stabilität vorhanden, die erlaubt, auf einen postoperativen Gipsverband zu verzichten und eine Frühmobilisation des Patienten ermöglicht.

Intra-, extra- und paraartikuläre Fixierung mit oder ohne Osteosynthese, subtrochantere Osteotomie, postoperative Fixation im Gipsverband haben eines gemeinsam: alle diese Maßnahmen bezwecken eine Ausschaltung

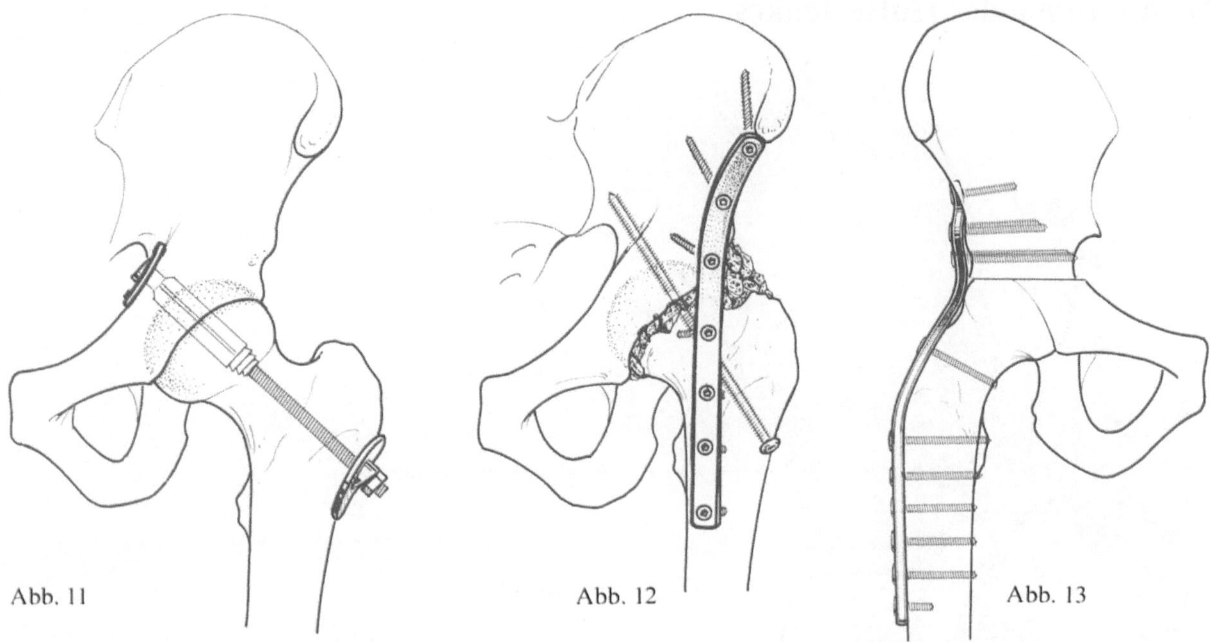

Abb. 11–13. *HA mit stabiler Druckosteosynthese.* (11) Nach AXER (1961) — VIERNSTEIN; (12) Nach ALVIK (1962); (13) Mit der Kreuzplatte von SCHNEIDER (1966)

störender Bewegungen. Eine gute Stabilität im Bereiche der Gelenkkörper ist die beste Voraussetzung für eine schnelle knöcherne Heilung der HA.

Zusammenfassend sind in der Geschichte der HA folgende Techniken zu unterscheiden:

1. *Extraartikuläre Arthrodesen* mit Gipsverband.
2. *Paraartikuläre Arthrodesen* mit Gipsverband.
3. *Intraartikuläre Arthrodesen*:
   a) mit Gipsfixation, mit oder ohne Osteosynthese;
   b) ohne Gipsfixation, mit stabiler Osteosynthese.

II. Anatomie des Hüftgelenkes

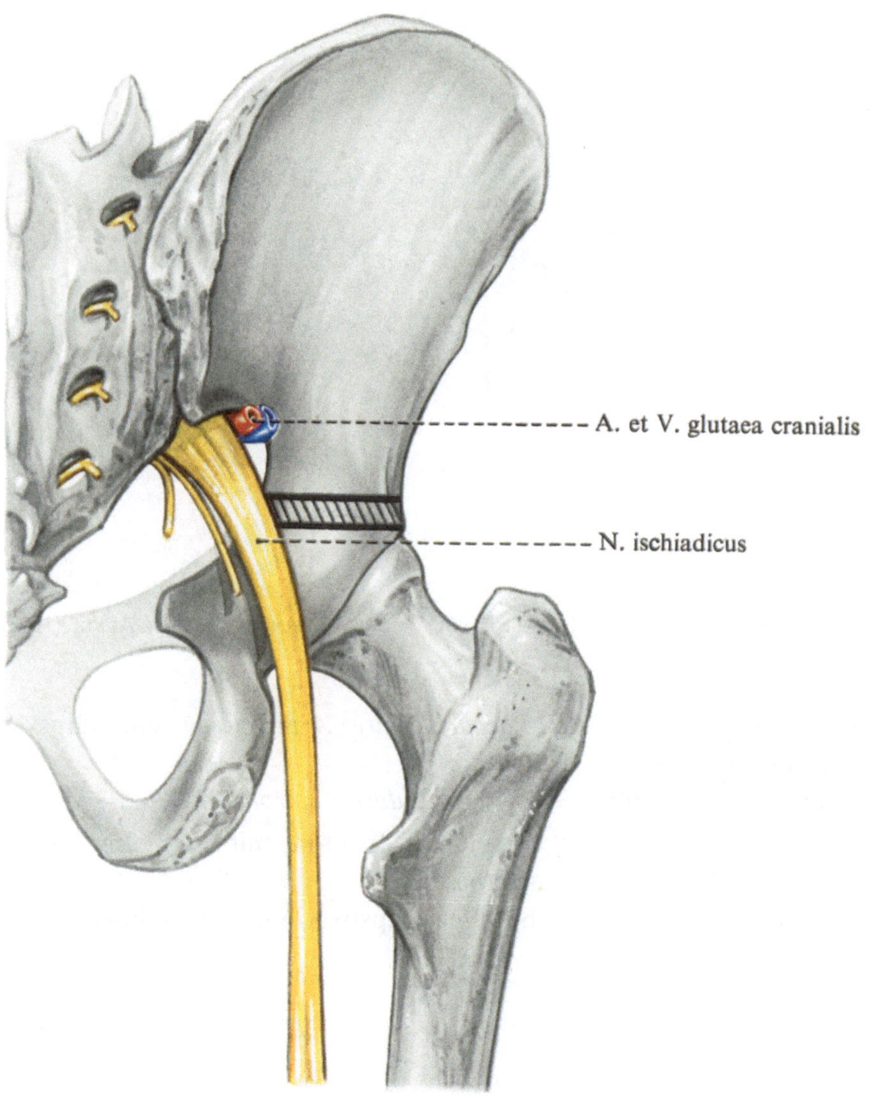

Abb. 14. *Arterien und Nerven im Bereich der Beckenosteotomie.* Schema in der Ansicht von dorsal

Für jeden Eingriff an der Hüfte muß der Operateur über genaue Kenntnisse der Anatomie des Hüftgelenkes verfügen und im dreidimensionalen Denken geübt sein. Mit den folgenden Abbildungen sollen nur die für eine HA besonders wichtigen Grundlagen und Besonderheiten (Gefahrenmomente der Operation) erwähnt werden. Für eine genaue Beschreibung der anatomischen Verhältnisse verweisen wir auf die üblichen Lehrbücher (Abb. 14–17).

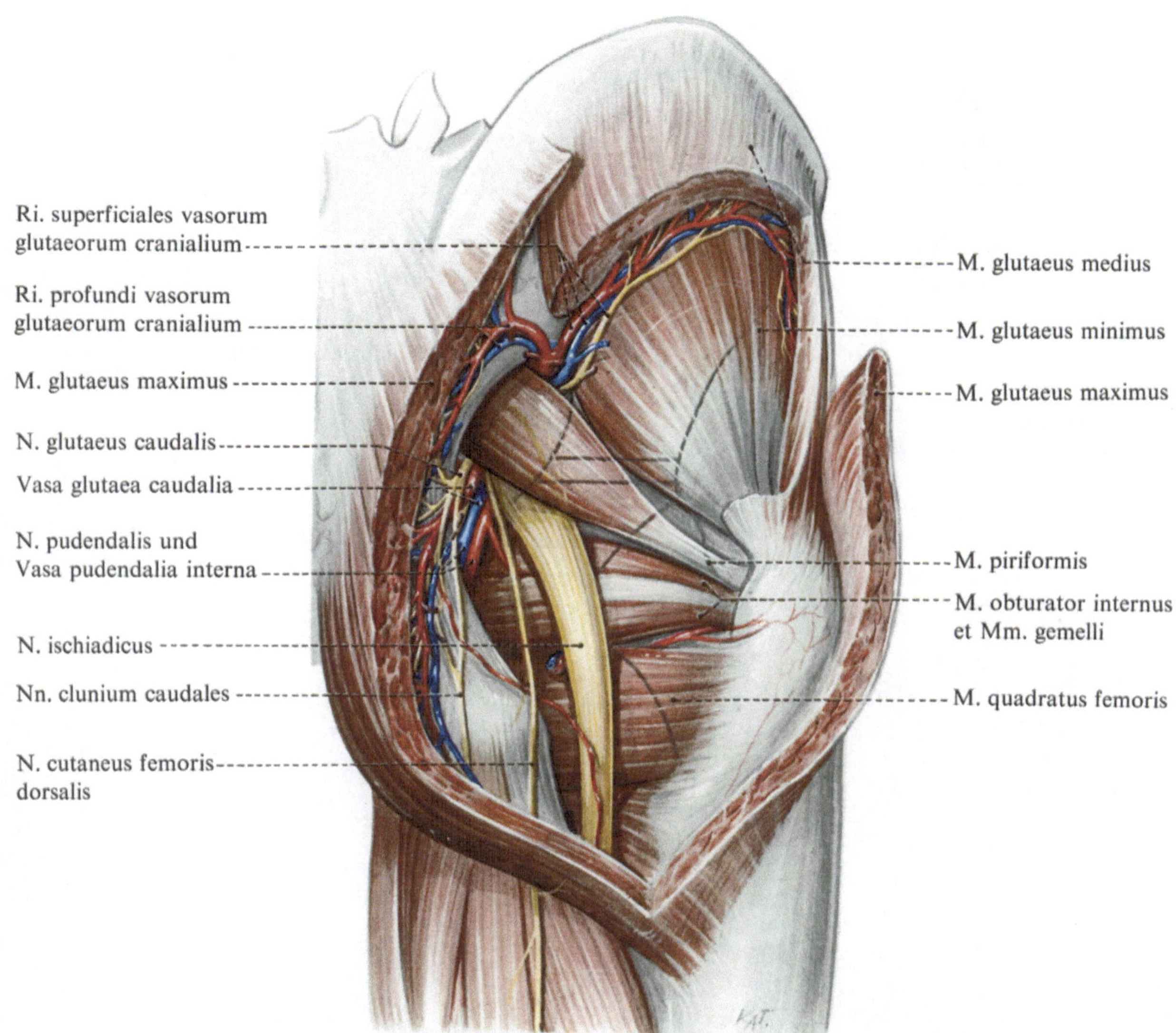

Abb. 15. *Gefäße und Nerven der Hüfte in der Ansicht von dorsal.* Mm. glutaeus maximus und medius wurden durchschnitten

Gefäße und Nerven treten aus dem Becken durch das Foramen ischiadicum majus in die Glutaealregion ein und benützen hierzu teilweise das Foramen suprapiriforme (A. glutaea cranialis, N. obturatorius) teilweise das Foramen infrapiriforme (A. glutaea caudalis, N. ischiadicus). Sie werden also bei ihrem Austritt durch den M. piriformis von einander getrennt (Hafferl).

Der N. ischiadicus ist vom M. glutaeus maximus bedeckt; er verläuft weiter distal zwischen dem Tuber ischiadicum medial und dem Trochanter major lateral. Manchmal ist er von einem der Äste der A. glutaea caudalis, der A. comitans, begleitet. Bei seinem Austritt in die Glutaealregion ist er immer schon in seinem Innern in N. tibialis und N. fibularis (=peroneus communis) aufgespalten. Verletzungen des N. ischiadicus können bei der Beckenosteotomie vorkommen, wenn dieser durch Hohmannhebel nicht genügend geschützt (Laesion mit dem Meißel oder der oszillierenden Säge) oder direkt geschädigt wird durch einen (spitzen) nicht richtig eingesetzten Hacken. Eine Dehnung des Nerven durch eine starke mediale Verschiebung des distalen Beckenanteiles nach der Osteotomie oder eine Kompression durch ein Knochenfragment oder ein Hämatom könnten möglich sein, sind aber bei unseren HA nie vorgekommen.

Der fibulare Anteil des N. ischiadicus ist viel häufiger, wenn nicht ausschließlich betroffen, als der tibiale Anteil. Eine Beteiligung des ganzen Ischiadicus kam nie vor. Dies ist damit zu erklären, daß der N. ischiadicus nach seinem Austritt aus dem Foramen infrapiriforme nach lateral und caudal verläuft, in unmittelbarer Nähe des Pfannenrandes, von der Gelenkkapsel nur durch die dünne Muskelschicht der kleinen Außenrotatoren getrennt. Der fibulare Anteil liegt mehr lateral, dem Pfannenrand am nächsten und ist deshalb Verletzungen am meisten ausgesetzt

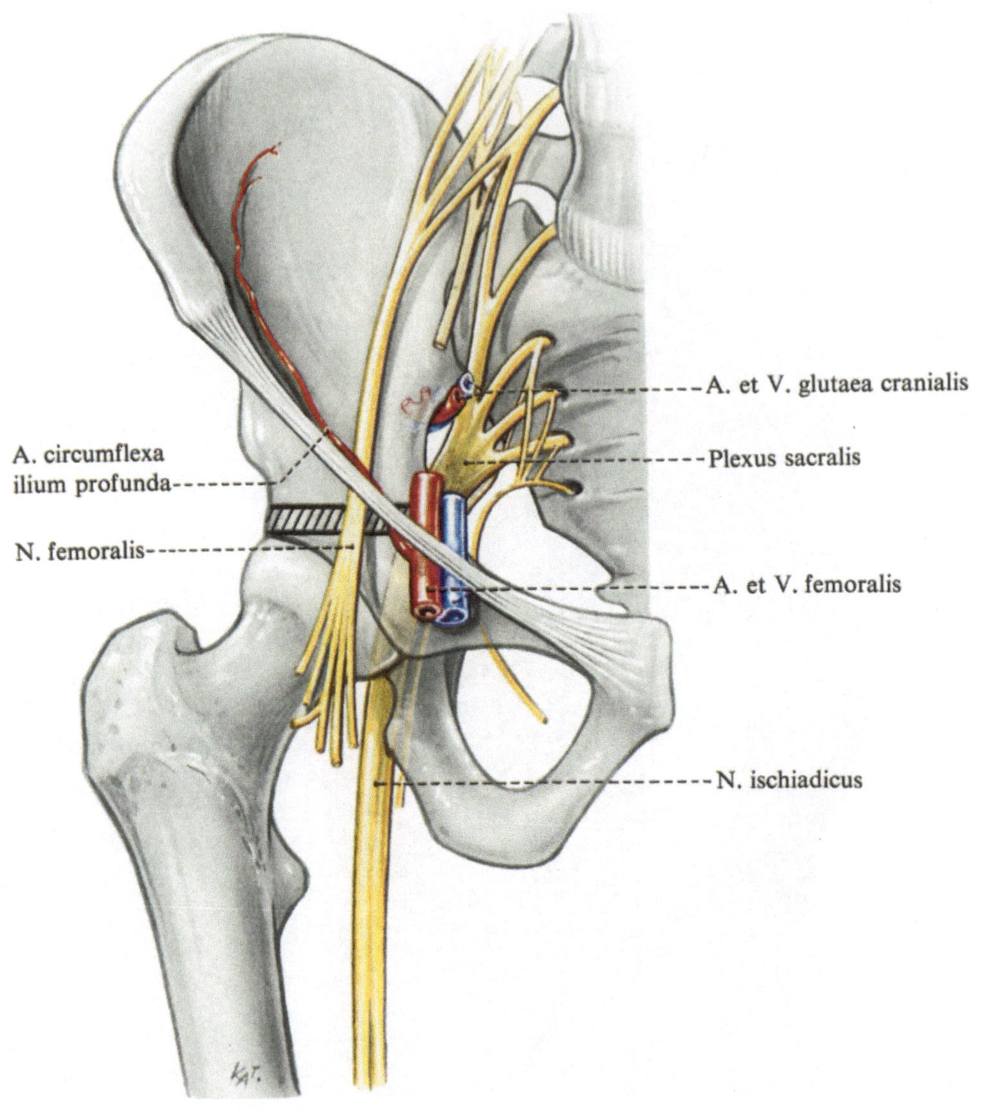

Abb. 16. *Arterien und Nerven im Bereich der Beckenosteotomie. Schema in der Ansicht von ventral*

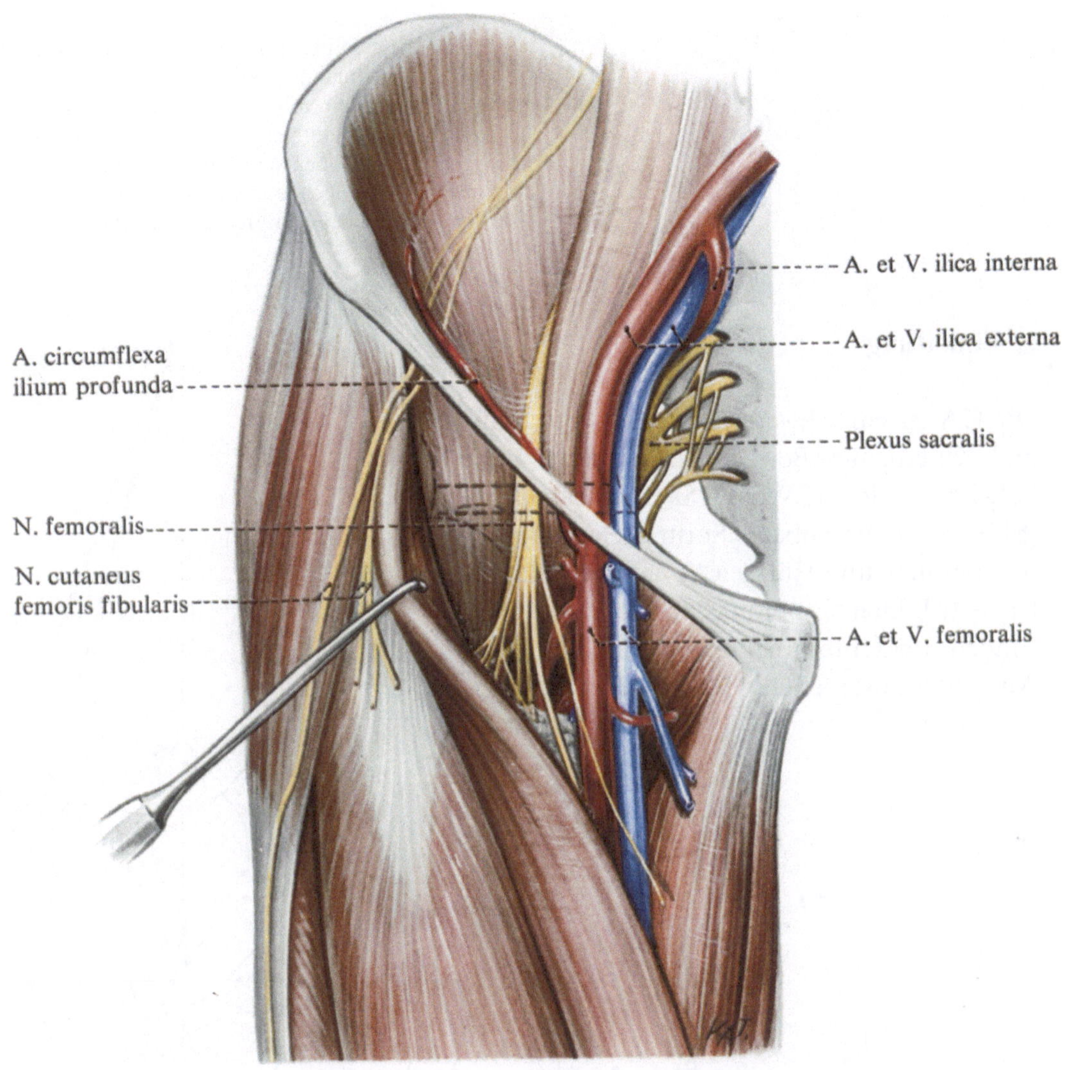

Abb. 17. *Regio inguinalis und vordere Seite des Oberschenkels. Gefäße und Nerven des Trigonum femorale.* Der M. sartorius wurde mit einem Haken nach lateral gezogen

Beim Durchtritt durch die Lacuna vasorum, unter der Mitte des Ligamentum inguinale, liegen die Arterie lateral, die Vene medial. Der N. femoralis ist am Übergang mittleres — laterales Drittel des Ligamentum inguinale lateral der Arterie zu finden. Er gelangt durch die Lacuna musculorum auf den Oberschenkel.

Die *A. circumflexa ilium profunda* geht aus der A. iliaca externa gerade unter dem Ligamentum inguinale ab. Auf ihrem Laufe nach lateral kreuzt sie zuerst den N. femoralis ventral und folgt dem Ligamentum inguinale bis zur Spina iliaca anterior superior, tritt in die Kammer des M. iliacus und verläuft dann dem Darmbeinkamm entlang.

Die A. circumflexa ilium profunda ist bei der Durchführung einer Beckenosteotomie gefährdet und kann durch einen Hohmannhebel, besonders wenn dieser zu proximal am Beckenkamm angesetzt ist, verletzt werden

III. Biomechanik der Hüftarthrodese und der Osteosynthese Kinetik und Elastizimetrie

„Im Gefolge primärer Abänderungen der Form und Inanspruchnahme, oder auch bloss der Inanspruchnahme der Knochen, vollziehen sich bestimmte, nach mathematischen Regeln eintretende Umwandlungen der inneren Architectur und ebenso bestimmte, denselben mathematischen Regeln folgende secundäre Umwandlungen der äusseren Form der betreffenden Knochen."

J. Wolff (1892)

1. Einleitung

Die HA ist ein schwerer Eingriff in die Statik und Kinetik des Bewegungsapparates. Lumbalwirbelsäule (LWS), Sacroiliacalgelenke (SIG), Knie- und oberes Sprunggelenk der homolateralen, und Hüftgelenk der kontralateralen Seite bilden eine biomechanische kinetische Einheit. Bei Unterbrechung dieser Kette durch Ausschaltung eines Gliedes müssen die benach-

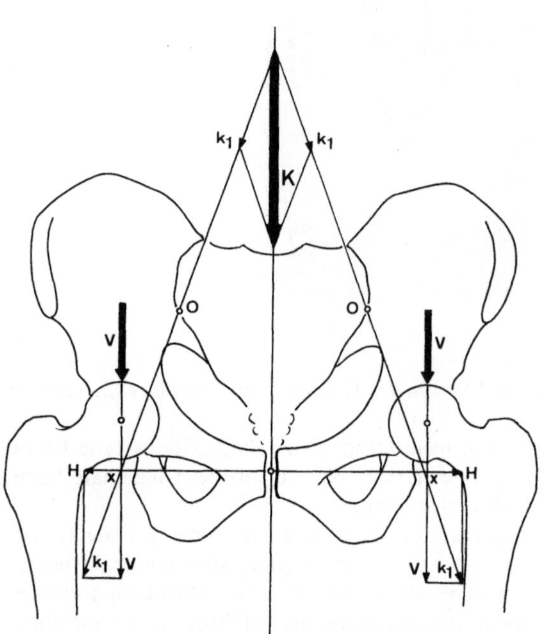

Abb. 18. *Verteilung der Kräfte beim symmetrischen Stand auf beiden Beinen* (nach Schema von Pauwels)
K Richtung der Einwirkung des Körpergewichtes;
O Druckzentrum der Kreuzdarmbeinfuge;
X Schnittpunkt der Vertikalkomponente *V* und des Horizontalschubes *H*
Durch die Punkte *O* und *X* ist die Wirkung der schrägen Komponente *k* 1 gegeben

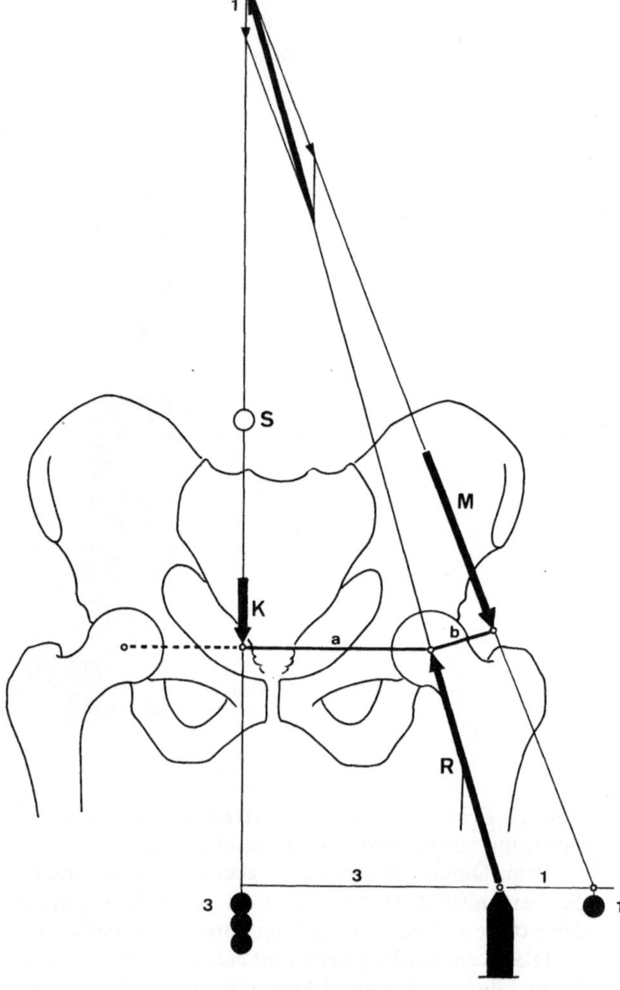

Abb. 19. *Kräftezerlegung beim Einbeinstand* (Zusammengestellt nach Schemata von Pauwels und Müller)
S Lage des Schwerpunktes des freien Beines, des Oberkörpers und des Rumpfes;
M resultierende Wirkungslinie der abduktorisch wirkenden Muskelkraft;
R resultierende Richtung des auf den Schenkelkopf wirkenden Drucks
Beim Einbeinstand ist bei physiologischen Verhältnissen der Hebelarm der Muskelkraft (b) 3 × kürzer als der Hebelarm der Körperschwere (a)

barten Gelenke die Funktion zum Teil übernehmen oder sich der neuen Beanspruchung anpassen können.

Die Kenntnis der biomechanischen Prinzipien ist die Grundlage für die Beurteilung der Anpassungsfähigkeit der genannten Gelenke an die kompensatorischen Haltungs- und Bewegungsänderungen.

2. Statik

2.1. Hüftgelenk und Beinskelet

Für Hüftgelenk und Beinskelet gelten immer noch die von PAUWELS (1935, 1948 und 1950) angegebenen Bauprinzipien.

2.1.1. Beim Stehen auf beiden Beinen

Jegliche Last entlang der Wirbelsäule wird gleichmäßig auf beide SIG, den Beckenring und beide Hüftgelenke weitergeleitet (Abb. 18).

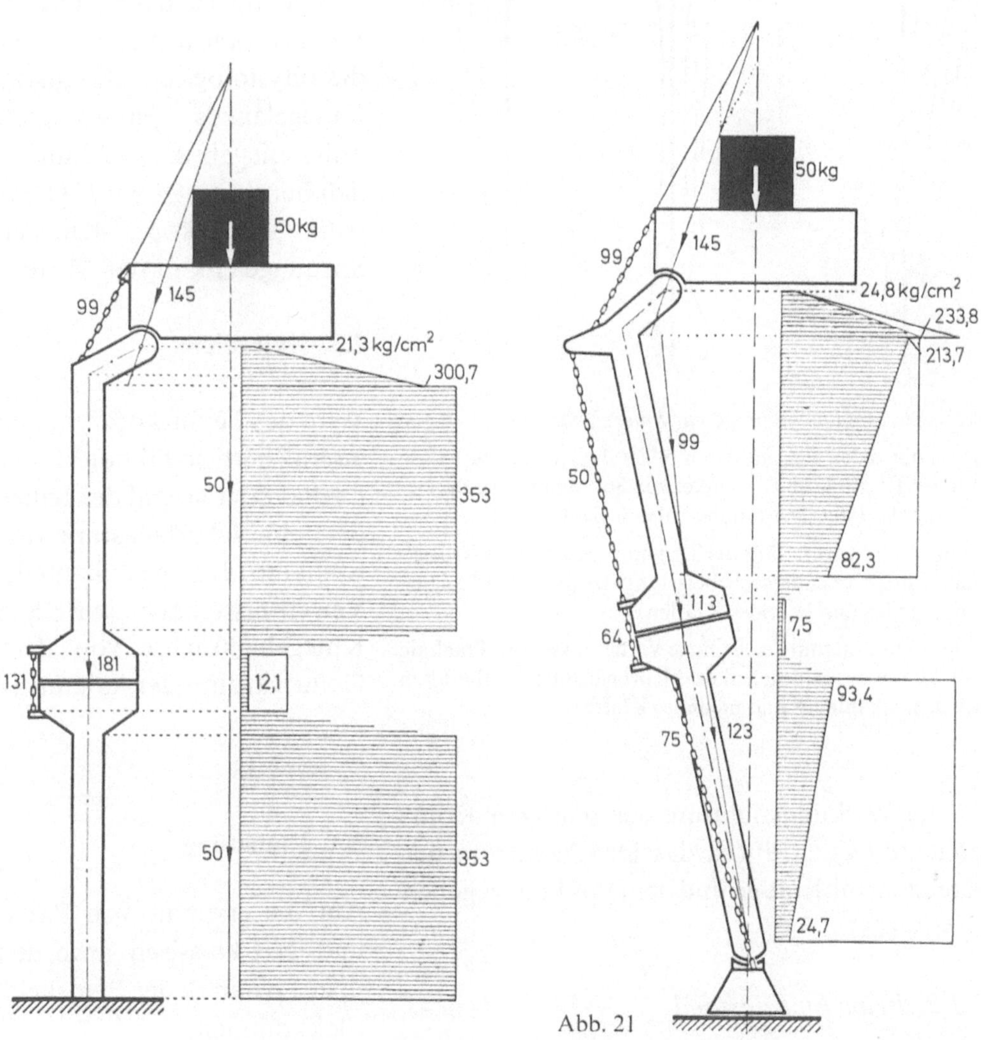

Abb. 20

Abb. 21

Abb. 20 und 21. Schemata zur Veranschaulichung der Bedeutung von Muskeln und Bändern sowie der Achsenkrümmung zur Herabsetzung der vorwiegenden Biegebeanspruchung des Skeletes. (Aus „Gesammelte Abhandlungen zur funktionellen Anatomie des Bewegungsapparates" von PAUWELS, mit freundlicher Genehmigung des Autors und Verlags).

Die hohe Beanspruchung im oberen und unteren Abschnitt der Säule (20) wird durch die Anbringung einer weiteren Kette (tractus iliotibialis) im oberen Abschnitt herabgesetzt (21). Durch die Achsenkrümmung und das Anbringen am unteren Säulenende des letzten Gelenkes (oberes Sprunggelenk) wird der Hebelarm, unter welchem die Last auf die Säule wirkt, nach unten immer kürzer

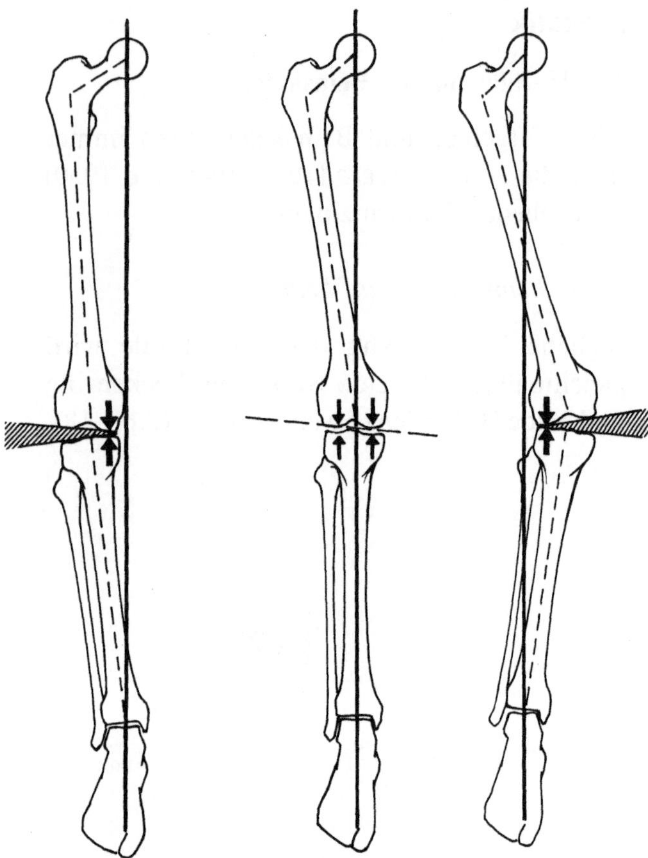

Abb. 22. *Traglinie in bezug auf Kniegelenksachse*

a) bei normalen Verhältnissen bildet die Kniegelenksachse mit der Traglinie einen Winkel von 86°. Symmetrische Belastung der lateralen und medialen Gelenkanteile

b) Bei Genu varum fällt die Traglinie medial vom Kniegelenk. Entsprechende Mehrbelastung des medialen Kniegelenkanteiles und laterales Klaffen

c) Bei Genu valgum umgekehrte Verhältnisse: die Traglinie fällt lateral des Kniegelenkes. Mehrbelastung des fibularen Kniegelenkanteiles und mediales Klaffen

Die Wirkungsrichtung der schrägen Komponente (*K*) ist durch das Druckzentrum der Kreuzdarmbeinfuge und dem Punkt *X* gegeben (PAUWELS).

2.1.2. Beim Einbeinstand

Beim Einbeinstand wird die Biomechanik der Belastung wie folgt geändert (Abb. 19):

Die resultierende Kraft aus dem Körpergewicht und dem Schwungbein ist auf der Seite des Schwungbeines lateralisiert. Während der Standbeinperiode ist die auf den Schenkelkopf wirkende Druckkraft von medial oben nach lateral unten gerichtet und weist gegen die Vertikale bei normalen Verhältnissen einen Neigungswinkel von 16° auf.

Körpergewicht und Muskelkraft (Hüftabduktoren) halten sich am Gelenk das Gleichgewicht. Der Druck im Hüftgelenk wird noch erhöht durch die Mitwirkung der Adduktoren.

Verfolgen wir die Bauprinzipien dieses Gliedersystems in bezug auf die untere Extremität, so helfen folgende von PAUWELS 1950 publizierten Abbildungen (Abb. 20 und 21):

Wichtig ist dabei, daß durch die *Zuggurtungswirkung des Tractus iliotibialis* und durch die physiologische Abknickung auf Höhe des Kniegelenkes (physiologischer Valgus) die hohe Biegebeanspruchung des Skeletes deutlich herabgesetzt wird. Die *mechanische Achse* trifft Femurkopf, Kniegelenk und oberes Sprunggelenk in der Mitte.

2.2. Kniegelenk

Wird das Femurkopfzentrum medialisiert oder lateralisiert, so fällt die Traglinie entsprechend medial oder lateral des Kniegelenkes. Es resultiert eine Überbelastung des tibialen bzw. des fibularen Kniegelenkanteiles. Entsprechende Verhältnisse haben wir bei Abweichungen der Kniegelenksachse von der Norm, so beim Genu varum oder valgum (Abb. 22).

3. Kinetik

3.1. Einleitung

Auf die erstmals von PAUWELS angegebenen und jetzt klassisch gewordenen Überlegungen über Dynamik der Beinskeletes müssen wir zurückkommen.

a) Beim symmetrischen Stehen auf beiden Beinen spielen die wirkenden Muskelkräfte nur eine geringe Rolle, weil bei aufrechter Oberkörperhaltung nur ein relativ kleines Drehmoment der Körperschwere wirksam ist und fast keine Muskelkräfte zur Aufrechterhaltung des Gleichgewichtes über die Hüftachse erforderlich sind.

b) Ganz andere Verhältnisse haben wir während des Ganges, da der Schenkelkopf während der Standbeinperiode sowohl Gewicht des Oberkörpers wie auch des Schwungbeines tragen muß. Dazu kommen noch die Muskelkräfte, die das Kippen des Beckens zur Schwungbeinseite verhindern (Abduktoren) und die durch den Bewegungsablauf hervorgerufenen dynamischen Kräfte.

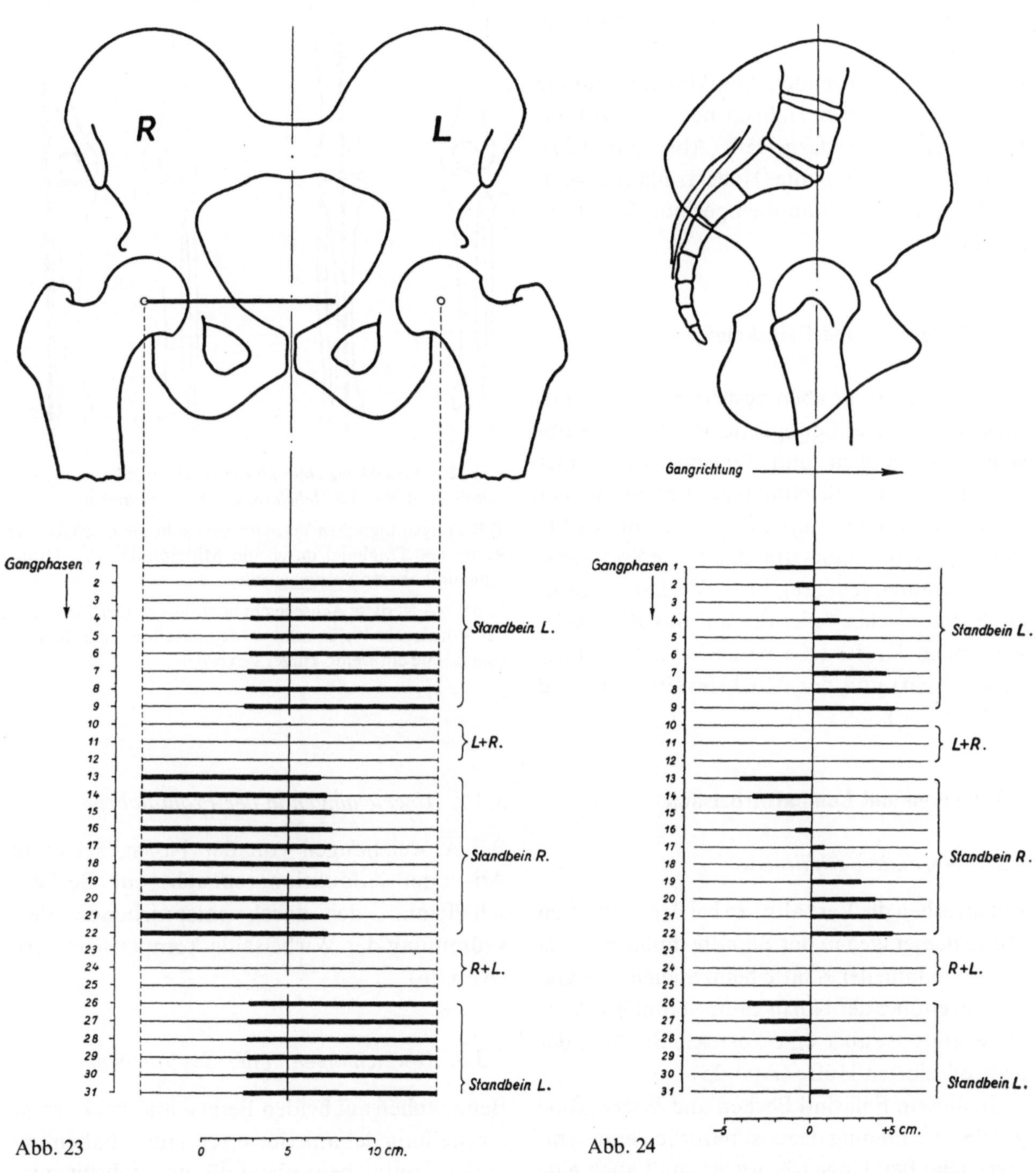

Abb. 23

Abb. 24

Abb. 23 und 24. Projektion des Hebelarmes der Körperschwere auf die Frontalebene (Abb. 23) und die Sagitalebene (Abb. 24) in den einzelnen Phasen der Standbeinperiode (Aus „Gesammelte Abhandlungen zur funktionellen Anatomie des Bewegungsapparates“ von PAUWELS, mit freundlicher Genehmigung des Autors und Verlags)

Die auf den Schenkelkopf wirkenden Kräfte sind auf der medialen Seite die Körperschwere, auf der lateralen Seite die Muskelkraft.

Die Schwerpunktsarbeit von FISCHER wurde von PAUWELS übernommen und erweitert, indem er Länge und Richtung des Hebelarmes der Körperschwere zum Hüftgelenkdrehpunkt in den einzelnen Phasen der Standbeinperiode bestimmte.

In den zwei folgenden Abbildungen sind die Projektionen dieses Hebelarmes auf Frontal- bzw. Sagitalebene dargestellt (Abb. 23 und 24). Ersichtlich ist, daß die Hebelarmlänge während der ganzen Standbeinperiode fast konstant ist.

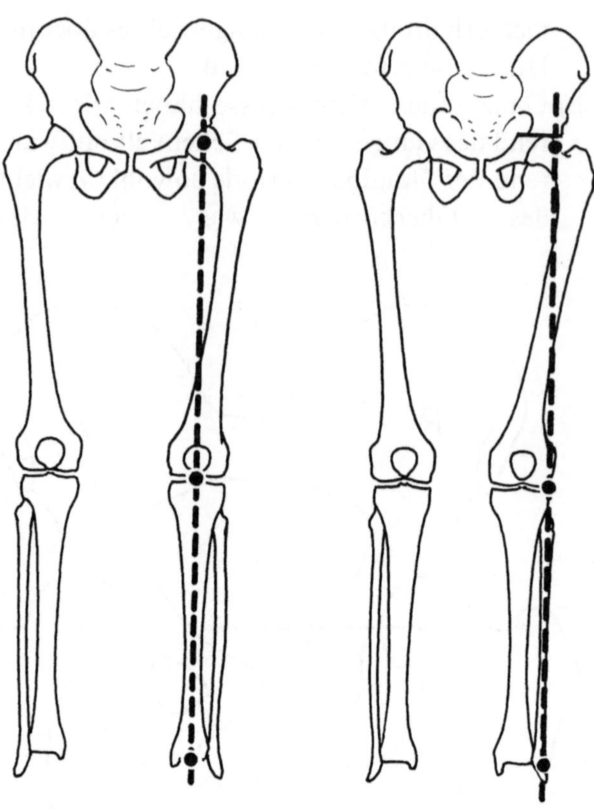

Abb. 25. *Auswirkung einer Hüftversteifung in bezug auf mechanische Achse und Hebelarm der Körperschwere*

a) Bei physiologischen Verhältnissen geht die mechanische Achse (= Traglinie) durch die Mittelpunkte der Hüft-, Knie und oberen Sprunggelenke

b) Bei HA ist diese Achse leicht lateralisiert. Der Hebelarm der Körperschwere ist infolge Medialisation nach Beckenosteotomie ein wenig kürzer geworden

3.2. Hüftgelenk und Beinskelet

Verwenden wir die eben besprochenen Grundsätze für die frei bewegliche Hüfte, so ergibt sich beim Stehen und Gehen eine immer wiederkehrende gleichmäßige Verteilung der Kräfte entlang der durch das Zentrum des Femurkopfes, das Knie- und das obere Sprunggelenk verlaufenden Traglinie. Wir haben dabei ein harmonisches Spiel der auf das Beinskelet wirkenden Kräfte (Körpergewicht, Schwungbeingewicht) und der Muskelkräfte (Ab- und Adduktoren).

3.3. Becken und Lumbalwirbelsäule

3.3.1. Normale Verhältnisse

Entsprechen die Verhältnisse bei der versteiften Hüfte denjenigen in der Standbeinphase, so ist die Verteilung der Kräfte beim Stehen und Gehen gegenüber der Norm kaum verändert. Voraussetzung ist aber eine korrekte Stellung der arthrodesierten Hüfte (Abb. 25).

In diesem Fall sind Becken und Wirbelsäule gerade; Bedingung dazu ist natürlich eine symmetrische Beinlänge (deswegen muß auch eine Beinverkürzung nach HA orthopädisch ausgeglichen werden).

3.3.2. Abweichungen in der Frontalebene

Bei Abweichungen von der Norm, sei es in Ab- oder Adduktion, entsteht ein Beckenschiefstand, der durch entsprechende Verkrümmung der Wirbelsäule kompensiert wird (Abb. 26).

3.3.3. Abweichungen in der Sagitalebene

Beim Stehen auf beiden Beinen und bei korrekter Stellung der ankylosierten Hüfte haben wir in der Sagitalebene ebenfalls eine nahezu symmetrische Verteilung der aus Körperschwere und Muskelkraft resultierenden Kräfte. Je wei-

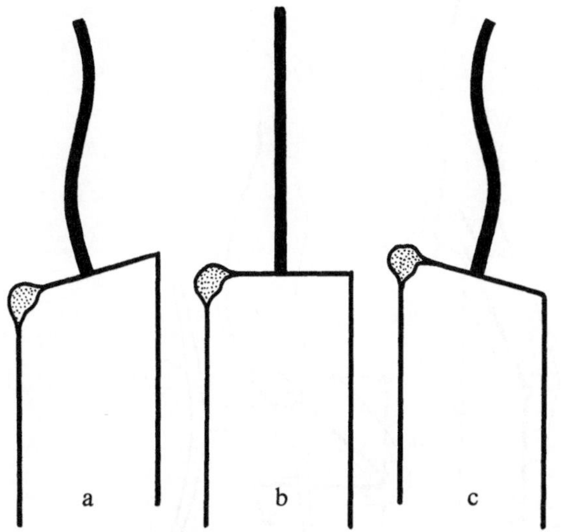

Abb. 26. *Auswirkung der Abweichungen in der Frontalebene auf die Wirbelsäule*

a) bei in Abduktion versteifter Hüfte

b) bei korrekt durchgeführter HA

c) bei in Adduktion versteifter Hüfte

ter sich das Gelenk aus der Belastungslinie entfernt, desto mehr nimmt die Resultierende aus Gewicht und Muskelkraft zu. Eine verstärkte Adduktion führt zur Medialisierung der Traglinie, was sich bei genua vara besonders ungünstig auswirken kann.

Bei einer Änderung dieser Stellung, sei es Flexion oder Extension und bei der damit verbundenen Beckenkippung ist mit einer ungünstigen Auswirkung auf die LWS zu rechnen. Die LWS muß nämlich diese unphysiologische Stellung kompensieren durch Abflachung oder Verstärkung der Lordose (Abb. 27–29*).

Voraussetzung für einen unauffälligen Gang ist deshalb bei den Arthrodesierten *gute Beweglichkeit der LWS*. Dies ist besonders bei jüngeren Patientinnen wichtig, die bekanntlich häufig psychisch Mühe haben, sich mit einem Hinken abzufinden (Abb. 30).

Bei einer HA benötigt nämlich die LWS für die Aufrechthaltung des Rumpfes im Idealfall eine Lordose von 20 Grad. Ein optimales funktionelles Ergebnis kann nur dann erwartet werden, wenn der Bewegungsspielraum gegenüber der Neutralposition des Beckens so verteilt ist, daß ein Drittel auf die Lordose und zwei Drittel

---

*Abb. 27–29: Aus R. Merle d'Aubigné *et al.*: „L'arthrodèse dans les luxations congénitales de la hanche chez l'adulte". (Mit freundlicher Genehmigung des Autors).

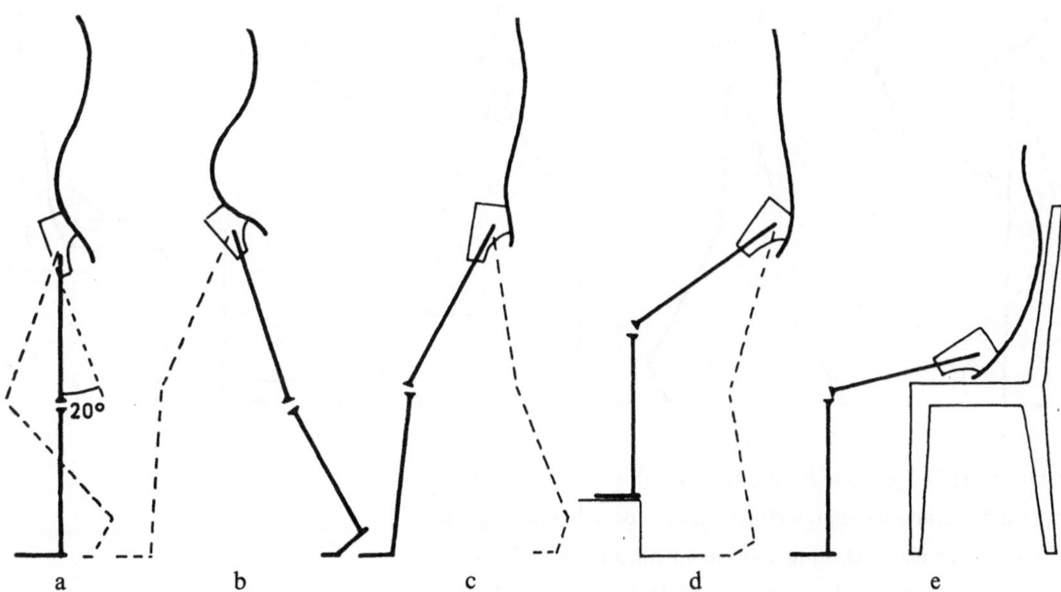

Abb. 27. *Hüftarthrodese bei Flexion von 20°*

a) leichte Lordose beim Einbeinstand

b) ausgeprägte Lordose beim Abstoßen

c) beim Auftreten physiologische Lordose

d) Treppensteigen gut möglich durch Aufhebung der Lordose

e) bequemes Sitzen, wenn eine gute Kyphosierung möglich ist

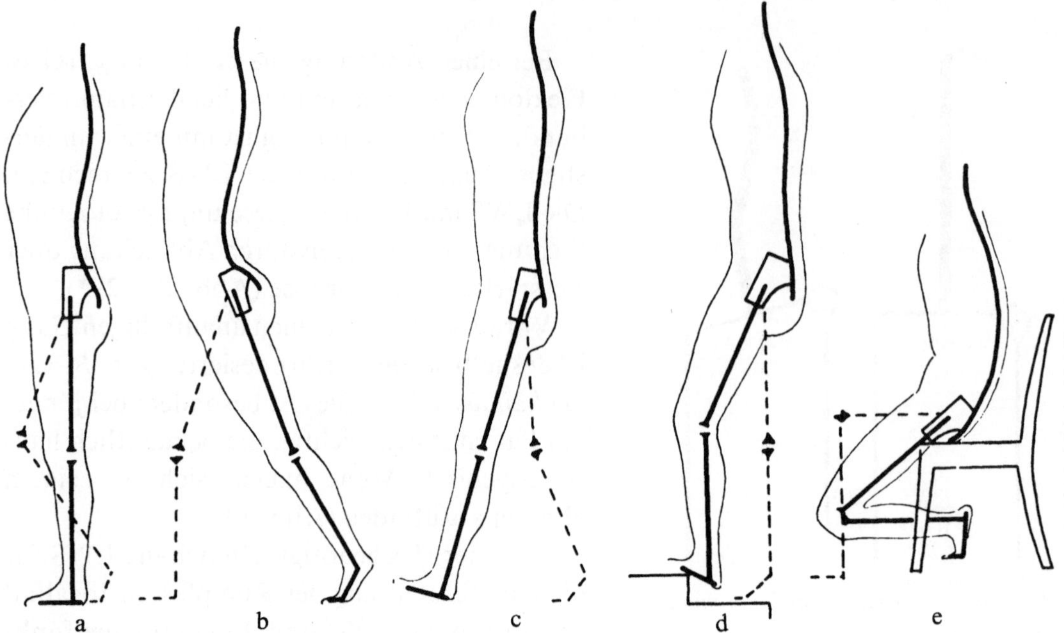

Abb. 28. *Hüftarthrodese bei Flexion von 0°*

a) Einbeinstand ideal

b) guter Schritt beim Abstoßen durch lumbale Lordosierungsmöglichkeit

c) Nur kurze Schwungphase, da keine weitere Reklination möglich

d) Treppensteigen für das arthrodesierte Bein schwierig

e) Sitzen unbequem

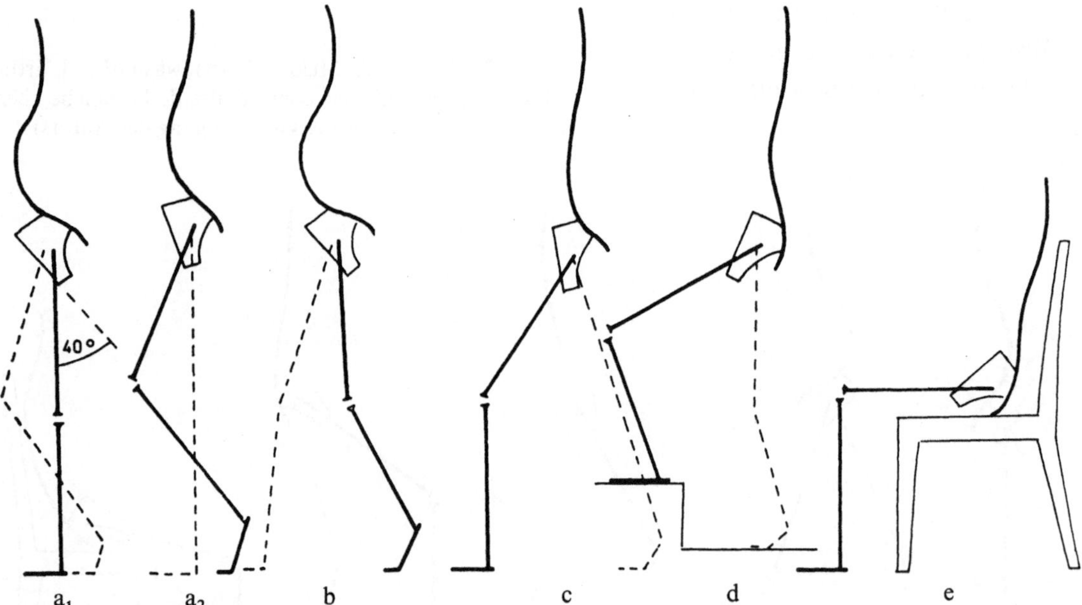

Abb. 29. *Hüftarthrodese bei Flexion von 40°*

a_1) Einbeinstand wegen unerträglicher Lordose kaum möglich

a_2) deswegen eher Belastung der nicht arthrodesierten Seite

b) Nur angedeutete Schwungphase mit Haupteffekt auf Kniehöhe

c) auch beim Auftreten ist die Lordose vorhanden

d) müheloses Treppensteigen

e) bequemes Sitzen ohne starke Kyphose

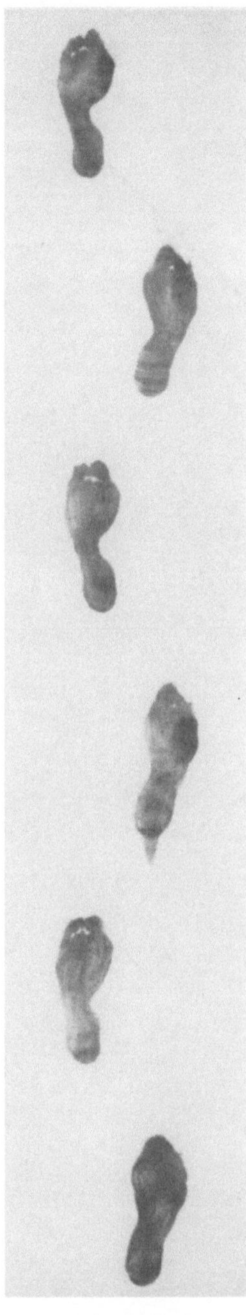

Abb. 30. *Gang eines Arthrodesierten.* L. H., ♂, 59 J., Nr. 153488

Keine Schrittlängendifferenzen zwischen arthrodesierter und nicht operierter Seite

auf die Kyphose entfallen (OTTE) (Abb. 31 und 32).

Sind diese Bedingungen nicht erfüllt, was beim älteren Patienten meistens der Fall ist, werden die Aussichten auf ein unauffälliges Gangbild und bequeme Sitzmöglichkeit eingeengt.

3.3.4. Kniegelenk

Zum guten funktionellen Resultat einer Versteifung gehört ein auf der arthrodesierten Seite intaktes Kniegelenk. Eine totale Versteifung des homolateralen Kniegelenkes ist *eine absolute Kontraindikation zur HA.* Eine ungenügende Beugefähigkeit des Kniegelenkes ist für den Arthrodesierten besonders nachteilig, da sie ihm das Gehen auf unebenem Boden erschwert, und er auf fremde Hilfe (zum Anziehen und Schnüren der Schuhe) angewiesen ist (Abb. 33).

Auch müssen die Verhältnisse bei einer Achsenfehlstellung im Varus- oder Valgussinne erläutert werden; besonders ungünstig wirkt sich ein vermehrter Valgus des Kniegelenkes aus, denn er wird durch die HA und besonders bei Medialisation (nach zentraler Dislokation oder Beckenosteotomie) fast immer verstärkt.

Treten infolge Fehlstellung Beschwerden auf, so ist eine suprakondyläre Korrekturosteotomie angezeigt; damit kann die symmetrische Belastung der Kondylen wieder hergestellt werden.

3.3.5. Kontralaterale Hüfte

Diese bildet das letzte wichtige Glied der Hüftversteifungskinetik. Beim Gehen muß sie den gesamten Bewegungsausschlag übernehmen. Durch die direkte Fortleitung sämtlicher Bewegungen der ankylosierten Seite auf das Becken wird deren Drehpunkt auf das bewegliche Hüftgelenk verlagert. Für dieses Hüftgelenk ist das eine starke zusätzliche Funktionsbelastung. Nach AHLDAUCK und LINDAHL ist der für den regulären Schritt vorwärts erforderte Vorstellwinkel von 40° für HA ausreichend.

Beim gesunden Hüftgelenk mit Überstrekkungsreserve von 20° genügt eine Beugung von 20° gegenüber der Null-Stellung, bzw. 40° gegenüber dem voll extendierten Hüftgelenk, um die erforderliche Schrittgröße zu erzielen (OTTE). Daraus folgt, daß nur bei voll beweglicher kontralateraler Hüfte ein funktionell ideales Ergebnis der HA zu erwarten ist.

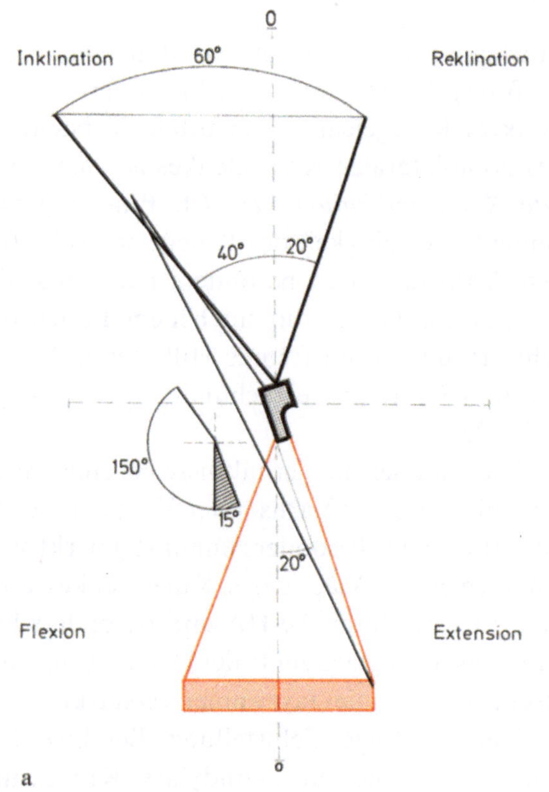
0
Inklination
60°
Reklination
40°
20°
150°
15°
20°
Flexion
Extension
a

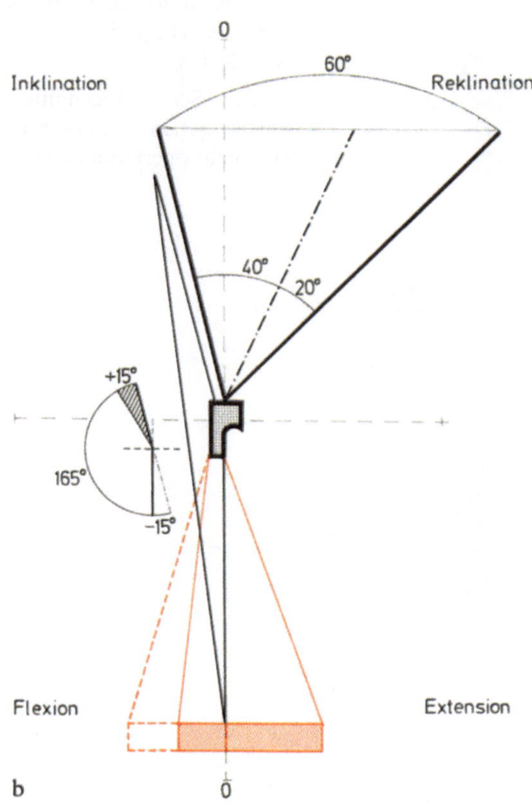
0
Inklination
60°
Reklination
40°
20°
+15°
165°
−15°
Flexion
Extension
b
0

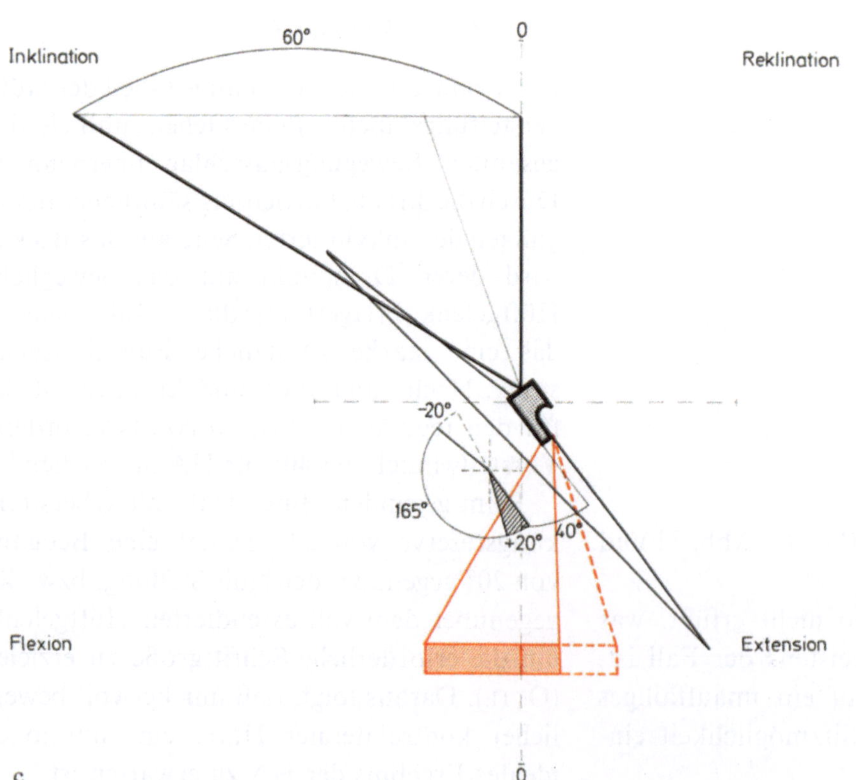
Inklination
60°
0
Reklination
−20°
165°
+20°
40°
Flexion
Extension
c
0

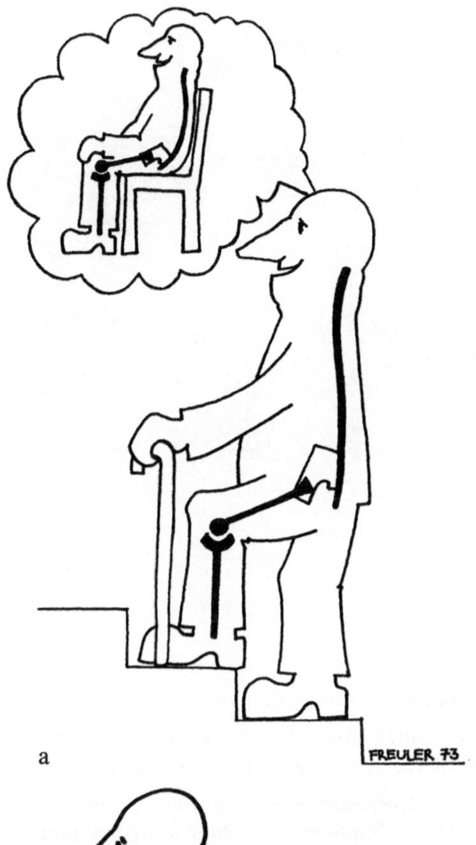

a

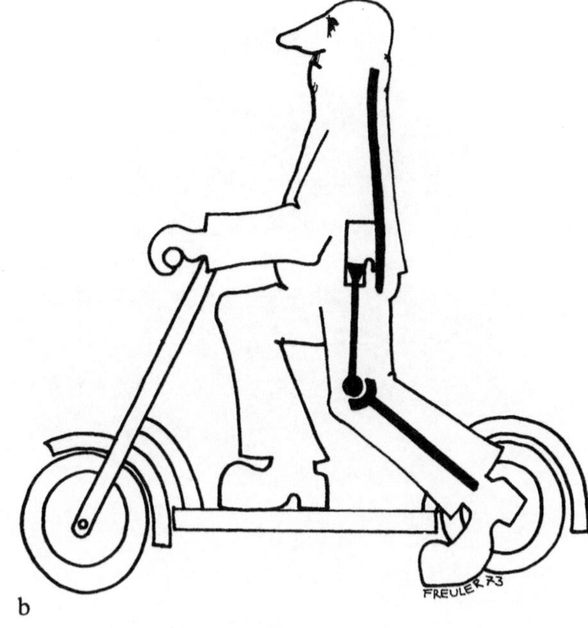

b

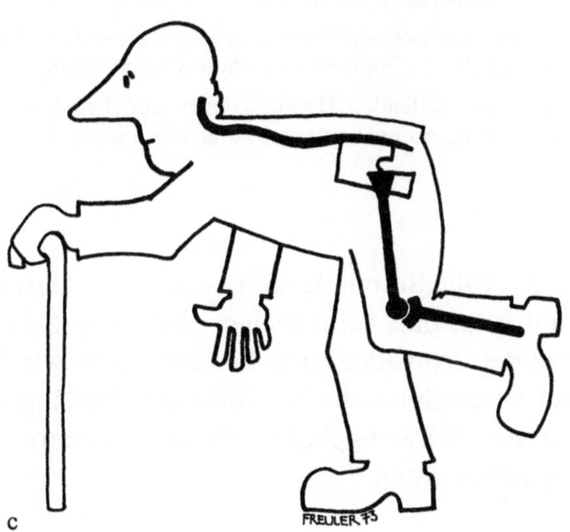

c

Abb. 32. *Bedeutung der Stellung (in Sagittalebene) der HA für den Patienten*

a) Gute Flexion (→25°): Treppensteigen, Gehen und Sitzen gut möglich

b) Flexion = 0°: Besonders beim „Trotinette"-Fahren kommt das gute Abstoßen zur Geltung; auch ist eine gute Übersicht der Verkehrslage dank gezwungener Aufrechthaltung des Körpers möglich

c) Zu starke Flexion (> 30°). Nur für nach vorne strebende Patienten, die von der Ausgangslage (Sessel) bis zum Ziel keine Ruhe (Einbeinstand) finden

---

◁

Abb. 31. *Graphische Darstellung der Auswirkung der Stellung der HA* (in Sagittalebene bezüglich Rücken und Gehen)

Oben: Theoretischer Bewegungsumfang für Inklination/Reklination

Unten schwarz: Theoretischer Bewegungsumfang für Flexion/Extension (bei beweglicher Hüfte).

Unten rot: Schwungphase beim Arthrodesierten

a) bei Flexion = 20°; Inklination: Reklination = $^2/_3 : ^1/_3$; normale Schwungphase beim Gehen

b) bei Flexion = 0°; Abstoßen gut, aber kleinere Schwungphase, da keine weitere Reklination möglich

c) bei Flexion = 40°; umgekehrte Verhältnisse: kurzes Abstoßen, gutes Auftreten; mit ebenfalls resultierender kleinerer Schwungphase, da keine weitere Inklination möglich

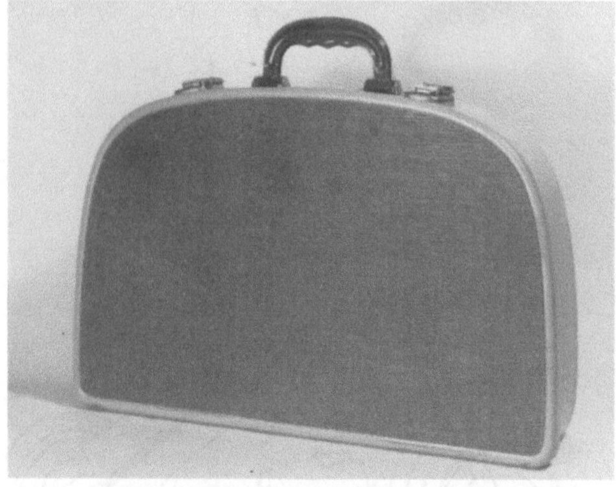

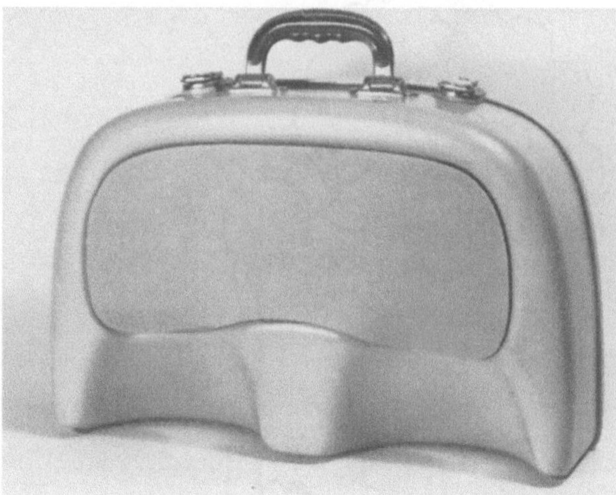

a

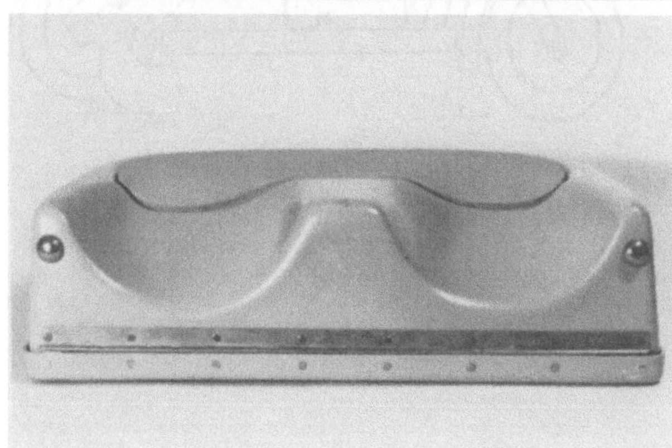

Abb. 33. *Hilfsmittel für Arthrodesierte*

a) tragbarer „Sitzkoffer". Das Sitzen auf niederen Stühlen ist damit für Arthrodesierte ohne weiteres möglich

b) ein mit Strumpfhalter versehenes Band ermöglicht das Anziehen der Strümpfe in aufrechter Körperstellung

c) mit der „helfenden Hand" können auf dem Boden liegende Gegenstände mühelos aufgehoben werden

Weist die kontralaterale Hüfte schon einen Beugeausfall auf, so muß die Flexionsstellung der arthrodesierten Hüfte vergrößert werden, um die nötige Schrittgröße zu erreichen. Dies kann aber nur im Rahmen der schon erwähnten limitierten Streckfähigkeit der Lumbalwirbelsäule durchgeführt werden.

Ist die Flexionsstellung der HA ungenügend, so kommt es zur Zirkumduktion und damit zur vermehrten, oft schmerzhaften Rotationsbelastung des beweglichen Hüftgelenkes.

Die Auswirkung der durch die HA hervorgerufenen Mehrbelastung der kontralateralen Seite und die Frage des Standbeines bei Hüftarthrodesierten wurde von mehreren Autoren abgeklärt (Merle d'Aubigné; Hohmann; Führmaier; Seewald und Debrunner; Höger). Die Aussagen widersprechen sich. Sicher ist, daß nur durch die Schmerzausschaltung und die volle Stabilität die Bedingungen dafür erfüllt sind, daß beim Gehen eine volle Belastung der arthrodesierten Seite möglich wird. Auch ist die durch die HA indizierte Verlängerung der Schwungphase auf der operierten Seite unbestritten.

4. Biomechanik einzelner Hüftarthrodesen

4.1. Einleitung

Seit der HA von Albert (1886) sind unzählige Methoden beschrieben worden, und es treten immer noch neue auf. Bis jetzt hat sich noch keine Technik eindeutig durchgesetzt, was beweist, daß die damit verbundenen Probleme bis heute noch nicht definitiv gelöst sind.

Abb. 33b und c

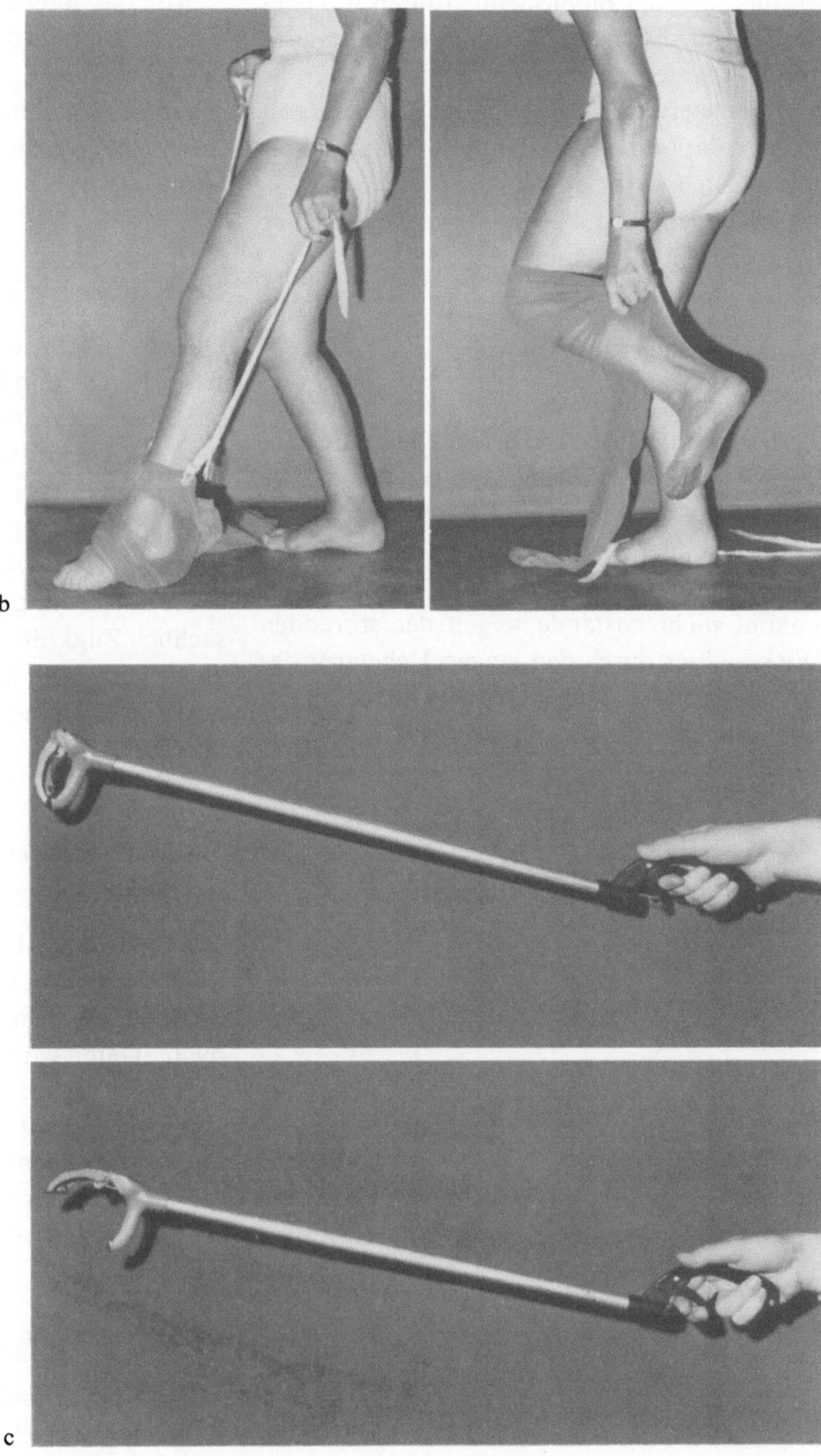

Die ersten HA, einfache Anfrischungen, waren mit vielen Mißerfolgen belastet, dies hauptsächlich, weil die volle Ankylosierung häufig nicht erreicht wurde. Deswegen wurde nach einer biomechanischen Lösung gesucht, um günstigere Bedingungen für eine sichere Verknöcherung der Hüfte zu schaffen. Zwei Wege wurden beschritten:

a) Änderung der Biomechanik (durch IO, oder „central dislocation" von CHARNLEY oder Beckenosteotomie von MÜLLER).
b) Stabilisierung mittels Osteosynthese (von der Adaptationsosteosynthese bis zur stabilen Osteosynthese).

Im folgenden wird die Biomechanik einzelner Arthrodesentypen besprochen.

4.2. Anfrischungsarthrodese

Bei diesem Typus werden die anatomischen Verhältnisse größtenteils beibehalten. Die häufigen Mißerfolge (keine oder unvollständige knöcherne Abheilung) sind durch das Fehlen stabilisierender Faktoren zu erklären.

Eine richtige Ruhigstellung des Kopfes kommt nicht zustande wegen der störenden Wirkung der durch den langen Hebelarm des Oberschenkels fortgeleiteten Kräfte.

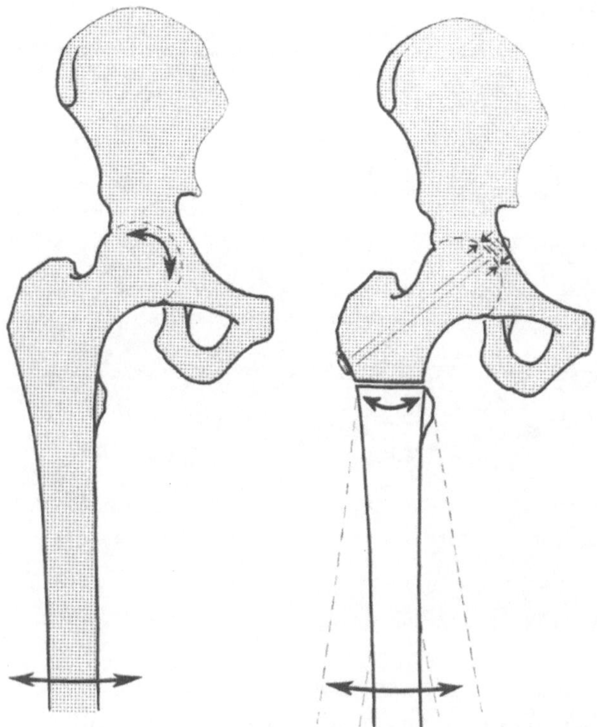

Abb. 34. *Wirkung der IO bei HA.* Bessere Ruhigstellung im Bereich der Arthrodese durch Ausschaltung der unterhalb der IO wirkenden Kräfte

Mit der intertrochanteren Osteotomie die eine Verkürzung des Hebelarmes bewirkt, wird ein großer Teil dieser störenden Kräfte ausgeschaltet, so daß mit einer einfachen Osteosynthese eine genügende Stabilität erreicht wird (Abb. 34).

4.3. Extraartikuläre Hüftarthrodesen

Diesem HA-Typus liegt ein Brückenspan zwischen Femur und Becken zu Grunde. Ziel dieses Spanes ist eine knöcherne extraartikuläre Beckenfemurverbindung. Der Span liegt entweder proximal (ALBEE und Modifikationen) oder wird distal (TRUMBLE, BRITTAIN und andere) angelegt (Abb. 35). Auf den proximal vom Gelenk angelegten Span wirken hauptsächlich Zugkräfte, auf den distal vom Gelenk angelegten Span hingegen vorwiegend Druckkräfte, was biomechanisch gesehen sicher günstiger ist.

4.4. Hüftarthrodesen mit zentraler Dislokation

Durch die zentrale Dislokation werden größere Kontaktflächen, eine engere Beckenfemurverbindung und eine mediale Verschiebung erreicht. Damit wird, mit Ausnahme der Flexion-Extension-Exkursionen, eine gewisse „Eigenstabilität" erzielt. Es entsteht dabei aber eine ungünstige Beanspruchung des Schenkelhalses, die zum Ermüdungsbruch führen kann, was in Praxi bestätigt worden ist (Abb. 36).

4.5. Hüftarthrodesen mit Beckenosteotomie

Mit der Beckenosteotomie und der Medialverschiebung erreichen wir ebenfalls eine große Kontaktfläche im Spongiosaknochen, was sich auf Stabilität und Abheilung günstig auswirkt. Meistens ist damit eine derartige Verformung des proximalen Femurendes verbunden, daß Becken und Femur praktisch eine Säule bilden (Abb. 37).

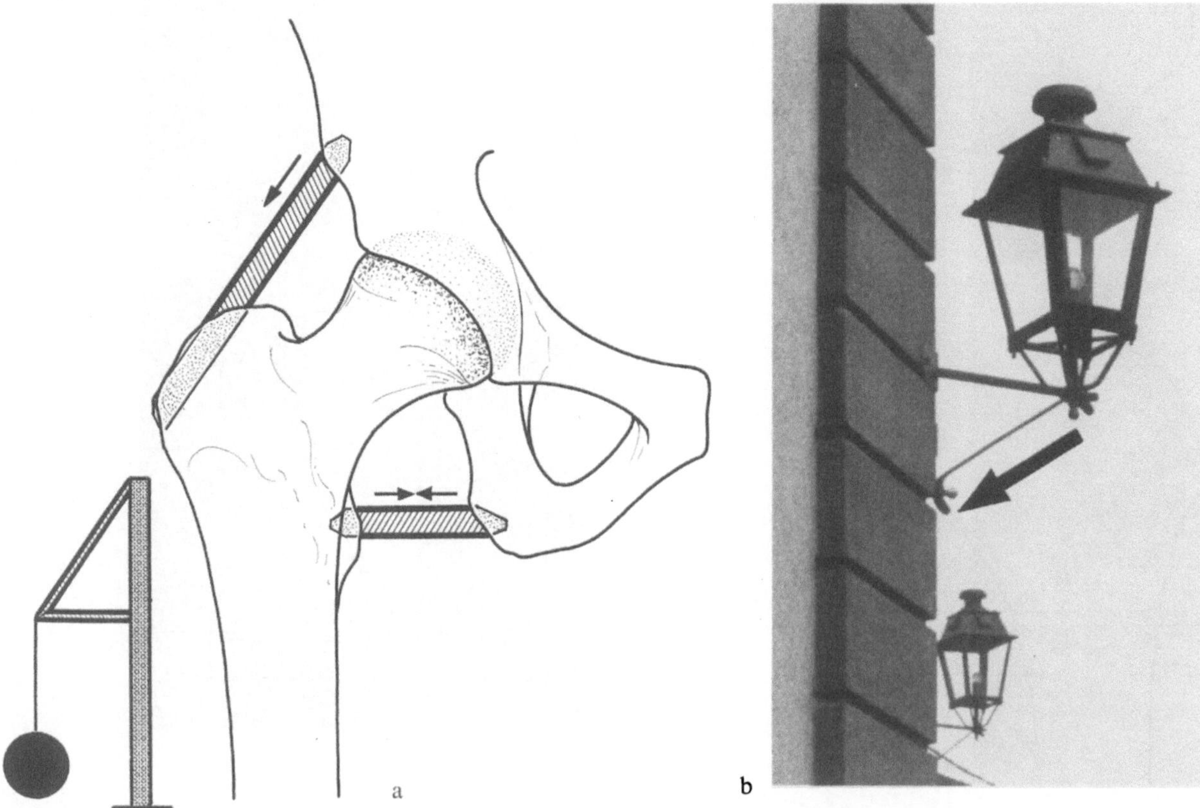

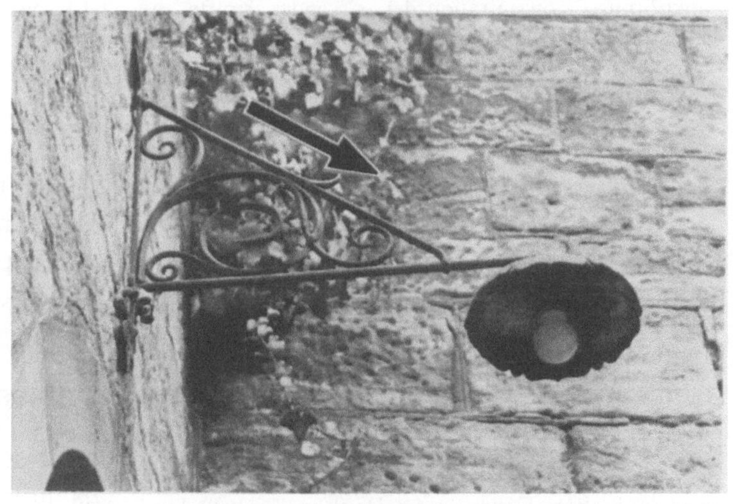

Abb. 35. *Extraarticuläre HA*. Beim iliofemoralen Span wirken hauptsächlich Zugkräfte (vergleiche Abb. 35c). Auf dem ischiofemoralen Span hauptsächlich Druckkräfte (vergleiche Abb. 35b)

Damit werden bei der Belastung die Kräfte direkt vom Becken auf den Femurschaft übertragen. Die postoperative frühe partielle Belastung ist größtenteils nur deswegen möglich.

Folgen der Medialverschiebung sind statische und kinetische Veränderungen für das Beinskelet. Diese wurden schon besprochen (S. 14, 16).

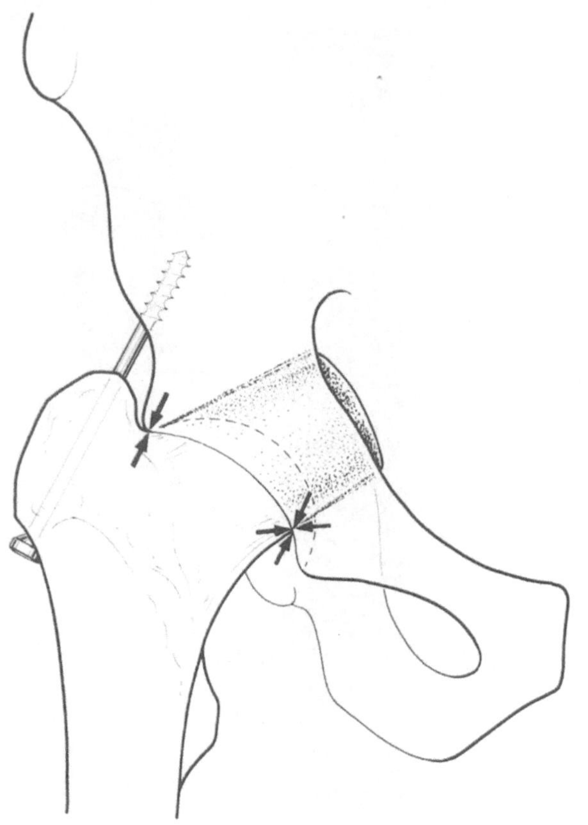

Abb. 36. *HA mit zentraler Dislokation nach* CHARNLEY. Punktförmige Konzentration der wirkenden Kräfte, die den häufig beobachteten Ermüdungsbruch erklären

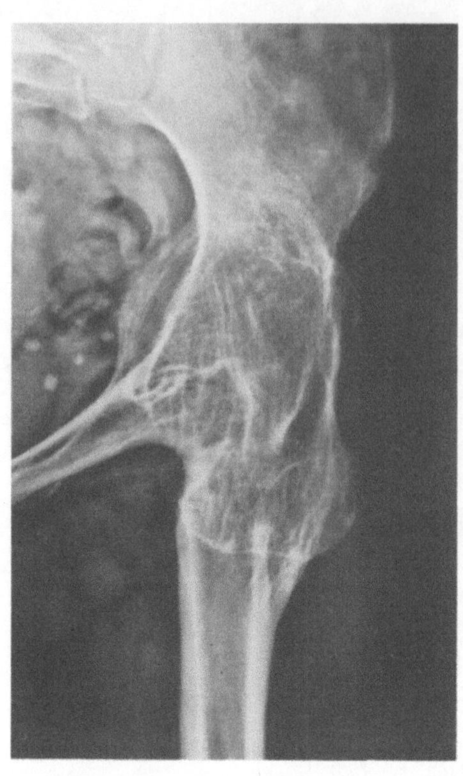

Abb. 37. *Beispiel der Pfeilerbildung nach HA.* R.A., ♂, 64 J., Nr. 125163. Zustand 3 Jahre nach HA

5. Biomechanik und Technik der Osteosynthese bei Hüftarthrodesen

5.1. Einleitung

Heute wird praktisch jede HA mit Hilfe einer stabilisierenden Osteosynthese durchgeführt. Mit jeder Osteosynthese ist nebst der Stabilisierung eine Unterdrucksetzung der Kontaktflächen zwischen Femur und Becken verbunden. Auch eine minimale Osteosynthese (HA bei Infektion) muß eine genügende Stabilität bringen.

Eine genaue Beachtung der für jeden HA-Typ angegebenen Technik der Osteosynthese sollte regelmäßig zum Ziel führen (vollständige Verknöcherung bei guter Beinstellung) (Abb. 38 und 39).

Fast immer handelt es sich um eine Druckosteosynthese. Die bei uns durchgeführten HA-Typen werden in bezug auf Operationstechnik einzeln besprochen.

5.2. Hüftarthrodese vom Typ I

(Anfrischung, Fixation des Trochanter major als iliofemoraler Brückenspan, IO).

Die Osteosynthese wird mittels Zugschrauben durchgeführt:

5.2.1. Verschraubung des iliofemoralen Brückenspanes

(Trochanter major am Becken): mit einer Spongiosazugschraube mit Unterlagscheibe,

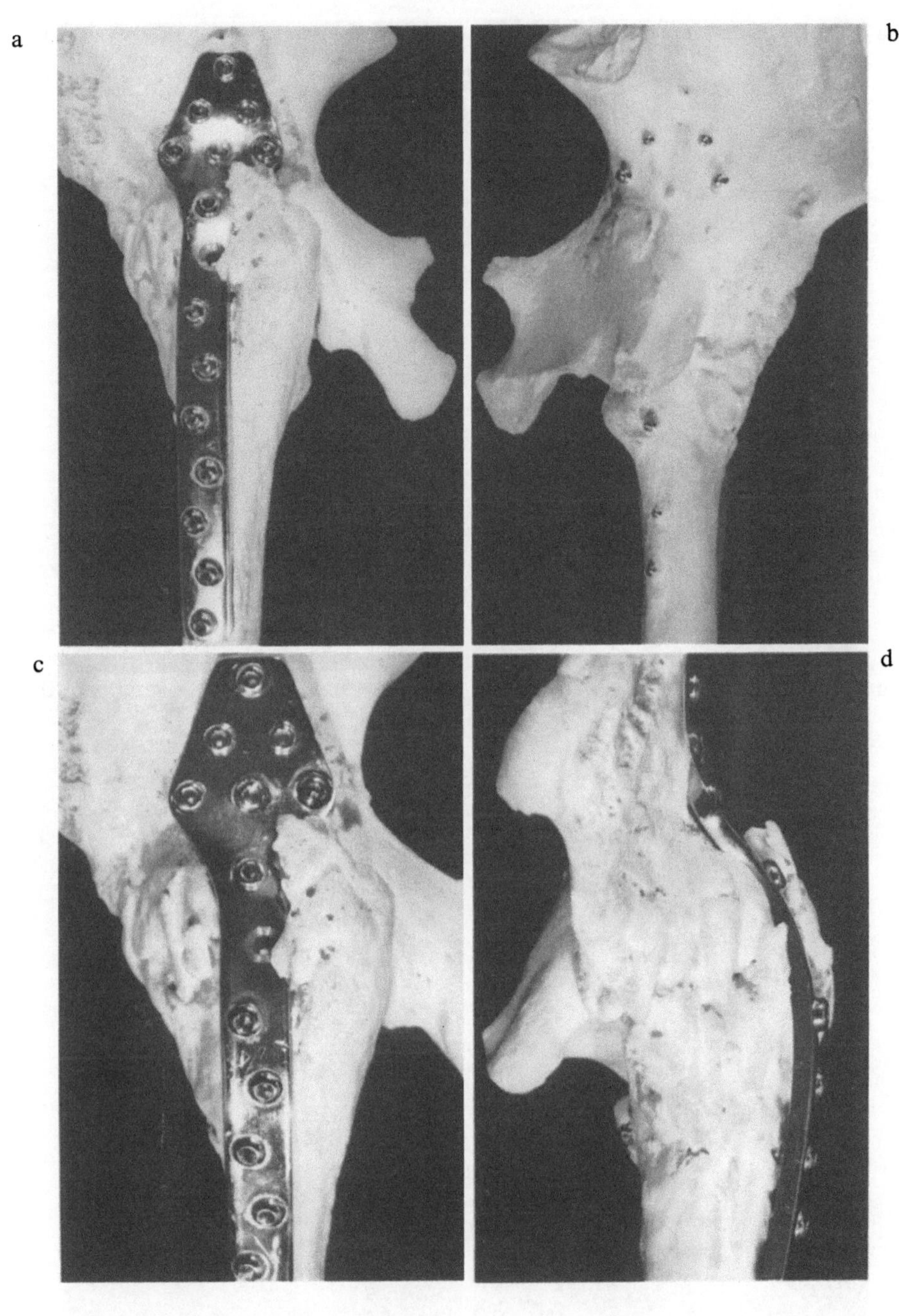

Abb. 38 und 39. *Vollständige Verknöcherung bei HA mit Kreuzplatte*

Abb. 38 a – d. *Ohne Beckenosteotomie*. Ehemaliges Gelenk nicht mehr erkennbar. Überschießender Callus über proximalem Plattenanteil

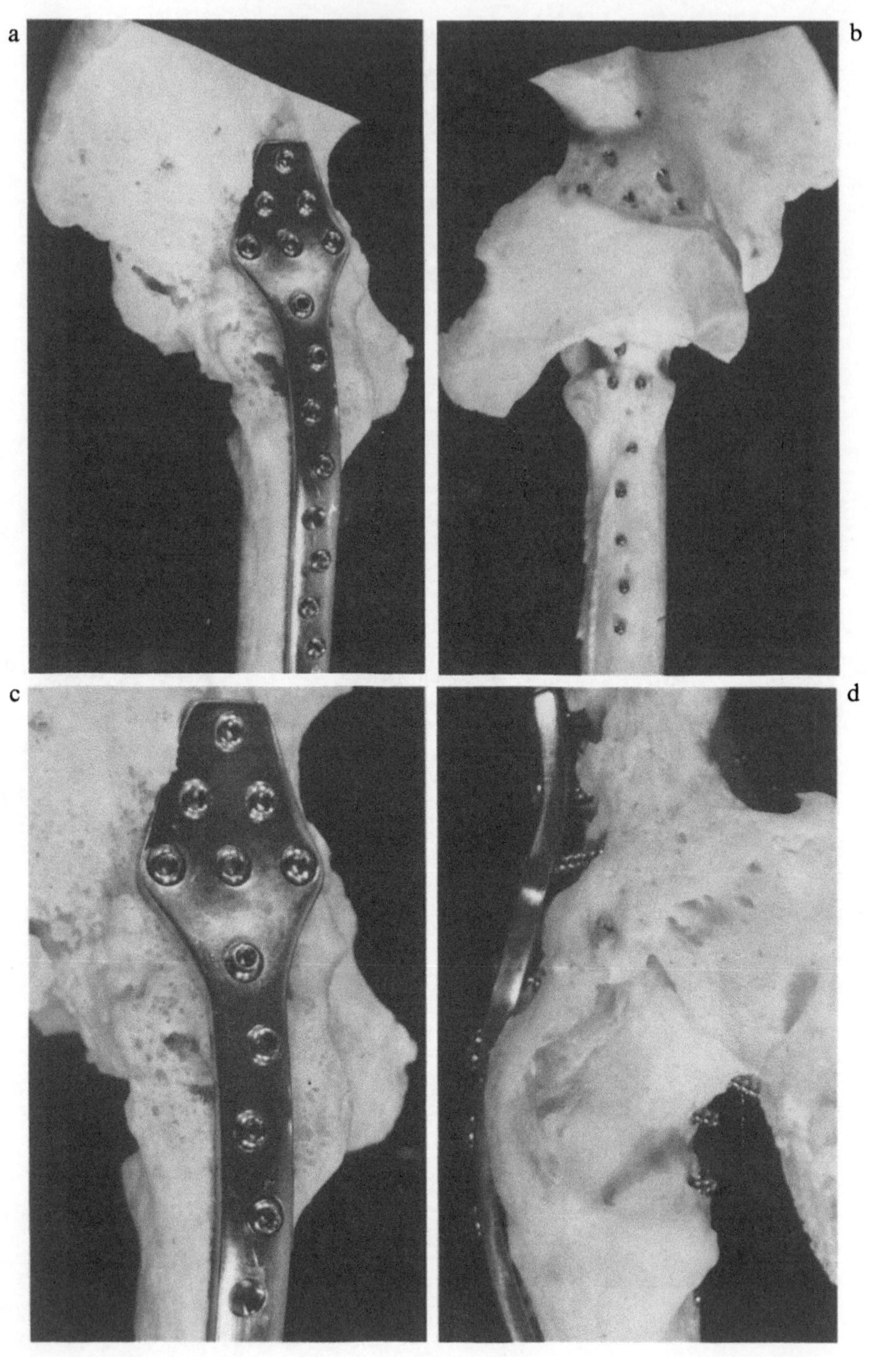

Abb. 39a–d. *Mit Beckenosteotomie* (siehe auch Schutzumschlag). Spatium zwischen Platte und Femurkopf vollständig durch Knochen (eingebauter Trochanterspan und Ausbildung einer knöchernen Brücke zwischen Becken und proximalem Femuranteil) aufgefüllt

deren Gewinde ganz im Beckenknochen liegen muß. Am besten hält die Schraube, wenn ihr Gewinde die innere Kortikalis des Beckens durchgreift. Die Schraube wird senkrecht zum Beckenknochen angesetzt (Abb. 40 – 42).

5.2.2. *Verschraubung des proximalen Femurendes am Becken*

Nach Anfrischung beider Teile wird in Schenkelhalsrichtung eine Spongiosazugschraube, meistens mit kurzem Gewinde, eingebracht. Die innere Kortikalis des Beckens sollte ebenfalls miterfaßt werden (Abb. 43). In beiden beschriebenen Fällen handelt es sich um eine reine Druckosteosynthese.

5.3. Hüftarthrodese vom Typ II

(Anfrischung, Osteosynthese mit einer Platte, IO). Die Osteosynthese wird mit einer Platte durchgeführt. Diese hat entweder rein abstützende Funktion (wobei ein Heraustreten des proximalen Femurendes durch die Platte verhindert wird), oder ist eine Druckplatte.

5.3.1. *Abstützplatte*

Ist nur eine Abstützungsfunktion der Platte erwünscht, so wird diese nur am Becken fixiert, in der Regel mit drei Kortikalisschrauben. Meistens wird eine breite 6-Lochplatte verwendet. Da die Platte das Heraustreten des proximalen Femurendes verhindern muß, wird sie

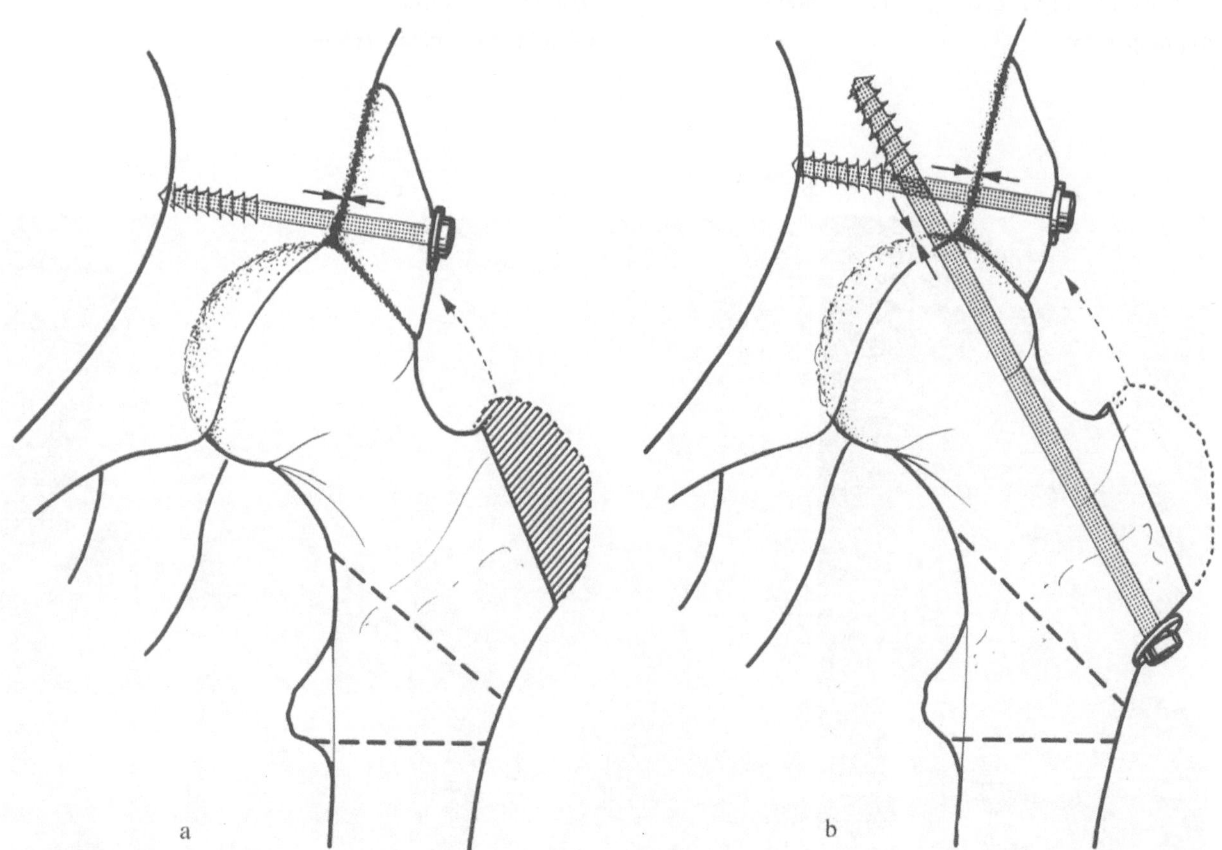

Abb. 40. *HA Typ I*

a) Trochanter als iliofemoraler Brückenspan am Becken mit einer Kortikalisschraube fixiert. Gestrichelt die früher durchgeführte hohe IO und die später vorgenommene intertrochantäre bis subtrochantäre Osteotomie

b) Zusätzliche Verschraubung mittels Spongiosaschraube des proximalen Femurendes am Becken

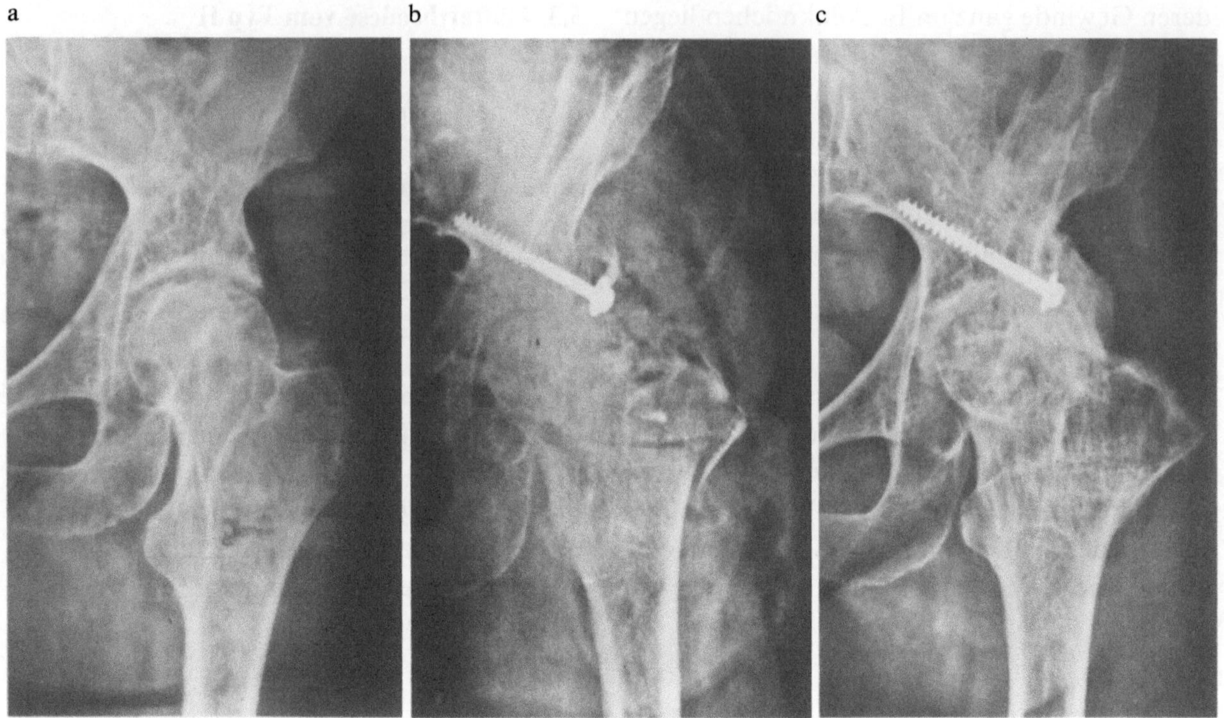

Abb. 41. *HA Typ I.* L.B., ♀, 56 J., Nr. 84869
a) präoperativ
b) am Operationstag
c) 10 Monate später: HA fest

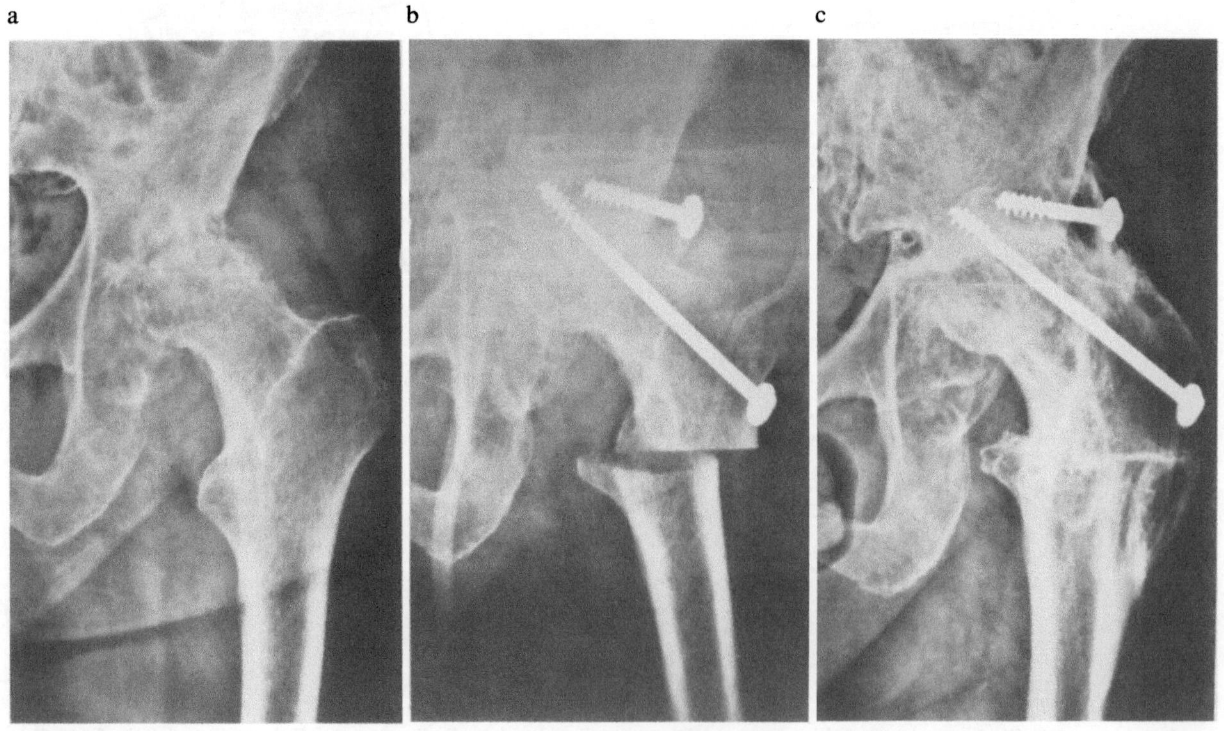

Abb. 42. *HA Typ I.* S.A., ♀, 78 J., Nr. 142927
a) präoperativ
b) die frische HA
c) 2 Jahre später: vollständiger Durchbau

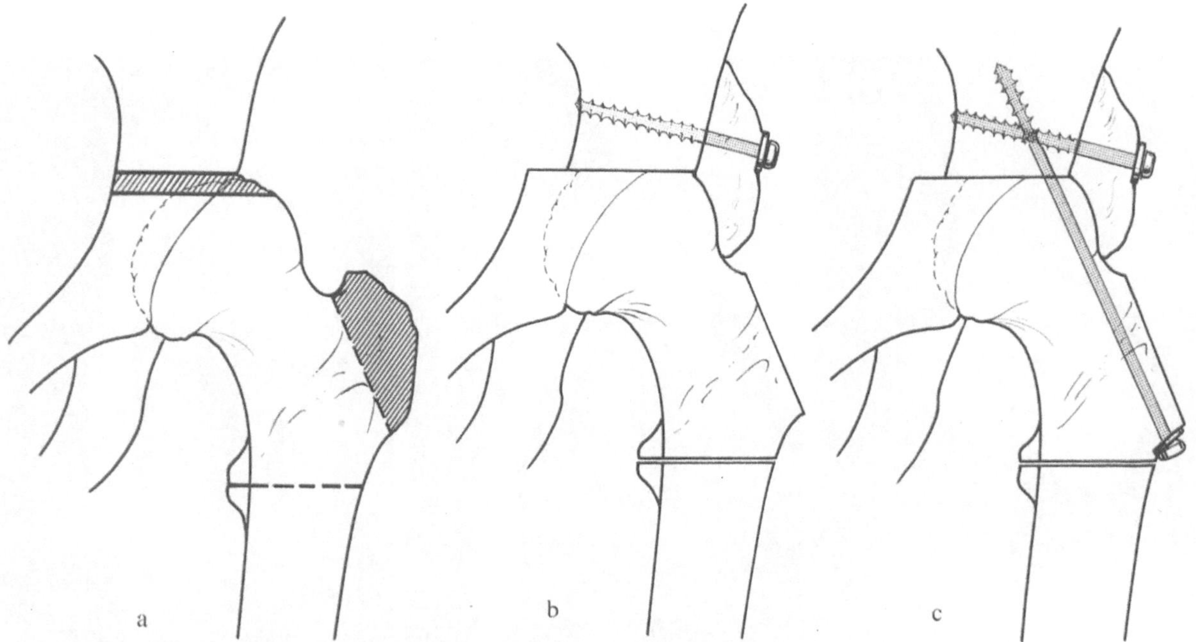

Abb. 43. *HA Typ I mit Beckenosteotomie*

a) schraffiert die Beckenosteotomie und der abzutragende Trochanter major

b) Zustand nach Beckenosteotomie und Verschraubung des als iliofemoralen Span verwendeten Trochanter major

c) dasselbe mit zusätzlicher Verschraubung des proximalen Femuranteils am Becken

so gebogen, daß ihr distaler Anteil eine laterale Druckwirkung auf dieses ausübt (Abb. 44–45).

Diese Technik kommt selten in Frage und zwar nur dann, wenn eine spätere Korrektur der Beinstellung erwünscht ist, z. B. nach primär in leichter Abduktion fixierte Girdlestone Hüfte (GH), die dann einige Wochen später durch Adduktion unter Druck gesetzt wird.

5.3.2. Druckplatte

Indiziert ist diese Technik, wenn eine bessere Stabilität erwünscht ist oder schwere anatomische Veränderungen am Becken das Anlegen einer Kreuzplatte unmöglich machen. Gleichzeitig wird immer eine IO durchgeführt.

Zunächst wird der proximale Teil der Platte am Becken mit drei Kortikalisschrauben fixiert (dabei soll die untere Extremität eher in Adduktionsstellung sein, um eine gewiße Aufrichtung des Schenkelhalses zu bekommen). Dann wird der Spezialspanner „um die Ecke“ angelegt. Die Schraube, die den Spanner fixiert,

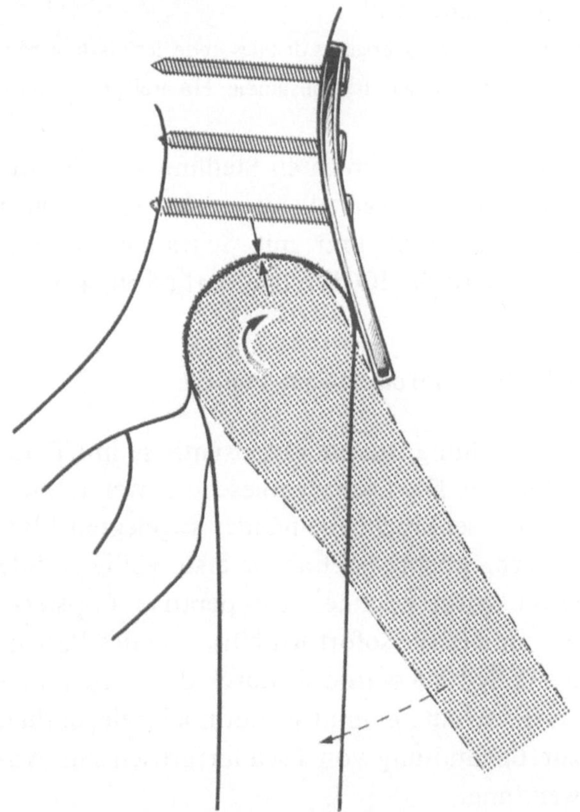

Abb. 44. *HA Typ II mit Abstützungsplatte.* Das Bein wird nach einigen Wochen in die definitive Stellung gebracht. Die Platte verhindert das Heraustreten des Kopfes; nach Adduktion, verstärkte Druckkräfte im Bereiche der Arthrodese

a b c

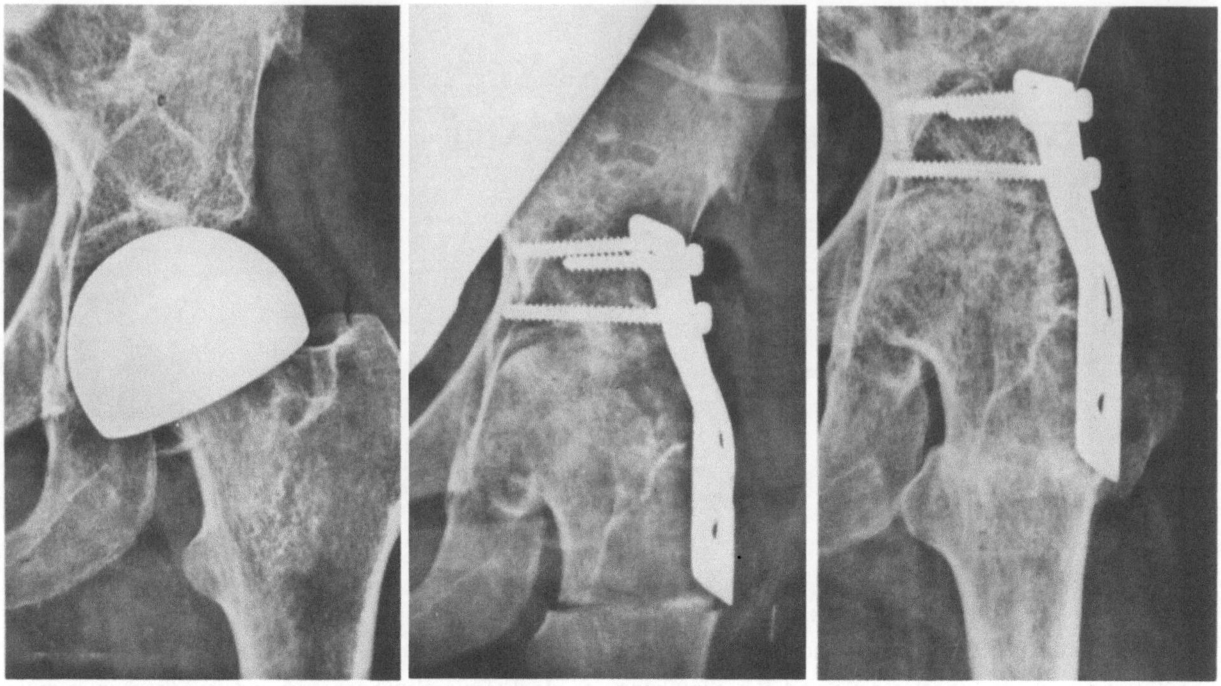

Abb. 45. *HA Typ II mit Abstützungsplatte nach Cup-Plastik*. M.M., ♀, 21 J., Nr. 89399
a) präoperatives Bild
b) durch zurechtgebogenes distales Ende der Platte wird noch Druck auf den proximalen Femuranteil ausgeübt
c) 3 Monate später: IO vollständig, HA weitgehend durchgebaut

soll von der senkrechten Stellung zur Femurachse um 15° verstellt sein. Die Platte wird dann gespannt und mit Schrauben fixiert. Dann wird die IO durchgeführt (Abb. 46).

5.4. Hüftarthrodese vom Typ III

(Anfrischung, stabile Osteosynthese mit Doppelplatte). Die Osteosynthese mit zwei, in zwei Ebenen senkrecht zueinander angelegten Platten ermöglichte bei uns die erste völlig stabile Osteosynthese ohne postoperative Gipsfixation und dafür sofort Mobilisation des Patienten. Seit 1966 wurde sie durch die Kreuzplatte ersetzt. Heute kommt sie nur noch gelegentlich zur Behandlung von Pseudarthrosen zur Anwendung.

Nach durchgeführter Beckenosteotomie wird die laterale breite 10–12-Lochplatte angelegt, am Becken festgeschraubt, unter Spannung gesetzt und mit Schrauben fixiert. Die vordere Platte wird dann in gleicher Weise angeschraubt. Meistens hat eine breite normalerweise 8-Lochplatte genügt (Abb. 47–48).

5.5. Hüftarthrodese vom Typ IV

(Anfrischung der Gelenkflächen, meistens Beckenosteotomie, stabile Osteosynthese mit einer Kreuzplatte).

5.5.1. Korrekte Technik

Die Kreuzplattenarthrodese ist von allen uns bekannten Methoden diejenige, die die beste Stabilität bietet. Voraussetzung dafür ist aber eine korrekte Anlegung der gut anmodellierten Platte. Das geschieht folgendermaßen: nach Durchführung der Beckenosteotomie und Anpassung der Platte wird diese vorerst nur mit der zentralgelegenen Schraube, 5–10 mm cranial von der Osteotomie und parallel dazu, pro-

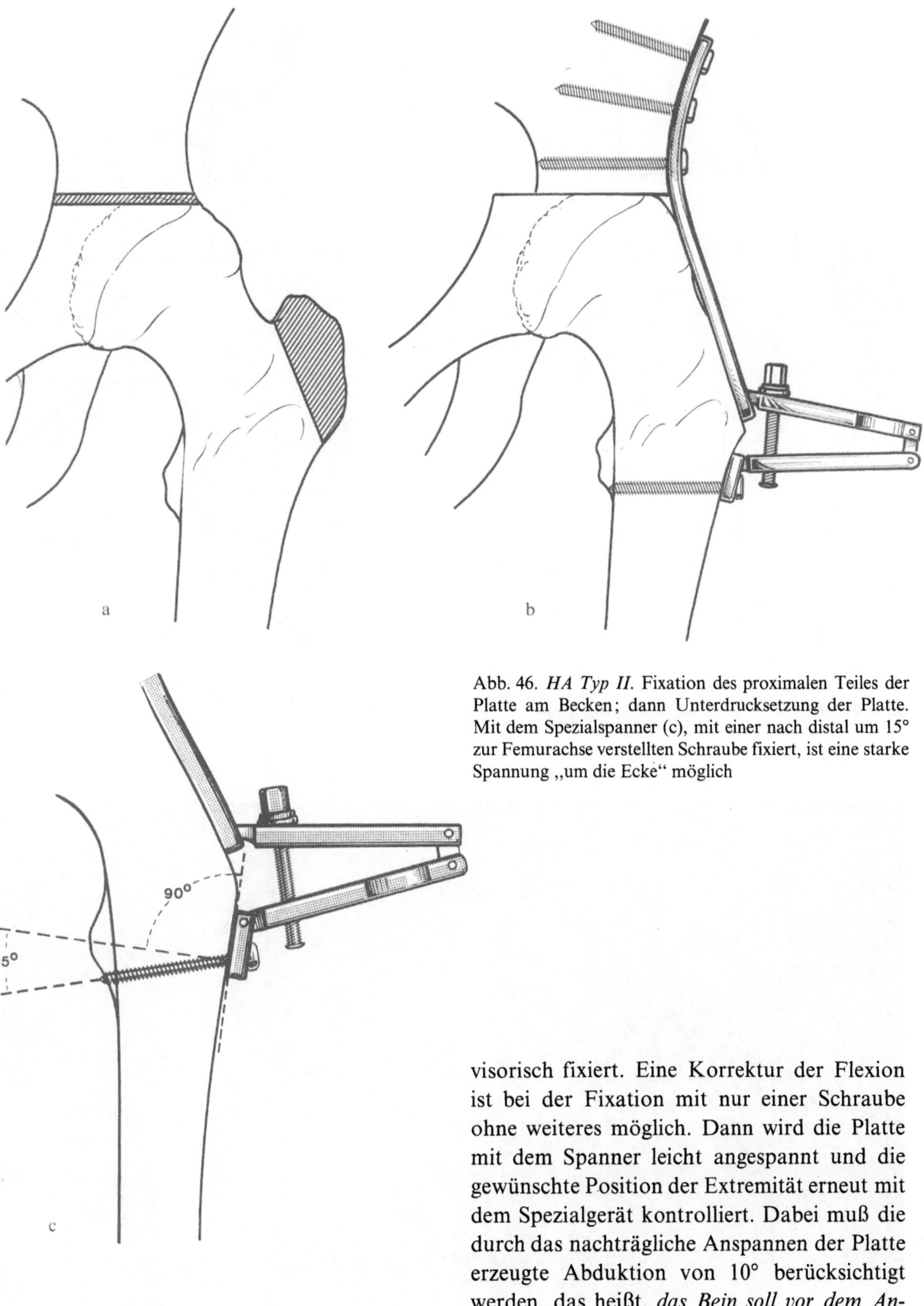

Abb. 46. *HA Typ II.* Fixation des proximalen Teiles der Platte am Becken; dann Unterdrucksetzung der Platte. Mit dem Spezialspanner (c), mit einer nach distal um 15° zur Femurachse verstellten Schraube fixiert, ist eine starke Spannung „um die Ecke" möglich

visorisch fixiert. Eine Korrektur der Flexion ist bei der Fixation mit nur einer Schraube ohne weiteres möglich. Dann wird die Platte mit dem Spanner leicht angespannt und die gewünschte Position der Extremität erneut mit dem Spezialgerät kontrolliert. Dabei muß die durch das nachträgliche Anspannen der Platte erzeugte Abduktion von 10° berücksichtigt werden, das heißt, *das Bein soll vor dem An-*

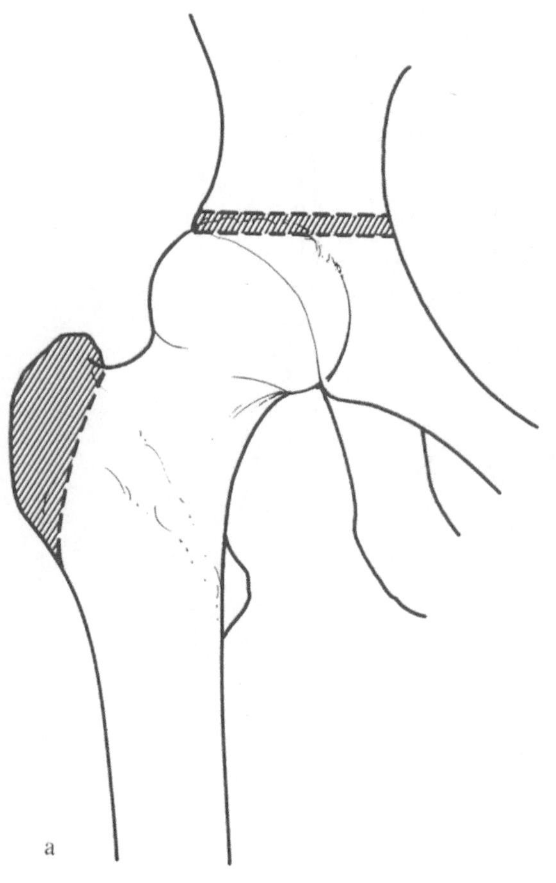

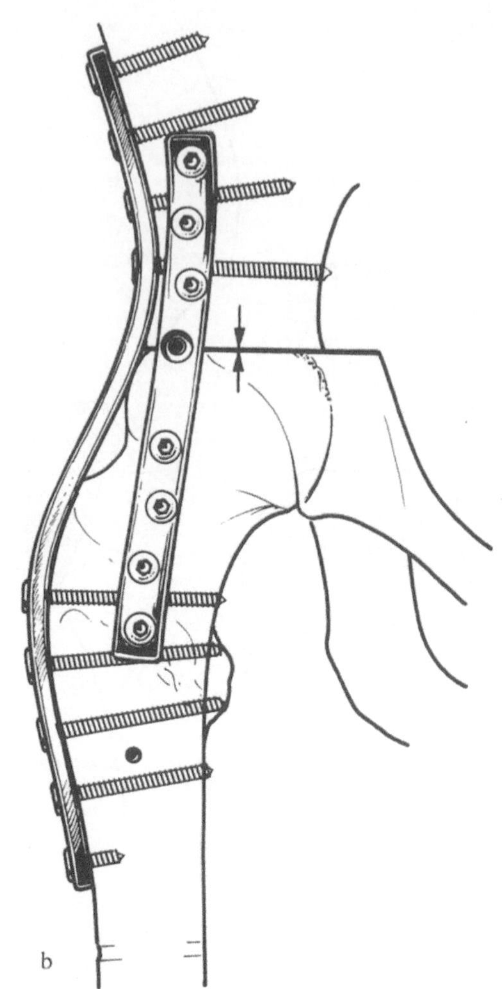

Abb. 47. *HA Typ III = Doppelplattenarthrodese*

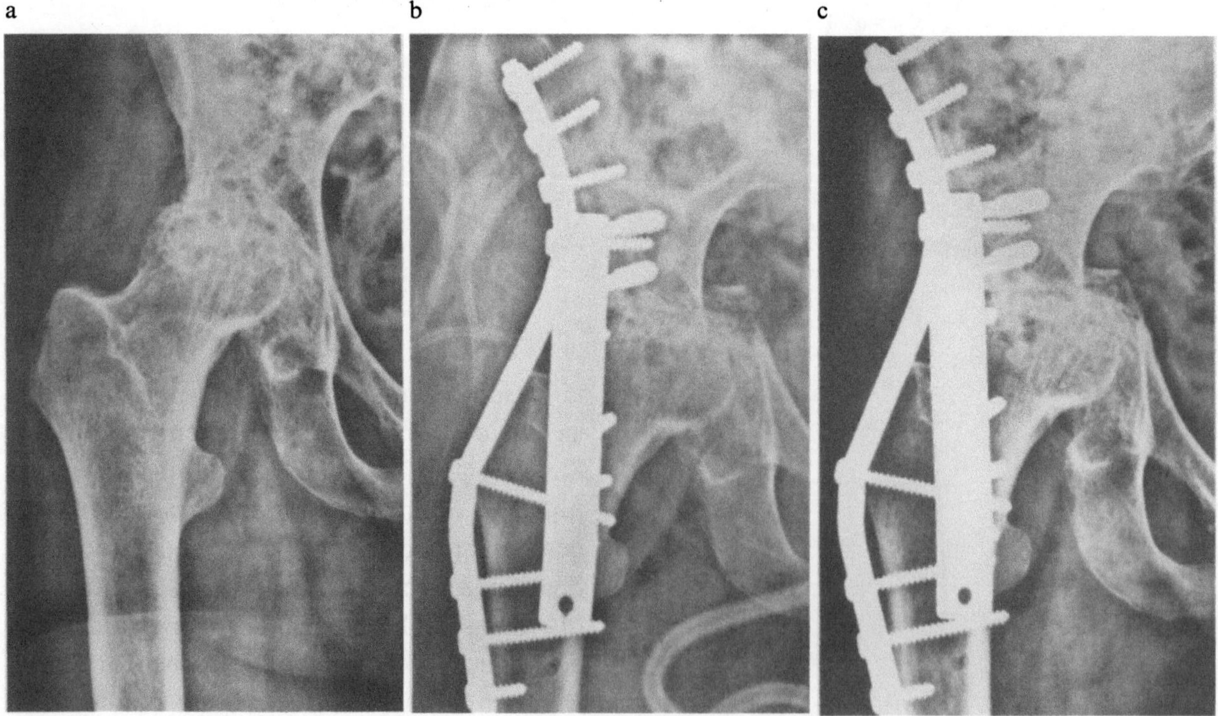

Abb. 49. *Richtige Position des Beines*

a) vor dem Anspannen der Kreuzplatte. Durch die Spannung der Platte wird eine Abduktion von gut 10° erzeugt, die immer berücksichtigt werden muß. Deswegen soll vor dem Anspannen der Platte das Bein in einer Adduktionsstellung von 10–15° sein

b) Nach Spannung der Platte, kein laterales Klaffen mehr.

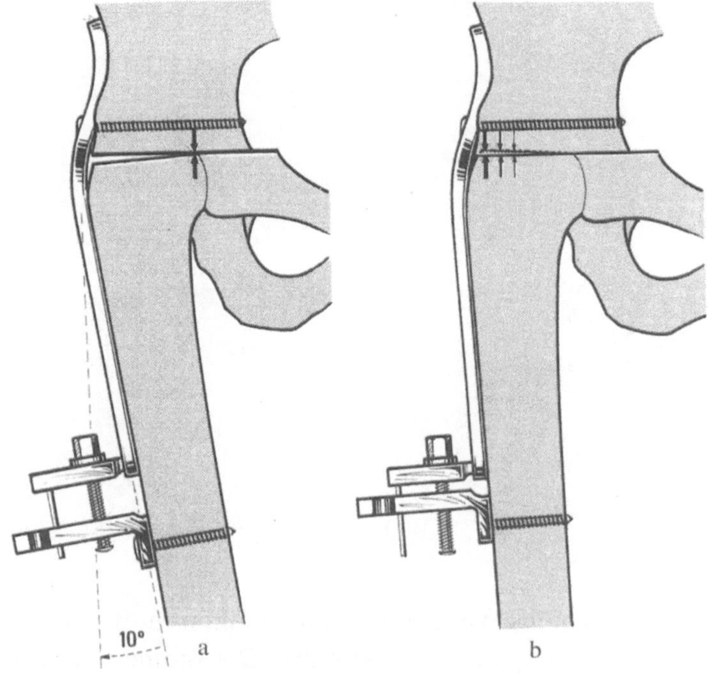

spannen in einer Adduktionsstellung von ca. 15° sein (Abb. 49). Die restlichen Schrauben im Kreuzplattenkopf werden angebracht. Anspannung der Platte, wobei zu beachten ist, daß häufig zu stark gespannt wird, was zu medialem Klaffen der Osteotomie führt. Fixation der Platte.

5.5.2. Falsche Technik

Wird die Platte nicht gut angepaßt oder falsch angelegt, so werden biomechanisch ungünstige Verhältnisse geschaffen, was häufig zu Mißerfolg (Metallockerung, Pseudarthrose) durch die ungenügende Stabilität der Osteosynthese führen kann. Die Kreuzplatte darf nicht zu hoch angelegt werden. Besten Halt für die Platte bietet die festeste Stelle des Beckens, d. h. das Pfannendach.

◁

Abb. 48. *Beispiel einer HA Typ III.* N.D., ♂, 28 J., Nr. 100637

a) präoperativ

b) Doppelplattenarthrodese am Operationstag

c) 8 Monate später, HA klinisch und röntgenologisch fest

Bei ungenügend oder schlecht anmodellierter Kreuzplatte geht zum Teil die Zuggurtungswirkung der unter Zugspannung gesetzten Platte verloren. Auch ein sicheres und erprobtes operatives Vorgehen in Chirurgie oder Orthopädie kann zunächst, wenn vom Operateur nicht richtig verstanden und durchgeführt, zu Mißerfolgen führen. So wird z. B. in der operativen Behandlung der Frakturen das stärkste Osteosynthesematerial brechen müssen, wenn es infolge ungenügender Stabilität großen Zug-, Druck- oder Scherkräften ausgesetzt wird. Werden aber die biomechanischen Verhältnisse richtig beurteilt, die architektonischen Prinzipien berücksichtigt und wird demzufolge die richtige Operationstechnik angewendet, so wird es bei Verwendung desselben Materials nicht zum Metallbruch kommen. Wie aus einem gut gelagerten Rindsfilet je nach dem Koch ein Leckerbissen oder ein fades zähes Fleischstück werden kann, so kann mit gleichem Osteosynthesematerial, je nachdem, ob die Osteosynthese kunstgerecht, ungenügend oder falsch durchgeführt wurde, eine Stabilität oder Instabilität entstehen. Es genügt also

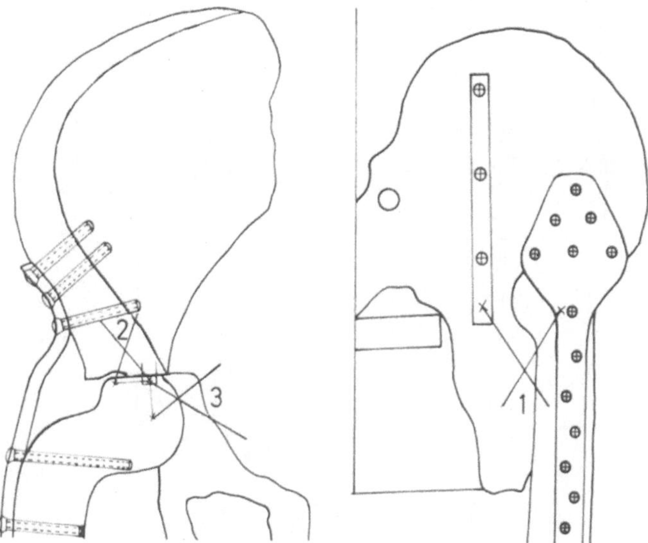

Abb. 50. Originalschema der Versuchsanordnung von KALÉN

nicht, ein gutes Werkzeug zu haben, man muß es auch richtig benützen können. Die biomechanischen günstigen Verhältnisse bei der Kreuzplattenarthrodese sind auf S. 77, 82–84 eingehend besprochen.

In der ausführlichen Arbeit von KALÉN (1968) über die primäre Stabilität bei HA je nach Art der Osteosynthese, sind die Ergebnisse der experimentellen Untersuchungen mit der Kreuzplattenarthrodese infolge falschen Anbringens derselben nicht zu verwerten. Wie aus dem Originalschema der Versuchsanordnung von KALÉN (Abb. 50) zu sehen ist, wurde die Kreuzplatte zu hoch angelegt (die drei quer übereinander stehenden distalen Schrauben des Kreuzes sollten etwa 5 mm cranial und parallel zur Beckenosteotomie liegen). Auch wurde die Platte nicht zurechtgebogen, so daß es nicht zum gewünschten direkten Kontakt von Osteosynthesematerial und Knochen besonders am iliofemoralen Übergang kommt. Schließlich läßt auf der Abb. 51 der Kontakt zwischen den Osteotomieflächen zu wünschen übrig (zu kleine Kontaktflächen infolge allzu großer medialer Verschiebung des distalen Beckenanteils). Auch ist anzunehmen, daß bei den dargestellten morphologischen Verhältnissen eine richtige Unterdrucksetzung der Kontaktflächen durch Anspannung der Platte kaum möglich war, ansonst es zu einer Abduktionsfehlstellung hätte kommen müssen. Im dargestellten Fall müssen die biomechanischen Verhältnisse sicher als ungünstig betrachtet werden. Um brauchbare Werte zu erhalten, hätte die Versuchsanordnung in bezug auf Sitz der Kreuzplatte und Durchführung der Beckenosteotomie wie auf Abb. 95–97 aussehen müssen. Wie die Elastizimetrieversuche ge-

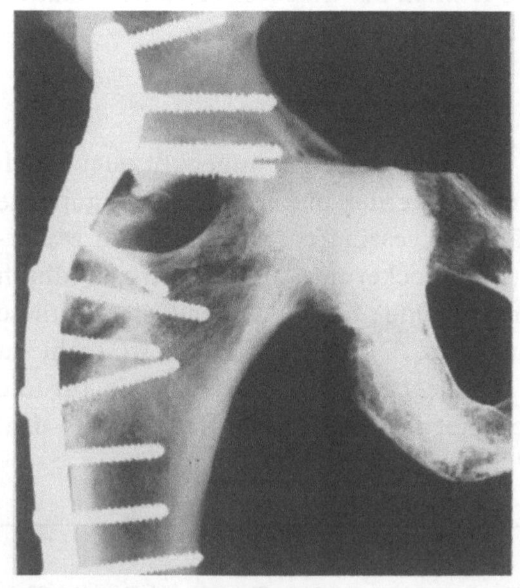

Abb. 51. Beispiel einer Kreuzplattenarthrodese in der Arbeit von KALÉN. Ungenügender Kontakt der Osteotomieflächen.
Kein richtiges Anbiegen der Platte. (Abb. 50 und 51 mit freundlicher Genehmigung des Autors)

Abb. 52. *PS infolge unkorrekter Technik bei Kreuzplattenarthrodese.* F.R., ♀, 28 J., Nr. 64572

a) Die Kreuzplatte wurde allzu proximal der Osteotomie angebracht; an Stelle reiner Druckkräfte können auch Scherkräfte auf Höhe der Arthrodese wirken. Ungenügende Stabilität

b) 2 Jahre später.

PS der HA. Schraubenbruch, Lysezonen um alle Schrauben des Kopfanteiles der Platte

a

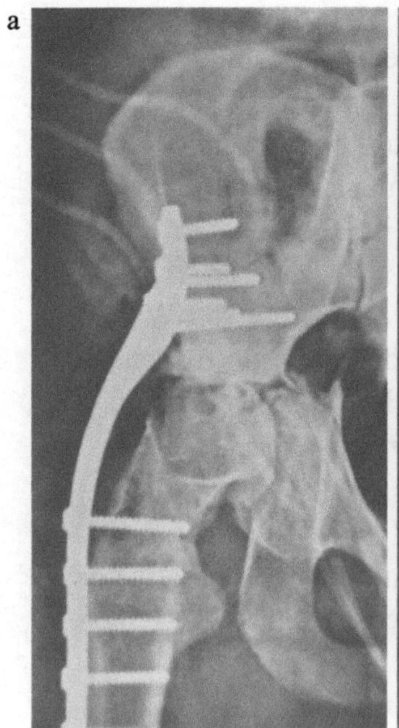

b

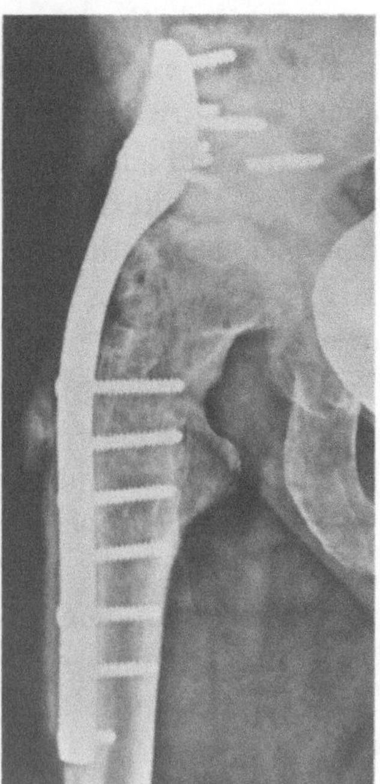

zeigt haben, ergibt sich bei korrekter Anmodellierung der Platte, besonders bei mäßiger Medialverschiebung nach Beckenosteotomie und Vorspannung der Platte, eine gute Verteilung der wirkenden Kräfte auf der ganzen Kontaktfläche.

Auch ist die Kreuzplattenarthrodese auf der von KALÉN gezeigten Röntgenaufnahme nicht nach unseren Richtlinien durchgeführt worden: Der Trochanter major hätte im gezeigten Fall abgetragen werden müssen und als Span zwischen lateralem Pfannendach, angefrischtem Schenkelhals und Platte eingesetzt werden sollen. Es scheint auch, daß mindestens eine der distalen Schrauben des Kreuzes nicht im Becken, sondern im Kopf fixiert wurde.

Es ist klar, daß eine unkorrekte Technik der HA vom Typ IV nicht die gewünschte volle Stabilität (vermehrte Scherkräfte) mit sich bringt und daß sie mit einer Pseudarthrose enden kann (Abb. 52).

5.6. Hüftarthrodese bei Infektionen

(Anfrischung, Fixation des proximalen Femuranteiles am Becken mittels zwei Spongiosaschrauben, IO). Bei diesen HA werden zwei Spongiosaschrauben verwendet, wobei die eine als Zugschraube, die andere mehr als Stellschraube anzusehen ist.

Die Zugschraube wird knapp oberhalb des Tuberculum innominatum in der Schenkelhalsachse ins Becken fixiert. Das kurze Gewinde dieser Spongiosaschraube muß in die innere Beckenkortikalis greifen und somit voll im Beckenknochen liegen.

Knapp über der Zugschraube wird in ähnlicher Weise die Stellschraube rechtwinklig zur Femurachse in den Schambeinast fixiert. Werden die Schrauben bei Abduktion des Beines fixiert, so entsteht durch Aufrichtung des Schenkelhalses, nach Durchführung der IO eine Beinverlängerung (Abb. 53–54).

6. Elastizimetrie

6.1. Einleitung

Die Elastizimetrie erlaubt eine optische Darstellung der in einem Körper erzeugten mechanischen Verhältnisse und gehört seit Jahren zu den Untersuchungsmethoden zur Klärung und Veranschaulichung biomechanischer Probleme. Mit Hilfe dieser Methode haben wir versucht, für einige unserer Arbeitshypothesen eine Lösung zu finden.

In unserem Krankengut sind von insgesamt 583 HA 258 mit der Kreuzplatte und fast immer gleichzeitig auch mit Beckenosteotomie ausgeführt worden. Seit 1967 ist dieser Arthrodesentypus (IV) für uns die Methode der Wahl. Bei der klinischen und röntgenologischen Nachkontrolle dieser Fälle sind folgende Fragen aufgetaucht und zunächst zum Teil unbeantwortet geblieben:

a) Wie groß soll die Medialverschiebung nach Beckenosteotomie sein, um die günstigste Kräfteverteilung auf der ganzen Kontaktfläche zu erhalten?
b) Wie stark soll die Kreuzplatte vorgespannt werden?
c) Wie kann man das Auftreten einer Ermüdungsfraktur nach Kreuzplattenarthrodese (immer am distalen Ende der Platte) erklären, und spielt dabei die nur eine Kortikalis durchgreifende letzte Schraube die ihr zugedachte Rolle, nämlich einen fließenden Übergang der von der Platte direkt auf den Knochen fortgeleiteten Kräfte zu bewirken?

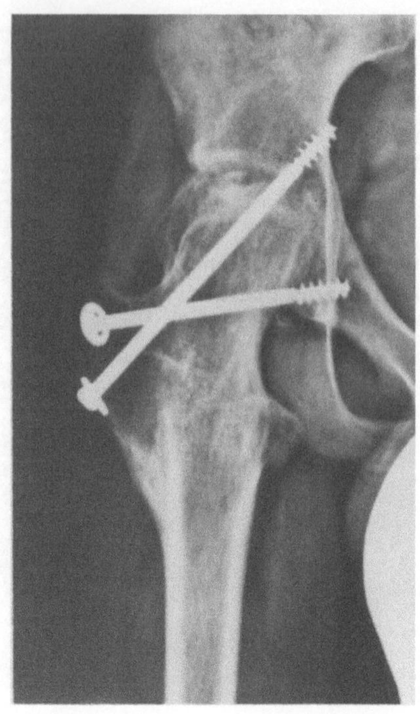

Abb. 54. Beispiel einer HA mit Schraubenosteosynthese bei Infektion der Hüfte. H.H., ♂, 17J., Nr. 142572
4 Monate nach HA: knöcherner Durchbau

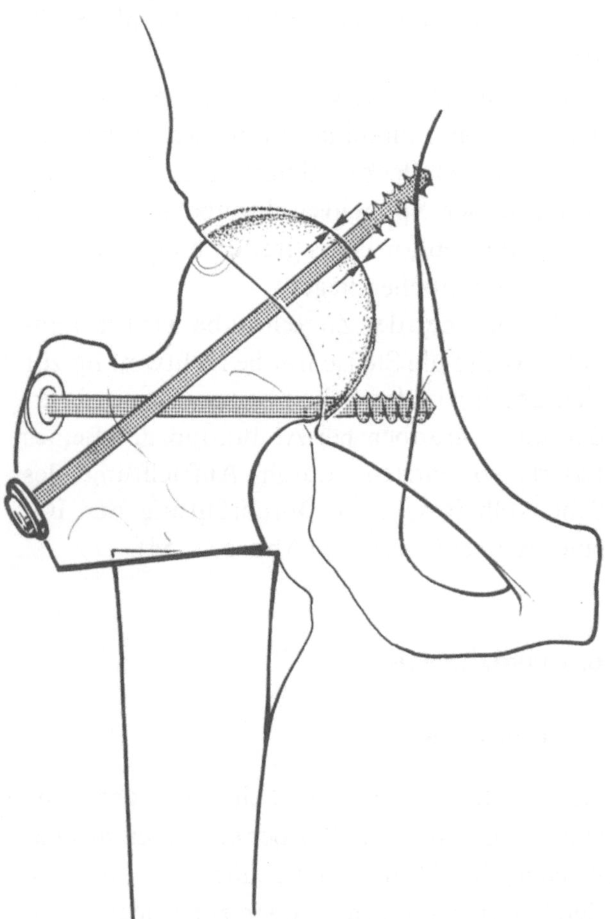

Abb. 53. HA mit minimaler, aber stabiler Osteosynthese

Da in der Literatur bei HA mit zentraler Dislokation (nach Charnley) immer wieder von Schenkelhalsfrakturen berichtet wird, in unserem Krankengut diese Methode aber nur zweimal zur Anwendung kam und somit nicht beurteilt werden konnte, haben wir versucht, anhand eines Modells die für diese Komplikation verantwortlichen Faktoren deutlich zu machen.

6.2. Versuchsanordnung

Die in Aralditplatten geschnittenen Modelle sind genaue Reproduktionen der Röntgenaufnahmen (Übergang Becken – proximaler Femur; Verhältnis 1:1) von vier operierten Patienten. Es handelt sich um folgende Arthrodesentypen:

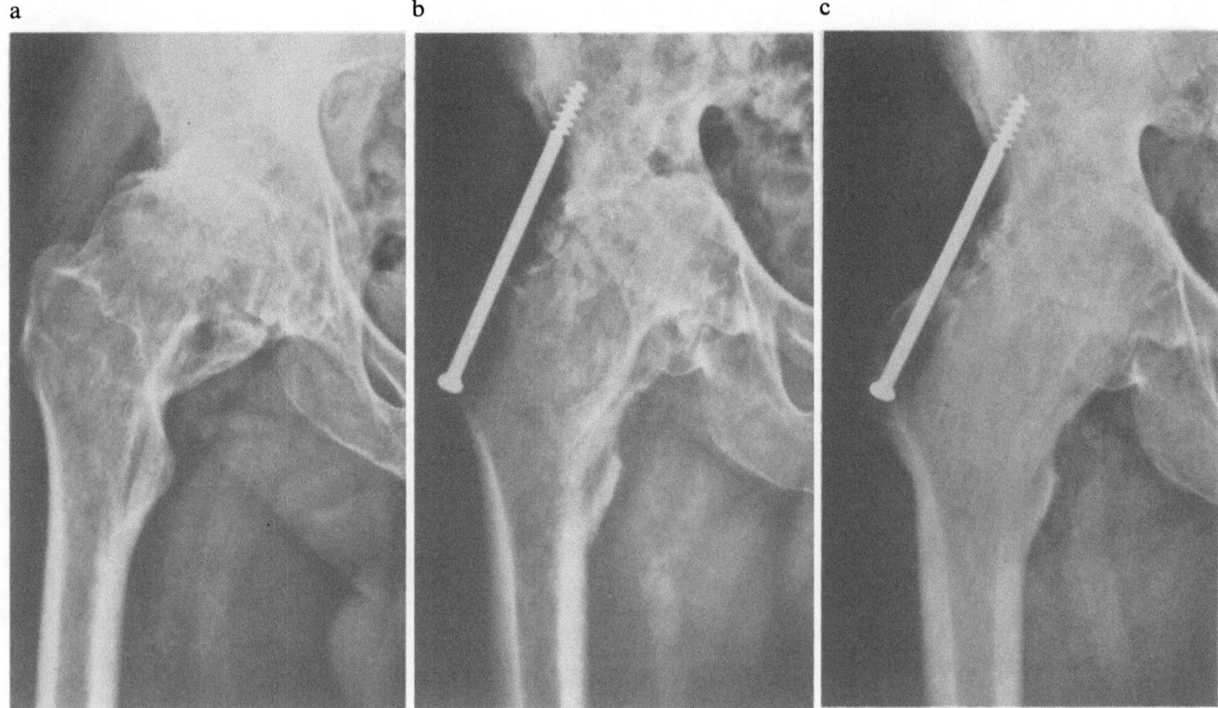

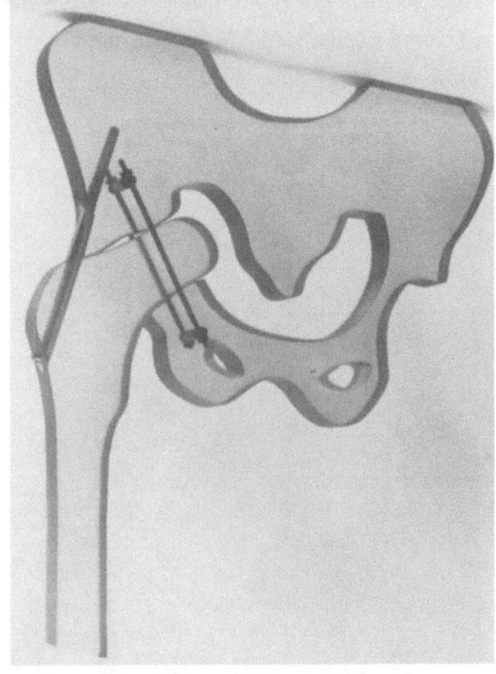

Abb. 55–58. *Fälle und Modelle der Elastizimetrieversuche*

Abb. 55. *HA mit zentraler Dislokation.* K.F., ♂, 47 J., Nr. 66008
a) präoperativ
b) 1 Monat postop.
c) Kontrolle 17 Monate später: einwandfreie HA
d) entsprechendes Modell aus Aralditplatte

Modell 1: HA mit zentraler Dislokation (Abb. 55).

Modell 2: Kreuzplattenarthrodese mit Beckenosteotomie und kleiner Medialverschiebung (Abb. 56).

Modell 3: Kreuzplattenarthrodese mit Beckenosteotomie und mittlerer Medialverschiebung (Abb. 57).

Modell 4: Kreuzplattenarthrodese mit Beckenosteotomie und starker Medialverschiebung (Abb. 58).

Auf eine dreidimensionale Modellherstellung wurde aus technischen, zeitlichen und nicht zuletzt auch finanziellen Gründen verzichtet. Da wir nach HA nicht mehr mit einem Kugelgelenk, sondern mit zwei genau auf-

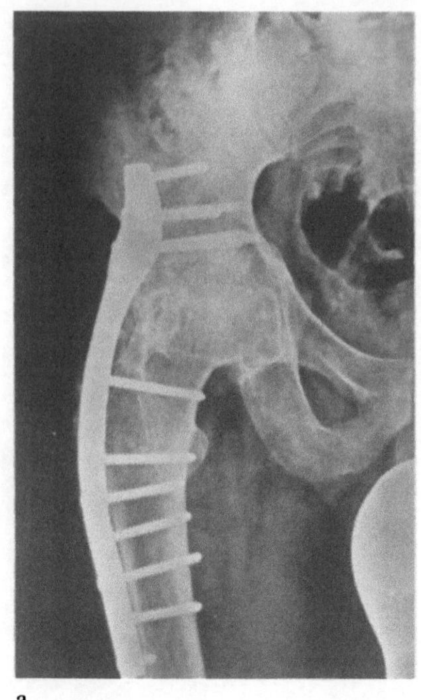

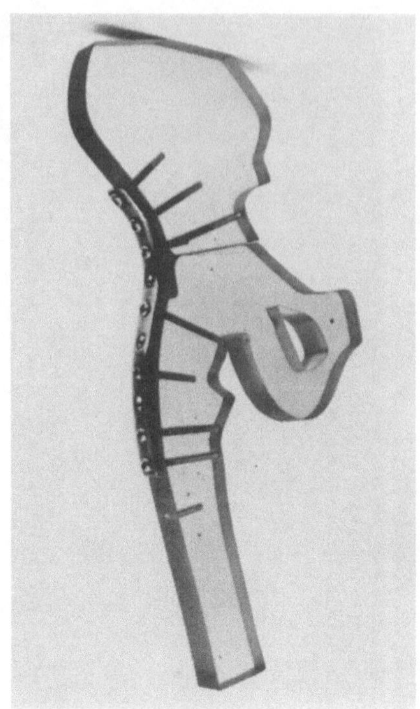

a b

Abb. 56. *HA, Typ IV mit kleiner medialer Verschiebung nach Beckenosteotomie.* B.R., ♂, 31 J., Nr. 111670
a) Durchgebaute HA, 7 Monate postop.
b) Modell dazu

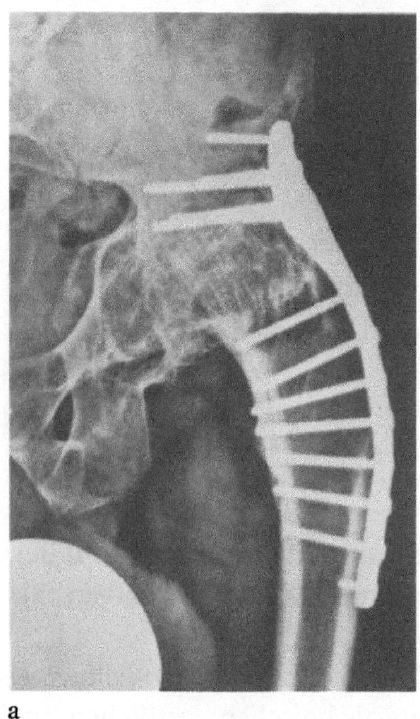

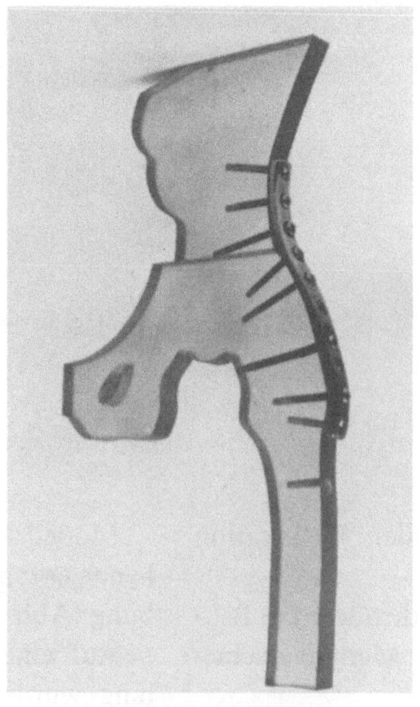

a b

Abb. 57. *HA Typ IV mit mittlerer medialer Verschiebung nach Beckenosteotomie.* M.F., ♂, 54 J., Nr. 109081
a) Kontrolle 5 Jahre nach HA: ideales Ergebnis
b) Modell dazu

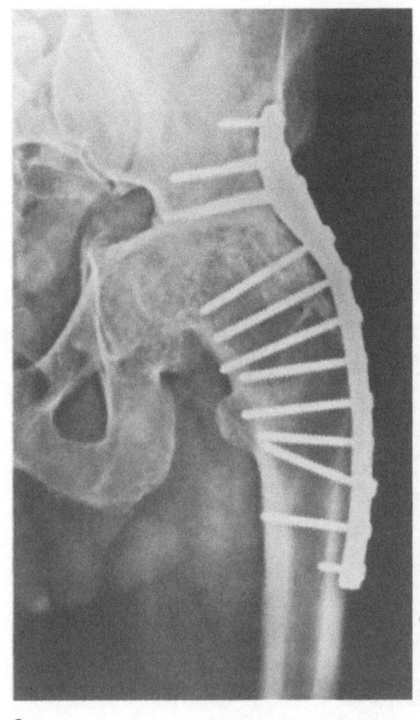

a

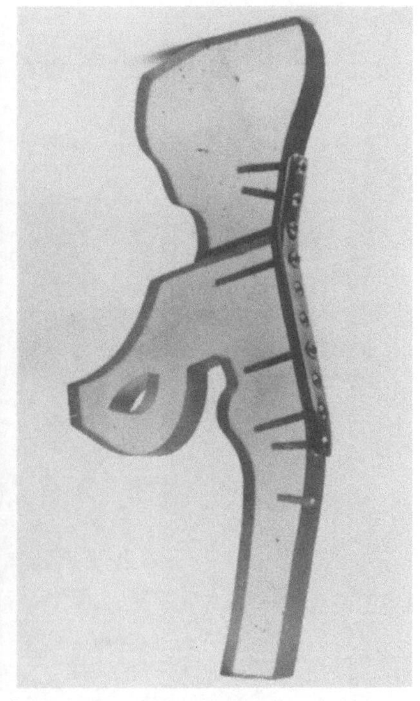

b

Abb. 58. *HA Typ IV, mit starker medialer Verschiebung nach Beckenosteotomie.* L. F., ♂, 56 J., Nr. 119126

a) 10 Monate nach Operation: HA klinisch und röntgenologisch fest. Lysesaum um den proximalen Plattenanteil

b) Modell dazu

einanderpassenden Flächen zu tun haben, würde sich dieser Aufwand auch nicht lohnen*. Auch die Aralditplatten konnten aus technischen Gründen (Unreinheiten, große Eigenspannungen) nicht breit genug gemacht werden, um das Anbringen einer Kreuzplatte zu gestatten. Deswegen wurden breite, gerade, mit zentralen Löchern versehene Platten genommen. Anpassung der Platten, bohren und Gewinde schneiden der Schraubenlöcher, Spannung der Platten und Fixation derselben mit den Schrauben wurden mit dem in unserer Klinik verwendeten Osteosynthesematerial und Instrumentarium ausgeführt. Die durch das Anbringen der Platten und Schrauben aufgetretenen störenden Spannungen wurden größtenteils durch erneutes Erwärmen der Aralditmodelle beseitigt.

Unter Berücksichtigung des von Pauwels ermittelten Neigungswinkels von zirka 16° (Abb. 59a) wurde dann belastet und die erzeugten Spannungen mit dem Polarimeter optisch dargestellt (Abb. 59b).

* Im Gegensatz dazu wäre es wünschenswert, bei Durchführung gleicher Untersuchungen zur Problematik der Totalprothese (TP) dreidimensional arbeiten zu können.

6.3. Ergebnisse

6.3.1. In bezug auf die Medialisation

Die folgenden Aufnahmen zeigen die Kräfteverteilung in den verschiedenen Belastungsphasen bei kleiner, mittlerer und starker Medialisation (Abb. 60–62).

6.3.2. In bezug auf Vorspannung der Platte

Die Spannungskräfte bei zunehmender Vorspannung der Platte sind auf folgenden Aufnahmen ersichtlich: (Abb. 63a–d).

6.3.3. In bezug auf die Länge der distalen Schraube

Zu bemerken ist, daß diese Versuche nur rein mechanischer Natur sind und daß die Biome-

Abb. 59a und b. Versuchsanordnung

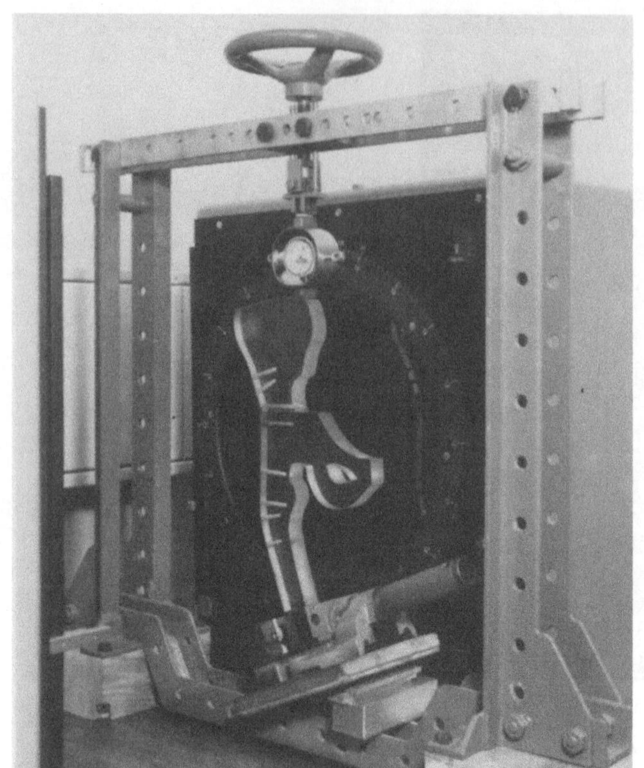

a

b

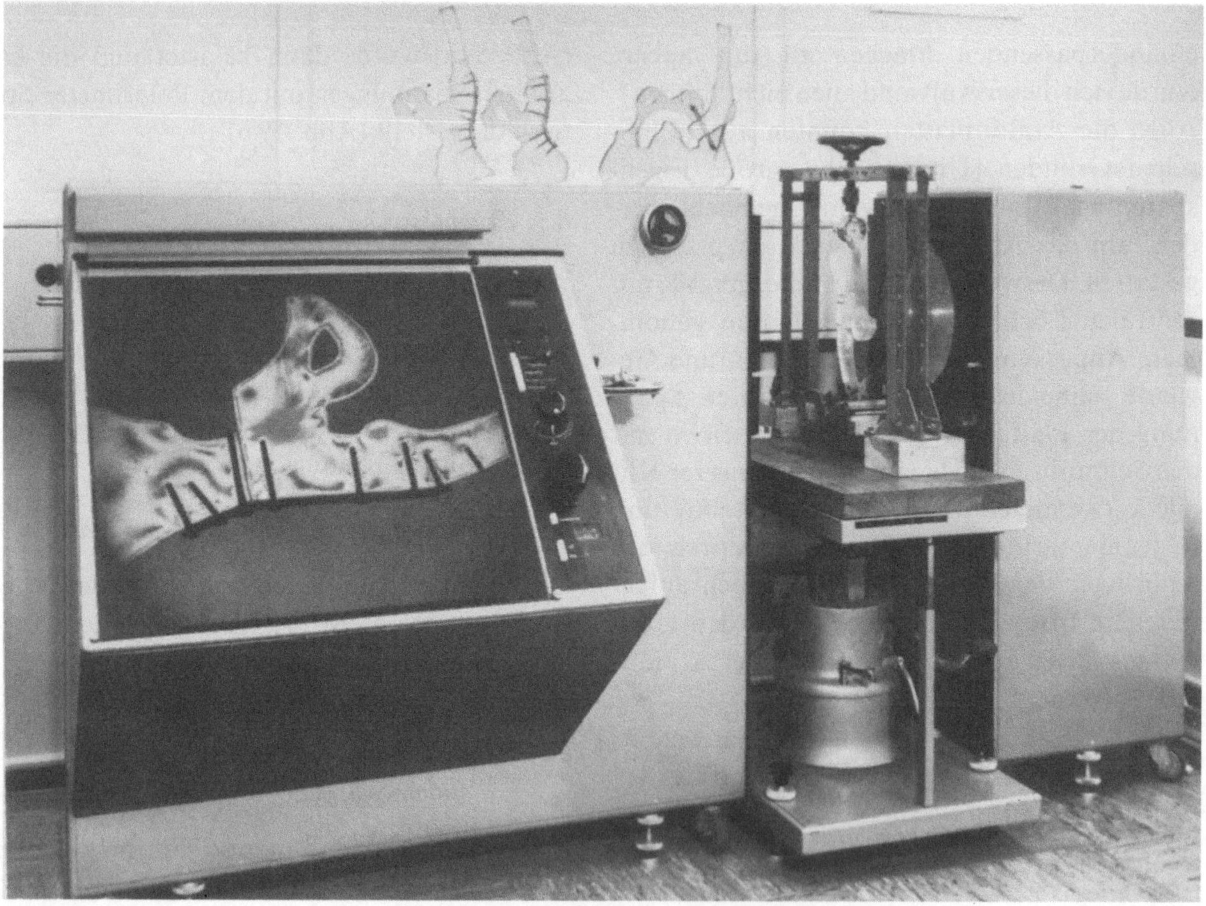

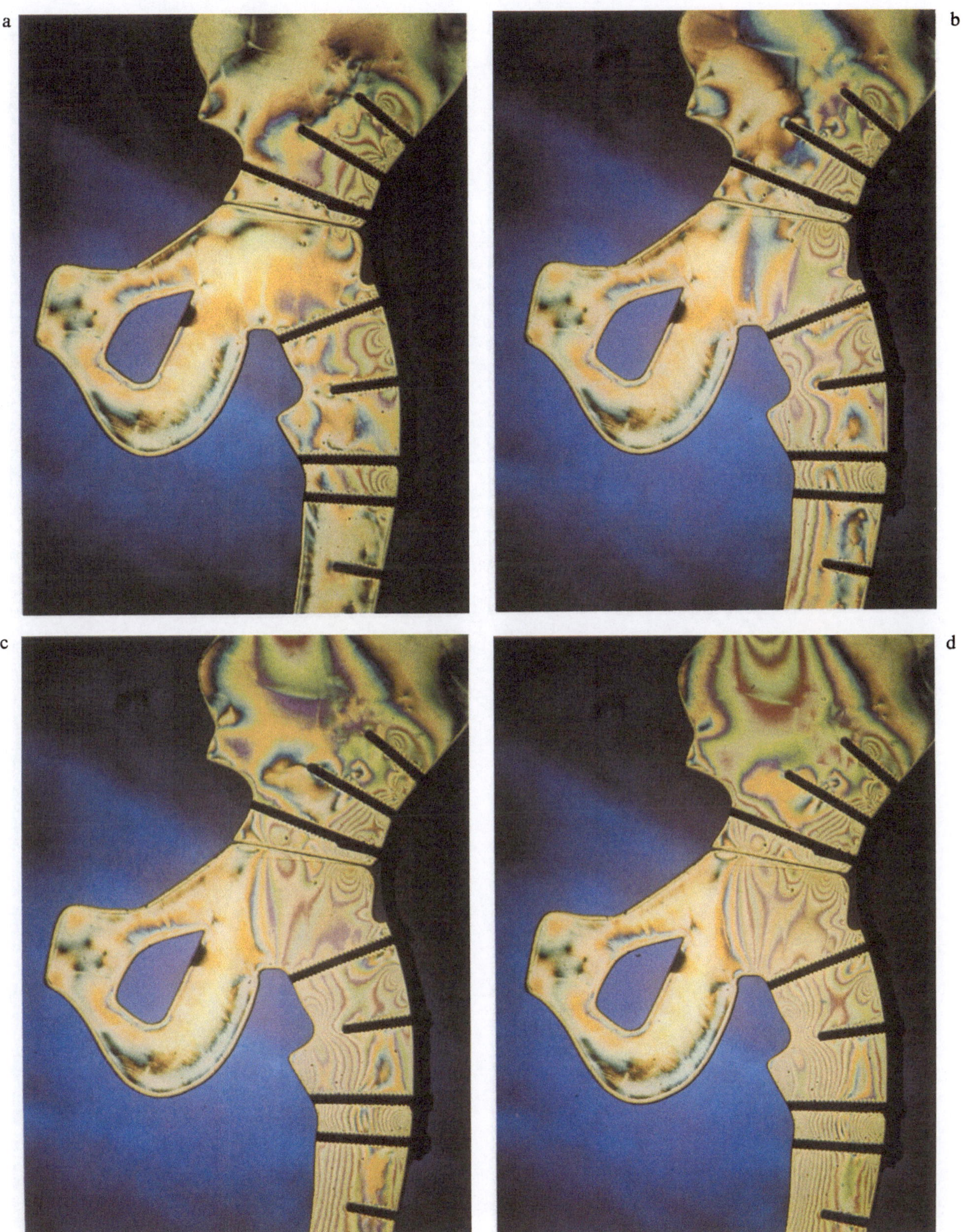

Abb. 60. *Kräfteverteilung in bezug auf mediale Verschiebung des distalen Beckenanteils nach Beckenosteotomie bei minimaler medialer Verschiebung*

a) ohne Belastung
b) mit 60 kg Belastung
c) mit 80 kg Belastung
d) mit 100 kg Belastung

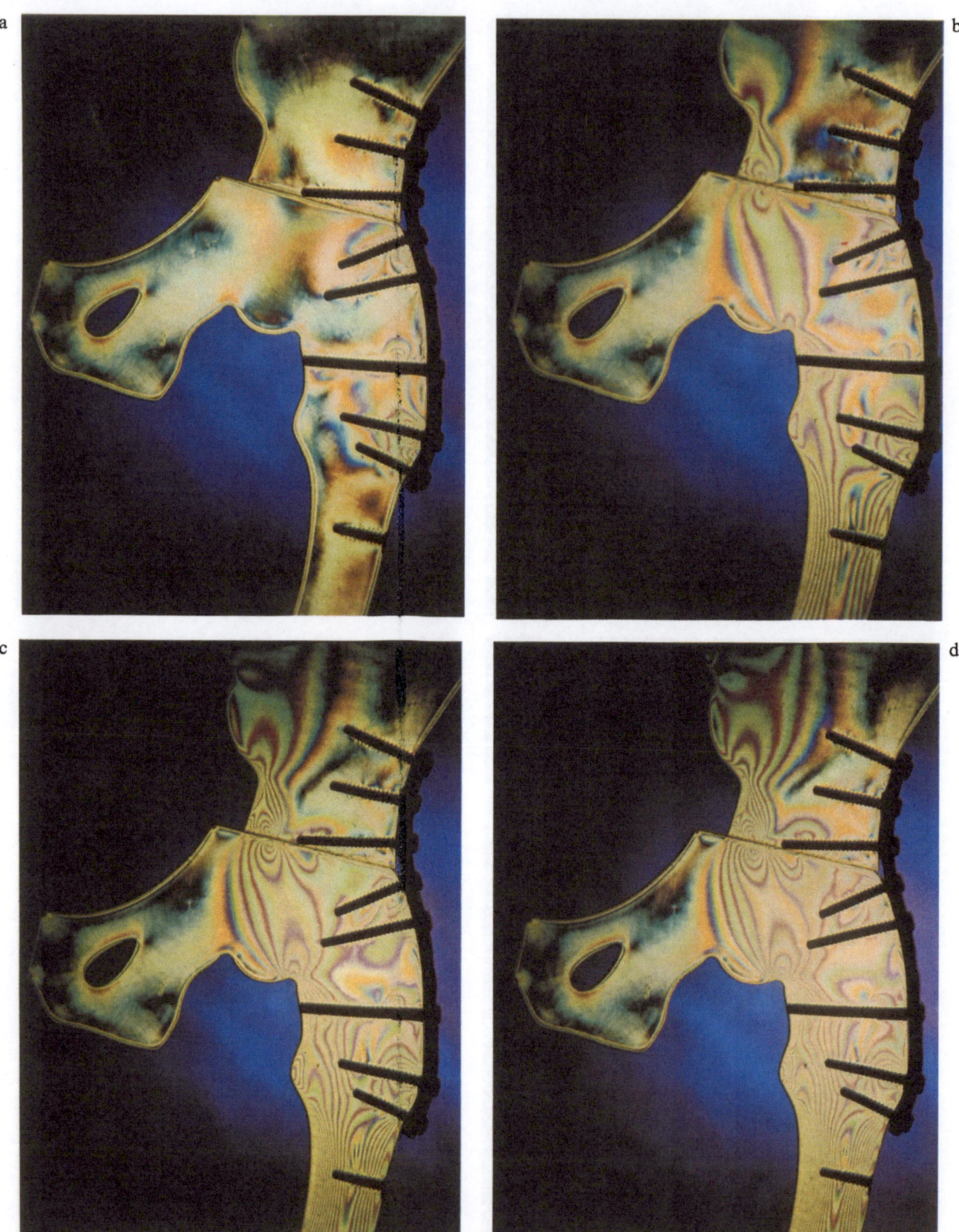

Abb. 61. *Kräfteverteilung in bezug auf mediale Verschiebung des distalen Beckenanteils nach Beckenosteotomie bei mittlerer medialer Verschiebung*

a) ohne Belastung
b) mit 60 kg Belastung
c) mit 80 kg Belastung
d) mit 100 kg Belastung

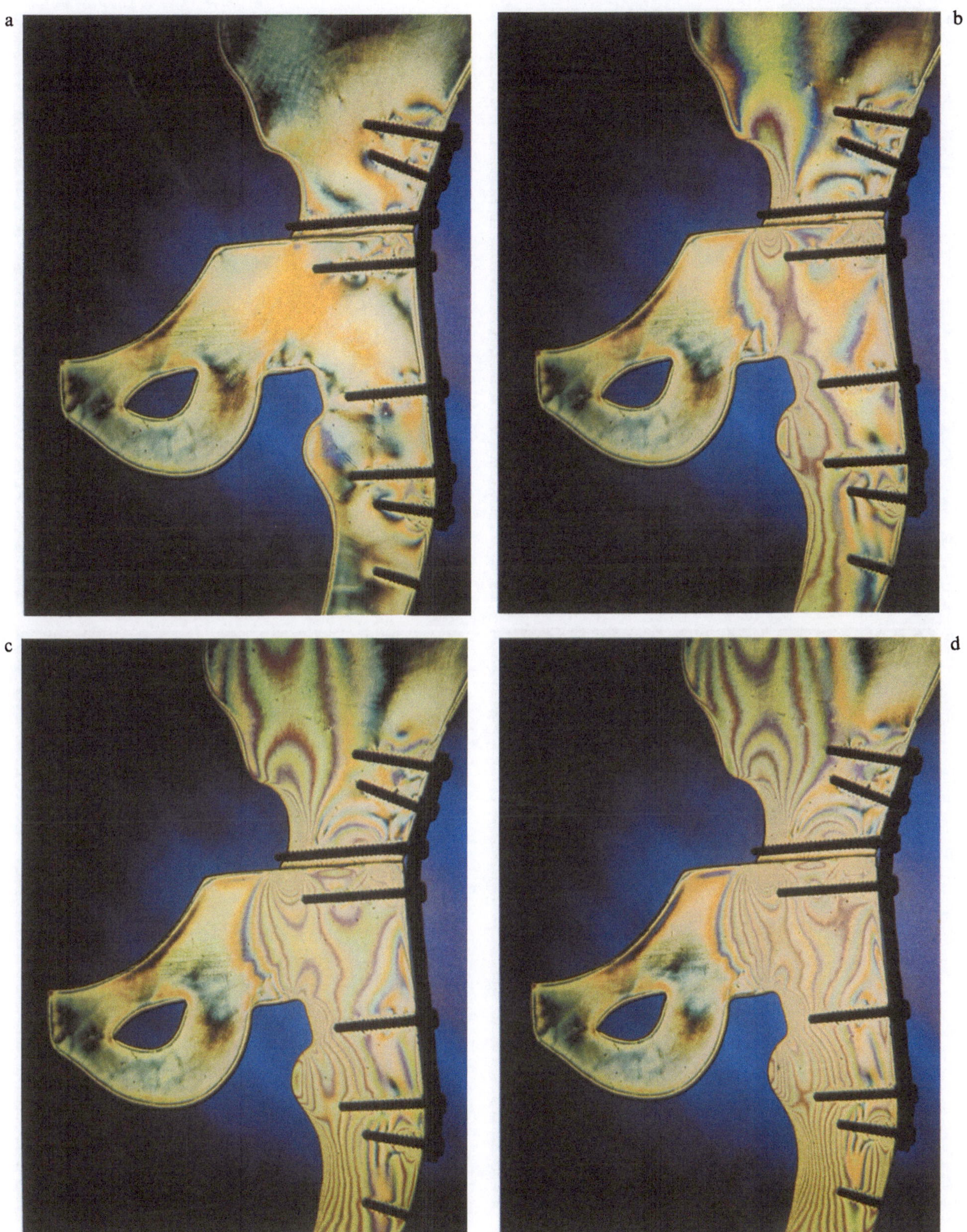

Abb. 62. *Kräfteverteilung in bezug auf mediale Verschiebung des distalen Beckenanteils nach Beckenosteotomie bei starker medialer Verschiebung*

a) ohne Belastung
b) mit 60 kg Belastung
c) mit 80 kg Belastung
d) mit 100 kg Belastung

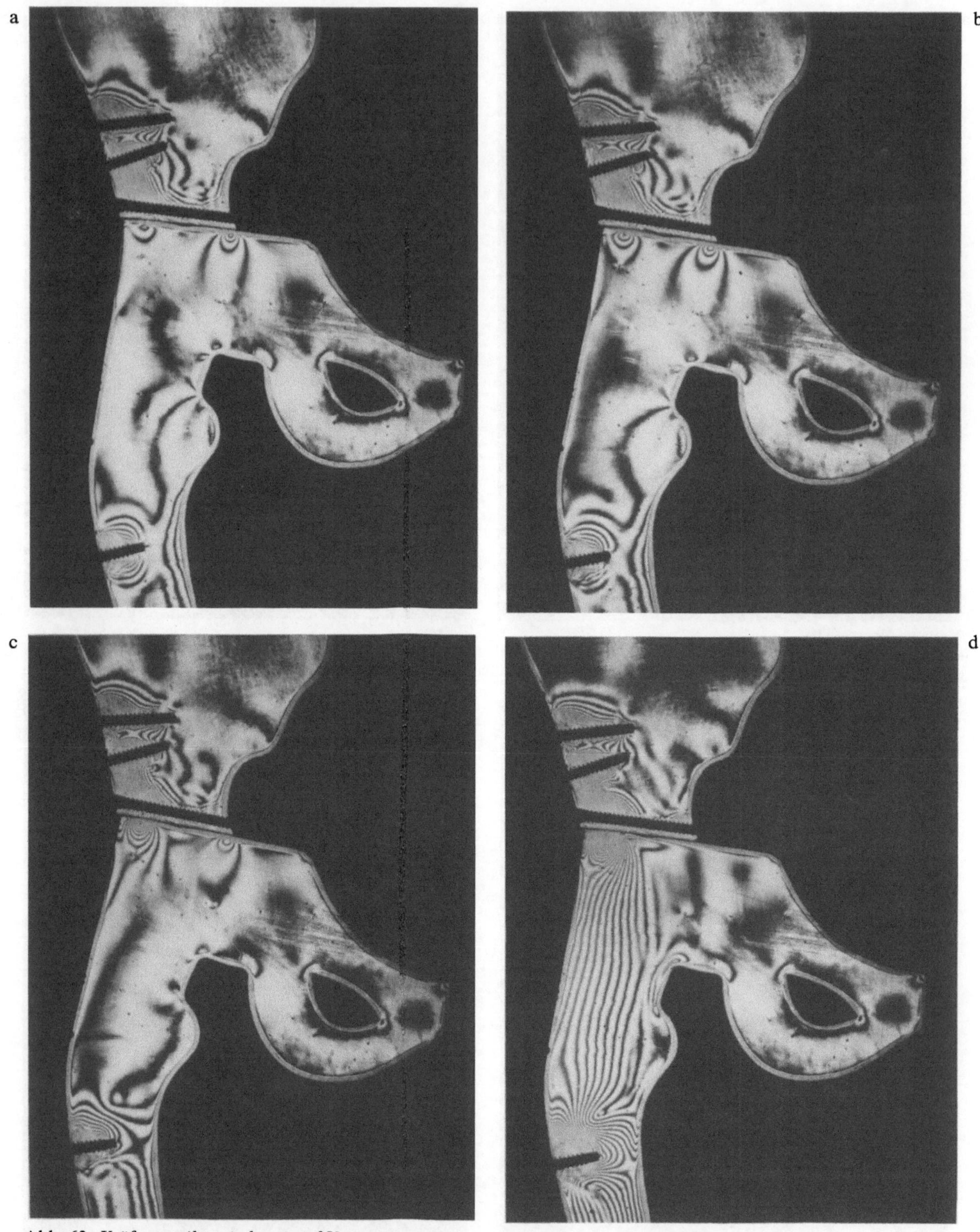

Abb. 63. *Kräfteverteilung in bezug auf Vorspannung*

a) bei 60 kg Belastung; Platte proximal fixiert, Spanner angelegt (keine Vorspannung)

b) bei kleiner Vorspannung: auch der laterale Anteil der Osteotomie wird unter Druck gesetzt

c) bei mittlerer Vorspannung: ideale Verteilung der Kräfte

d) bei starker Vorspannung: Druck lateral zu groß, → Klaffen medial

a 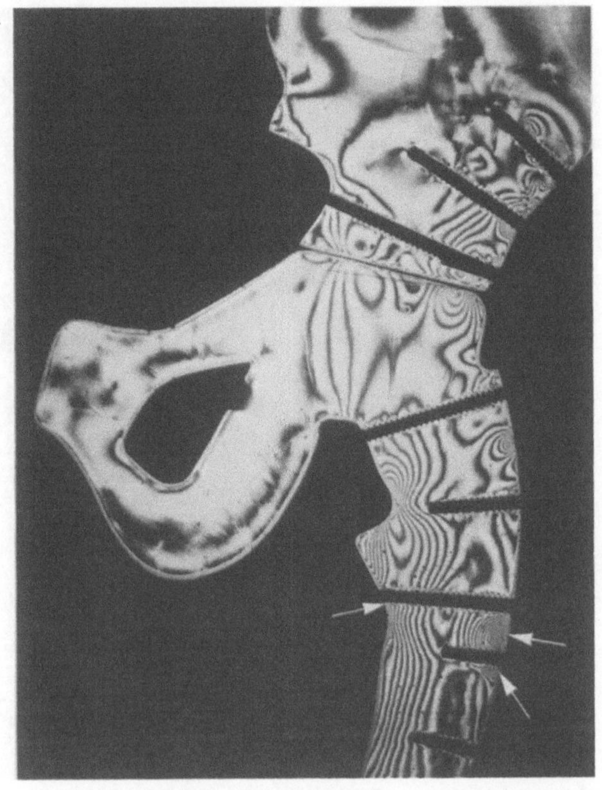 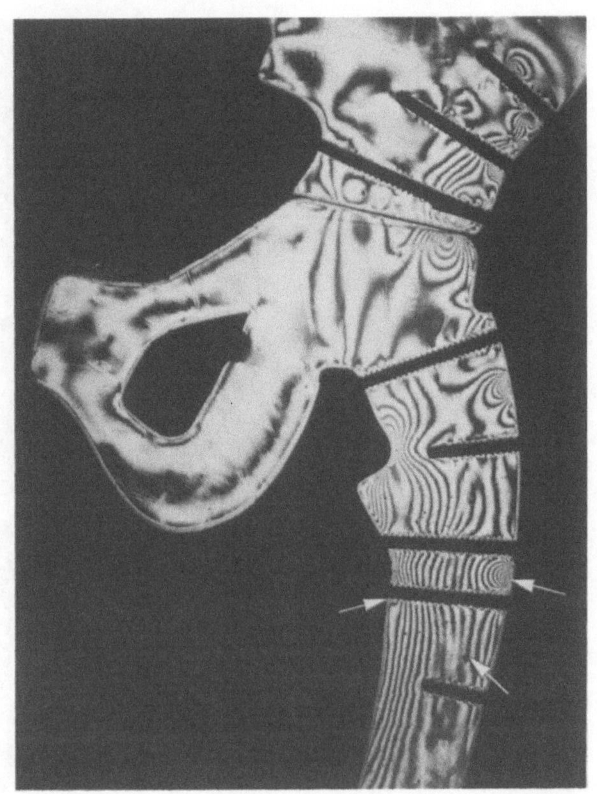 b

Abb. 64. *Kräfteverteilung in bezug auf Länge der distalen Schraube*
a) mit einer kurzen Schraube b) mit einer langen Schraube

chanik des Knochens nicht berücksichtigt wurde (Abb. 64).

*6.3.4. Bei HA mit zentraler Dislokation (*CHARNLEY*) (Abb. 65–66).*

6.4. Auswertung der Versuche

Bei kleiner oder mittlerer Medialisation sind die Spannungen gleichmäßig auf die ganze Kontaktfläche verteilt. Bei starker Medialisation wird der mediale Anteil des Femurschaftes wesentlich stärker belastet als der laterale.

Auch wirken die Kräfte auf den medialen Anteil der Osteotomieflächen, während im lateralen Anteil desselben kaum Druckausübung erfolgt. Schon bei geringer Vorspannung der Platte ist die Kräfteverteilung recht gut, bei mittlerer Vorspannung ist ein Optimum erreicht, da die beim Einbeinstand aus Körperschwere und Schwungbein resultierende Kraft noch auf der ganzen Kontaktfläche wirken kann. Wird noch stärker gespannt, so wirkt sich dies in folgenden zwei Punkten nachteilig aus:

1. Es kommt lateral zum Einstauchen des proximalen Femurendes im Beckenanteil.
2. Medial kommt es zum Klaffen der Osteotomie und da nur wenig Druck auf diesem Gebiet ausgeübt wird, sind die Bedingungen zur raschen knöchernen Abheilung schlechter.

Was die Länge der distalen Kortikalisschraube anbelangt, so scheint eine lange letzte Schraube günstiger zu sein. Die Spannungen sind besser verteilt, obschon sie sich auch bei dieser Länge der Schraube deutlich auf der lateralen Seite zwischen den letzten zwei Schrauben konzentrieren. Bei Verwendung der kurzen Schraube ist eine wesentlich stärkere Konzen-

a

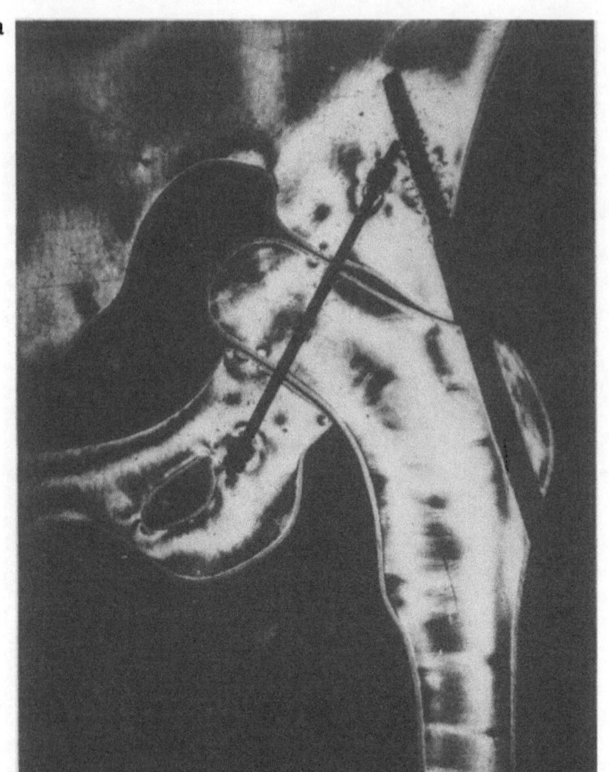

b

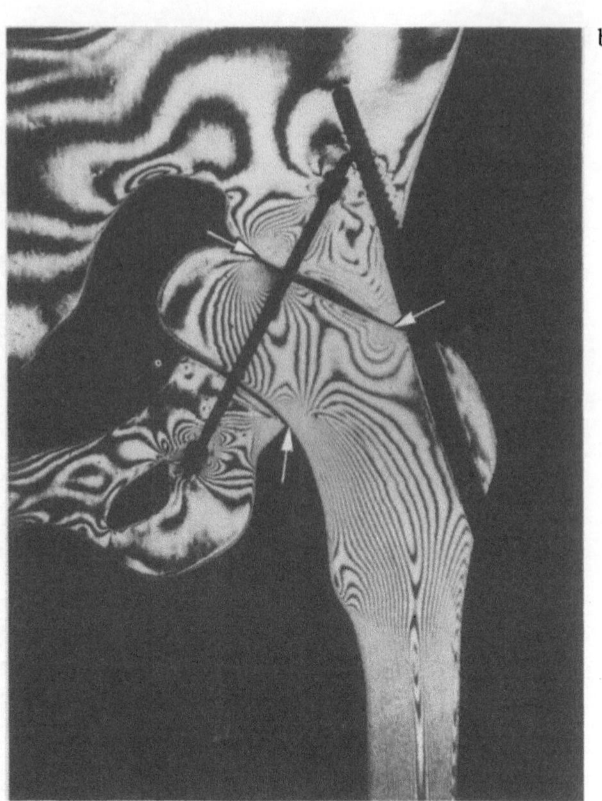

Abb. 65. *Modell ohne Anbringen der Spongiosaschraube*
a) unbelastet b) mit 100 kg Belastung (punktförmige Konzentration der Kräfte)

a

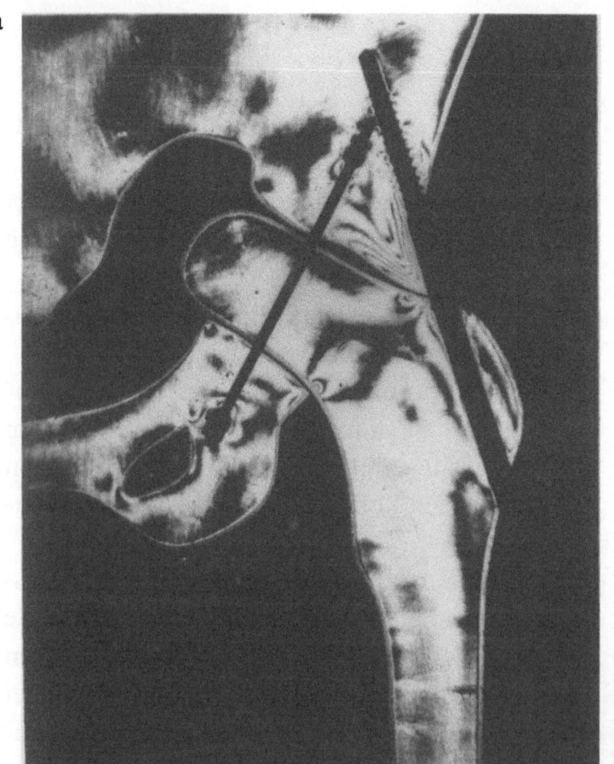

b

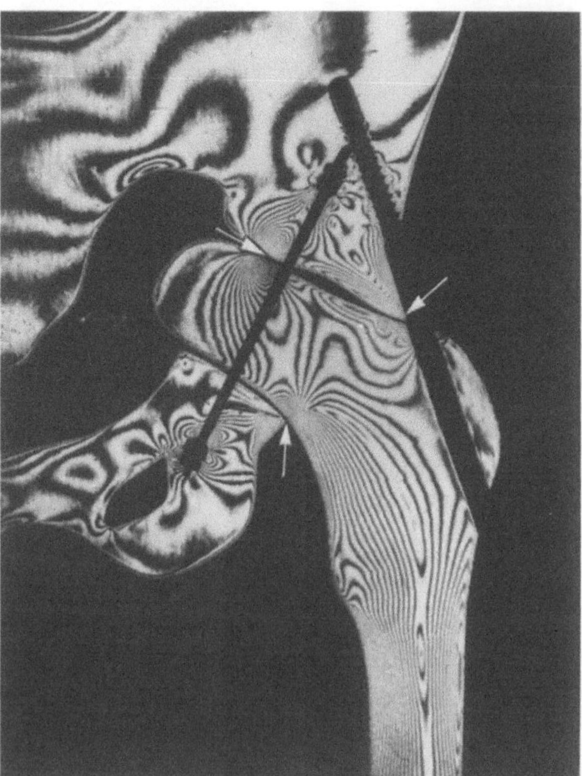

Abb. 66. *Modell mit zusätzlicher Verschraubung des Trochanter major am Becken mit einer Spongiosaschraube*
a) unbelastet b) mit 100 kg Belastung (kein wesentlicher Unterschied zu Abb. 65b)

Abb. 67–68. Ermüdungsfrakturen am distalen Ende der Platte

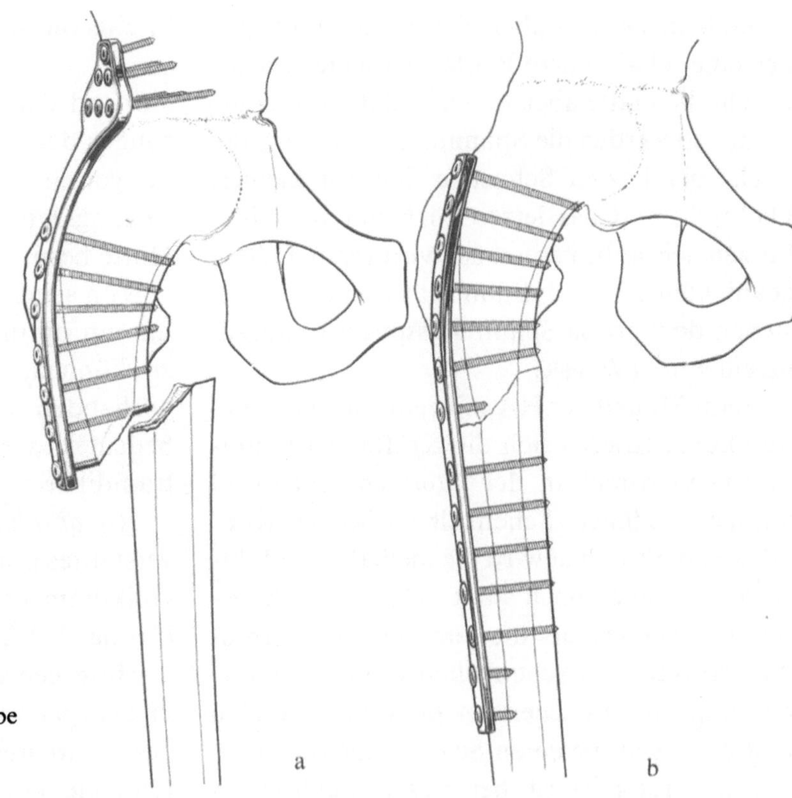

Abb. 67 (s. auch Abb. 258)
a) Bruchlinie bei kurzer, distaler Schraube
b) Behandlung der Fraktur mit stabiler Osteosynthese

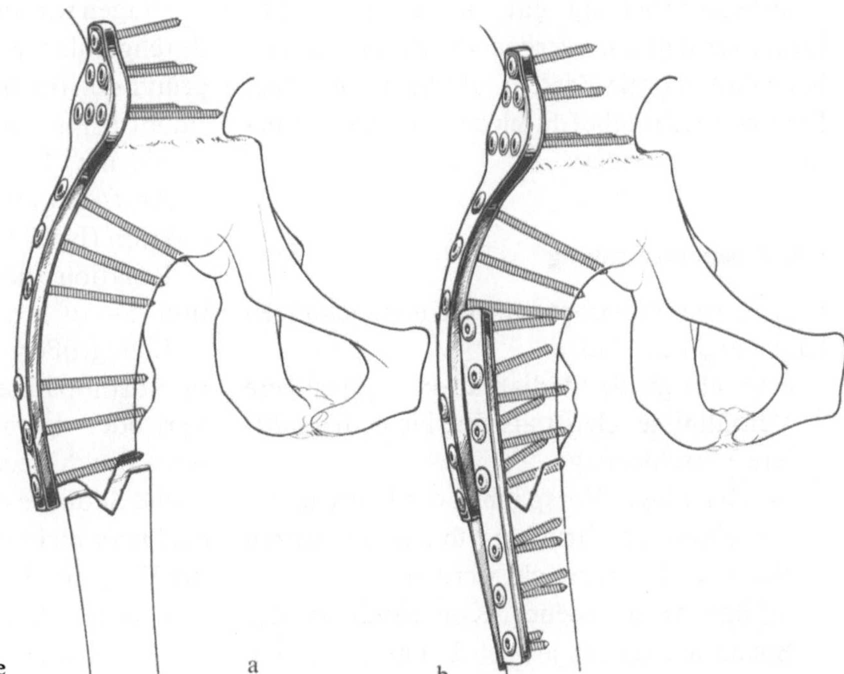

Abb. 68 (s. auch Abb. 260)
a) Bruchlinie bei langer distaler Schraube
b) Plattenosteosynthese, wobei eine einzige neutrale Platte genügt hätte

tration der Spannungen um diese herum und ebenfalls, doch weniger ausgeprägt, um die Spitze der nächst höher gelegenen Schraube.

Dies entspricht genau dem Verlauf der Bruchlinien bei unseren Ermüdungsbrüchen (Abb. 67–68).

◁
Abb. 65 und 66. *Kräfteverteilung bei HA mit zentraler Dislokation nach* Charnley

Zu bemerken ist aber, daß in unserem Modell eine relativ kurze Platte verwendet wurde. Reicht die Platte aber weiter distal am Femurschaft, so werden die Spannungsspitzen im Bereiche der letzten Schraube deutlich kleiner. Dadurch, daß das letzte Loch nur mit einer kurzen Schraube besetzt ist, wird versucht, den geknickten Kräftefluß am Plattenende (es bestehen dort große Spannungsspitzen) „auszunivellieren" (WEBER).

Beim Modell der HA mit zentraler Dislokation konzentrieren sich die Kräfte fast punktförmig proximal an der lateralen und distal an der medialen Schenkelhals-Becken-Kontaktstelle. Proximal wird die mediale Kontaktstelle zwar auch noch stark belastet, doch wesentlich weniger als die laterale. Eine Ermüdungsfraktur des Schenkelhalses in einer Verbindungslinie zwischen der proximal-lateralen und der distal-medialen Schenkelhals-Becken-Berührungsfläche ist bei dieser lokalisierten Überbeanspruchung gut zu verstehen. Die Druckverhältnisse werden durch die zusätzliche iliofemorale Verschraubung mittels einer Spongiosaschraube (durch den Trochanter major) kaum verändert.

6.5. Zusammenfassung

Unsere spannungsoptischen Untersuchungen haben ergeben, daß

- eine sehr große Medialisation ungünstigere Verhältnisse schafft als eine kleine bis mittlere Verschiebung;
- durch mäßiges Vorspannen der Platte ideale Verteilung der Druckkräfte auf der ganzen Kontaktfläche erreicht werden;
- infolge verschiedener Konzentration der Spannungsspitzen je nach Länge der letzten Schraube zwei typische Frakturlinien (beim Ermüdungsbruch) entstehen;
- die beschriebene Schenkelhalsfraktur bei der HA mit zentraler Dislokation als Folge der ungünstigen punktförmigen Druckverteilung an den Schenkelhals-Becken-Kontaktflächen zu verstehen ist.

7. Zusammenfassung

Anhand der Biomechanik wurden die Änderungen der Statik und Kinetik und die Auswirkungen einer HA auf die periankylotischen Bewegungszentren und auf die kontralaterale Hüfte besprochen.

Von seiten der Statik und der Kinetik muß, um ein optimales Ergebnis der HA erwarten zu können, ein starkes Ausgleichsvermögen vorhanden sein. Ist dieses nicht genügend, so bedeutet es eine relative oder absolute Kontraindikation zur HA.

Als absolute Kontraindikationen gelten ein versteiftes homolaterales Kniegelenk, eine fast vollkommene Einschränkung der Beweglichkeit der LWS.

Hingegen sind leichte Kreuzschmerzen, mäßige degenerative Veränderungen der LWS, des homolateralen Knie- oder kontralateralen Hüftgelenkes nur relative Kontraindikationen.

Fragen wir uns, in welcher Position eine HA durchgeführt werden soll, so ergibt sich aufgrund der für das Becken-Beinskelet gültigen Bauprinzipien folgende Stellung:

Flexion: 15–20°.

Ab-/Adduktion: neutral oder leichte Adduktion (bis 5°).

Rotation: neutral oder leichte Außenrotation (5–10°).

Eine größere Beinlängendifferenz muß immer orthopädisch (Schuherhöhung) kompensiert oder operativ korrigiert werden, da sich sonst durch Beckenkippung eine kompensatorische Skoliose entwickeln kann. In der Regel darf man nicht durch eine Abduktionsstellung der HA einen Längenausgleich erzielen wollen.

Bei einer Beckenosteotomie soll die Medialisation nicht zu groß sein, da sonst biomechanisch ungünstigere Verhältnisse geschaffen werden; auch soll bei der jungen Frau auf eine starke Verschiebung verzichtet werden, da diese durch Einengung der Beckeneingangsebene und der Beckenmitte zur Geburtserschwerung oder sogar zum Geburtshindernis führen kann. Die Kenntnisse der mechanischen

Bauprinzipien des Beckenbeinskeletes und die genaue Beachtung und Anwendung der für jeden Arthrodesentypus angegebenen Technik der Osteosynthese sind die Voraussetzungen für eine richtige, erfolgversprechende Durchführung der HA.

IV. Allgemeine Indikation zur Hüftarthrodese

1. Einleitung

Als Behandlung des teilweise oder vollständig destruierten Hüftgelenkes werden die folgenden drei Haupttypen von Operationen durchgeführt:

— Intertrochantere Osteotomien.
— Alloplastiken.
— Hüftarthrodesen.

Meistens ist die positive Wirkung der IO zeitlich beschränkt und diese Operation ist häufig nur eine Übergangsstufe zu den beiden übrigen Eingriffen. Alloplastiken und HA dagegen sollten Endstationen der Behandlung sein. Parallel zum explosiven Aufkommen der TP in den letzten Jahren war dann eine Abnahme der IO und besonders der HA zu beobachten. Mehrere Autoren lehnten die HA zugunsten der Alloplastik ab (JONES, JUDET, STINCHFIELD und CAVALLARO; STOFFEL). NEFF, noch heute in bester Gesellschaft (CHARNLEY, MCKEE, BUCHHOLZ, COVENTRY), ging sogar so weit, daß er sagte: „Die Versteifung des Hüftgelenkes bedeutet genauso eine Bankrotterklärung der Chirurgie wie die Amputation eines Gliedes". Obschon die TP nun auch in unserem Krankengut die führende Stellung eingenommen hat, behielt die HA ihren anerkannten Platz. In den letzten 11 Jahren haben wir folgende Verteilung gehabt: 47% IO, 15% HA, 38% TP (Abb. 69, Tabelle 1).

Aus der Tabelle geht besonders die starke Zunahme der TP parallel zur Abnahme der IO hervor. Die HA hatte ihren Höhepunkt von 1965–1967 erreicht zur Zeit der Einführung der stabilen Osteosynthesen (mit der Doppelplatte und ganz besonders mit der Kreuzplatte). 1969 war der Tiefpunkt erreicht mit

Tabelle 1. Chirurgische Eingriffe bei primärer oder sekundärer Coxarthrose (1961–1971)

Jahr	Intertrochantere Osteotomie	Prozent	Arthrodese	Prozent	Total-Endoprothese	Prozent	Total
1961	193	74	30	11	39	15	262
1962	175	67	63	24	23	9	261
1963	214	73	47	16	33	11	294
1964	290	69	60	14	71	17	421
1965	219	55	80	20	98	25	397
1966	201	45	110	24	138	31	449
1967	128	34	67	18	177	48	372
1968	141	41	44	13	155	46	340
1969	105	24	20	5	310	71	435
1970	88	26	28	8	221	66	337
1971	79	22	34	9	247	69	360
Total	1833	47	583	15	1512	38	3928

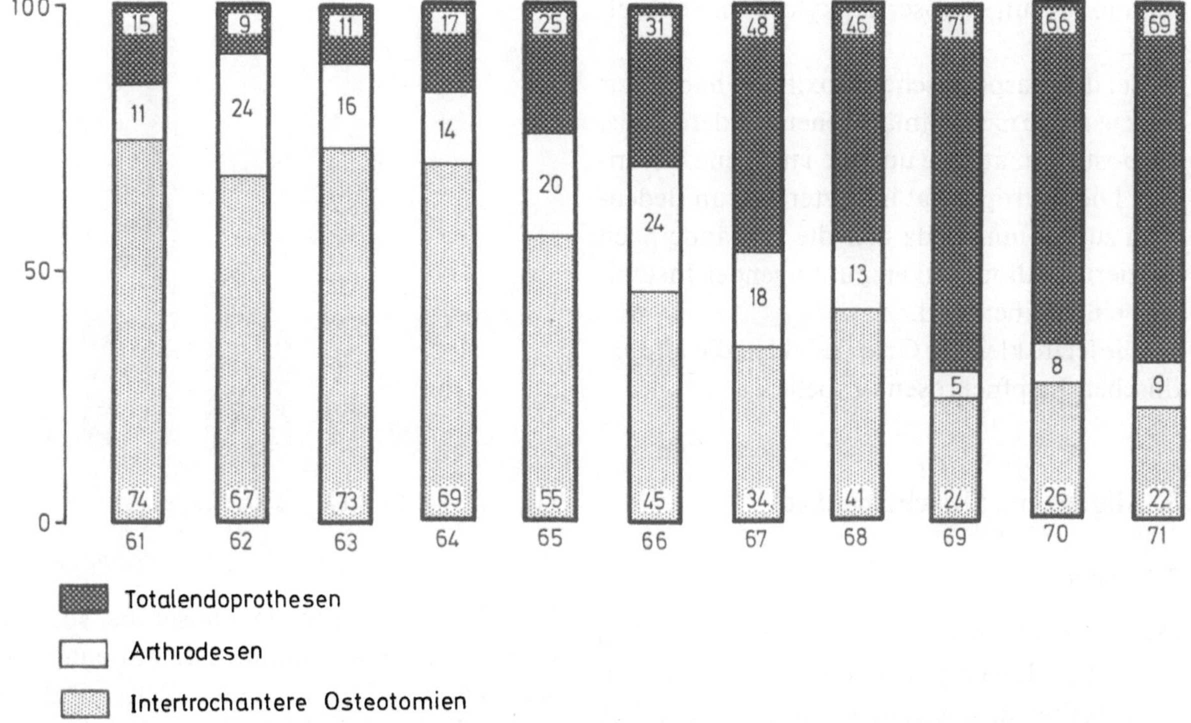

Abb. 69. Prozentuale Darstellung der chirurgischen Eingriffe bei Coxarthrose von 1961–1971

nur 20 HA. In letzter Zeit erleben wir eine Verfeinerung der Indikationsstellung. Die Indikation zur TP wird kritischer beurteilt und somit erweitert sich die Indikationsbreite für die HA, so daß 1971 wieder 34 HA ausgeführt worden sind.

2. Grundleiden

Nach wie vor bilden die Coxarthrosen die häufigste Indikation zur HA (80,9%). In dieser Gruppe reihen wir ein: die essentielle Coxarthrose, die Coxarthrose nach Hüftdysplasien, nach PERTHES, nach Epiphysenlösung. Coxarthrosen bei pcP wurden auch in diese Gruppe einbezogen, da die monarthritische Form einer pcP oder polyarthritische Fälle, bei denen die Veränderungen an den anderen Gelenken stark in den Hintergrund treten, keine speziellen Probleme bezüglich HA darbieten. 19,1% der HA verteilen sich auf andere schmerzhafte Zustände der Hüfte.

Wohl infolge der Zunahme der schweren Verkehrsunfälle, bei denen oft auch jüngere Menschen betroffen werden, führt man in den letzten Jahren immer mehr HA nach schweren posttraumatischen Veränderungen des Hüftgelenkes durch. Es handelt sich besonders um Zustände nach Pfannendachfrakturen, nach Beckenfrakturen und um Kopfnekrosen (KN) nach Schenkelhalsfrakturen.

Eine dritte Gruppe bilden die Zustände nach Coxitiden. Die spezifische Coxitis ist seltener geworden und bei unseren Fällen handelt es sich fast ausschließlich um ältere inaktive Zu-

Tabelle 2. Ätiologie (583 Hüftarthrodesen)

	Anzahl Fälle	Prozent
Coxarthrose + pcP	391	67
Hüftdysplasien	81	13,9
Posttraumatisch	73	12,5
Coxitis		
unspezifisch	19	1,7
spezifisch	10	3,3
Idiopathische Kopfnekrose	8	1,4
Pathologische Fraktur (nach Tumor)	1	0,2

stände, oft mit fibröser Ankylose in Fehlstellung.

Bei den unspezifischen Coxitiden haben wir die Zustände nach hämatogener Kindercoxitis, die posttraumatische und die iatrogene Coxitiden. Diese Gruppe hat in letzter Zeit an Bedeutung zugenommen, da hier die Zustände nach infizierten Alloplastiken mit folgender Instabilität einzureihen sind.

Die letzte kleinere Gruppe bilden die idiopathischen Kopfnekrosen (Tabelle 2).

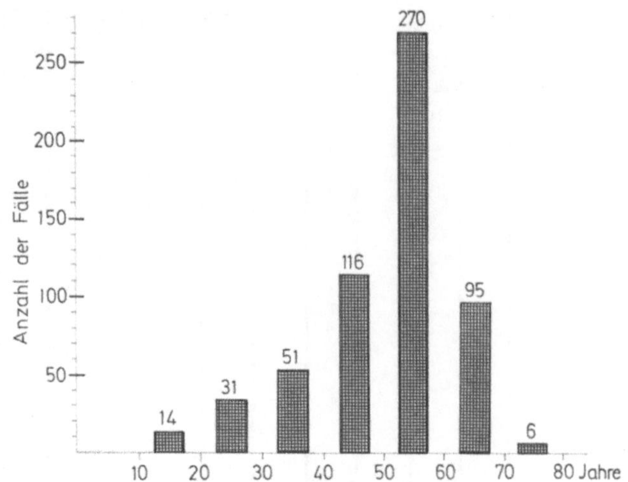

Abb. 70. Altersverteilung bei den 583 HA

3. Allgemeine Gesichtspunkte

3.1. Alter

Die meisten Patienten ließen sich zwischen dem 40. und 55. Lebensjahr operieren. Das Durchschnittsalter in unserem Krankengut der HA beträgt 51,4 Jahre (Abb. 70, Tabelle 3).

Unser jüngster Patient (Status nach Femurkopfresektion und spezifischer Coxitis) war 11jährig, unser ältester Patient 77 Jahre alt.

Vor Ende des Wachstums ist die Indikation zur HA nur in Ausnahmefällen gegeben, so z. B. bei weitgehender Zerstörung des Hüftgelenkes durch spezifische oder unspezifische Coxitis, bei Fehlstellung und fibröser Ankylose als Restzustand und Mißerfolg der operativen Behandlung einer Hüftluxation, bei der kein anderer wiederherstellender Eingriff in Frage kommt, und nach posttraumatischer Kopfnekrose und Kopfzusammenbruch.

Das optimale Alter für HA liegt unserer Meinung nach zwischen 20 und 50 Jahren, sofern die Hüften dermaßen miserabel sind, daß keine IO in Frage kommt. Die Patienten können sich nämlich in dieser Zeitperiode der neuen Situation am besten anpassen. Auch sind sie dann noch zu jung für eine TP, welche bei uns bei Patienten unter 60 Jahren nur in Ausnahmefällen eingesetzt wird (Bechterew, beidseitige schwerste Destruktion des Hüftgelenkes bei Coxarthrose oder pcP).

Tabelle 3. Altersverteilung bei 583 HA

Jahre	Anzahl Patienten	Prozent
10–20	14	2,4
20–30	31	5,3
30–40	51	8,7
40–50	116	19,9
50–60	270	46,3
60–70	95	16,3
70–80	6	1,0

Allgemein wird die obere Altersgrenze zur HA mit 60 Jahren angegeben. In unserer Statistik wurde diese Grenze aber in 101 Fällen (17,3%) überschritten. Die Gründe dafür sind:

a) In den ersten 5 Jahren unserer Kontrollperiode waren wir im Anfangsstadium der TP und hatten deshalb noch eine größere Indikationsbreite für die allgemein wohlbekannten IO und HA.
b) Bei durchgemachten oder frischen Infekten ist eine TP kontraindiziert. Die HA ist die Therapie der Wahl.
c) Das biologische Alter des Patienten scheint uns viel wichtiger zu sein, als eine willkürlich bei 60 Jahren festgesetzte Altersgrenze, so daß wir uns in geeigneten Fällen nicht an diese Limite halten.
d) Mit der stabilen Osteosynthese ohne Gipsfixation mit Frühmobilisation ist eine fundamentale Neuerung zugunsten der HA entstanden.

3.2. Allgemeinzustand

Die HA gehört immer noch zu den schwersten Hüftoperationen. Es sind schockierende Eingriffe mit häufig relativ großem Blutverlust, die trotz moderner Anaesthesie und Reanimation eine große Belastung für den Patienten bedeuten. Deswegen werden HA nur bei gutem Allgemeinzustand und nach gründlicher klinischer praeoperativer Abklärung in Frage kommen. Dank verfeinerter Technik und der Möglichkeit, auf längere Immobilisation zu verzichten, kann die Indikation zur HA erweitert und auch bei älteren Patienten gestellt werden.

3.3. Konstitution

Allgemein gilt die Regel, daß zu große und besonders übergewichtige Patienten schlechte Voraussetzungen für eine HA mitbringen. Wir waren bezüglich Körpergewicht früher in unserer Indikationsstellung zur HA sehr restriktiv: nur 15% der operierten Patienten waren übergewichtig.

Der Größe der Patienten haben wir nicht so große Bedeutung zugemessen: 15% der Patienten sind über 185 cm groß (Abb. 71).

Bei der Nachkontrolle unserer Fälle hat sich herausgestellt, daß auch bei diesen 15% übergewichtigen Patienten keine wesentlichen Nachteile entstanden sind. Dagegen scheint bei TP das Übergewicht besonders ungünstige Auswirkungen zu haben.

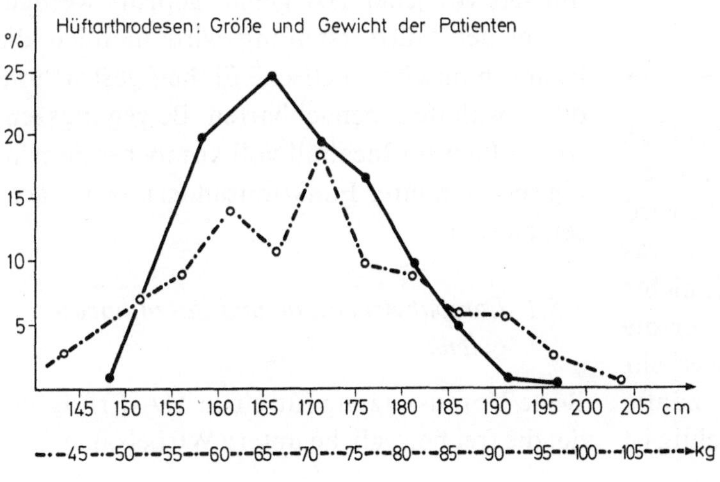

Abb. 71. Größe und Gewicht der Patienten bei unseren HA

Tabelle 4. Körpergewicht und Rückenbeschwerden (Patienten mit Rückenbeschwerden: 206)

Idealgewicht (kg)	63		
Abweichung vom Idealgewicht		118	
(plus)			
bis 5 kg	20		
6–10 kg	35		
11–15 kg	14		
16–20 kg	7		
21–25 kg	5	*32 = 15,5%*	*174 = 84,5%*
26–30 kg	4		
über 40 kg	2		
(minus)			
bis 5 kg	19		
6–10 kg	24	56	
11–15 kg	11		
16–20 kg	2		

Auch konnte kein Zusammenhang zwischen Auftreten oder Verschlechterung von Rückenbeschwerden und Übergewicht beobachtet werden: sowohl beim Gesamtkollektiv als auch beim Kollektiv der Patienten mit Auftreten oder Verschlechterung von bereits bestehenden Rückenbeschwerden liegt der Anteil der Übergewichtigen zwischen 15 und 20% (Tabelle 4).

Bei den Patienten mit vorbestehenden Rückenbeschwerden finden sich nur 15,5% Übergewichtige (Tabelle 5).

Vergleichen wir wieder unser gesamtes Patientenkollektiv in bezug auf die Körpergröße mit der Patientengruppe, bei der nach HA Rückenbeschwerden auftraten oder sich verschlechterten, so haben wir 15, d.h. 15% über

Tabelle 5. Körpergewicht bei den 49 Patienten mit Auftreten oder Verschlechterung der Rückenbeschwerden nach Arthrodese

Idealgewicht	13	39=80%
Abweichung vom Idealgewicht (minus)		
bis 5 kg	3	
6–10 kg	5	
plus		
bis 5 kg	11	
6–10 kg	7	
11–15 kg	5	10=20%
16–20 kg	1	
21–25 kg	3	
26–30 kg	1	

185 cm große Patienten. Daraus folgt, daß der Größe der Patienten ebenfalls keine besondere Bedeutung zuzumessen ist.

3.4. Geschlecht

Wir haben HA bei 326 Männern und 257 Frauen durchgeführt. Je nach Geschlecht sind die Probleme nach HA recht verschieden und sollten vom Arzt auch entsprechend eingeschätzt und den Patienten dargestellt werden. Die HA führt bei der Frau bestimmt zur größeren Behinderung beim Geschlechtsverkehr als beim Mann, in unserer Befragung in 22% der Fälle bei den Frauen, in 11% bei den Männern (Tabelle 6).

Tabelle 6. Hüftarthrodesen und Geschlechtsverkehr

		davon behindert beim Geschlechtsverkehr
583 Pat.	Frauen 257	66=22%
	Männer 326	36=11%

Bei genauer Befragung der Männer (11%), die sich darüber beklagten, stellte sich bald heraus, daß die HA verantwortlich gemacht wird für jegliche Verminderung der Potenz, was sicher mit dem durchgemachten Eingriff nichts zu tun hat. Unserer Meinung nach ist für die Frau die Behinderung bei Geschlechtsverkehr sicher nicht zu unterschätzen, wird aber häufig von Patient und Arzt überbewertet. Wichtig ist dabei die diesbezügliche genaue Aufklärung der Patienten vor dem Eingriff.

Auch kann die HA zum Geburtshindernis führen, nämlich bei gleichzeitiger Funktionseinschränkung der anderen Hüfte oder bei Einengung der Beckeneingangsebene bei den HA mit Beckenosteotomie und stärkerer Medialisation.

Ist noch ein Kind erwünscht, so sind wir mit der Indikation zur HA eher zurückhaltend. Ebenfalls soll, wenn möglich, eine stärkere mediale Verschiebung bei der Beckenosteotomie vermieden werden. Bei einer mittleren bis starken Medialverschiebung nach Beckenosteotomie ist in der Beckeneingangsebene mit einer Verengung des Querschnittes um 2–4 cm und des Schrägschnittes um 1–2 cm zu rechnen. In der Beckenmitte beträgt die Verengung noch 50% dieser Werte. In Beckenenge und Beckenausgangsebene ist keine Verengung mehr zu beobachten. ČECH *et al.* haben diesbezüglich Patientinnen nachuntersucht, bei welchen nach dem 20. Lebensjahr eine Beckenosteotomie nach CHIARI vorgenommen worden ist. Festgestellt wurde, daß bei den oben erwähnten Werten die Verengung des kleinen Beckens zum Geburtshindernis führt und somit die Indikation zur sectio caesarea gegeben ist.

3.5. Zustand der periankylotischen Bewegungszentren

LWS, SIG, homolaterales Knie- und oberes Sprunggelenk und kontralaterales Hüftgelenk müssen vor jeder HA genau geprüft werden.

Bei der Hüftversteifung wird nämlich die biomechanische kinetische Einheit gestört und die erwähnten benachbarten Bewegungszentren sollten im Idealfall voll kompensationsfähig sein, um ihrer Funktionsänderung gewachsen zu sein.

3.5.1. Lumbalwirbelsäule und Sacroiliacalgelenk

Beste Voraussetzung für einen HA-Erfolg bildet die frei bewegliche untere Wirbelsäule. Nur

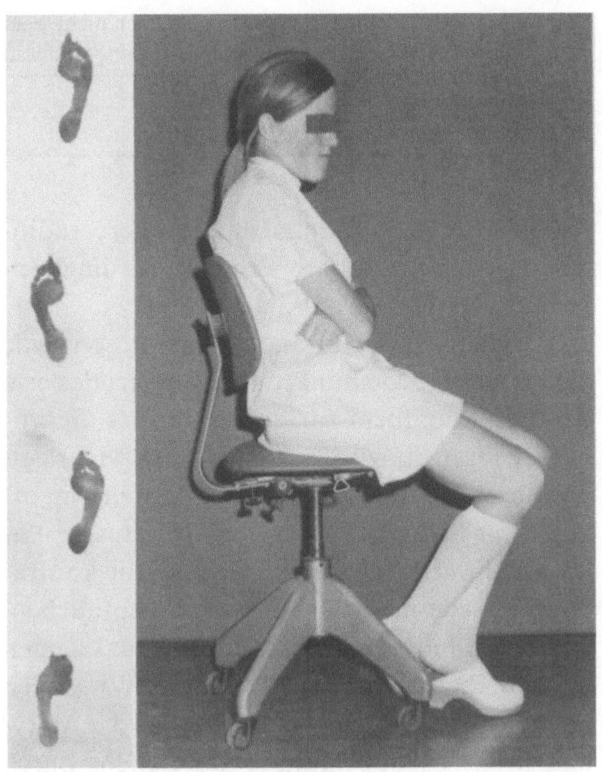
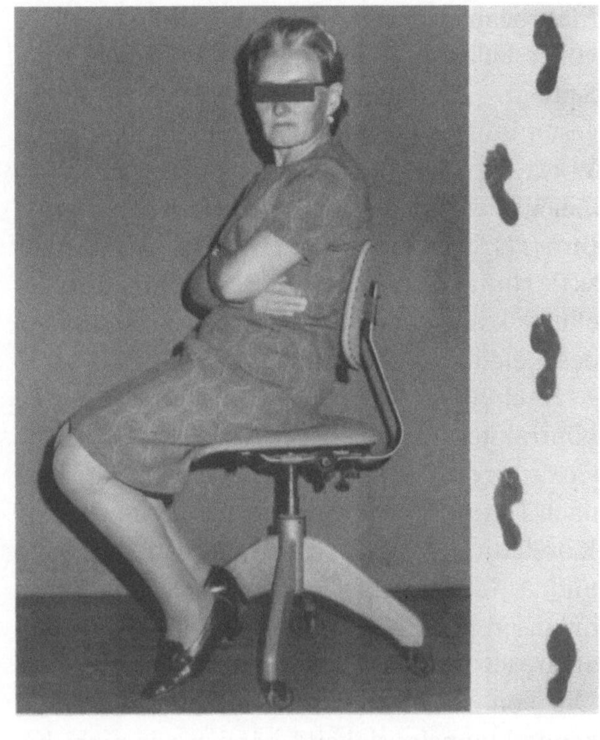

a b

Abb. 72a. *Der Gang und das Sitzen nach HA.* N. I., ♀, 20 J., Nr. 118240

Abb. 72b. *Der Gang und das Sitzen nach HA.* B.J., ♀, 46 J., Nr. 150431

dadurch wird der Arthrodesierte einen unauffälligen Gang aufweisen und beim Sitzen kaum behindert sein (Abb. 72a und b). Je mehr man Veränderungen im Sinne einer Spondylarthrose, Bandscheibendegeneration oder Mißbildungen findet, desto seltener wird eine HA in Frage kommen. Bei Spondylarthrose der LWS ist die HA noch erlaubt, wenn sie nicht eine wesentliche Veränderung der Beinachse mit sich bringt, was eine Überbeanspruchung der nicht mehr anpassungsfähigen LWS zur Folge hätte. Eine Besserung der Rückenbeschwerden sehen wir oft in den Fällen, wo durch die HA eine Korrektur der Fehlstellung des Beines (und des Beckenschiefstandes) gemacht wird.

3.5.2. *Homolaterales Kniegelenk*

Hier wird ebenfalls nach dem Eingriff fast immer eine Veränderung der Belastung stattfinden und zwar im Sinne einer Verschiebung und einer Vermehrung. Ziel der Operation ist, die vorbestehende Belastungsachse zu erhalten, sofern diese keine wesentliche Abweichung von der Norm aufweist. Genua vara und besonders valga, beginnende Gonarthrose oder Femoropatellararthrose, die kaum Beschwerden macht, sind der vermehrten Beanspruchung nicht gewachsen und führen nach der Hüftversteifung fast unweigerlich zu vermehrten Beschwerden. In diesen Fällen kann die HA doch durchgeführt werden, wenn eine eventuelle Achsenkorrektur (meistens durch suprakondyläre Femurosteotomie) bei deutlicher Verschlechterung in Kauf genommen wird. Diese Korrekturosteotomien sind aber relativ einfache, nicht sehr belastende, doch sehr lohnende Eingriffe (S. 89–92).

3.5.3. *Kontralaterales Hüftgelenk*

Ist dieses nicht verändert und gut beweglich, so ist die beste Voraussetzung für ein gutes Ergebnis der HA gegeben. Die vorübergehende

Mehrbeanspruchung während der Zeit nicht voller Belastungsfähigkeit der arthrodesierten Seite (2 – 3 Monate postoperativ), hat auf ein gesundes Hüftgelenk sicher keine schädigende Wirkung. Die Überbelastung eines gesunden Gelenkes führt nicht obligatorisch zur Coxarthrose (s. bei Amputierten: FONTAINE, FASCYNSKI). Nur bei langer Dauer der Mehrbeanspruchung kann es zu Abnützungserscheinungen des Gelenkes kommen.

Auch haben wir bei nur wenig veränderten kontralateralen Hüftgelenken (beginnende Coxarthrose) keine rapide Verschlechterung nach HA beobachtet. Es besteht keine sichere Korellation zwischen Mehrbeanspruchung und Auftreten von Coxarthrosen. Wir haben in unserem Krankengut keine Überlastungsarthrosen nach einwandfreier HA gefunden. Die von HACKENBROCH erwähnte „nachhinkende Doppelseitigkeit“ können wir nicht bestätigen. Auch SEEWALD und DEBRUNNER sind der Meinung, daß trotz der Mehrbelastung ein normales, anpassungsfähiges Hüftgelenk keinen Schaden leidet. Diese Auffassung wurde durch ihre Untersuchungen bestätigt:

Bei 60 Patienten mit einseitiger Hüftankylose nach durchschnittlicher Beobachtungszeit von 30 Jahren wurde das kontralaterale Hüftgelenk im Hinblick auf Coxarthrose untersucht: es ergab sich eine Arthrosehäufigkeit von 10%, die primär auf biologische und sekundär auf mechanische Ursache zurückgeführt wird.

Die Umfrage bei unseren 146 Patienten mit beidseitiger Coxarthrose hat in 5 Fällen eine subjektive Vermehrung der Beschwerden auf der nicht operierten Seite, aber ebenfalls in weiteren 5 Fällen eine Besserung ergeben (Tabelle 7). Röntgenologisch konnten wir einmal eine wesentliche Progredienz der coxarthrotischen Veränderungen beobachten. Daß sich im Laufe der Jahre eine schon bestehende Coxarthrose auf der kontralateralen Seite meistens verschlechtert, ist wohl anzunehmen, doch ist dies nicht die Folge der HA, sondern bleibt im Rahmen der Progredienz der meisten Coxarthrosen. Auch Höger hat bei 65 Fällen von HA nur einmal eine stärkere, radiomorphologisch faßbare Progredienz im kontralateralen Hüftgelenk beobachtet.

Tabelle 7. Einfluß der Hüftarthrodese auf der nicht operierten Seite bei beidseitiger Coxarthrose (146 Patienten)

Besserung nach der Operation	5
Verschlechterung nach der Operation	5

Was die Standbeinfrage anbelangt, so wurde die verbreitete Meinung, daß die arthrodesierte Seite als Standbein zur Schonung der Gegenhüfte gebraucht wird, von FÜRMEIER widerlegt. Bei unseren Untersuchungen konnten wir oft nicht mit Sicherheit beurteilen, ob unsere Patienten die arthrodesierte Seite oder die kontralaterale Seite mehr als Standbein gebrauchen. Auf jeden Fall konnten wir prozentual keinen wesentlichen Unterschied finden. Wir teilen aber die Meinung von OTTE, daß sich die Ankylose in der Standbeinphase des Gehens durch Schmerzfreiheit und Stabilität bewährt, daß sie dadurch länger wird und daß demzufolge die operierte Seite mehr belastet wird.

3.6. Beruf

Bei jedem Hüfteingriff sollten der Beruf, die Ansprüche des Patienten an die Belastbarkeit seines Hüftgelenkes und sein Invaliditätsgrad in bezug auf seine berufliche Aktivität besprochen werden. Während wir den Patienten, die sich schonen können und meist sitzende Arbeit ohne Dauerbeanspruchung verrichten, eher eine Hüftplastik vorschlagen werden, so bleibt die HA die Operation der Wahl für Schwerarbeiter, Bauern, Handwerker, die hauptsächlich eine stehende Arbeit durchführen, Patienten, die ihre Hüftgelenke weiterhin und gefahrlos voll belasten können müssen. Hat ein Patient seine Versteifung schon integriert, so wird eine Verbesserung der Beweglichkeit nicht immer die erwarteten Vorteile mit sich bringen. Häufig wird eine wichtige Umstellung nötig sein, die bis zum Berufswechsel führen kann (64 von 583 Patienten = 10,9%). Diese Möglichkeit sollte auch gründlich besprochen werden, besonders im Hinblick auf eine schnelle Readaptation.

3.7. Soziale Verhältnisse

Diese müssen genau abgeklärt werden. Die Möglichkeiten der Wiedereingliederung in Beruf und Privatleben müssen vor jeder HA mit dem Patienten, allenfalls mit der Fürsorge, besprochen werden. Sogar rassen- und religionsabhängige Probleme müssen manchmal abgeklärt werden. So ist z. B. eine HA bei Japanern zu vermeiden, da diese gewohnt sind, beim Essen am Boden mit unter sich gekreuzten Beinen zu sitzen. Dies wäre nach einer HA unmöglich (KATAYAMA *et al.*).

Bei Patienten, deren Arbeit meistens sitzend durchgeführt wird und bei welchen eine Umschulung nicht mehr in Frage kommt, oder beim älteren Menschen, der mehr sitzen muß, soll die Indikation zur HA sehr kritisch überprüft werden. In diesem Zusammenhang sind folgende Punkte für das Privatleben von besonderer Wichtigkeit:

a) Wohnverhältnisse (z. B. Treppen, WC-Anlage, Sitz-Badewanne).
b) Familiäre Verhältnisse; dabei ist wichtig zu wissen, ob der Patient allein ist oder nicht, ob die Möglichkeit einer fremden Hilfe (Schuhe binden, Strümpfe anziehen) besteht.
c) Autofahren (besonders bei Wagen mit kurzer Sitz-Pedal-Distanz).
d) Geschlechtsverkehr.

Nur bei genauer Kenntnis dieser Verhältnisse ist eine HA in bezug auf Wiedereingliederung erfolgversprechend.

3.8. Sportliche Tätigkeit

Besonders für Patienten, die aktiv Sport betrieben haben oder noch betreiben, fällt der Entscheid zur HA sehr schwer. Die Erfahrung hat aber gezeigt, daß gerade diese dynamischen Menschen sich an ihren Zustand am schnellsten und besten anpassen können. Sehr oft wurde noch längere Zeit trotz starker Bewegungseinschränkung und schmerzhaftem hinkendem Gehen eine sportliche Tätigkeit ausgeübt. Diese ist dann auch in den meisten Fällen nach der HA möglich. Einige unserer HA-Patienten üben noch folgende Sportarten aus: Wandern (Bergtouren von 6 – 8 Std sind keine Seltenheiten), Skifahren, Langlauf, Tennisspielen, Segeln und sogar Reiten. Mit Maß betrieben, kann eine sportliche Tätigkeit nur von Gunsten sein; sie führt durch den Kontakt mit anderen „Sportlern“ und mit der Natur zur schnelleren Wiederaufnahme eines nahezu normalen Lebens. Aufnahmen von Hüftarthrodesierten, die wieder Sport treiben, sollten dem Patienten vor der Hüftversteifung gezeigt werden. Sie geben ihm Mut und Hoffnung und ermöglichen eine noch positivere Einstellung zur Operation (Abb. 73).

3.9. Psyche

Jede Arthrodese eines Gelenkes wird prinzipiell vom Patienten zunächst abgelehnt oder nur mit Bedenken aufgenommen. Schon das Wort Versteifung wird sofort mit Verlust, Unbrauchbarkeit und Invalidität in Verbindung gebracht. Leider wird diese negative Einstellung häufig nicht nur vom Patienten, sondern auch vom Arzt mitgebracht. Jeder Orthopäde weiß aber, wie unberechtigt dieser Vorwurf ist. Denken wir nur an die Versteifung eines oberen Sprunggelenkes bei schwerer Arthrose, die durch die Schmerzbeseitigung und Achsenkorrektur einen fast normalen, unauffälligen Gang ermöglicht.

Für die HA ist das Patient-Arzt-Verhältnis enorm wichtig. Aufgabe des Arztes ist eine genaue Aufklärung des Patienten, wobei die Nachteile ebensosehr wie die Vorteile besprochen werden müssen. Die Konditionierung des Patienten sollte soweit gehen, daß die Versteifung dann vom Patienten nicht nur angenommen, sondern gewünscht wird. Die Mitarbeit des Patienten nach der Operation ist der Schlüssel des Erfolges.

Günstig ist, wenn der Patient vom Arzt in Kontakt mit früher Arthrodesierten gebracht

a

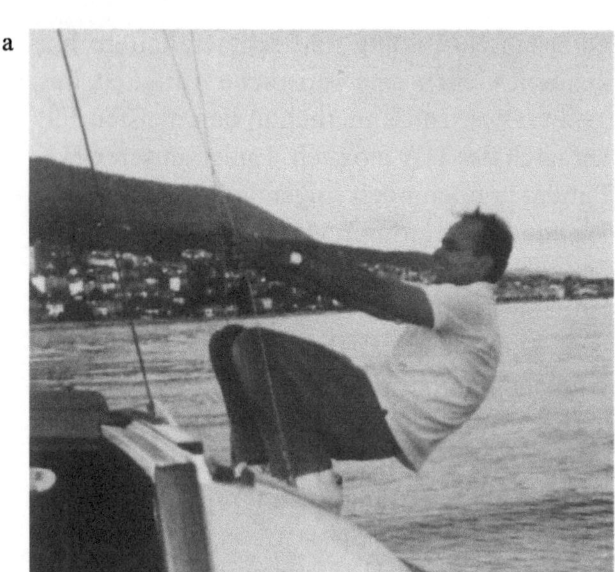

b

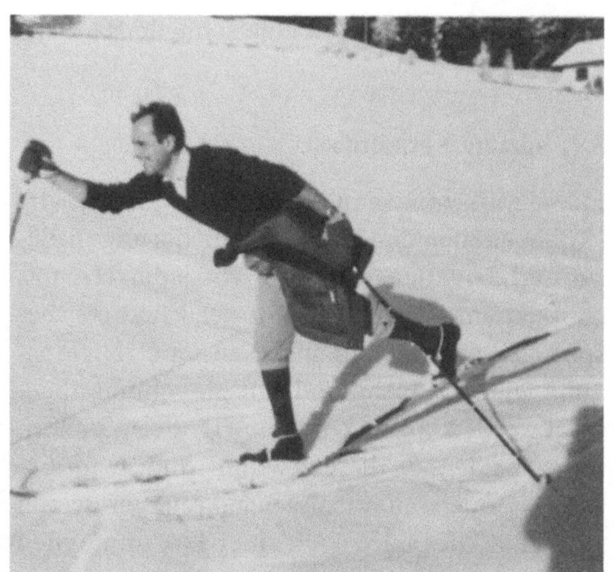

c

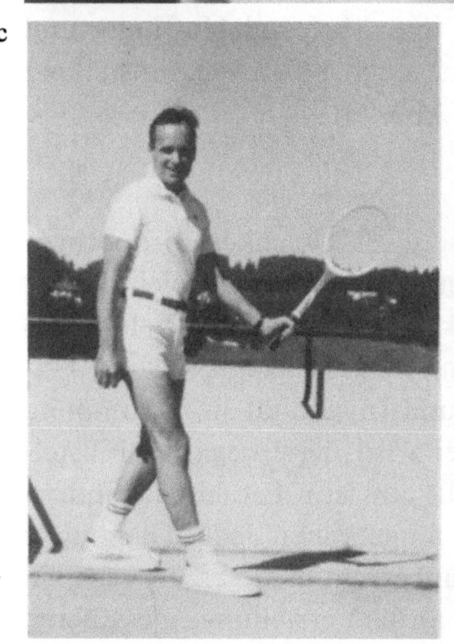

d

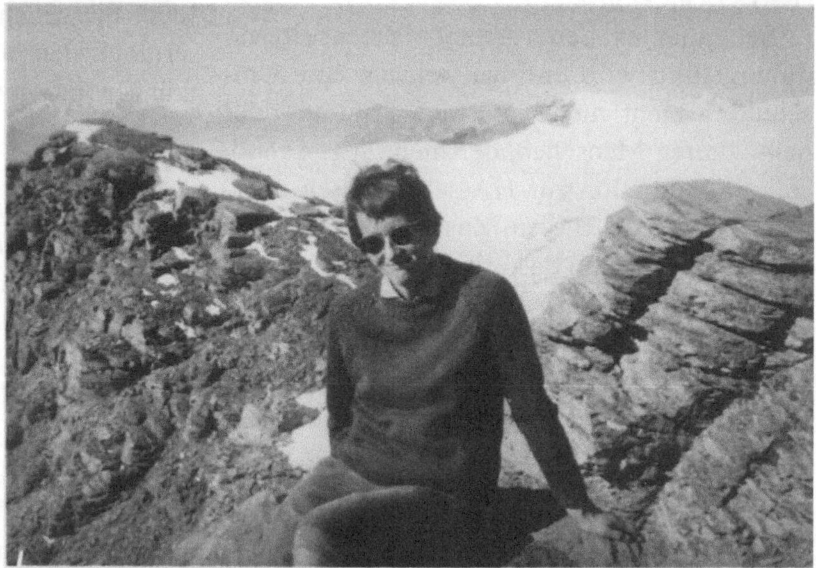

e

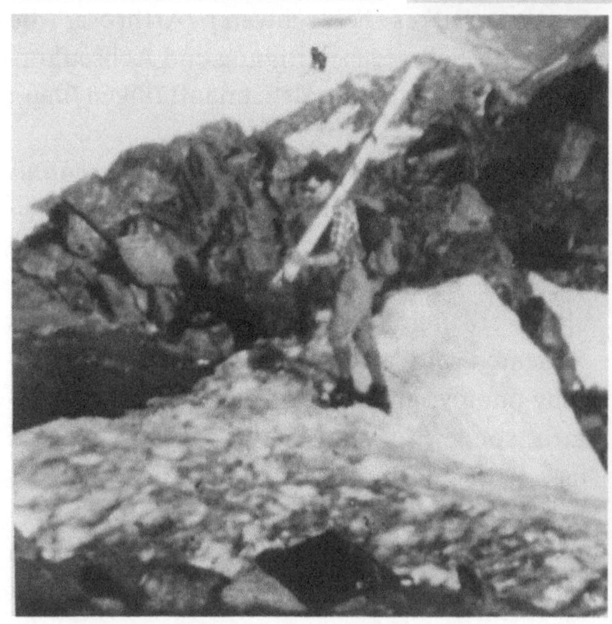

f

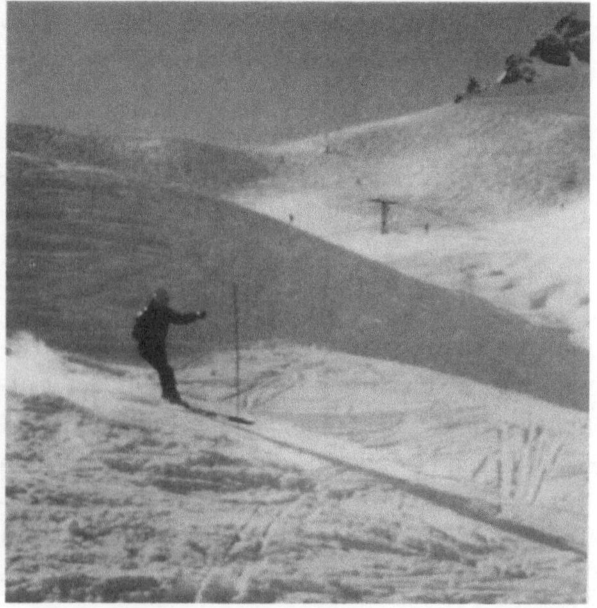

Abb. 73a–f. *Sportliche Tätigkeiten einiger Patienten mit HA*

a–c) 2 Jahre nach HA mit Kreuzplatte (siehe auch Abb. 185): Segeln, Langlauf, Tennis (A.J.-Cl., ♂, 39 J., Nr. 105248)

d) 2 Jahre nach HA Typ I: Wandern, Bergtouren, hier Besteigung des Wildstrubels — 3244 m ü.M. — (S.L., ♀, 37 J., Nr. 71355)

e und f) 10 Monate nach HA Typ II: Skifahren auf Piste und im Tiefschnee (A.L., ♂, 27 J., Nr. 103583)

---

wird. Am besten sollten Frauen mit Frauen und Männer mit Männern zusammenkommen. Damit können die Probleme ohne direkten Einfluß des Arztes besprochen werden. Die Patienten haben dann eine klare Vorstellung über die von der HA zu erwartenden Folgen.

Bei sensiblen Patienten, die sich von den Gedanken einer Verstümmelung oder dauerhafter Invalidität nicht lösen können, bei Psychopathen oder zu Depression neigende Patienten sollte eine andere Lösung gefunden werden. Hingegen sind bei energischen, dynamischen, „beweglichen" Patienten mit positiver Lebenseinstellung die Voraussetzungen zur HA gegeben.

4. Kontraindikationen der Hüftarthrodese

Wir unterscheiden zwischen relativen und absoluten Kontraindikationen:

4.1. Relative Kontraindikationen

- Schlechter Allgemeinzustand, verkürzte Lebenserwartung.
- Sehr junge und sehr alte Patienten.
- Ausgeprägte Adipositas.
- Inadäquate Psyche und Lebenseinstellung.
- Verminderte Beweglichkeit der LWS (Hohlrücken, zum Teil fixierte Lendenlordose), der kontralateralen Hüfte und Kniegelenke.
- Genua vara oder valga höheren Grades (zusätzliche Korrekturosteotomie erforderlich).
- Schwere Zerstörung der kontralateralen Hüfte (besonders bei jungen Patienten).
- Aktive Infektion.

4.2. Absolute Kontraindikationen

- Knieversteifung auf der homolateralen Seite.
- Hüftversteifung auf der kontralateralen Seite.
- Schwere degenerative Veränderungen der LWS.

5. Richtlinien betreffend Operationswahl

Anhand der drei folgenden Abbildungen ist unsere Stellungnahme zur IO, HA und TP bei

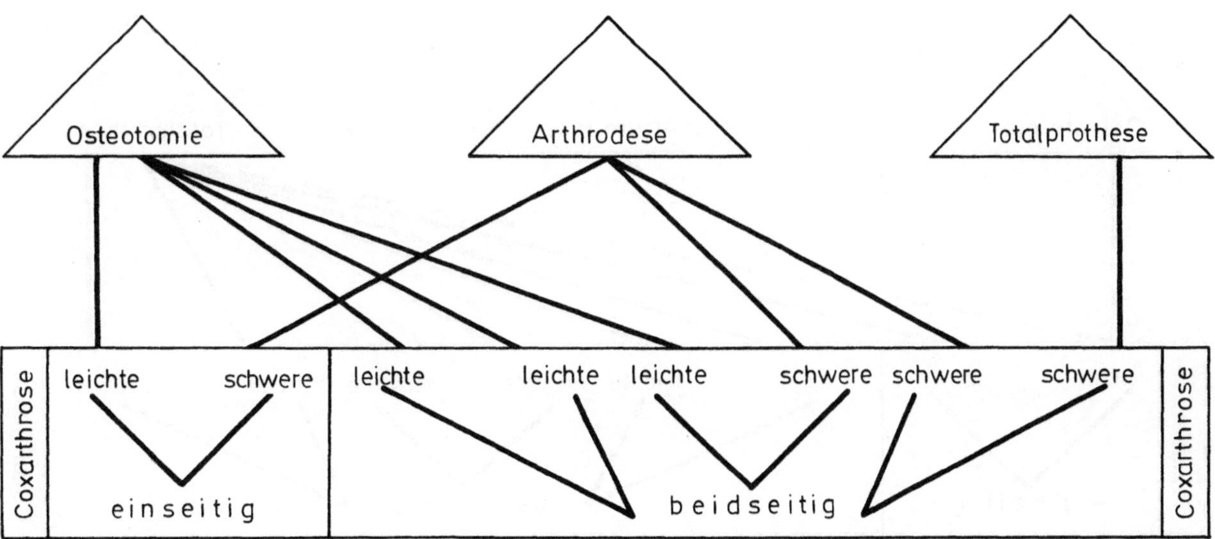

Abb. 74. *Indikation zur IO, HA, TP beim jungen Patienten*

Coxarthrose in bezug auf Alter, Ein- oder Beidseitigkeit sowie Schwere der Veränderungen am Hüftgelenk ersichtlich (Abb. 74–76).

Beim jungen Patienten bevorzugen wir die IO (besonders bei leichten Veränderungen) oder die HA (besonders bei schwerer Coxarthrose). Mit der TP sind wir, solange die Fragen des Materials und der Verankerung nicht besser gelöst sind, sehr zurückhaltend. Bei der IO sind bekanntlich beim Mißerfolg alle Wege noch offen (WEBER), hingegen sind wir zur Zeit gegen die immer häufiger auftretenden Spätkomplikationen bei TP nur wenig gewappnet (Abb. 74).

Beim Patienten mittleren Alters sind die Verhältnisse ähnlich; bei beidseitiger schwerer Coxarthrose setzen wir nur ausnahmsweise beidseits eine TP ein (Abb. 75).

Beim älteren Patienten haben wir seit dem Aufkommen der Alloplastik diesem Eingriff den Vorzug gegeben. Nur noch selten, vielleicht zu Unrecht, wird noch eine IO durchge-

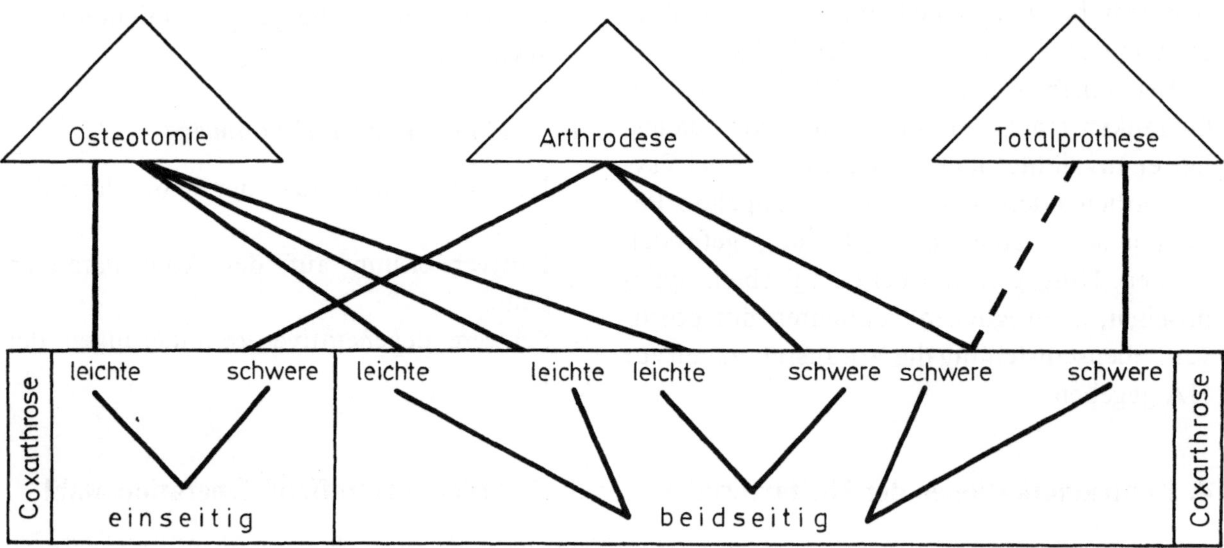

Abb. 75. *Indikation zur IO, HA, TP beim Patienten mittleren Alters*

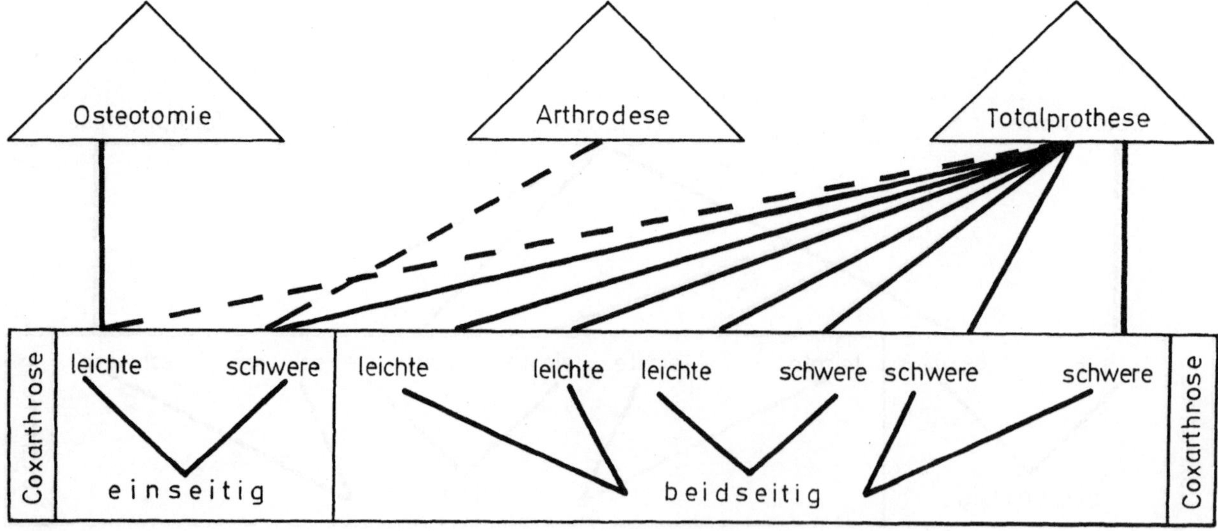

Abb. 76. *Indikation zur IO, HA, TP beim älteren Patienten*

führt. Die HA bleibt der Ausnahmefall, wird aber bei idealen Voraussetzungen immer noch gemacht (Abb. 76).

6. Zusammenfassung

Das Indikationsgebiet der HA wurde seit der Ära der Alloplastik eingeschränkt. Die HA bleibt aber nach wie vor eine in gewissen Fällen unersetzbare Operation. Ihre bekannten Vorteile sind eine definitive Ausschaltung der Schmerzen und eine vollständige Stabilität und Belastungsfähigkeit.

Infolge Verfeinerung der Technik und strikterer Indikationsstellung ist die HA mehr erfolgversprechend als früher. Durch die stabile Osteosynthese mit Doppelplatte oder mit der Kreuzplatte sind sowohl Spitalaufenthaltsdauer wie auch Nachbehandlungszeit wesentlich verkürzt worden. Dank dieser vollen Stabilität konnte auf den lang(weilig)en postoperativen Gipsverband verzichtet werden. Auch spielen Gewicht und Größe nicht mehr eine so wichtige Rolle. Die frühe Mobilisation der Patienten (durchschnittlich nach 7 – 10 Tagen) hat die Prognose betreffend Gefährdung der Nachbargelenke grundlegend geändert. Dies ist auch der Grund, weswegen das höhere Alter allein nur noch als relative Gegenindikation zur HA angeschaut werden muß.

Bei strenger Indikationsstellung, bei guter Konditionierung des Patienten bleibt die HA von den drei Haupteingriffen am Hüftgelenk der sicherste und einzige mit dauerhaftem Endergebnis.

V. Operationstechniken

1. Einleitung

Die Operationstechnik hat sich bei uns im Laufe der Jahre (1961–1971) grundsätzlich geändert und differenziert. Die stabile Osteosynthese hat die früher angewandten Arthrodesenmethoden in den Hintergrund verdrängt. Die frühe Mobilisation, die funktionelle Nachbehandlung, der Verzicht auf jeglichen Gipsverband, die kurze Hospitalisationsdauer, die schnellere Wiedereingliederung in Beruf und Privatleben verdanken wir der Osteosynthese. Der Eingriff, besonders mit Beckenosteotomie, bedeutet für den Patienten noch immer eine große Belastung und stellt auch an Operateur und Anästhesisten besondere Anforderungen. Nur derjenige, der große Erfahrung in Hüftchirurgie besitzt, gute Kenntnisse der Biomechanik im Hüftbereich mitbringt und die Prinzipien der Osteosynthese beherrscht, kann eine solche anspruchsvolle Operation erfolgreich durchführen. Eine fehlerhaft durchgeführte HA mit stabiler Osteosynthese hat bei Fehlstellung schwerwiegendere Folgen als bei den früheren Methoden und kann nur mit einem Zweiteingriff korrigiert werden. Die uns heute zur Verfügung stehenden Methoden erlauben uns in jedem Fall eine entsprechende korrekte HA durchzuführen. Auch haben sie alle die Probe der Zeit überstanden.

Die einzelnen Techniken werden mit ihren spezifischen Indikationen besprochen.

2. Präoperative Untersuchungen

Die zu operierenden Patienten sollen gründlich untersucht werden; eine genaue internistische, röntgenologische und orthopädische Abklärung ist unerläßlich.

2.1. Medizinische Abklärung

Dazu gehören neben der Routineuntersuchung (Blutsenkungsgeschwindigkeit, Blutbild, Urinstatus) beim Patienten über 40 Jahre noch Elektrolytenstatus und Elektrokardiogramm.

2.2. Röntgenologische Abklärung

Dazu gehören:

— Thoraxaufnahme p.a.
— Aufnahme der LWS in zwei Ebenen und eventuell Funktionsaufnahmen in maximaler In- und Reklination.
— Beckenübersicht und eventuell Funktionsaufnahmen in maximaler Ab- und Adduktion der Hüfte.
— Spezielle Aufnahmen können bei den posttraumatischen Hüftgelenksveränderungen (hintere Hüftluxation, Pfannendachfraktur mit Defekt usw.) und bei Infekten (Sequester?) von Nutzen sein.
— Bei Miterkrankung der benachbarten Gelenke, besonders auf der homolateralen Seite, sollen entsprechende zusätzliche Aufnahmen durchgeführt werden.

2.3. Orthopädische Untersuchungen

Dazu sind folgende Daten zu erheben:

— Orthopädische Anamnese: Durchgemachte Eingriffe oder Infekte; Auftreten, Dauer, Lokalisation, Charakter, Beeinflußbarkeit der Beschwerden (in bezug auf stehende, sitzende oder liegende Stellung, Belastung); Hilfsmittel (Stock, Krücken, Schmerzmittel).
— Konstitution, Gewicht, Größe, Beruf.
— Gang, Art des Hinkens (Trendelenburg-, Duchenne-, Verkürzungshinken, Versteifungshinken, schmerzbedingtes Hinken).
— Beurteilung des Rückens: Haltung, Beweglichkeit besonders der LWS (Finger-Bodenabstand, Schober).
— Effektive und funktionelle Beinlänge, Beckenstand.
— Hüft-, Knie- und oberen Sprunggelenks-Beweglichkeit.
— Beurteilung der Muskulatur und einfache neurologische Untersuchung.
— Psyche, familiäre und soziale Verhältnisse, Tätigkeit im Beruf- und Privatleben.

3. Vorbereitungen zur Operation

Da diese für alle unsere HA gemeinsam sind, werden sie vorweg besprochen:

3.1. Anästhesie

HA werden immer in Allgemeinnarkose mit Intubation durchgeführt. Wegen des häufig beträchtlichen Blutverlustes bei diesen Eingriffen müssen mindestens 4 Blutkonserven bereit sein.

3.2. Lagerung

Da wir für alle Arthrodesentypen den gleichen seitlichen Zugang anwenden, wird der Patient immer in Rückenlage auf einem normalen Operationstisch gelagert. Ein Extensionstisch könnte in speziellen Fällen (bei hoher kongenitaler Luxation oder bei posttraumatischer Luxation mit hochstehendem Femurkopf) von Nutzen sein, ist aber auch in diesen Fällen nicht erforderlich (Abb. 77).

3.3. Abdeckung

Bei der Abdeckung mit Tüchern werden der ganze Oberschenkel bis oberhalb des Kniegelenkes, die zu operierende Hüfte, sowie beide Darmbeinschaufeln freigelassen und mit selbstklebender, durchsichtiger Kunststoffolie gedeckt, Unterschenkel und Fuß sind steril eingepackt und frei beweglich. Beide Malleolen müssen palpabel sein, um eine Kontrolle der funktionellen Beinlänge während der Operation zu ermöglichen (Abb. 78).

4. Operationstechnik

Allgemeine Richtlinien

Vorausgesetzt werden die für jede operative Behandlung mit Osteosynthese gültigen Prinzipien der strengsten Asepsis und des schonenden Operierens. Die Asepsis beginnt mit der Operationsvorbereitung und endet mit der Wundheilung. Durch schonendes „anatomisches" Operieren werden Weichteilnekrosen größtenteils vermieden und dadurch die Infektionsgefahr auf einem Minimum gehalten.

Orthopädische Eingriffe am Skelet im allgemeinen und besonders Eingriffe mit Einsetzung voluminöser Fremdkörper erfordern alle möglichen Maßnahmen zur Verhütung einer Wundinfektion. Dies hängt ab von der Asepsis und von den Abwehrkräften des Patienten. Nebst den jetzt gültigen allgemeinen chirurgisch-orthopädischen Regeln der Asepsis (Händedesinfektion, Tragen von Zwirnhandschuhen über den Gummihandschuhen) spielt die Qualität des Operationssaals eine wichtige Rolle. Wo orthopädische Operationen und besonders Osteosynthesen ausgeführt werden, sollten keine Abdominaleingriffe stattfinden. Die günstigsten Verhältnisse bezüglich Operationssaal finden wir bei den sterilen Opera-

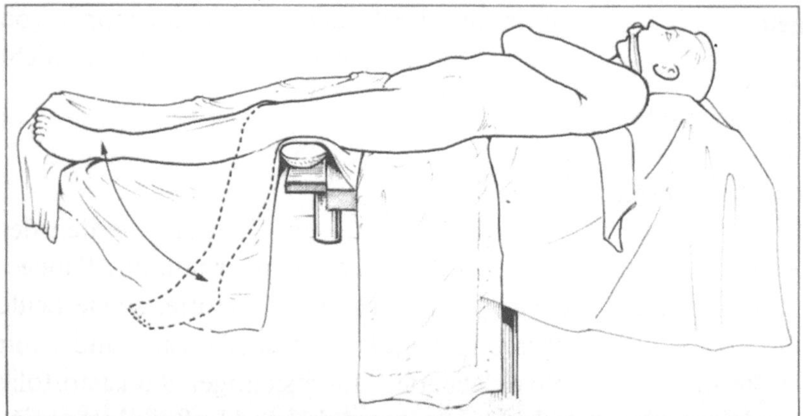

Abb. 77. *Lagerung des Patienten.*

a) Schematische Darstellung: Rükkenlage auf normalem Operationstisch. Das unter dem distalen Oberschenkel verschobene, gut gepolsterte Brett erlaubt eine freie Beweglichkeit des Unterschenkels auf der zu operierenden Seite

b und c) dasselbe im Bild

b

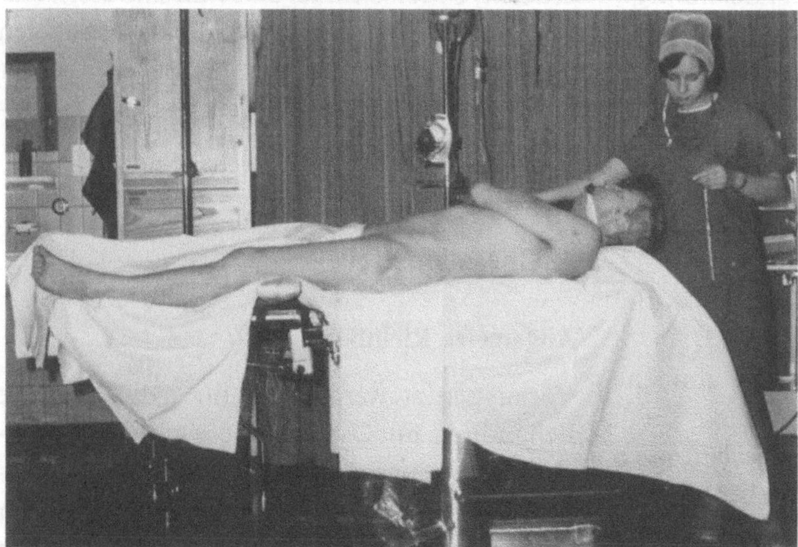

c

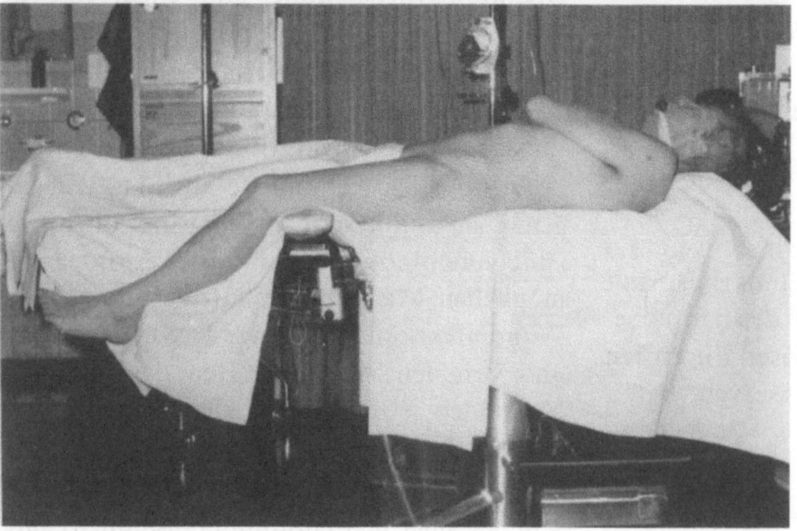

tionskabinen, die eine Wundkontamination mit Bakterien aus der Luft der Wundumgebung verringern (WEBER *et al.*).

Zur Vermehrung der Abwehrkräfte gegen eine Infektion werden unsere Patienten bei selektiven Eingriffen mit einem polyvalenten Staphylokokkenantigen aktiv immunisiert (LIECHTI *et al.*). Obschon diese prophylaktische Impfung bis jetzt hauptsächlich bei TP durchgeführt wird (wir haben damit einen

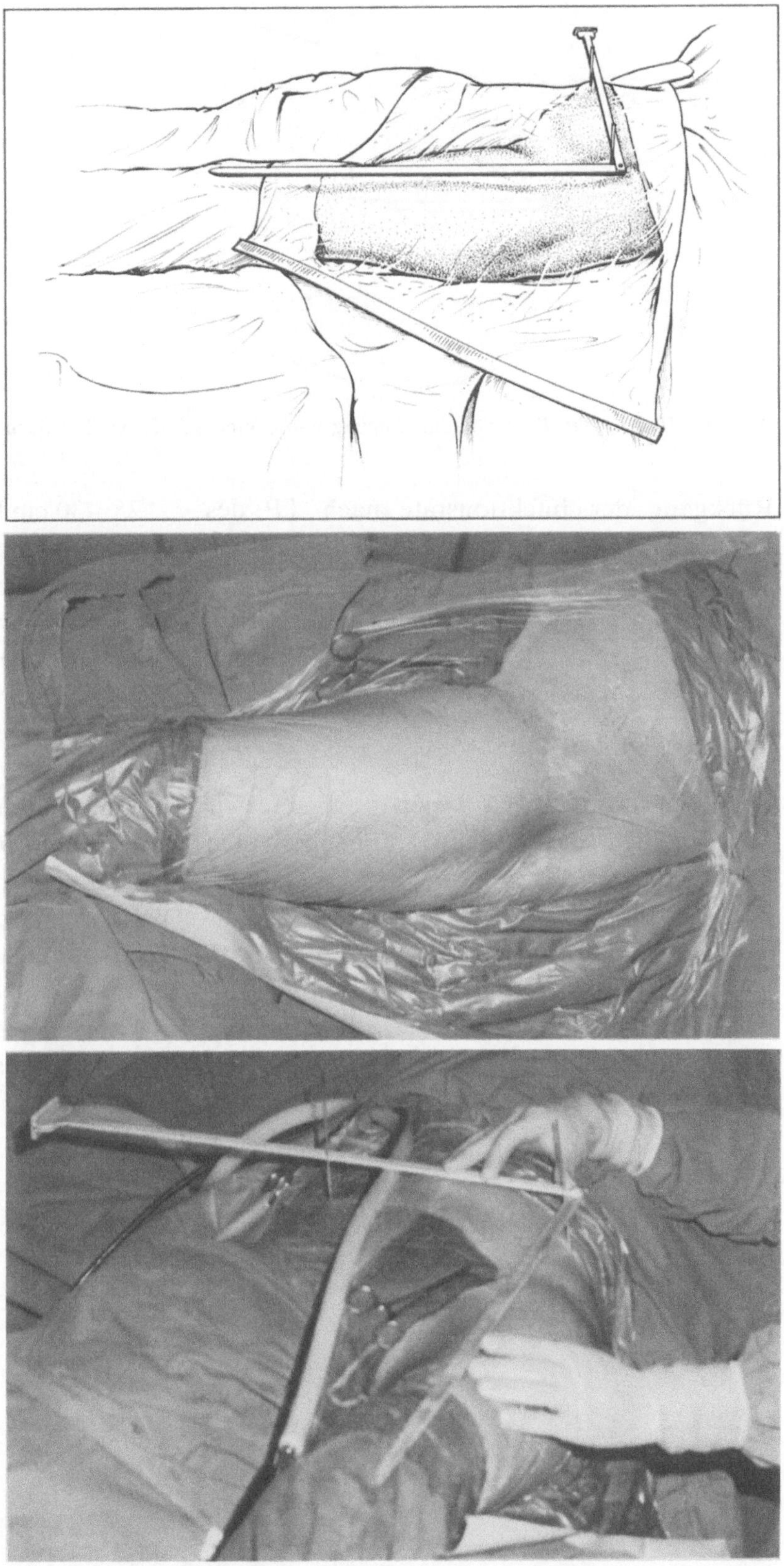

a

b

c

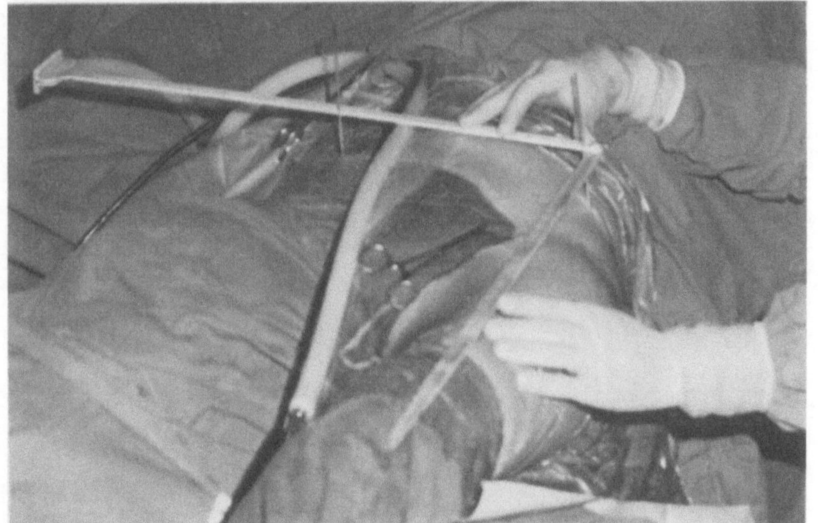

Abb. 78. *Abdeckung des Patienten*

a) Schematische Darstellung: Kirschnerdrähte wurden in beiden Spinae iliacae ant. sup. eingeschlagen (fixe Punkte zur Bestimmung mittels Spezialgerät der Beinstellung)

b und c) Dasselbe im Bild. Die selbstklebende durchsichtige Kunststoffolie erlaubt eine genaue Beurteilung der Stellung. US und Fuß auf der zu operierenden Stelle sind frei beweglich abgedeckt

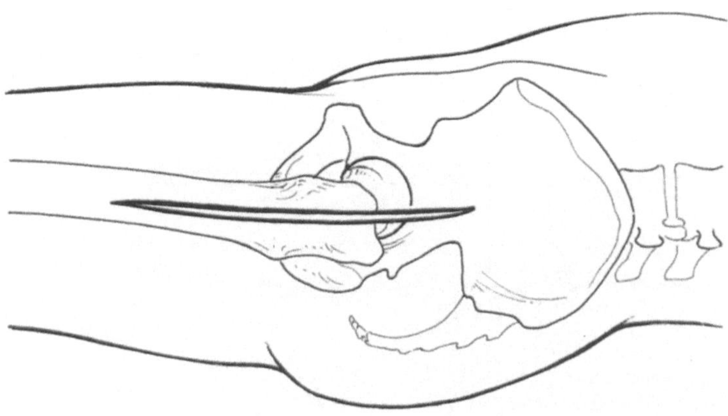

Abb. 79. *Hautschnitt.* Rein lateraler Zugang vom Femurschaft bis 8 – 10 cm cranial der Trochanter major – Spitze

Rückgang der Infektionsrate nach TP des Hüftgelenkes von 6,8 auf 2% beobachtet), sollte sie auch bei jedem größeren orthopädischen Eingriff (besonders bei IO und HA) systematisch gemacht werden.

4.1. Üblicher Zugang

Bei allen unseren HA-Typen benützen wir grundsätzlich den gleichen Zugang: einen reinen lateralen Zugang von Femurschaft bis über Trochanterspitze. Die Länge des Hautschnittes hängt vom Typus der HA ab, ist beim Typus IV (Kreuzplattenarthrodese) am größten (25 – 30 cm) (Abb. 79).

Bei den Arthrodesentypen II – IV gehen wir folgendermaßen vor:

25 – 30 cm langer lateraler Hautschnitt über dem Femurschaft bis 8 cm cranial der Trochantermajorspitze. Spaltung der Fascia lata (Abb. 80). Zwischen Tensor fasciae latae und Glutaeus medius wird die Gelenkkapsel dargestellt. Ein Elevatorium wird zwischen Gelenkkapsel und Glutealmuskulatur unmittelbar medial von der Trochanterspitze eingesetzt. Glutaeus minimus und medius werden vom Trochanter major abgetrennt und entlang der Gelenkkapsel nach cranial mit Schere und Meißel abgelöst bis zum Pfannendach. Die pelvitrochantere Muskulatur kann auch mit einer kleinen Knochenscheibe vom Trochanter major abgemeißelt werden. Der Vastus lateralis wird proximal eröffnet, entlang der Linea aspera abgelöst und nach Darstellung und Li-

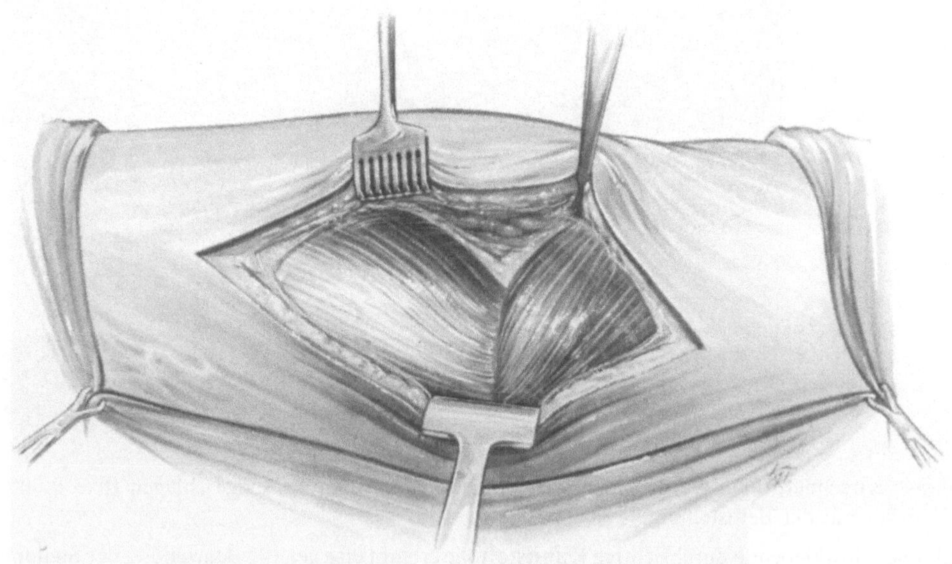

Abb. 80. *Spaltung der Fascia lata*

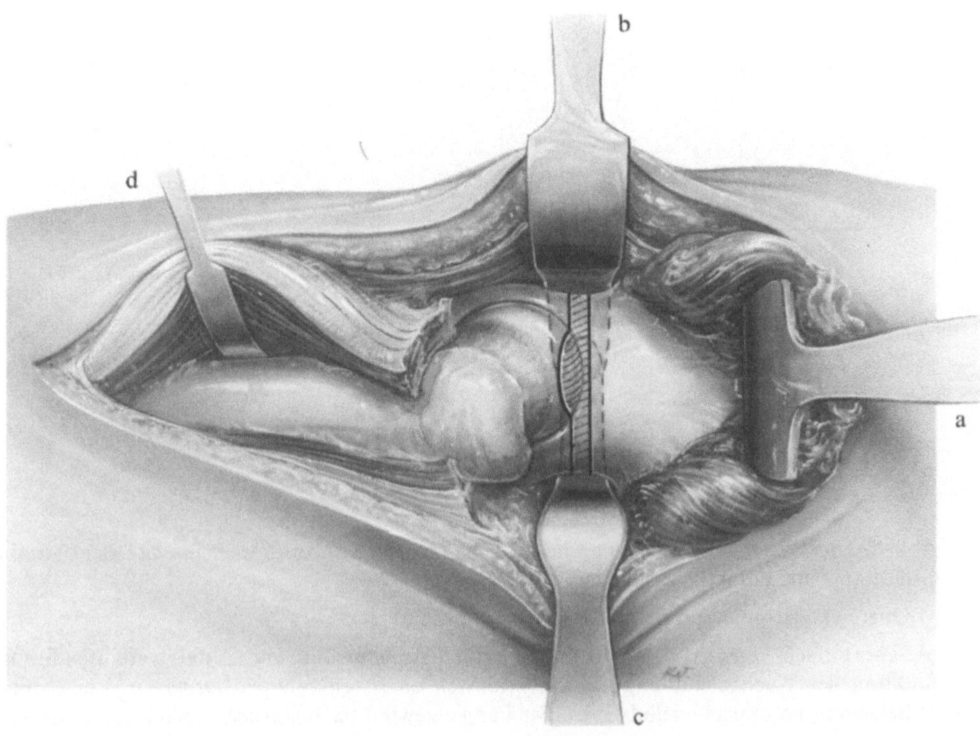

Abb. 81. *Lage der Hohmannhebel.* Breiter Hohmannhebel in der Ala iliaca (a). Breiter stumpfer Hohmannhebel über der eminentia iliopectinea (b). Stumpfer Hohmann in incisura ischiadica (c). Hohmannhebel am Femurschaft (d). Die Konturen der stumpfen Hohmannhebel sind gestrichelt angegeben; schraffiert ist die Knochenscheibe, die entfernt wird

gatur der Vasa perforantia von dorsal nach ventral vom Femur befreit.

Es werden nun drei Hohmannhaken eingesetzt (Abb. 81): Ein erster breiter Haken, dessen Spitze in die ala iliaca 6–8 cm cranial vom Pfannenrand eingeschlagen ist, hält die pelvitrochantere Muskulatur nach cranial weg und stellt das Pfannendach dar. Ein zweiter, breiter, stumpfer Hebel wird über die Eminentia ileopectinea zwischen Becken und Musculus iliacus eingeschoben und schützt den Beckeninhalt. Der letzte ebenfalls stumpfe, aber schmale Haken, wird durch die Incisura ischiadica eingesetzt, kommt dem breiten Haken entgegen, so daß in dieser Höhe das ganze Becken umfahren ist und somit Gefäße und Nerven geschützt sind.

Ein weiterer Hohmannhebel hält den Vastus fibularis nach ventral vom Femur weg.

Der angefrischte Trochanter major und die craniale Fläche des Schenkelhalses werden mit der oszillierenden Säge abgetragen und aufbewahrt. Das Trochanterfragment kann später als Span zwischen lateralem Pfannendach, angefrischtem Schenkelhals und Platte eingesetzt werden.

4.2. Beckenosteotomie

Die Gelenkkapsel wird cranial, ventral bis zur Schenkelhalsmitte und dorsalwärts reseziert. Mit der oszillierenden Säge oder mit einem breiten dünnen Meißel wird der craniale Femurkopfpol reseziert. Damit wird das Pfannendach vom Hüftgelenk her sichtbar. Genau in der Transversalebene des Körpers, bzw. des Beckens, wird etwa 1 cm höher die Osteotomie durch das Pfannendach vorgenommen. Die Osteotomie soll quer oder leicht schräg von lateral proximal nach medial distal verlaufen (Abb. 82a–c). Es muß eine richtige Scheibe aus dem Becken schrittweise reseziert werden, bis die Tabula interna zu sehen ist (die beiden stumpfen Hohmannhebel bieten dabei einen vollen Schutz). Durch das schrittweise Entfernen der Knochenscheibe geschieht die Becken-

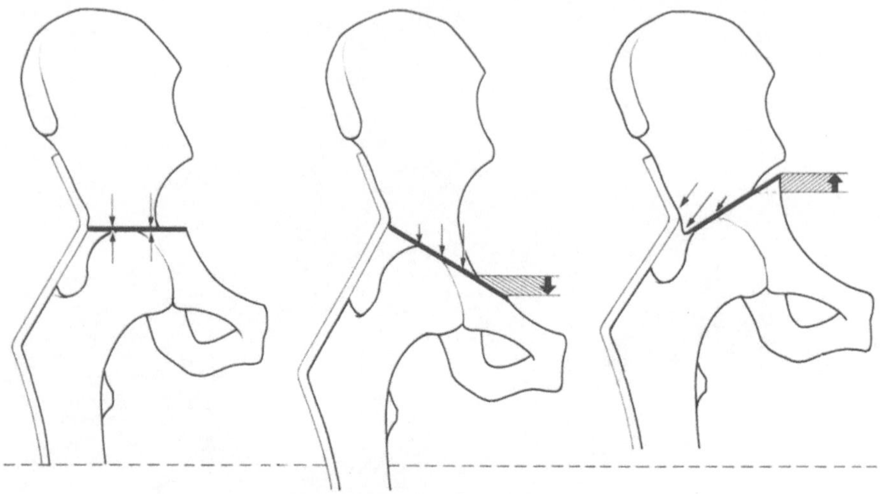

Abb. 82. *Beckenosteotomie und mediale Verschiebung des distalen Beckenanteiles.* Bei b) und c) wurde die Schiefheit der Osteotomie aus didaktischen Gründen übertrieben

a) Quere Osteotomie: gleichmäßige Kräfteverteilung

b) Schräg nach *unten* (von lateral und proximal nach medial und distal) verlaufende Osteotomie: 1. während der funktionellen Nachbehandlung ist diese praktisch unter senkrechtem Druck, was eine optimale Stabilität ermöglicht, 2. Belastung besonders medial, 3. kleiner Längengewinn nach stärkerer medialer Verschiebung

c) Schräg nach *oben* verlaufende Osteotomie: 1. auf der Osteotomie wirken Scherkräfte, 2. knöcherne Kontaktfläche ist vermindert, 3. vermehrte Beanspruchung der Platte, 4. durch starke Medialverschiebung entsteht eine leichte Verkürzung des Beines

osteotomie bis zur Tabula interna unter Sicht und ist völlig gefahrlos. Es wird nun eine Spreizzange angelegt (Abb. 83) und die Tabula interna wird erst jetzt mit einem schmalen langen Meißel wiederum schrittweise durchtrennt und die Beckenosteotomie somit vervollständigt.

Zur Verbesserung des Kontaktes zwischen angefrischten spongiösen Flächen im Pfannendach und am Femurkopf wird in der Regel eine mediale Verschiebung des Femurkopfes unter das Ilium erforderlich. Mit einem geeigneten Hebel (aus Vanadium), bei uns als „Car-

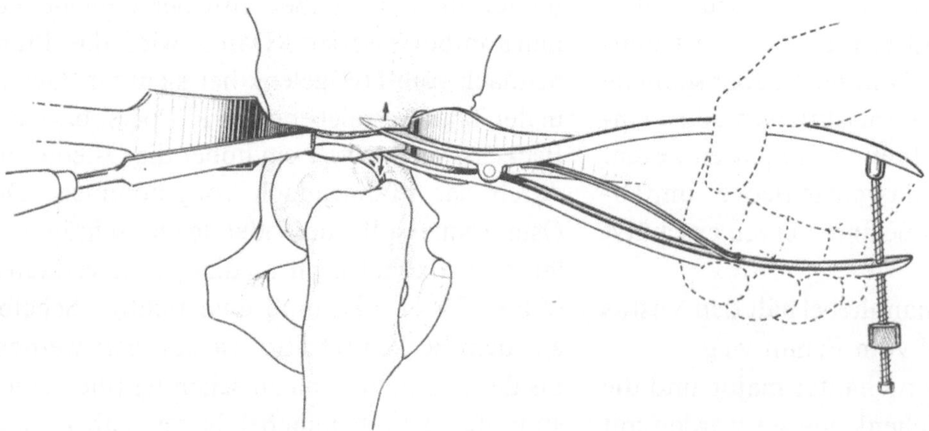

Abb. 83. *Beckenosteotomie.* Die Spreizzange erlaubt nach Entfernung der Knochenscheibe die gefahrlose Durchtrennung der Tabula interna unter Sicht

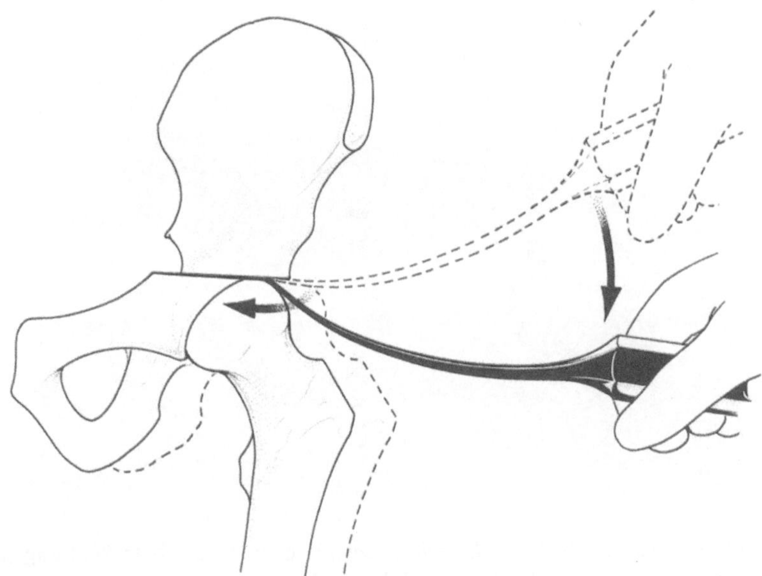

Abb. 84. *Medialisation nach Osteotomie.* Mit dem speziellen aus Vanadium hergestellten „Carosseriehebel" ist die mediale Verschiebung dank des langen Hebelarmes problemlos

rosserie-Hebel" bezeichnet (Abb. 84), erfolgt diese Verschiebung mühelos. Dabei entsteht eine Drehung des distalen Beckenfragmentes in der Symphyse, was in gewissen Fällen zu einer echten Dislokation der Symphyse führen kann (die aber keine Beschwerden macht und nur als röntgenologische Besonderheit auffällt). ROSEN empfiehlt zur Erleichterung der medialen Verschiebung die Durchtrennung der Symphyse. Diese Maßnahme haben wir nie getroffen; wir sind aber der Meinung, daß sie eine besonders starke Medialverschiebung erleichtern könnte.

Nach erfolgter Medialverschiebung ist das Bein in die definitive Stellung zu bringen. Die angefrischten Flächen von Pfannendach und Femurkopf müssen genau parallel gegenüberstehen. Zur Erreichung dieser Parallelität wird unter Umständen eine sparsame Nachresektion am Femurkopf erforderlich. Die Osteotomieflächen sollten eher konkav als konvex sein, damit vor allem die Peripherien der Flächen sich berühren und nicht etwa nur die Zentren (Abb. 85). Diese Konkavität erzeugt eine vermehrte Stabilität und macht den zusätzlichen Knochenspan meistens überflüssig. Das laterale Pfannendach wird noch angefrischt, damit

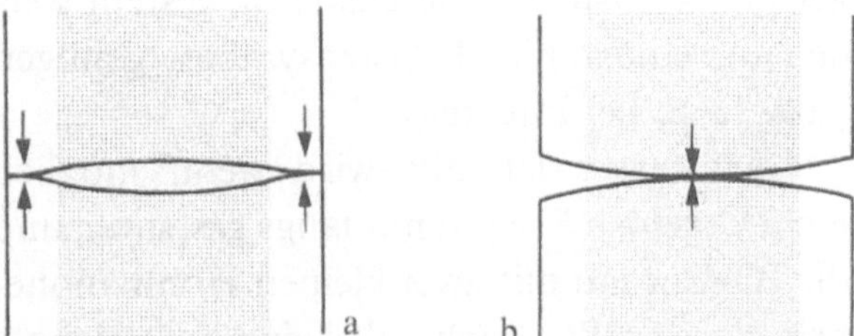

Abb. 85. *Schematische Darstellung zur Durchführung der Osteotomie*

a) Osteotomieflächen konkav: guter Kontakt der Kortikalis → vermehrte Stabilität

b) Osteotomieflächen konvex: ungünstig (leichtes Klaffen peripher im Bereiche der Kortikalis)

es nach außen nicht vorspringt, flach wird, um ein gutes Anliegen des Osteosynthesematerials (gerade Platten oder Kreuzplatten) zu ermöglichen.

4.3. Intertrochantere Osteotomie

Diese war die Regel bei der HA vom Typ I; sie wird jetzt besonders bei den atypischen HA gemacht. Die Vorteile liegen darin, daß in gewissen Fällen an Beinlänge gewonnen werden kann, daß die definitive Beinstellung noch nach der Operation zuverlässig eingestellt und allenfalls korrigiert werden kann (Arthrodèse mobile), daß infolge wesentlicher Ausschaltung

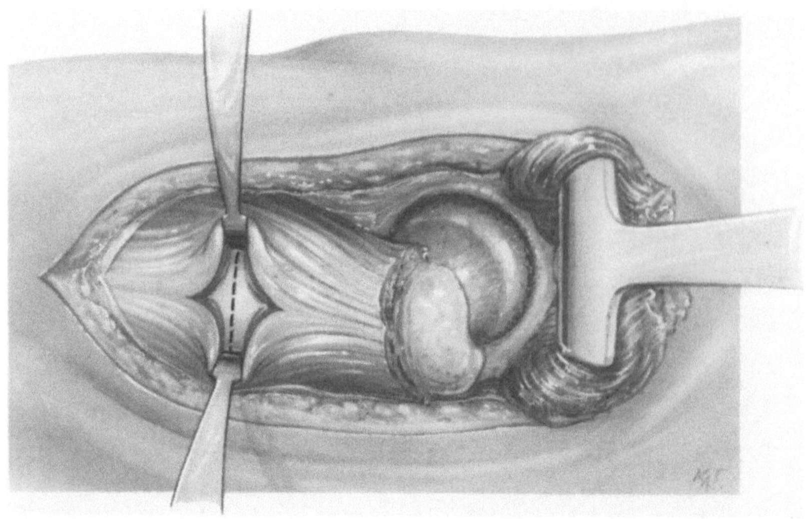

Abb. 86. *Intertrochantere oder subtrochantere Osteotomie.* Nur Spaltung (keine Ablösung) des Vastus lateralis. Quere Osteotomie zwischen den kleinen Hohmannhebeln

des „Beinhebels" distal der Osteotomie, für eine genügende Stabilität weniger Anforderungen an das Osteosynthesematerial gestellt werden und eine minimale Osteosynthese genügen kann (z. B. bei Infekten).

Der Vastus lateralis wird wenn möglich nicht abgelöst. Er wird nur längs gespalten und die IO-Gegend mit zwei kleinen Hohmannhebeln dargestellt. Auch soll keine ausgedehnte Deperiostierung stattfinden. Genau zwischen den Hohmannhaken wird mit der oszillierenden Säge ein *querer* Osteotomieschnitt gelegt, der die definitive Stellungskorrektur des Beines gestattet, ohne die iliocapitale Beziehung zu stören (Abb. 86).

Wird konsequent auf eine Ablösung des Vastus lateralis und eine wesentliche Deperiostierung verzichtet, so kann die Weichteilmasse weiterhin eine Manschette bilden, was eine gewisse muskelbedingte Stabilität der IO bewirkt und durch entsprechend leichte Druckwirkung zur schnelleren knöchernen Konsolidation führt.

Wird eine nicht vorgesehene IO nach zu ausgiebiger Ablösung der Weichteile auf Höhe derselben noch durchgeführt, so ist das Einbringen eines dicken Kirschnerdrahtes (oder eines flexiblen Oberholzernagels) vom Trochanter in die Markhöhle wegen der Instabilität der IO zu empfehlen (Abb. 99c).

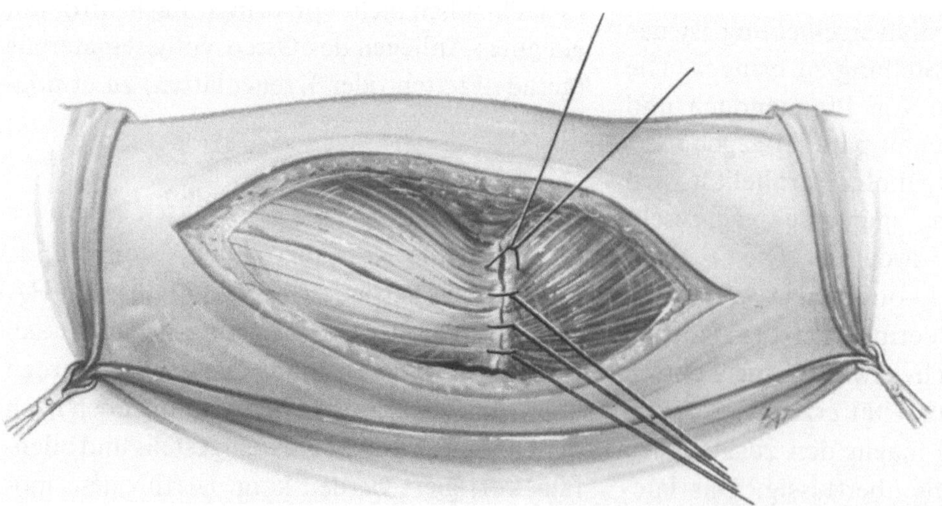

Abb. 87. *Wundverschluß.* Naht der pelvitrochanteren Muskulatur am Vastus lateralis mit Einzelknöpfen

4.4 Wundverschluß

Für alle verschiedenen Techniken ist der Wundverschluß gleich (Abb. 87): Das ganze Operationsgebiet wird mit Ringerlösung ausgiebig gespült. Zwei in der Tiefe und zwei subcutan gelegene Vakuumdrains (Redon) halten das Gebiet trocken. Von großer Wichtigkeit ist die zuverlässige Naht der pelvitrochanteren Muskulatur gegen den Vastus lateralis, der seinerseits gegen dorsal an die Sehne des Glutaeus maximus befestigt worden ist. Schichtweiser Verschluß von Fascia lata und Haut.

5. Operationstechnik: Besonderheiten der verschiedenen Arthrodesentypen

Die HA-Typen I – IV und die atypischen HA werden einzeln besprochen; besonders werden immer Art der HA, spezielle Indikation und Nachbehandlung erläutert. Für die operationstechnischen Details verweisen wir auf S. 26 – 37.

5.1. Hüftarthrodese vom Typ I

Es ist eine Anfrischungsarthrodese mit IO und Fixation des als iliofemoraler Span verwendeten Trochanter major mit einer Zugschraube. Dieser Span verhütet ein Heraustreten des Femurkopfes und hält den Schenkelhals im festgelegten Valgus. Der Typ I kann mit oder ohne Beckenosteotomie durchgeführt werden.

Für diesen Arthrodesentyp ist a priori auf eine Ablösung des Vastus lateralis zu verzichten (Abb. 88).

In unserer Statistik wurde dieser Eingriff 156mal durchgeführt. In den letzten 5 Jahren wurde er aber zugunsten der HA mit stabiler Osteosynthese verlassen.

Nachbehandlung: An beide Unterschenkel wird ein Gipsverband angelegt. Verbindung mit einem Stab bei mäßiger symmetrischer Abduktion. Lagerung flach im Bett (Abb. 89a).

Zwei Wochen nach der Operation wird in Allgemeinnarkose ein Beckenbeingipsverband bis oberhalb des Knöchels angelegt. Dabei

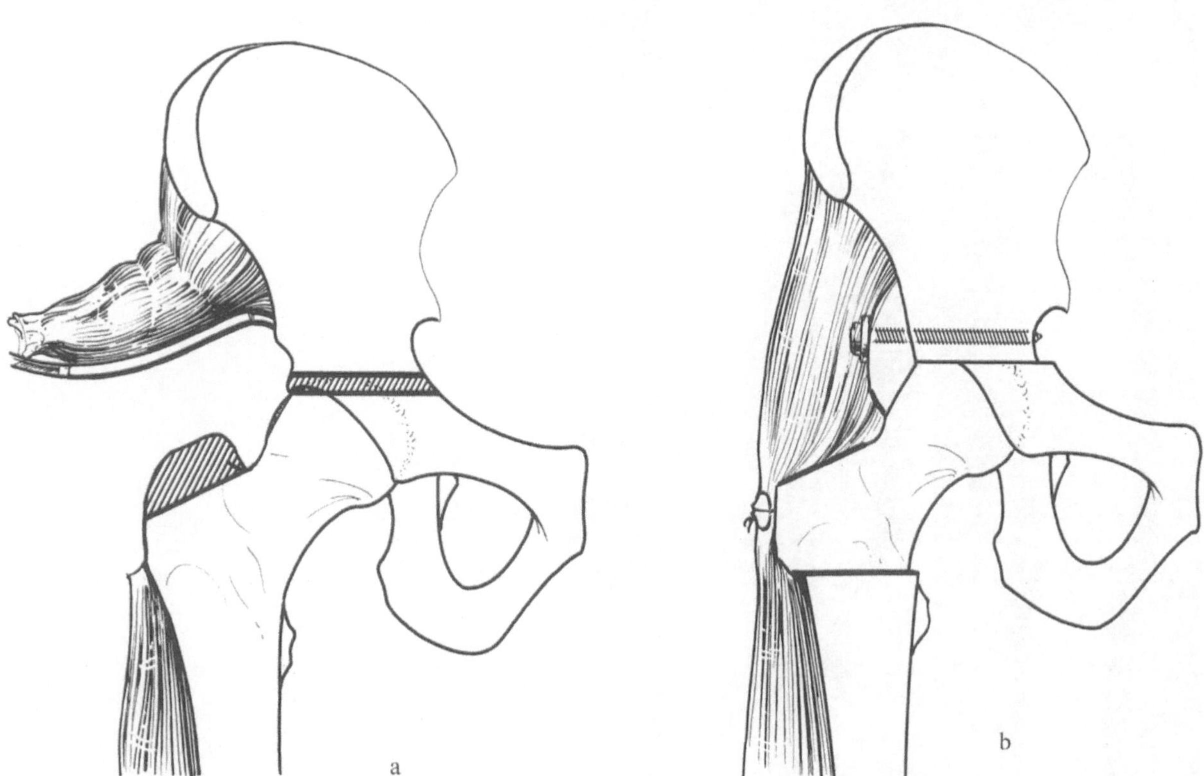

Abb. 88. *Hüftarthrodese Typ I.* Anfrischungsarthrodese mit IO. Trochanter major als iliofemoraler Span mit einer Zugschraube am Becken fixiert. Keine Ablösung des Vastus lateralis

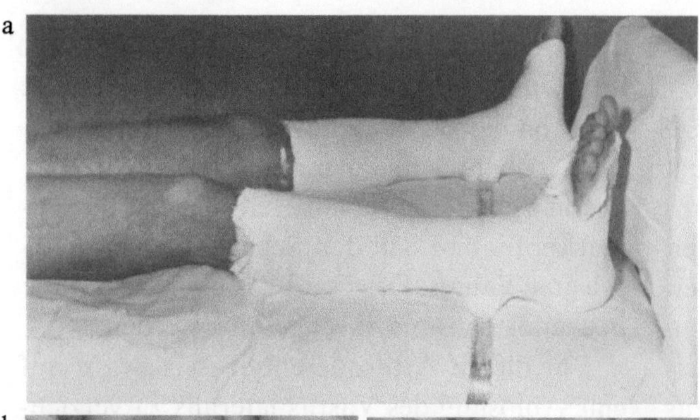

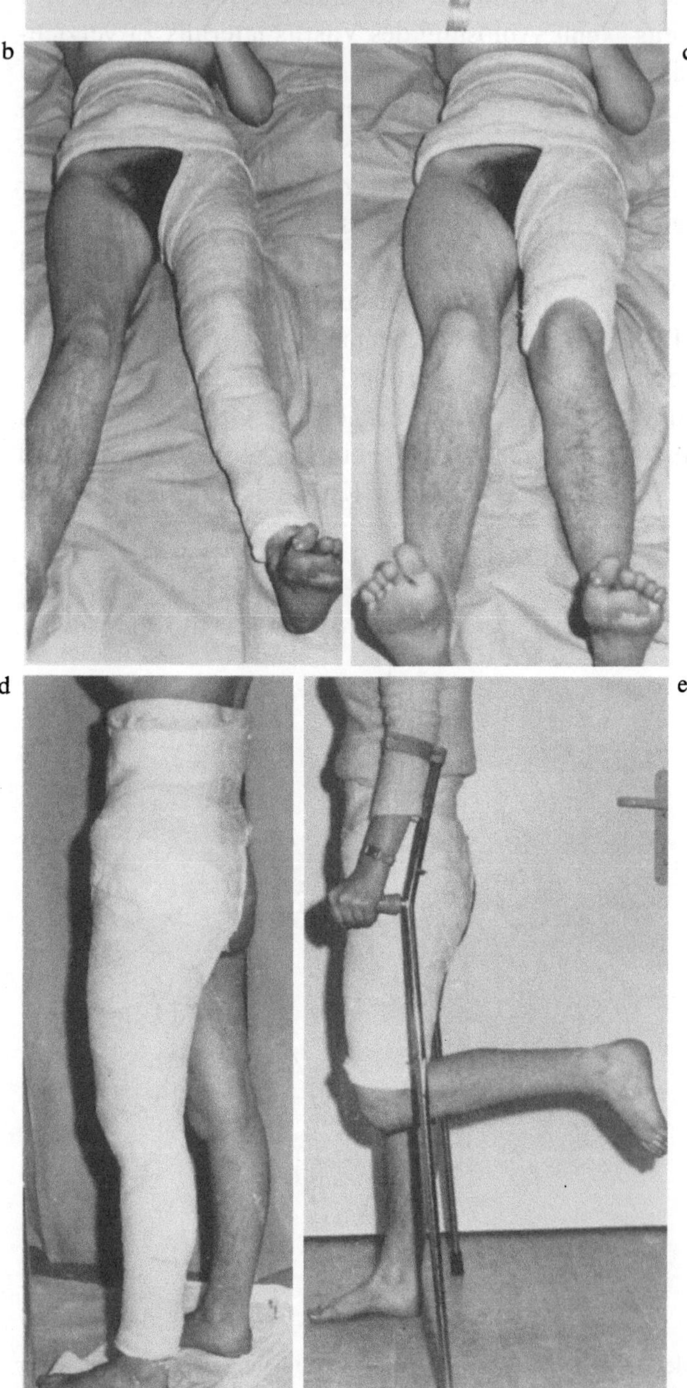

Abb. 89. *Nachbehandlung mit Gipsverband*

a) Postoperativer Gipsverband mit leichter Abduktion

b und d) 2 Wochen postoperativ: Beckenbeingipsverband: im Liegen (b), im Stehen (d)

c und e) 4 Wochen postoperativ: Gipshose im Liegen (c), im Stehen (e)

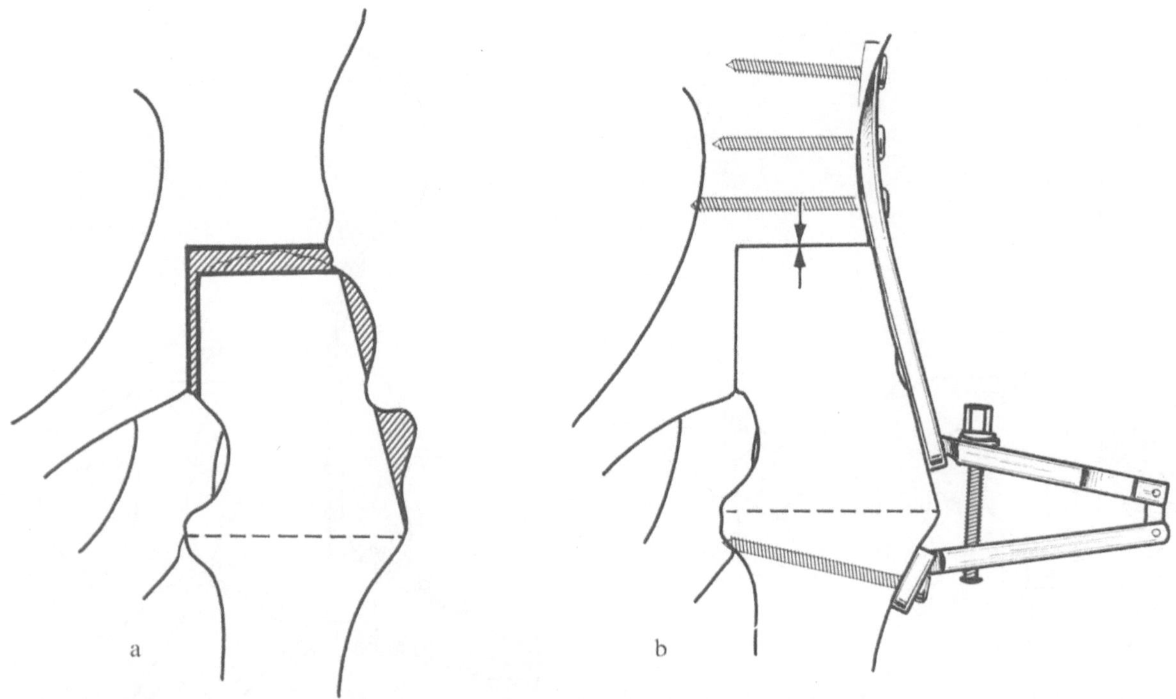

Abb. 90. *Hüftarthrodese Typ II ohne Beckenosteotomie*. Nach Anfrischung der Gelenkkörper und Abtragung des lateralen Schenkelkopfes und der Trochantergegend (a) wird eine gerade Platte am Becken fixiert und mit dem speziellen Spanner unter Druck gesetzt (b): dann IO

wird das Bein um 10° mehr als die gewünschte Stellung abduziert. Dann Aufstehen und Gehen mit Stöcken, wobei auf der operierten Seite ein Abrollen des Fußes erlaubt ist (Abb. 89b und d). Vier Wochen postoperativ, Kürzung des Gipsverbandes bis knapp oberhalb des Kniegelenkes und aktive und passive Übungen des Kniegelenkes (Abb. 89c und e). Entlassung 12 Wochen nach der Operation: Gipsabnahme und Röntgenkontrolle. Bei knöcherner Abheilung von HA und IO, gipsfreie zunehmende Belastung während 6 Wochen, dann erneute Röntgenkontrolle.

5.2. Hüftarthrodese vom Typ II

Bei diesem Typ werden nach der Anfrischung die zu verknöchernden Gelenkkörper mit einer Platte ruhiggestellt; zusätzlich wird eine IO durchgeführt (Abb. 90–91).

Diese HA kann ebenfalls mit oder ohne Beckenosteotomie durchgeführt werden. Sie war eine Übergangsphase zur HA mit stabiler Osteosynthese. In unserem Krankengut haben wir 20 HA von diesem Typ gefunden.

Noch heute ist diese Methode besonders wertvoll bei folgenden Indikationen:

- Gewinn an Beinlänge (Coxa vara, idiopathische oder posttraumatische Femurkopfnekrose): durch Valgisation wird eine Verlängerung des proximalen Femurendes erreicht und nach Durchführung der IO ergibt sich ein Gewinn an Beinlänge.
- Wenn durch die Platte nur eine Abstützungsfunktion erwünscht ist (nach Reposition einer hohen kongenitalen Luxation).
- Bei gewissen Fällen von Girdlestone-Hüfte (GH), um zu verhindern, daß der in der Pfanne eingestellte Trochanter major wieder herausspringen kann.

Will man an Beinlänge gewinnen, so wird die Beckenosteotomie wie beschrieben ausgeführt, jedoch in Adduktionsstellung des Beines. Dabei steht der Schenkelhals in einer Valgusstellung, so daß nach der IO eine Beinverlängerung erreicht wird. Nach der Beckenosteotomie wird der Trochanter major abgetragen, die Pfannendachecke etwas geglättet um eine bessere Anpassung der dicken 6-Lochplatte zu ermöglichen. Die Platte wird mit mindestens 3

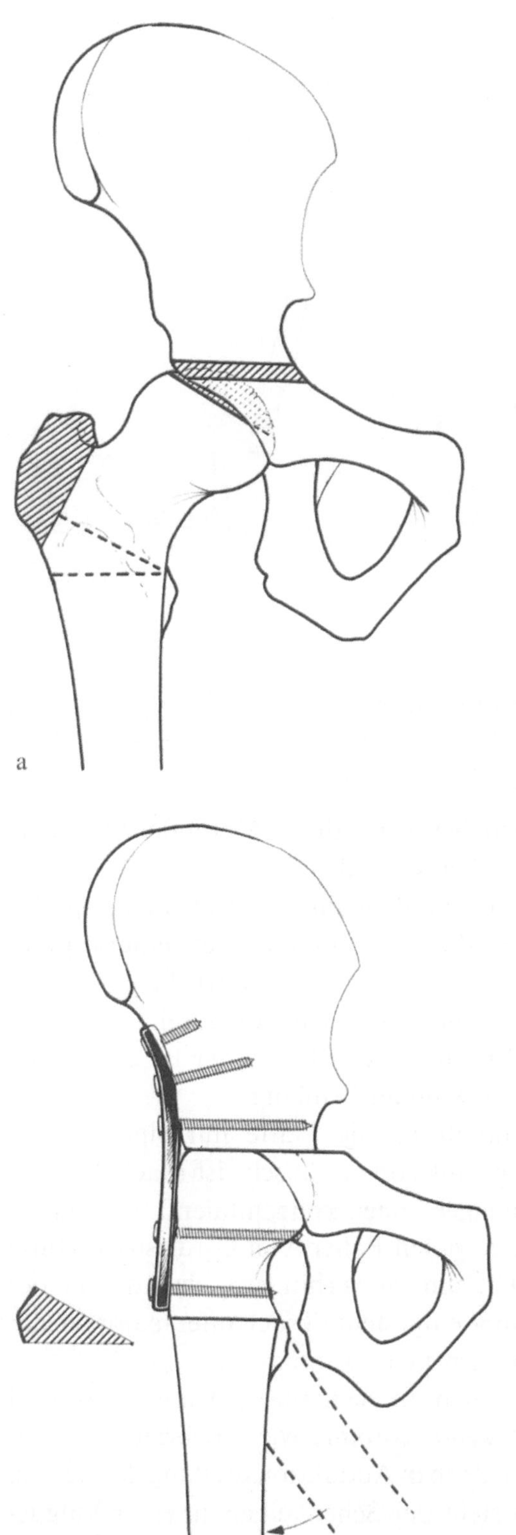

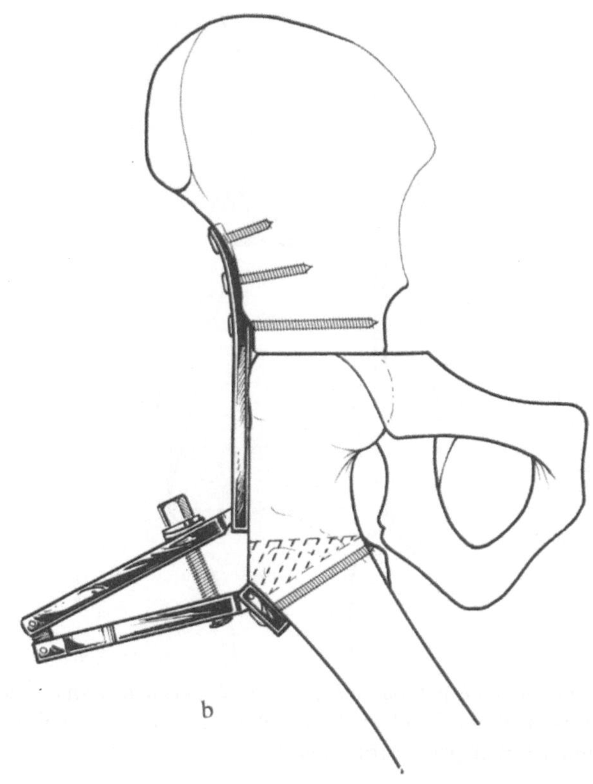

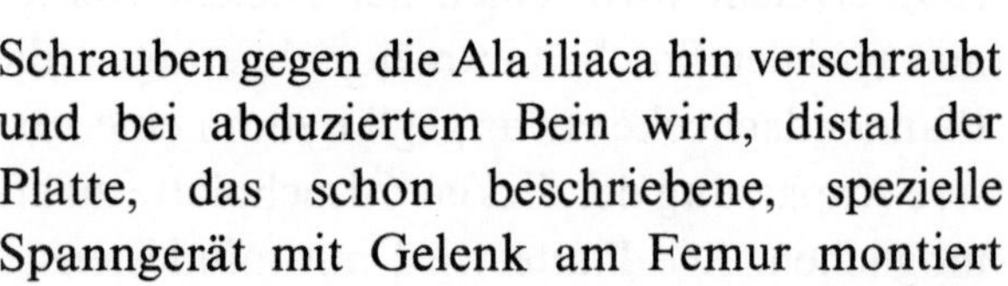

Abb. 91. *Hüftarthrodese Typ II zur Beinverlängerung*

a) Trochanterabtragung, Beckenosteotomie, Abtragung einer kleinen Scheibe des Schenkelkopfes bei Adduktionsstellung des Beines

b) Durch Adduktionsstellung des Beines resultiert eine Valgusstellung des Schenkelhalses. Anbringen der Platte, die unter Druck gesetzt wird

c) IO unter Entnahme eines kleinen lateralen Keiles zur Korrektur der Adduktionsfehlstellung

Schrauben gegen die Ala iliaca hin verschraubt und bei abduziertem Bein wird, distal der Platte, das schon beschriebene, spezielle Spanngerät mit Gelenk am Femur montiert und an der Platte eingehakt. Der angefrischte Femurkopf wird dadurch gegen die Beckenosteotomiefläche des Iliums gepreßt. Es resultiert eine Druckosteosynthese. Nach Fixation der Platte mit den letzten distalen Schrauben wird die intertrochantere quere Osteotomie ausgeführt. Durch Entnahme eines kleinen lateralen Keiles wird die Adduktionsfehlstellung des Beines korrigiert und dadurch 2–3 cm Beinlänge gewonnen (Abb. 91).

Nachbehandlung: Gleich wie beim Typ I. Die HA vom Typ I und II, die eine längere Gipsfixation erfordern, sind deswegen eher bei jüngeren Patienten geeignet.

5.3. Hüftarthrodesen vom Typ III

Die Doppelplattenarthrodese mit oder ohne Beckenosteotomie wurde von MÜLLER schon 1953 empfohlen (Abb. 47). Sie war die erste HA mittels stabiler Osteosynthese. Sie wurde in unserem Krankengut bei 108 Patienten ausgeführt. Sie erlaubte eine Frühmobilisation, war deswegen beim älteren oder alten Patienten indiziert. In ihrer Wirkung ist sie mit der HA mit Kreuzplatte, durch welche sie jetzt vollständig ersetzt wurde, identisch. Sie ist nur noch ausnahmsweise indiziert, kann aber in folgenden Situationen gute Dienste leisten:

a) bei Pseudarthrose nach Kreuzplattenarthrodese
b) wenn eine Kreuzplattenarthrodese aus technischen Gründen (infolge Trauma sehr veränderte anatomische Verhältnisse, steile Ala) nicht möglich ist, oder wenn der Knochen unmittelbar cranial der Osteotomiefläche keinen genügenden Halt bietet für die Fixation der Kreuzplatte.

Nachbehandlung: Kein Gipsverband, Quadrizepsübungen und sofortige Mobilisation des Kniegelenkes. Aufstehen nach 10 Tagen. Gehen mit zwei Stöcken während 3 Monaten mit langsam zunehmender Belastung. Röntgenkontrolle und bei vollständigem knöchernem Durchbau volle Belastung.

5.4 Hüftarthrodese vom Typ IV

Die von SCHNEIDER in der Schweiz entwickelte HA mit Kobradruckplatte oder Kreuzplatte ist eine Verfeinerung der MÜLLERschen Doppelplattenarthrodese. Sie wird fast immer mit Beckenosteotomie kombiniert und je nach anatomischer Beziehung zwischen Femurkopf und Pfanne mit kleiner, mäßiger oder starker medialer Verschiebung. Sie ist seit 1967 die Methode der Wahl (258 Fälle in unserem Krankengut) (Abb. 92–93).

Sie weist folgende Vorteile auf:

a) große Spongiosakontaktflächen,
b) gute Stabilität;
c) keine postoperative Gipsfixation, keine Ruhigstellung, sondern Frühmobilisation und Übungsbehandlung. Deswegen kennen wir die früher so gefürchtete Komplikation der Kniesteife nicht mehr. Auch ist das Frühaufstehen besonders beim älteren Patienten in bezug auf Kreislauf, Atemfunktion, Dekubitusgefährdung von größter Wichtigkeit;
d) kurze Hospitalisationsdauer (2–3 Wochen).

Durch die mäßige bis starke Medialverschiebung nach Beckenosteotomie erreichen wir eine bessere Verteilung der auf das Beinskelet wirkenden Kräfte durch Verkleinerung des Hebelarmes (Abb. 94–97).

Nochmals soll betont werden, daß die Operationsbelastung größer ist und daß dieser Eingriff wegen der schwierigen Technik nur vom Geübten durchgeführt werden kann.

Nachbehandlung: Lagerung in einer Schaumgummischiene. Sofortige Quadrizepsübung und Mobilisation des Kniegelenkes. 5 Tage Bettruhe, dann aufstehen und gehen mit zwei Krückstöcken mit Entlastung, aber mit Auftreten des Fußes. Progressive Belastung bis zur vollen Belastung in 3 Monaten. Die nach 3 Monaten durchgeführte Röntgenkontrolle zeigt fast immer einen vollständigen primären knöchernen Durchbau; eine fibröse Ankylosierung ist außerordentlich selten (Abb. 113).

5.5 Atypische Hüftarthrodesen

Fast alle HA können mittels Kreuzplatte oder einer der schon erwähnten Techniken gemacht

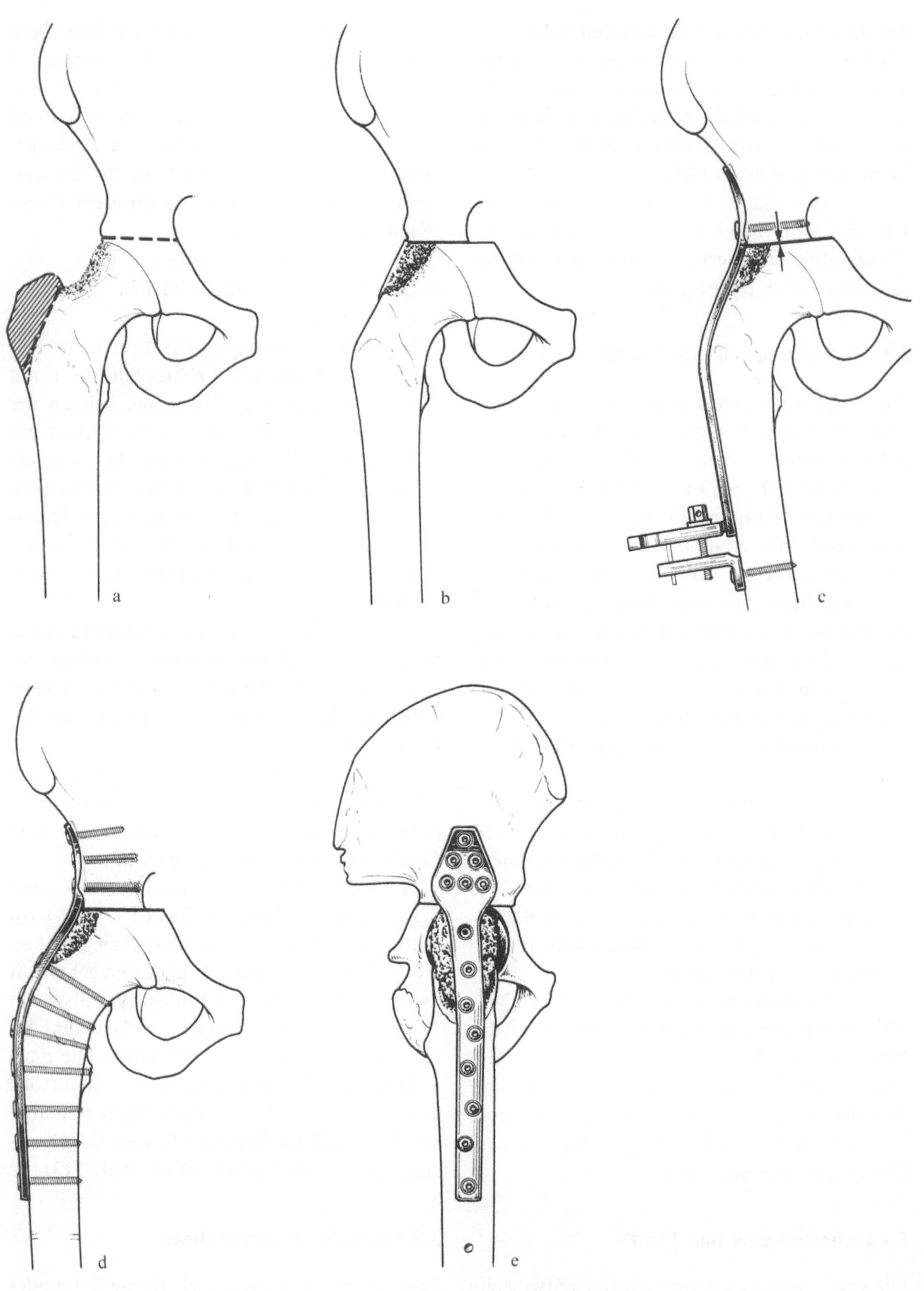
a
b
c
d
e

Abb. 92f und g

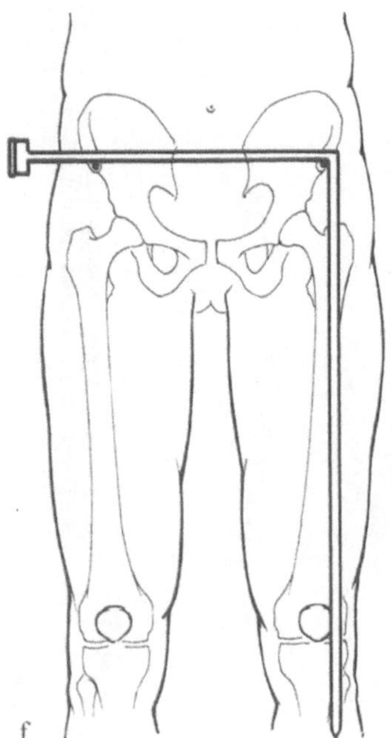

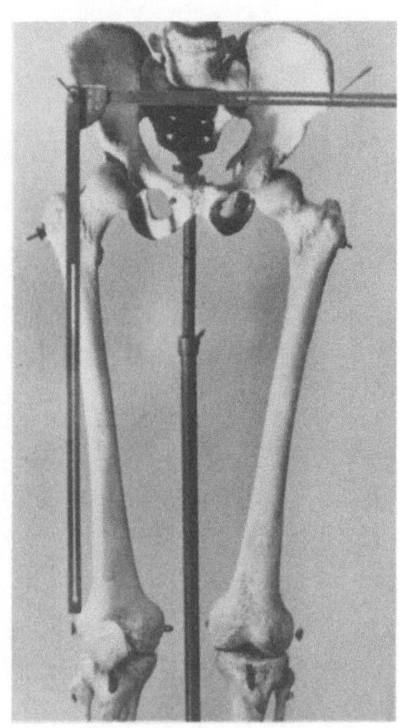

◁

Abb. 92. *Operationstechnik der HA Typ IV (Kreuzplattenarthrodese)*

a) Abtragung des Trochanter major-Massivs, Anfrischung des lateralen Schenkelhalses. Beckenosteotomie

b) Bei größerer Verschiebung des Schenkelkopfes nach medial wird das angefrischte Trochantermajormassiv in die Höhle zwischen angefrischtem Schenkelhals und Kreuzplatte eingelegt

c) Anpassung der Kreuzplatte (nach evtl. Anmodellierung mit der Biegepresse oder mit Schwenkeisen). Vorläufige Fixation der Platte mit 1 Corticalisschraube (durch das mittlere Loch des Kreuzplattenkopfes) 1 cm cranial der Beckenosteotomie in der Mitte des Pfannendaches. Die Platte wird mit dem AO-Spanner leicht unter Spannung gesetzt.

d) Fixation der Platte: zunächst Fixation der proximalen Schrauben am Pfannendach. Einlegen des angefrischten Trochantermajormassivs in die Höhle zwischen angefrischtem Schenkelhals und Platte. Anspannen der Platte bis beide Osteotomieflächen ineinander gestaucht sind. Erneute Kontrolle der Stellung mit dem Spezialgerät: bei korrekter Stellung sollte der Winkel zwischen Spinae iliacae und Verbindungslinie Spina iliaca-epicondylus femoralis lateralis 90° betragen. Bei korrekter Stellung (Neutralstellung oder Adduktion bis 5°) liegt der untere Schenkel des Zielgerätes am lateralen Patellarand an. Einsetzen aller Schrauben am Femurschaft. Funktionelle Beinverkürzung 0 – 1 cm

e) Lage der Kreuzplatte von lateral gesehen

f) Anbringen des Spezialzielgerätes für HA (die in den Spinae ventrales angeschlagenen Kirschnerdrähte sind die Bezugspunkte). Um eine Neutralstellung, was Ab- und Adduktion anbelangt, zu erreichen, muß der senkrechte Schenkel nach Fixation der Platte, d.h. am Ende des Eingriffes, den lateralen Patellarrand berühren. Vor dem Anspannen der Platte wird die Stellung kontrolliert: Rotation, Flexion; Adduktion (10 – 15°). Eine ideale Flexion wird durch Unterlegen eines zusammengerollten kleinen Abdecktuches erreicht. Bei korrekter Adduktion ist das operierte Bein funktionell 4 – 5 cm kürzer als das andere

g) Anbringen des Spezialzielgerätes, am Skeletmodell demonstriert

werden. In Ausnahmefällen aber, so z.B. bei der Infekt- oder GH, nach Entfernung einer Hüftalloplastik, bei hoher kongenitaler Luxation, nach gewissen Luxationsfrakturen, bei in Fehlstellung fast voll ankylosierten Hüften, stehen uns noch folgende Möglichkeiten zur Verfügung:

5.5.1 Hüftarthrodese bei Coxitis

Die klassische Behandlung des Infektes im Hüftbereich war: Bekämpfung des Infektes,

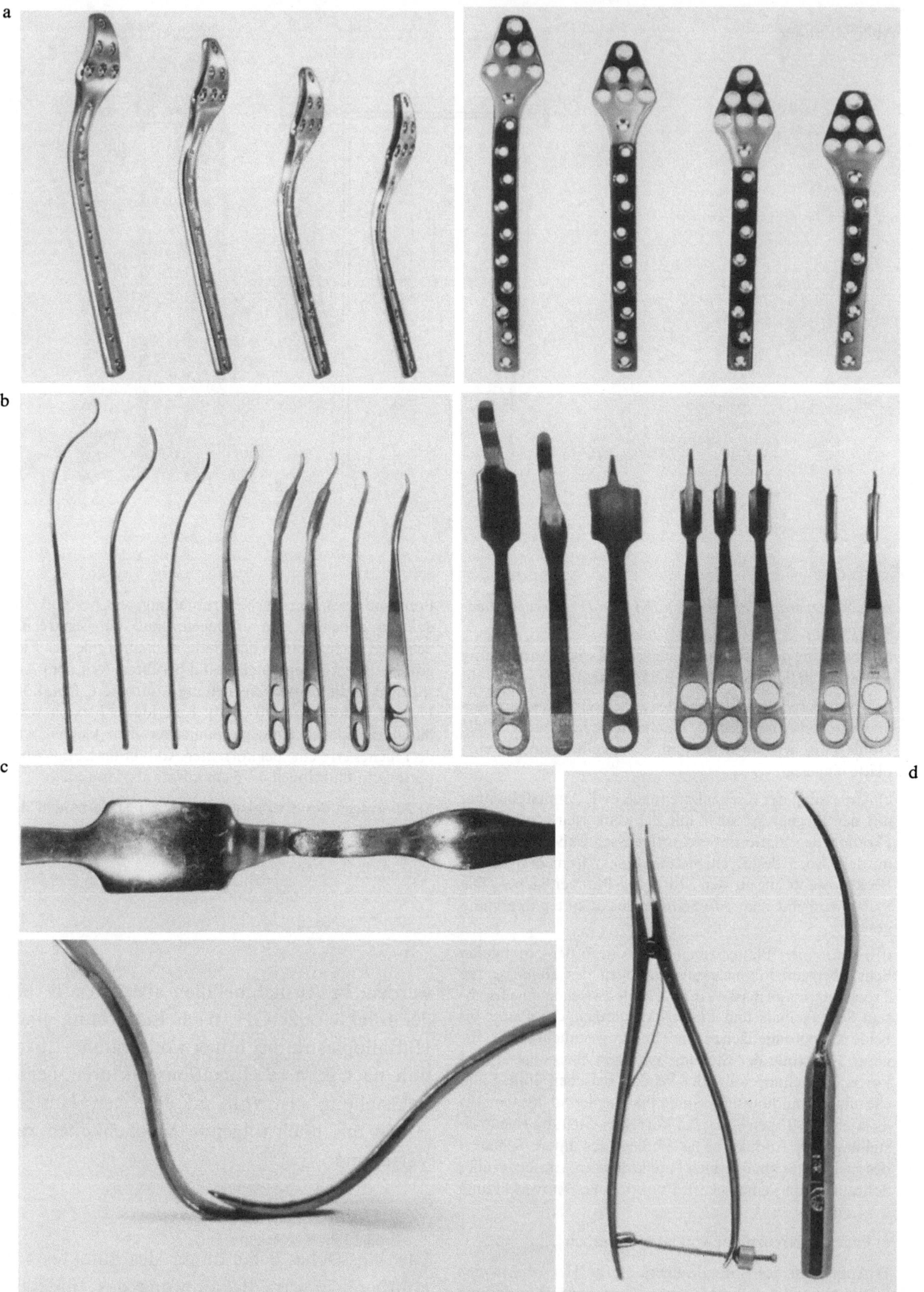
a
b
c
d

e

f

g

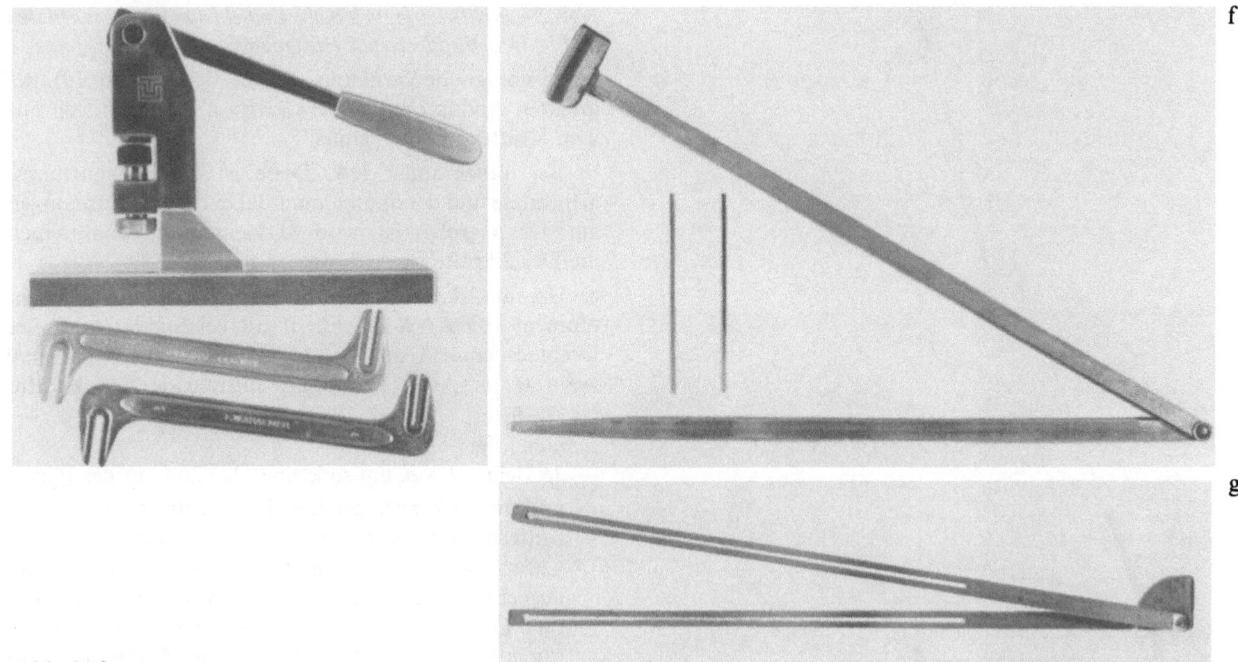

Abb. 93f–g

dann in einem zweiten Schritt mit mehr oder weniger großem Zeitabstand Ausführung der Arthrodese. Unsere Konzeption ist die folgende: Bekämpfung des akuten virulenten Infektes durch Sequesterotomie, Drainage und Antibiotikatherapie. Dadurch kommt es selten zur Ausheilung; der akute Infekt wird zum blanden Infekt.

Beim blanden Infekt führen wir heute, ähnlich wie bei den infizierten Pseudarthrosen, gleichzeitig die Ausräumung des Infektes und die Stabilisierung, d.h. die HA durch. In solchen Fällen ist eine ausgedehnte Osteosynthese (z.B. mit einer Kreuzplatte) kontraindiziert; deswegen führen wir eine minimale Osteosynthese mittels Zugschrauben durch.

Technik: Sparsamer lateraler Zugang. Débridement und Sequesterentfernung, Knorpelentfernung. Osteosynthese mit zwei Spongiosazugschrauben: die eine geht unmittelbar unterhalb des Tuberculum inominatum durch Schenkelhals und Femurkopf ins Becken, die andere ebenfalls auf Höhe des Tuberculum inominatum rechtwinklig zur Femurachse durch den Adamsbogen in den Schambeinast. Bei dieser Technik ist eine Ablösung des Vastus lateralis nie erforderlich (der Vastus lateralis wird in Höhe des Trochanter minor, wo die IO durchgeführt wird, nur gespalten). Wichtig ist eine gute Drainage der Wunde.

◁

Abb. 93. *Wichtige Instrumente bei der HA mit der Kreuzplatte*

a) Verschieden lange Kreuzplatten von der Seite und vorne

b) Verschiedene Hohmannhebel: stumpfe, „gerippte" Hebel; breiter sog. „Schaufel-Hohmann"; verschieden breite, spitze Hebel

c) die zwei aufeinanderstehenden stumpfen Hohmannhebel (von oben und von der Seite gesehen) erlauben eine gefahrlose Beckenosteotomie

d) rechts: sog. „Carosserie-Hebel" aus Vanadium, links Spreizzange

e) Plattenbiegeinstrumente: oben Biegepresse, unten Schwenkeisen

f) Zielgerät und Kirschnerdrähte

g) Das von MÜLLER verfeinerte Instrument (Rinnen für die Kirschnerdrähte und eingebauter Winkelmesser)

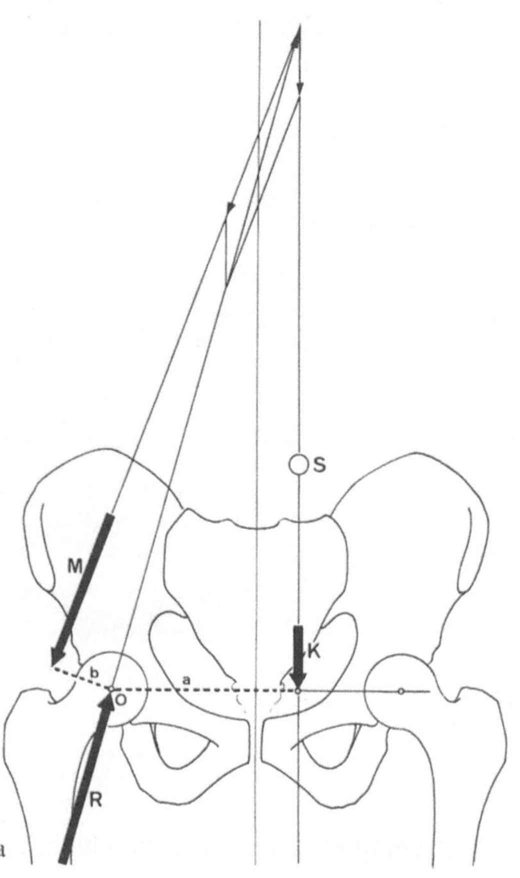

Abb. 94. *Kräftezerlegung beim Einbeinstand beim normalen und beim arthrodesierten Hüftgelenk*

a) Physiologische Verhältnisse: a : b = 3 : 1 (s. Abb. 19). Bei intakten Abduktoren ist $M \times a = b \times K$. *R* ergibt sich aus dem Kräfteparallelogramm

b) Bei iliofemoraler HA. Diese ist eine Zuggurtungsarthrodese und der Span nimmt dabei die Zugspannungen auf. Da *b* größer ist, wird $\vec{M}$ kleiner und damit auch die Druckkräfte im Arthrodesenspalt

c) HA mit Kreuzplatte *ohne* Beckenosteotomie. Drehmoment von $\vec{K} = \vec{K} \times a$. Für 0 gilt bei Stabilität: $\sum$ der Drehmomente $= 0 \rightarrow a \times \vec{K} + \vec{M} \times b = 0$. $\sum$ der Kräfte $= 0 \rightarrow \vec{K} + \vec{M}$ im Arthrodesenspalt auftretende Druckkräfte $(\uparrow\uparrow\uparrow) = 0$.

Daraus folgt:

— Je kleiner $\vec{K} \times a$, um so kleiner *M* (Zug auf der Platte) und um so kleiner der Druck im Arthrodesenspalt

— Entfernt man die Platte: a) die Zugkräfte müssen entweder von wieder hergestellter Abduktorenwirkung ausgeübt werden oder b) es entstehen zusätzliche Zug- und Druckspannungen im arthrodesierten Knochen (diese Kräfte im System Abduktoren-Arthrodese sind kaum genau zu erfassen oder zu messen; es lassen sich nur semiquantitative Aussagen machen)

d) HA mit Kreuzplatte und Beckenosteotomie mit medialer Verschiebung des distalen Beckenanteils. Infolge Ver-Verkleinerung von *a* wird der Drehmoment im Punkt 0 verkleinert; somit Verkleinerung (proportional) aller Zug- und Druckkräfte in der Arthrodese. Durch Medialverschiebung wird *K* auf verkürztem Hebel (*a*) verteilt, was zur Mehrbelastung führt (besonders auch des lateralen Femurs)

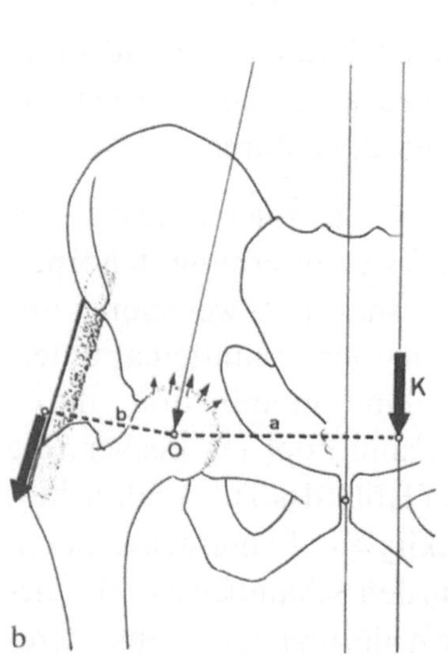

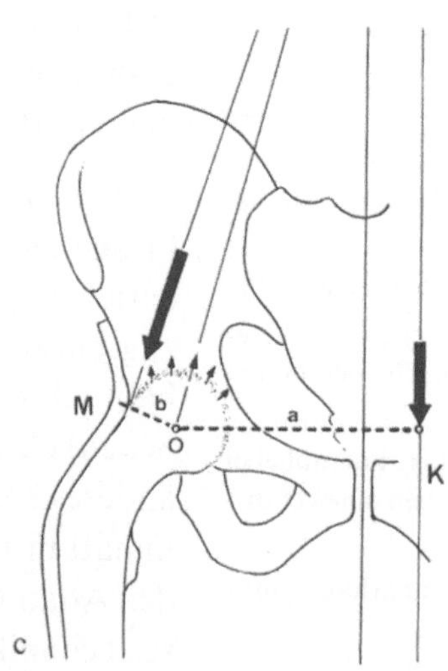

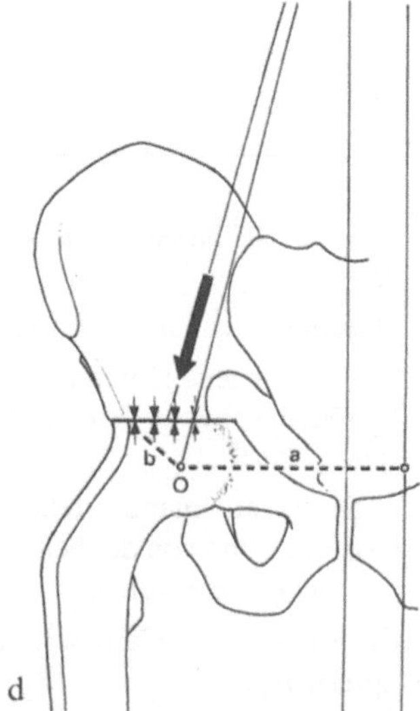

Abb. 95 – 97. *Verschiebung des Schenkelkopfes nach medial nach Beckenosteotomie* ▷

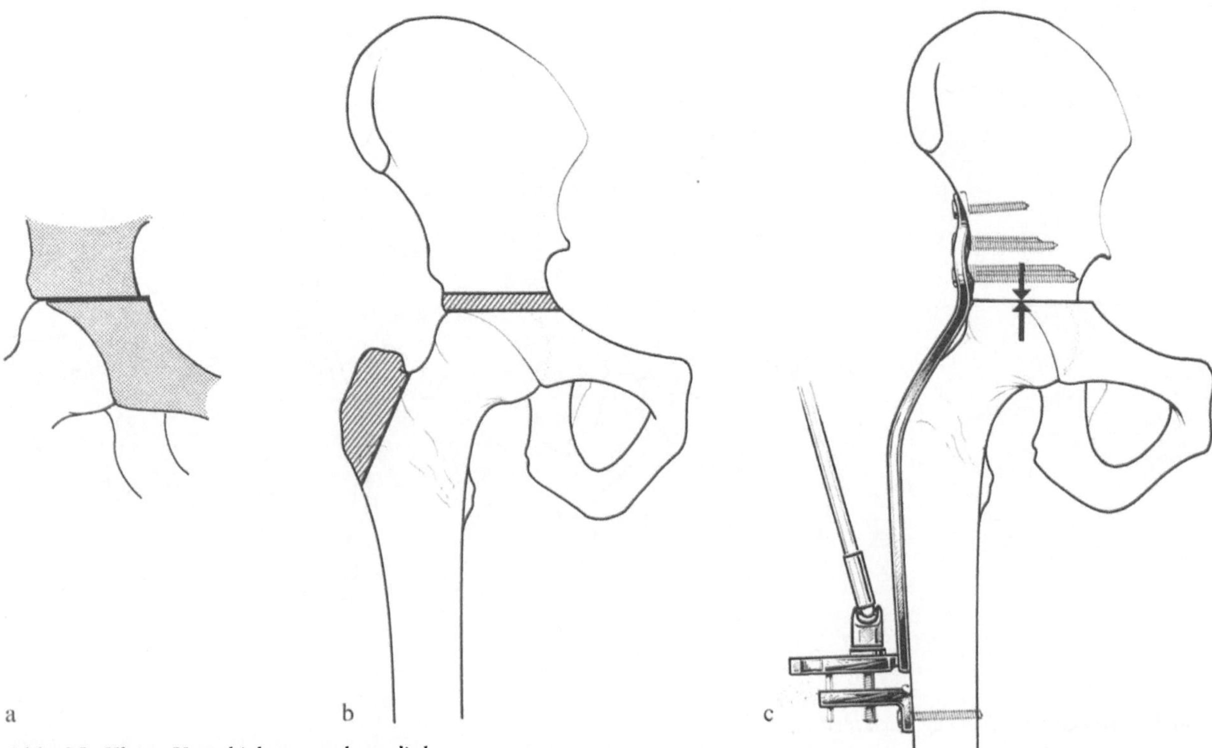

Abb. 95. *Kleine Verschiebung nach medial*

a) Schematische Darstellung der Verschiebung nach medial

b) Liegt der Schenkelkopf vollständig in der Hüftgelenkspfanne, genügt eine kleine Verschiebung

c) Große Kontaktflächen. Die Platte liegt überall auf dem Knochen auf

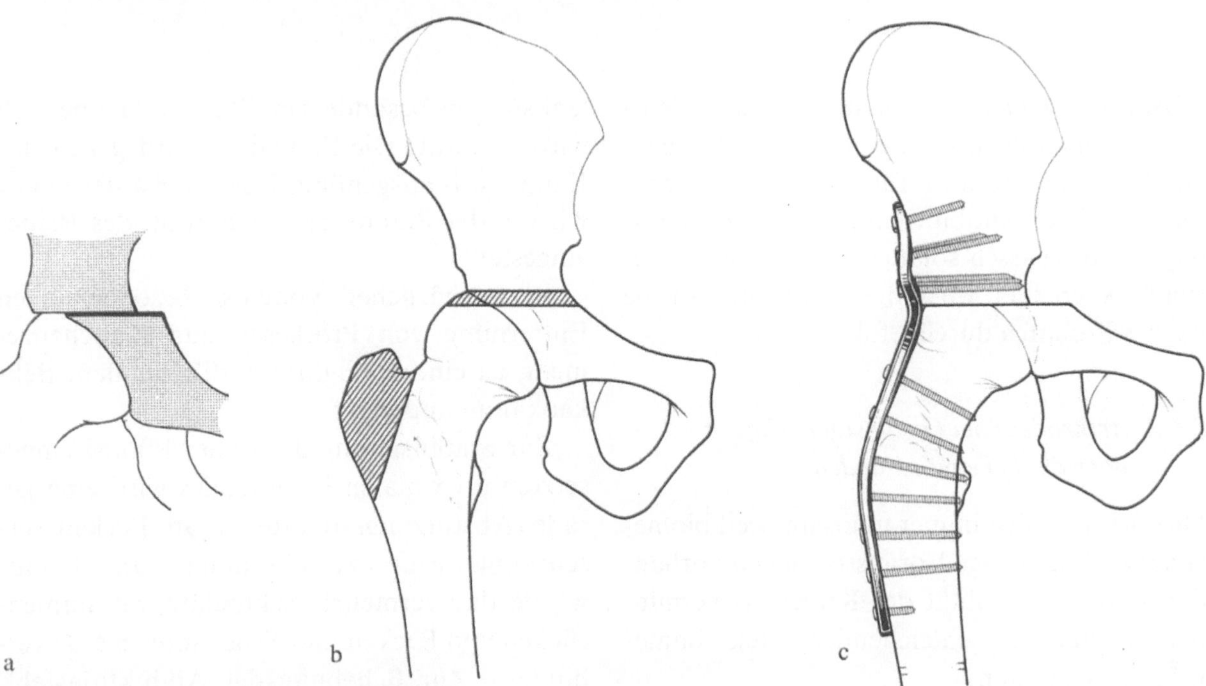

Abb. 96. *Mittlere Verschiebung nach medial*

a) Schematische Darstellung der Verschiebung

b) Bei Subluxation des Schenkelkopfes ist eine stärkere Verschiebung nötig, um eine volle Überdachung des Schenkelkopfes zu bekommen

c) Die zurechtgebogene Platte liegt direkt am Knochen an

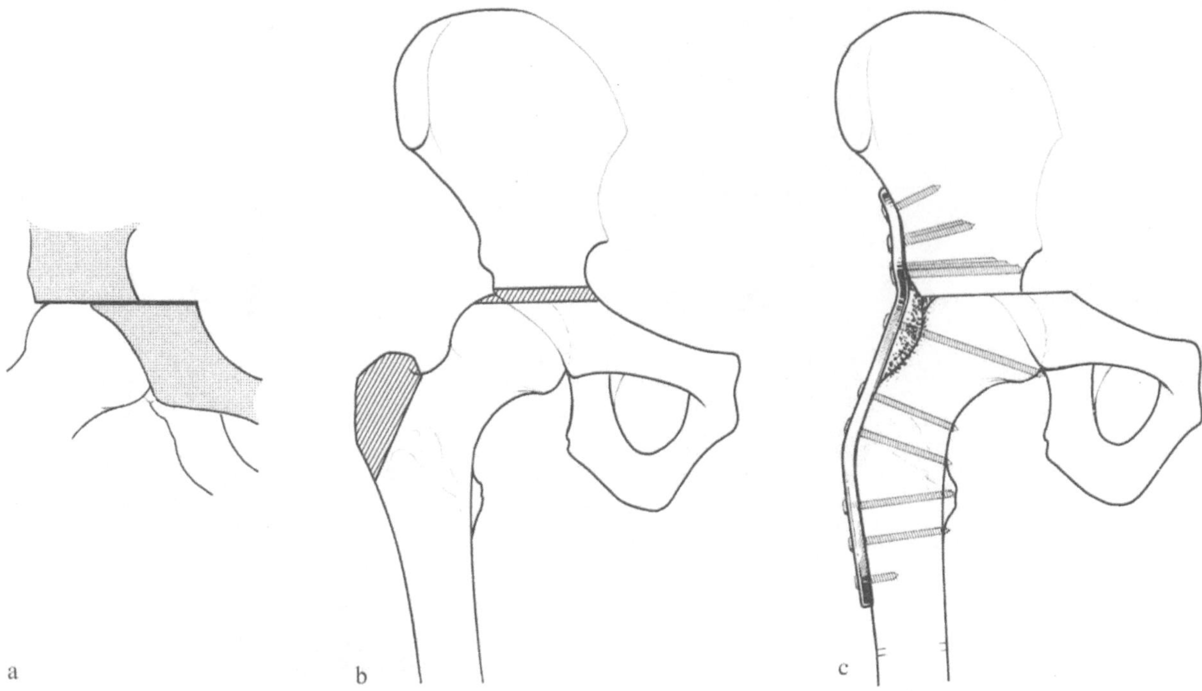

Abb. 97. *Starke Verschiebung nach medial*

a) Schematische Darstellung der Verschiebung

b) Subluxierender Kopf. Beckenosteotomie und Abtragung des Trochantermassivs

c) Liegt die Platte am Knochen nicht genau an, so wird die Höhle zwischen Schenkelhals und Platte mit dem angefrischten Trochantermassiv gefüllt

Nachbehandlung: „Gipsstiefel" für 3 Wochen, dann Beckenbeingips für 4 – 6 Wochen, anschließend Gipshose für weitere 6 Wochen. Dazu gezielte Antibiotikatherapie. Die Drainage wird belassen solange eine Sekretion besteht. Auch hier wird die Röntgenkontrolle nach 3 Monaten durchgeführt.

5.5.2. Arthrodese bei Girdlestone-Hüften oder ähnlichen Zuständen

Dieser Eingriff ist immer mühsam, weil biomechanisch ungünstige Voraussetzungen vorhanden sind, die Vitalität des Knochens vermindert ist und ein schleichender Infekt immer möglich sein kann.

Technik: Sparsamer lateraler Zugang. Ablösung der Muskulatur am Trochanter major, der selbst angefrischt wird zu einem rein spongiösen Konuszapfen. Der Knorpel der Hüftgelenkspfanne besonders im Pfannendachbereich wird entfernt. Die Spongiosa wird gegen das Ilium etwas ausgehöhlt. Der Trochanter major wird in der Pfanne bei Abduktion des Beines eingestellt.

Bei zu spärlicher Spongiosa, besonders nach Entfernung von Prothesen und Knochenzement, ist eine Spongiosaplastik aus dem Bekkenkamm angezeigt.

Zur Stabilisierung des in der Pfanne eingesetzten proximalen Femurendes wird eine gerade (Abstützungs-)Platte nur am Becken verschraubt. Eine Verschraubung am Femur würde das vermehrte sekundäre Zusammenrücken von Becken und Trochanter major verhindern. Zur Behebung der Abduktionsfehlstellung kann eine subtrochantere Osteotomie entweder primär oder sekundär angefügt werden. Im letzteren Fall wird das Bein nach Einstellung des Trochanter major in der Pfanne in Abduktion belassen und ein entsprechender Beckenbeingips primär angelegt. Die Korrekturosteotomie, subtrochanter, wird erst nach 6 Wochen Bettruhe ausgeführt (Abb. 98).

Wird ein *Infekt* vermutet, so führt man die *Osteotomie* aus, jedoch nicht vom gleichen lateralen, sondern *von einem zweiten, rein ventralen Zugang* her.

Nachbehandlung: Wurde die subtrochantere Osteotomie primär ausgeführt, so ist die Nachbehandlung dieselbe wie beim Typ I und II.

Im zweiten Fall wird die Gipshose 6 Wochen lang belassen bis zur Ausführung der sekundären subtrochanteren Osteotomie. Danach wird das Bein in die Funktionsstellung gebracht, d.h. adduziert, und ein neuer Beckenbeingips angelegt. Der Patient kann nach 6–8 Tagen aufstehen. Die Gipshose wird bis oberhalb des Knies 4 Wochen nach der Osteotomie gekürzt. Die Gipsabnahme erfolgt 16 Wochen nach der Arthrodese.

5.5.3. Hüftarthrodese beim luxierten hochstehenden Femurkopf

In diesen speziellen Fällen sind zwei Probleme im Vordergrund:

a) der Kopf muß wieder in seine ursprüngliche Lage gebracht werden;
b) eine Reluxation muß verhindert werden.

Technik: Meistens sind zwei Schritte notwendig:

a) Suprakondyläre Steinmannextension durchschnittlich 10 Tage vor der geplanten HA: damit wird diese sehr erleichtert, da die Reposition kaum ernsthafte Schwierigkeiten bereitet und die Muskulatur nahezu wieder unter den postoperativen normalen Tonus gebracht wird (weniger Beschwerden der Patienten postoperativ). In gewissen Fällen wird die Reposition ebenfalls erleichtert durch eine Adduktorotomie.
b) Wie bei der Arthrodese bei GH wird dann eine nur im Becken fixierte Platte gebraucht

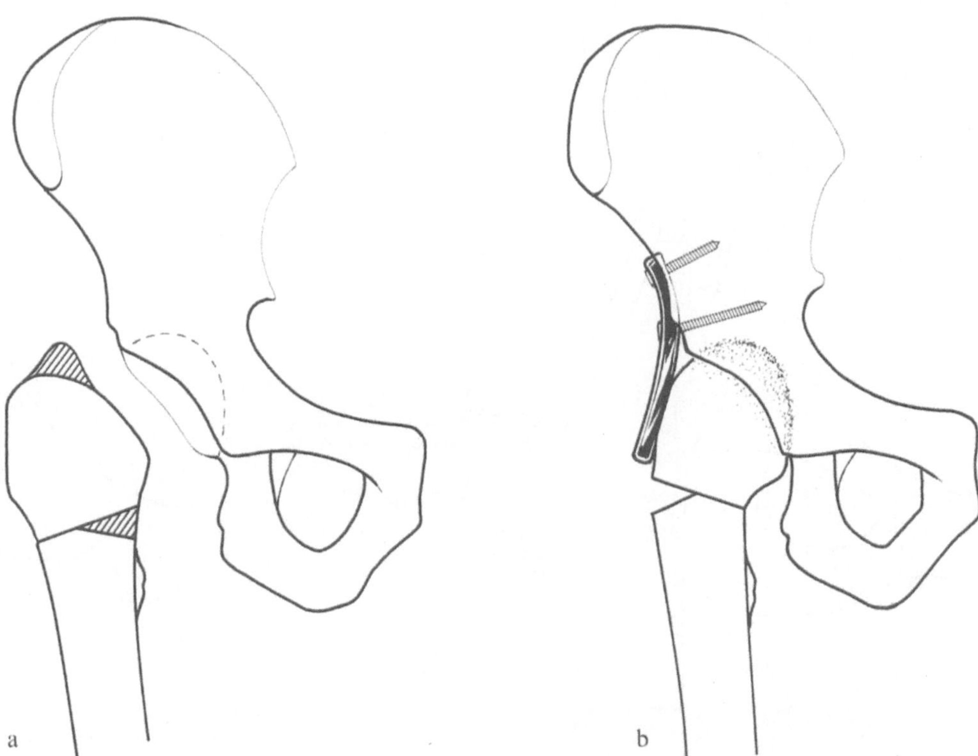

Abb. 98. *Arthrodese bei Girdlestonehüften*

a) Anfrischung des Trochanter major. Leichte Vertiefung der Pfanne

b) Verwendung einer geraden, nur am Becken fixierten Platte zur Abstützung des an der Pfanne angesetzten Femurendes. Subtrochantere Osteotomie zur Behebung der Abduktionsfehlstellung

Abb. 99. *Hüftarthrodese bei hochstehendem, luxiertem Femurkopf*

a) Zustand vor dem Eingriff

b) Nach Reposition in der ehemaligen Pfanne wird eine gerade Platte am Becken fixiert zur Verhinderung eines erneuten Heraustretens des Femurkopfes. Wird die Platte noch am proximalen Femurende fixiert, wird sie zuerst mit einem speziellen Spanngerät angespannt

c) Fixation des proximalen Femurendes am Becken mit der Platte. Flexibler Oberholzernagel zur Vermeidung einer Verschiebung auf Höhe der subtrochanteren Osteotomie

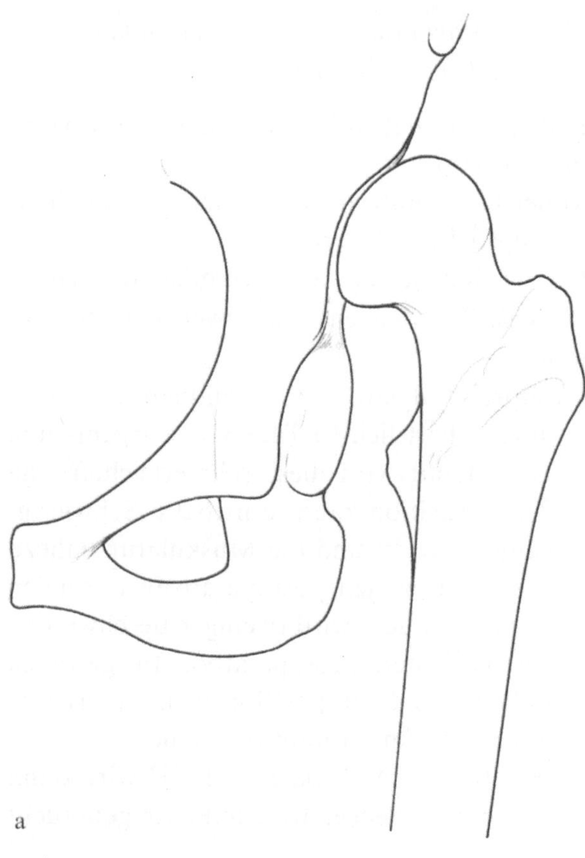

a

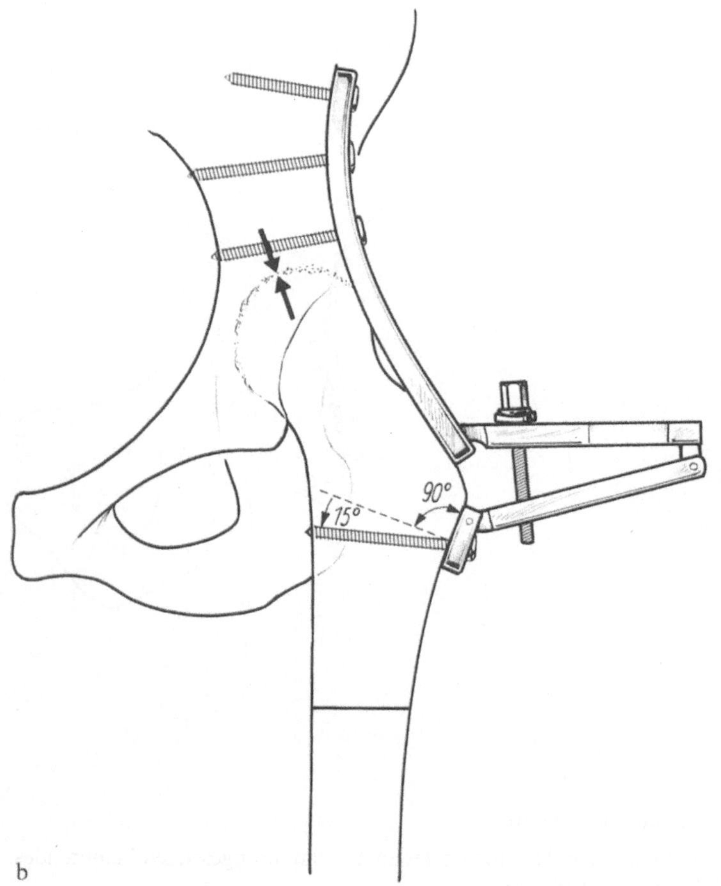

b

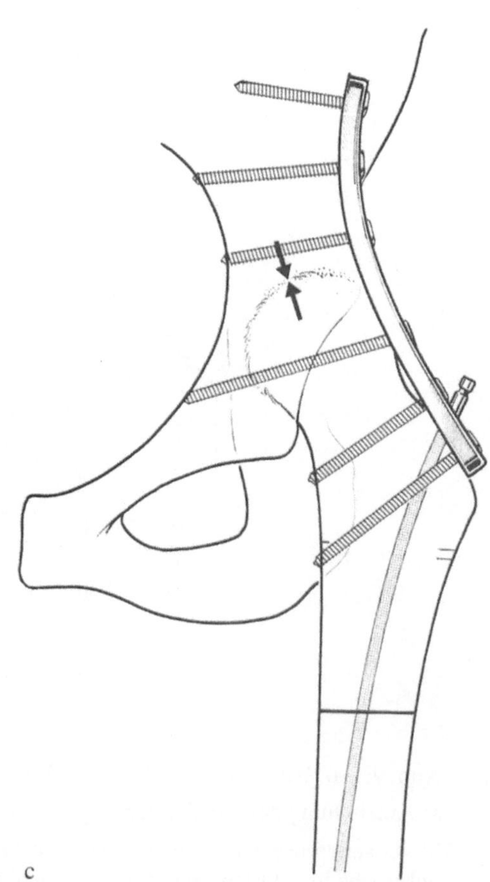

c

zur Verhinderung eines möglichen erneuten Heraustretens des reponierten Femurkopfes oder das proximale Femurende wird mit der Platte am Becken fixiert (Abb. 99).

Nachbehandlung: Wie beim Typ I.

5.5.4. *Hüftarthrodese bei unvollständiger schmerzhafter Ankylose der Hüfte (intertrochantere Valgisationsosteotomie)*

Diese HA ist eine Rarität. Sie kommt dann in Frage, wenn eine fast vollständige Ankylose der Hüfte mit Fehlstellung besteht. Durch die Valgisation werden noch nicht, oder nur zum Teil, ankylosierte Gebiete unter Druck gesetzt, was zum rapiden knöchernen Durchbau führt. Die IO ermöglicht eine gleichzeitige Korrektur einer evtl. Fehlstellung. Auch ist mit dieser Technik manchmal der Ausweg gefunden, um Patienten, die eine Versteifung primär ablehnen (obschon keine brauchbare Beweglichkeit des Hüftgelenkes mehr besteht) und für welche die HA die günstigste Operation wäre, indirekt unter dem Vorwand einer IO doch zur HA zu bringen. Wir haben mit dieser Methode gute Erfahrungen gemacht; nach erfolgter vollständigen Ankylose und damit verbundenen Schmerzfreiheit waren die Patienten immer zufrieden.

Technik: Diejenige einer normalen IO: lateraler Zugang zur Hüfte unter partieller Ablösung des Vastus lateralis. Darstellung der intertrochanteren Gegend. Durchführung der IO mit der oszillierenden Säge unter Berücksichtigung der gewünschten Korrekturen. Einschlagen der Platte. Die Osteotomieflächen werden dann mit Hilfe des angeschraubten Spanngerätes unter Druck gebracht und die Platte mit Schrauben fixiert. Anatomischer Wundverschluß nach Einlegen von zwei tiefen und eines oberflächlichen Redondrains (Abb. 100, 101).

Nachbehandlung: Quadrizepsübungen, 4 Tage Bettruhe, dann aufstehen und gehen mit

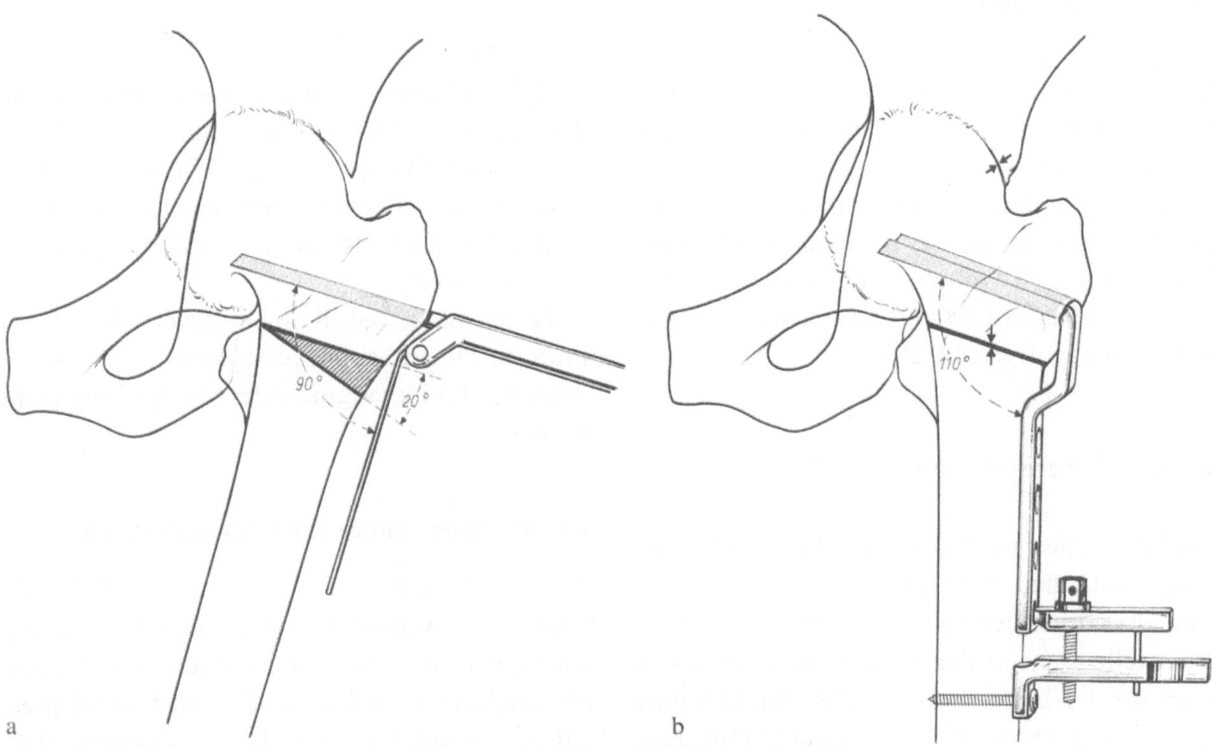

Abb. 100. *Intertrochantere Valgisationsosteotomie als Hüftarthrodese*

a) Valgisationsosteotomie, hier mit Korrektur von 20° (Keil mit lateraler Basis).

b) Unterdrucksetzung der Osteotomie, dann Verschraubung der Platte

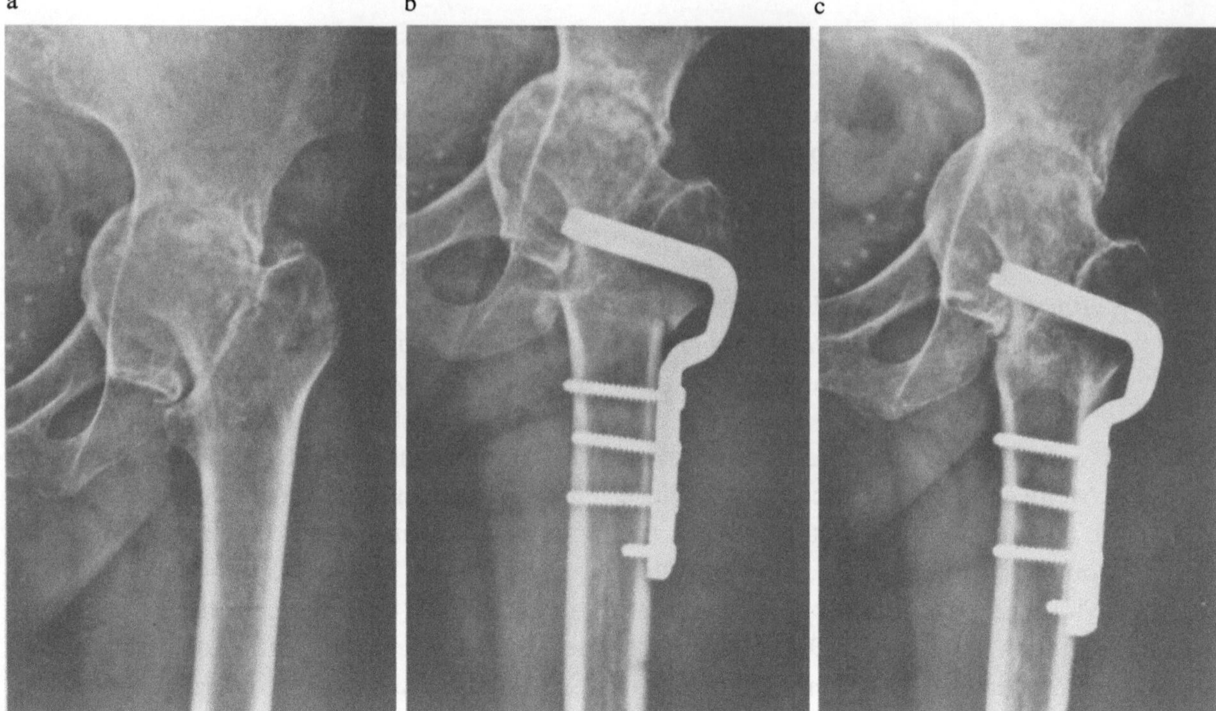

Abb. 101. *Valgisations-Intertrochantere Osteotomie als Hüftarthrodese.* W.A., ♀, 78 J., Nr. 145692

a) Schmerzhafte Teilankylose in Adduktionsfehlstellung und entsprechender Beinverkürzung von 3 cm

b) Zustand 3 Monate nach Valgisations-IO (20°) mit 100°AO-Winkelplatte

c) 11 Monate nach IO: Osteotomie durchgebaut. Hüfte vollständig versteift in idealer Stellung. Keine Beinlängendifferenz. Patientin beschwerdefrei

Stöcken. Progressive Belastung bis zur vollen Belastung innerhalb von 2 Monaten. Genaue Anweisung für die Physiotherapie: nur funktionelle Behandlung des Kniegelenkes (und nicht des Hüftgelenkes!) notwendig. Röntgenkontrolle nach 3 Monaten (zeigt normalerweise den Durchbau der IO und die vollständige Ankylose des Hüftgelenkes).

6. Korrekturosteotomien

Fehlstellungen nach HA und Ankylosen sind keine Seltenheiten. Während bei den Typen I und II und bei den atypischen HA mit IO die Beinstellung nach der Operation noch korrigiert werden kann, so ist dies bei den HA vom Typ III und IV nicht mehr möglich. Dies mag der Grund sein, weswegen wir bei der Kreuzplattenarthrodese am meisten Fehlstellungen gefunden haben.

Glücklicherweise sind Fehlstellungen nach HA, die störend wirken, mit einer Osteotomie und stabilen Osteosynthese einfach und sicher zu korrigieren. Die Korrekturen erfolgen intertrochanter (Keilosteotomie und Druckplattenosteosynthese).

Treten nach HA Kniebeschwerden auf, so kann durch eine suprakondyläre Femurosteotomie ein Genu valgum oder varum korrigiert werden.

6.1. Intertrochantere Korrekturosteotomie

Prozentual haben wir am meisten Fehlstellungen in Adduktion oder Außenrotation; häufig sind die Patienten jedoch durch diese Fehlstellungen wenig gestört und verzichten auf eine Korrektur derselben. Hingegen sind Abduktions- oder besonders Innenrotations- und Flexionsfehlstellungen ein großes Hindernis für die Patienten.

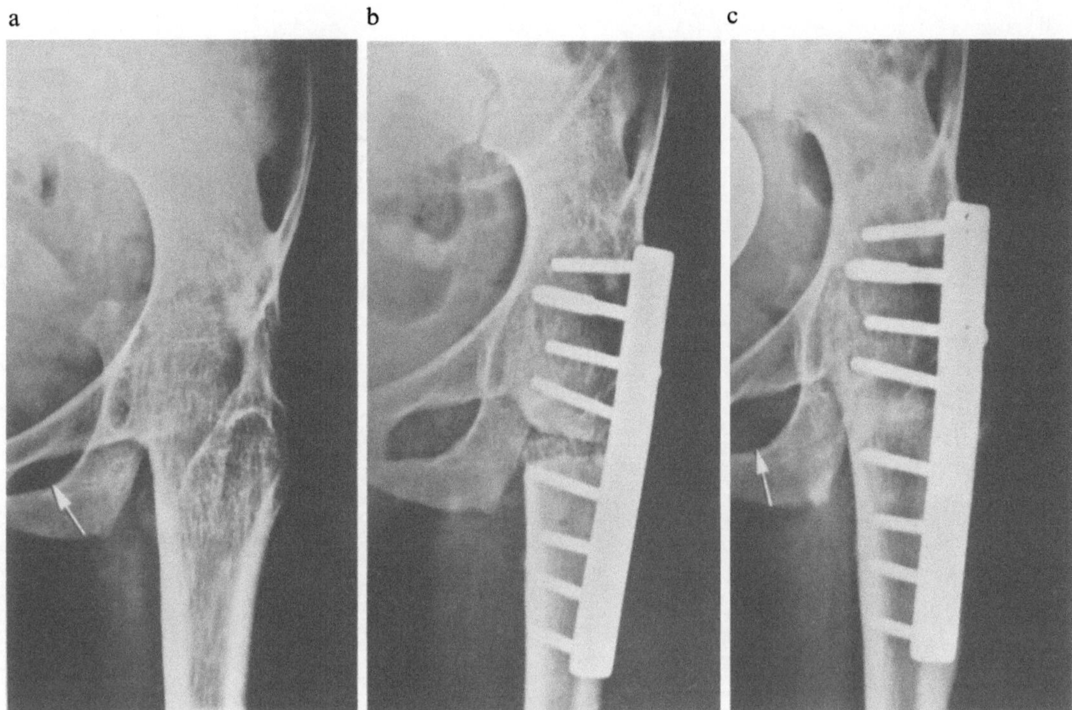

Abb. 102. *Intertrochantere Korrekturosteotomie bei Flexionsfehlstellung* (Status nach Hüftankylose nach jugendlicher unspezifischer Coxarthritis). A.A., ♂, 28 J., Nr. 109885

a) 3 Jahre nach Hüftankylose: Flexionsfehlstellung am „engen" foramen obturatum zu erkennen

b) Am Operationstag

c) 3 Monate später: normale Stellung; „offenes" foramen obturatum. Vollständiger knöcherner Durchbau

In diesen Fällen ist eine Korrekturosteotomie immer angezeigt. Dank der Keilosteotomie und der Stabilisierung mit einer Druckplattenosteosynthese kann auf einfache Weise die gewünschte Korrektur ausgeführt werden. Für diese Eingriffe sprechen auch die sofortige Mobilisation, das Frühaufstehen und die kurze Hospitalisationsdauer (2 Wochen) (Abb. 102).

6.2. Suprakondyläre Korrekturosteotomie

Ist die Beinachse im Sinne eines Valgus oder Varus verändert, was zur Mehrbelastung des fibularen bzw. des tibialen Gelenkanteiles und den damit verbundenen Kniebeschwerden führt, so kann dem mit einer suprakondylären Korrekturosteotomie abgeholfen werden. Für die Durchführung dieser Operation verweisen wir auf die im AO-Manual angegebenen Techniken.

6.2.1. Korrektur bei Valgusfehlstellung

Zu einer solchen Fehlstellung kommt es meistens bei in Abduktionsfehlstellung versteifter Hüfte, weil diese Abduktion nur unvollständig durch die Beckenkippung kompensiert wird, was zu Knieschmerzen führen kann. Der Patient geht nämlich auf der arthrodesierten Seite mit gespreiztem Bein. Dies führt bei Belastung, d.h. bei jedem Schritt, zur vermehrten Valgusbeanspruchung des Kniegelenkes. Aus diesen Gründen soll nicht versucht werden, durch eine Abduktionshüftarthrodese eine Beinverkürzung auszugleichen. Hingegen ist bei präoperativ bestehendem Genu valgum eine Adduktionshüftarthrodese zu empfehlen (Abb. 103–104).

6.2.2. Korrektur bei Varusfehlstellung

Bei unseren Patienten mußte keine Varusfehlstellung operiert werden. Gegebenenfalls wäre

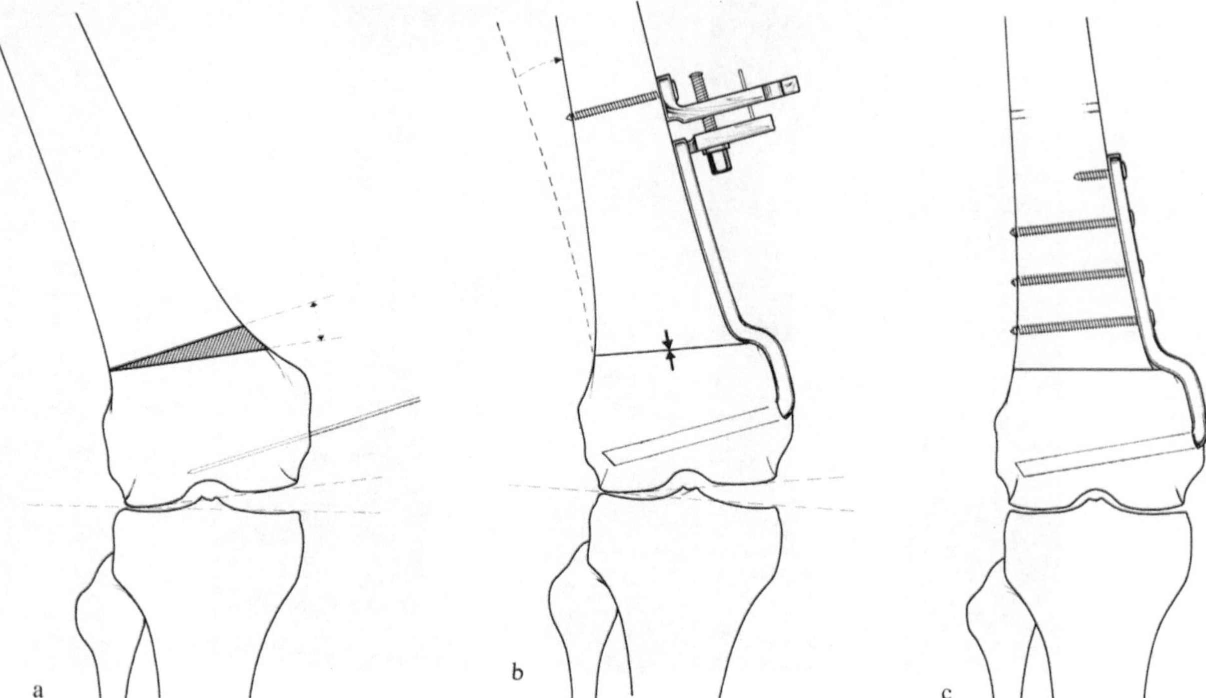

Abb. 103. *Suprakondyläre Korrekturosteotomie bei Genu valgum*

a) Markierung der Richtung der späteren Klinge mit einem Kirschnerdraht. Einschlagen des Plattensitzinstrumentes und Durchführung der Varisationsosteotomie unter Entnahme eines entsprechenden medialen Keiles

b) Plattensitzinstrument wird durch die Klinge der Rechtwinkelplatte ersetzt. Nach evtl. Fixation der Platte distal mit einer Corticalis- oder Spongiosaschraube, wird gespannt und damit die Osteotomie unter Druck gesetzt

c) Verschrauben der Platte und Entfernung des Plattenspanners. Nachbehandlung: Lagerung des Patienten auf einer Rechtwinkelschiene; am nächsten Tag Quadricepsübungen; Aufstehen am 4. Tag

---

▷

Abb. 104. *Suprakondyläre Korrekturosteotomie wegen Gonarthrose bei Genu valgum und Hüftankylose.* R.A., ♀, 60 J., Nr. 125163

a) Präoperativ: ausgeprägte Gonarthrose, Verschmälerung des Gelenkspaltes lateral

b und c) Frische Korrekturosteotomie (Rechtwinkelplatte; 20° Varisation)

d und e) 4 Jahre später: Erweiterung des Gelenkspaltes; Flexion/Extension 65—0°. Pat. beschwerdefrei

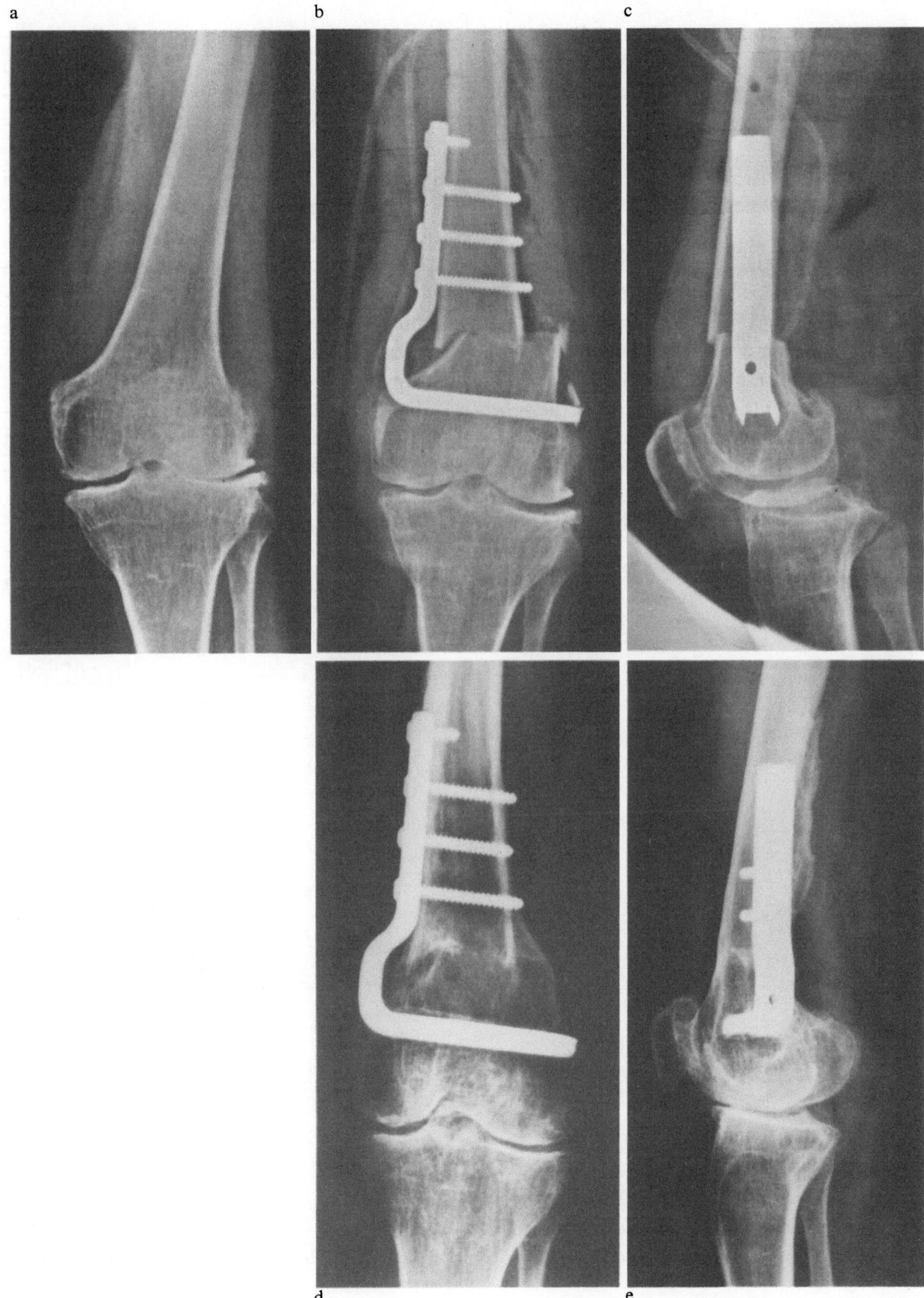
a
b
c
d
e

eine solche Korrektur suprakondylär möglich (Abb. 105–106). Bei Genua vara wird aber die Korrektur durch eine Tibia-Kopfosteotomie vorgenommen.

7. Zusammenfassung

HA sind schwierige Eingriffe. Eine genaue Vorbereitung zur Operation und gute Kenntnisse der verschiedenen Operationstechniken sind erforderlich. Für den älteren oder alten Patienten wird, wenn möglich, eine HA ausgeführt, die ein Maximum an Stabilität bietet, die sofortige Mobilisation und das Frühaufstehen ohne Gipsfixation ermöglicht. Nur den jüngeren gesunden Patienten kann eine HA mit belastender Nachbehandlung (Gipsverband für 3 Monate) zugemutet werden.

In den meisten Fällen wird die Kreuzplattenarthrodese bevorzugt. Mit den anderen Techniken können aber spezielle Probleme gelöst werden: Korrekte sekundäre Beineinstellung, Beinverlängerung, Versteifungen bei Coxitis, bei GH oder ähnlichen Zuständen, bei luxiertem hochstehendem Femurkopf (posttraumatisch oder bei luxatio coxae congenita), bei weitgehender aber noch schmerzhafter Ankylose. Dank den verschiedenen Operationstechniken können Allgemeinzustand des Patienten, Grundleiden und spezielle lokale Verhältnisse genau berücksichtigt werden.

Da nicht nur eine, sondern mehrere Operationsmöglichkeiten zur Verfügung stehen, gibt es nicht eine einzige, sondern für jeden einzelnen Fall eine optimale Technik.

Fehlstellungen können mit einer Osteotomie (intertrochanter oder suprakondylär) und mit einer stabilen Osteosynthese leicht korrigiert werden.

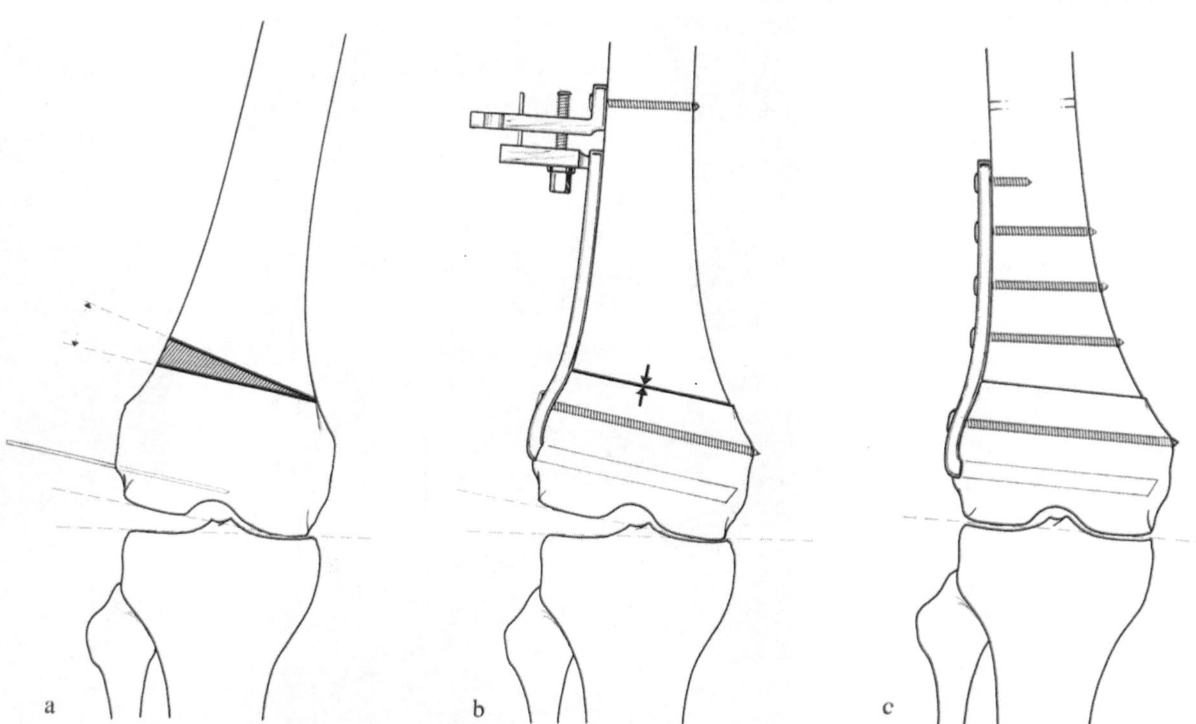

Abb. 105. *Suprakondyläre Valgisationsosteotomie bei Genu varum*

a) Einsetzen eines Kirschnerdrahtes im Femurcondylus parallel zur vorgesehenen Osteotomie. Markierung des zu entfernenden lateralen Keiles

b) Anspannung der Platte

c) Verschraubung der Platte. Nachbehandlung wie für die Varisationsosteotomie

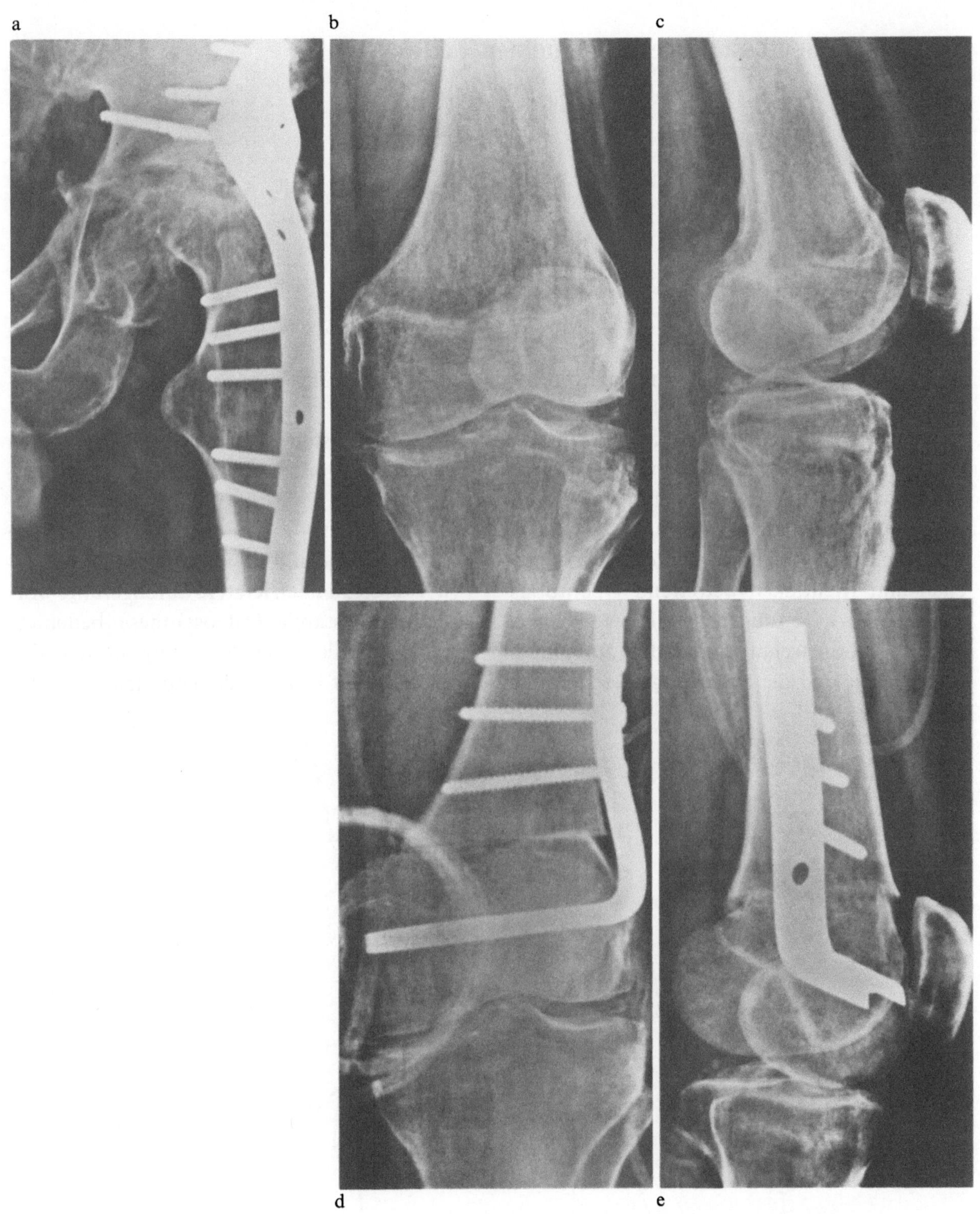

Abb. 106. *Suprakondyläre Valgisationsosteotomie wegen Varus-Gonarthrose bei Hüftarthrodese.* H.U., ♂, 59 J., 97511

a) Weitgehender Durchbau 8 Monate nach Hüftarthrodese

b und c) Präoperativ: Gelenkspaltverschmälerung medial

c und d) Nach frischer Korrekturosteotomie

VI. Zusammenfassung des allgemeinen Teiles

Ausgehend von den von PAUWELS angegebenen Bauprinzipien für Hüft- und Beinskelet, von der Biomechanik des Hüftgelenkes, von den Änderungen der Statik und Kinetik, hervorgerufen durch die HA und von deren Auswirkungen auf die Nachbargelenke wurden Indikationen und Gegenindikationen der HA besprochen und Richtlinien betreffend Operationswahl (IO, HA, TP) angegeben. Die verschiedenen Operationstechniken wurden ausführlich beschrieben und die Spannungsverteilung bei gewissen Verfahren am Labormodell analysiert.

Die wichtigsten Ergebnisse sollen vor dem speziellen Teil nochmals kurz zusammengestellt werden:

a) Von den extra-, para- und intraartikulären Arthrodesen sind im Kantonsspital St. Gallen ausschließlich letztere durchgeführt worden. Die stabile Osteosynthese bedeutete eine grundlegende Neuerung in der Geschichte der HA. Seitdem können wir in den

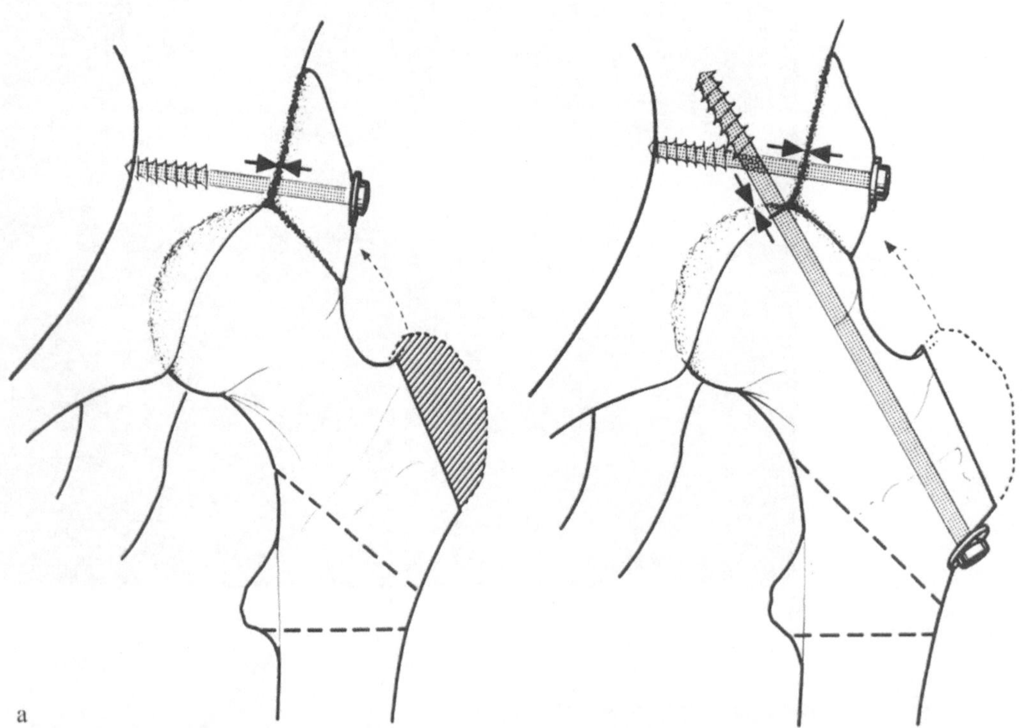

Abb. 107. *Zusammenfassung der verschiedenen HA Typen.*
a) Typ I c) Typ III
b) Typ II d) Typ IV
e) HA mit minimaler Osteosynthese (Infektion)

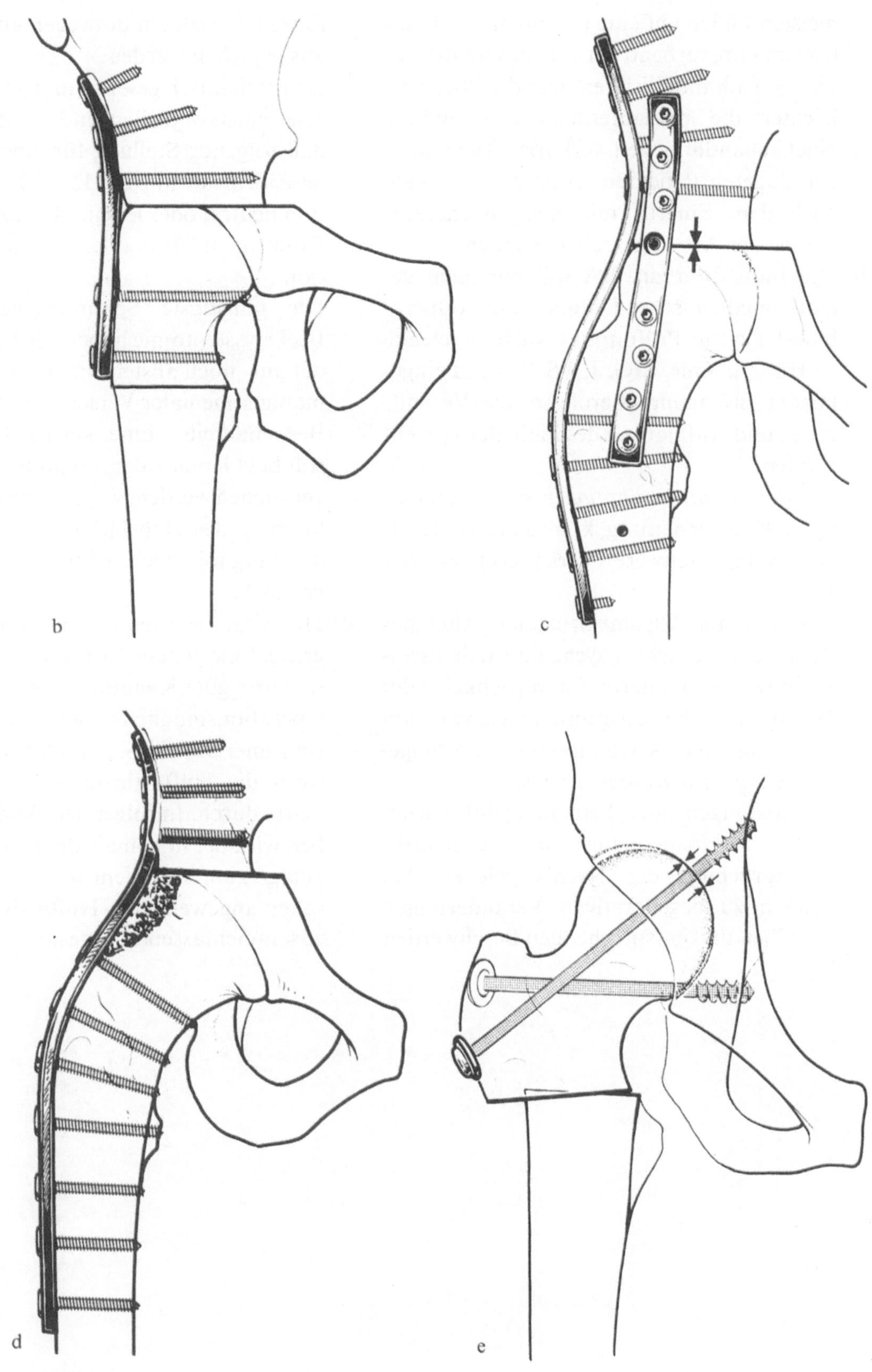
b
c
d
e

meisten Fällen auf eine postoperative Fixation im Gipsverband verzichten und die Patienten früh mobilisieren, was die Pflege erleichtert, die Spitalaufenthaltsdauer und die Nachbehandlungszeit verkürzt. Auch kann bei jüngeren Patienten schon 2–4 Monate nach dem Eingriff mit einer Wiederaufnahme der Arbeit gerechnet werden.

b) Die Indikation zur HA soll nur nach genauer medizinischer Untersuchung (Operabilität, Psyche, Prüfung der Nachbargelenke — Hüften, Knie, SIG, LWS —) und eingehender Befragung (Beruf, soziale Verhältnisse) und Aufklärung des Patienten gestellt werden.
Absolute Kontraindikationen sind: homolaterale Knieversteifung, kontralaterale Hüftversteifung, schwere Veränderungen der LWS.
Verminderter Allgemeinzustand, Alter des Patienten, Gewicht, Psyche und Lebenseinstellung, verminderte Beweglichkeit der Nachbargelenke, ausgeprägte Genua vara oder valga und aktive Infektion sind hingegen *relative Kontraindikationen.*

c) Fehlstellungen oder Beinlängendifferenzen führen zu inadequater oder vermehrter Beanspruchung der Nachbargelenke. Sie können zu degenerativen Veränderungen derselben und entsprechenden Beschwerden führen. Sie sollten deswegen korrigiert bzw. ausgeglichen werden.
Biomechanisch gesehen und gestützt auf unsere Nachkontrollen sind wir der Meinung, daß folgende Stellung für eine Hüftarthrodese ideal ist: Flexion 15–20°, Ab-/Adduktion neutral oder leichte Adduktion (bis 5°), Rotation neutral oder leichte Außenrotation.
Die günstigste Spannungsverteilung bei Beckenosteotomie haben wir bei querer (weder auf- noch absteigender) Osteotomie mit mäßiger medialer Verschiebung des distalen Beckenanteils. Eine starke Medialisation soll bei Genua valga, wenn immer möglich, vermieden werden, wegen konsekutiver Verkürzung des Hebelarmes und Verlagerung der Traglinie nach medial, was den Valgus verstärkt.

d) HA sind belastende und schwierige Eingriffe. Eine genaue Vorbereitung zur Operation und gute Kenntnisse der verschiedenen Operationsmöglichkeiten und -techniken sind unerläßlich. Seit 1966 führen wir meistens die Hüftarthrodese mit der Kreuzplatte durch. In folgenden Abbildungen haben wir aber nochmals die häufigsten, heutzutage zum Teil nicht mehr oder nur noch selten angewendeten Hüftarthrodesentypen zusammenfassend dargestellt (Abb. 107).

Spezieller Teil

Spezieller Teil

I. Auswertung des Krankengutes

1. Arbeitsmethodik

Voraussetzungen für eine objektive und kritische Beurteilung der Ergebnisse der von 1961 – 1971 in unserer Klinik durchgeführten Hüftarthrodesen waren:

- eine eingehende Studie der Krankengeschichten und Röntgenaufnahmen;
- eine Umfrage mittels ausführlichem Fragebogen bei allen unseren Operierten;
- die persönliche Nachuntersuchung der meisten Patienten (über 300) und besonders all derjenigen, die mit dem Endzustand der Hüftarthrodese nur teilweise oder nicht zufrieden waren oder bei welchen seit der Spitalentlassung eine klinisch und röntgenologisch einwandfreie Versteifung noch nicht mit Sicherheit festgestellt worden war.

Besonders bemerkenswert ist die Tatsache, daß die Patienten meistens guten Willens waren, in über 80% der Fälle die 41 gestellten Fragen sehr ausführlich und genau beantworteten (nur 58 Fragebogen — 11,9% — wurden nicht zurückgeschickt) und unserer Aufbietung zur Nachkontrolle gerne Folge leisteten. Ein einziger ängstlicher Patient, wahrscheinlich mit Pseudarthrose der Hüftarthrodese, kam trotz mehrmaligem Aufbieten nicht zur vorgesehenen Nachuntersuchung (Tabelle 8).

Tabelle 8. Umfrage bei den Patienten

Anzahl Patienten	510	
Davon gestorben	24	4,7%
Fragebogen		
vom Patient beantwortet	403 = 82,9%	88,1%
von Drittperson beantwortet	25 = 5,1%	
Fragebogen nicht beantwortet	58	11,9%

Die aus Umfrage, Krankengeschichte, Röntgendossier und klinischer Untersuchung erhaltenen Daten wurden auf einer Lochkarte festgehalten (Abb. 108).

2. Struktur des Kollektivs

2.1. Geschlecht

257 Frauen, 326 Männer.

2.2. Alter

Die größte Zahl unserer Patienten war bei der Operation zwischen 40 und 55 Jahre alt. Das Durchschnittsalter beträgt 51,4 Jahre (jüngster Patient 11jährig, ältester Patient 77 Jahre alt). Es besteht kein wesentlicher Unterschied des Durchschnittsalters der Patienten in bezug auf Arthrodesentyp (Tabelle 9).

Tabelle 9. Durchschnittsalter der Patienten

Arthrodesentyp	Alter (Jahre)
Anfrischung	46,4
Nagelung	46,5
Nach CHARNLEY	55,5
Typ I	53,5
Typ II	43,2
Typ III	49,6
Typ IV	52,4
Typ V	41,4
Durchschnittsalter	51,4

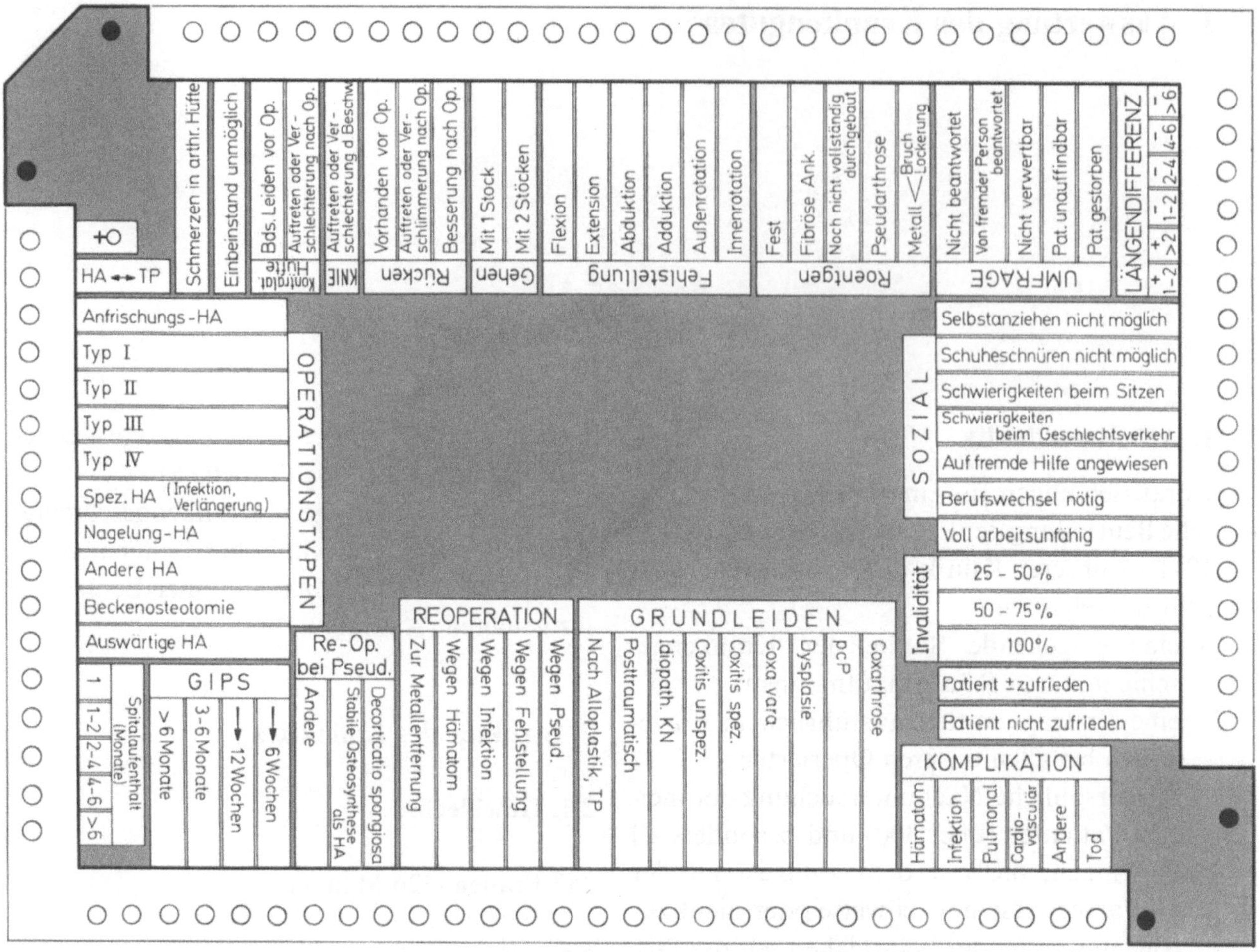

+O
HA ↔ TP
Schmerzen in arthr. Hüfte
Einbeinstand unmöglich
Bds. Leiden vor Op.
Auftreten oder Verschlechterung nach Op.
Auftreten oder Verschlechterung d Beschw.
Kontrolat. Hüfte
KNIE
Vorhanden vor Op.
Auftreten oder Verschlimmerung nach Op.
Besserung nach Op.
Rücken
Mit 1 Stock
Mit 2 Stöcken
Gehen
Flexion
Extension
Abduktion
Adduktion
Außenrotation
Innenrotation
Fehlstellung
Fest
Fibröse Ank.
Noch nicht vollständig durchgebaut
Pseudarthrose
Metall < Bruch / Lockerung
Roentgen
Nicht beantwortet
Von fremder Person beantwortet
Nicht verwertbar
Pat. unauffindbar
Pat. gestorben
UMFRAGE
LÄNGENDIFFERENZ
+ 1-2, + >2, - 1-2, - 2-4, - 4-6, - >6

Anfrischungs-HA
Typ I
Typ II
Typ III
Typ IV
Spez. HA (Infektion, Verlängerung)
Nagelung-HA
Andere HA
Beckenosteotomie
Auswärtige HA
OPERATIONSTYPEN

SOZIAL
Selbstanziehen nicht möglich
Schuheschnüren nicht möglich
Schwierigkeiten beim Sitzen
Schwierigkeiten beim Geschlechtsverkehr
Auf fremde Hilfe angewiesen
Berufswechsel nötig
Voll arbeitsunfähig
Invalidität
25 - 50%
50 - 75%
100%
Patient ± zufrieden
Patient nicht zufrieden

Spitalaufenthalt (Monate)
1, 1-2, 2-4, 4-6, >6
GIPS
> 6 Monate
3-6 Monate
→ 12 Wochen
→ 6 Wochen
Re-Op. bei Pseud.
Andere
Stabile Osteosynthese als HA
Decorticatio spongiosa
REOPERATION
Zur Metallentfernung
Wegen Hämatom
Wegen Infektion
Wegen Fehlstellung
Wegen Pseud.
GRUNDLEIDEN
Nach Alloplastik, TP
Posttraumatisch
Idiopath. KN
Coxitis unspez.
Coxitis spez.
Coxa vara
Dysplasie
pcP
Coxarthrose
KOMPLIKATION
Hämatom
Infektion
Pulmonal
Cardio-vasculär
Andere
Tod

Abb. 108. *Lochkarte zur Bearbeitung des Krankengutes.* 90 Daten konnten auf diese einfache Weise gespeichert werden

2.3. Ätiologie

Bei unseren HA haben wir folgende Aufteilung (Tabelle 2): Die eine Hälfte unserer Patienten hatte ein einseitiges Leiden. Bei den übrigen waren schon zur Zeit der HA beide Hüften befallen, wobei eine beidseitige Coxarthrose bei 146 Patienten klinisch und röntgenologisch eindeutig war.

3. Zusammenstellung der ausgewerteten Hüftarthrodesen

Unsere 583 HA haben wir bei 513 Patienten durchgeführt (Abb. 109). Bei 449 Patienten wurde eine Arthrodese, bei 59 zwei Arthrodesen, bei 4 Patienten drei Arthrodesen und bei

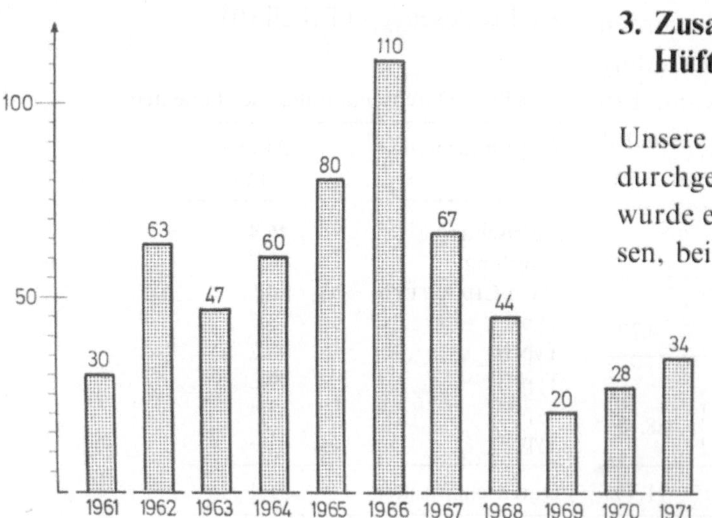

Abb. 109. *Arthrodesen und Rearthrodesen von 1961–1971*

Tabelle 10. Typen der Hüftarthrodesen 1961–1971

Jahr	Anfrischung	Nagelung	**Nach** CHARNLEY	Typ I	Typ II	Typ III	Typ IV	Atypisch	Total
1961	5	1	1	18	–	5	–	–	30
1962	2	–	–	50	2	9	–	–	63
1963	1	–	–	38	–	8	–	–	47
1964	3	1	1	20	4	31	–	–	60
1965	7	–	–	22	1	22	28	–	80
1966	6	–	–	5	7	8	82	2	110
1967	4	–	–	2	3	13	45	–	67
1968	1	–	–	–	2	3	38	–	44
1969	–	–	–	–	–	4	15	1	20
1970	1	–	–	–	–	3	23	1	28
1971	2	–	–	1	1	2	27	1	34
Total	32	2	2	156	20	108	258	5	583

1 Patienten sogar vier Arthrodesenversuche vorgenommen (Tabelle 11).

1965 und 1966 stieg die Zahl der HA, zum Teil als Folge der Einführung der Kreuzplattentechnik. Von 1967–1969 war dann eine Abnahme und dann wieder eine Zunahme der Anzahl der HA zu beobachten.

Die Entwicklung der operativen Verfahren in unserer Klinik von 1961–1971 ist in Abb. 110 veranschaulicht. Drei Gruppen treten besonders hervor: Typ I (Anfrischungsarthrodese mit IO und Fixation des als iliofemoraler Span verwendeten Trochanter major mit einer Zugschraube) besonders von 1961–1965; dann als Übergangsphase zur Kreuzplattenarthrodese der Typ III (Doppelplattenarthrodese) und seit 1965 der Typ IV (Kreuzplattenarthrodese). Auch zahlenmäßig kommt die Kreuzplattenarthrodese an erster Stelle (258 Fälle) dann folgen die HA Typ I, III und II (Tabelle 10).

Tabelle 11. Krankengut von 1961–1971: HA (449), Rearthrodesen (134)

Arthrodesen	Patienten	Prozent	Arthrodesen und Rearthrodesen
1 Operation	449	87,5	449
2 Operationen	59	11,5	118
3 Operationen	4	0,8	12
4 Operationen	1	0,2	4
Total	513	100,0	583

Tabelle 12. Dauer des Spitalaufenthaltes

Arthrodesentyp	Per- oder postop. gestorben	Monate				
		bis 1	1–2	2–4	4–6	mehr als 6
Anfrischung	–	2	14	10	5	1
Nagelung	–	–	1	–	–	1
Nach CHARNLEY	–	–	1	1	–	–
Typ I	–	2	115	36	2	1
Typ II	–	3	12	5	–	–
Typ III	1	32	64	11	–	–
Typ IV	2	157	93	4	2	–
Atypisch	–	2	–	3	–	–

3.1. Postoperativer Verlauf

3.1.1. Dauer des Spitalaufenthaltes

Die HA mit stabiler Osteosynthese ermöglichte eine beträchtliche Reduktion der Dauer der Hospitalisation. Bei den HA Typ I und II, fast immer mit postoperativer Gipsfixation, betrug sie durchschnittlich 6–9 Wochen, bei der Kreuzplattenarthrodese dann nur 4–5 Wochen. In letzter Zeit entlassen wir die Patienten schon 15–20 Tage nach der HA Typ IV (Auf-

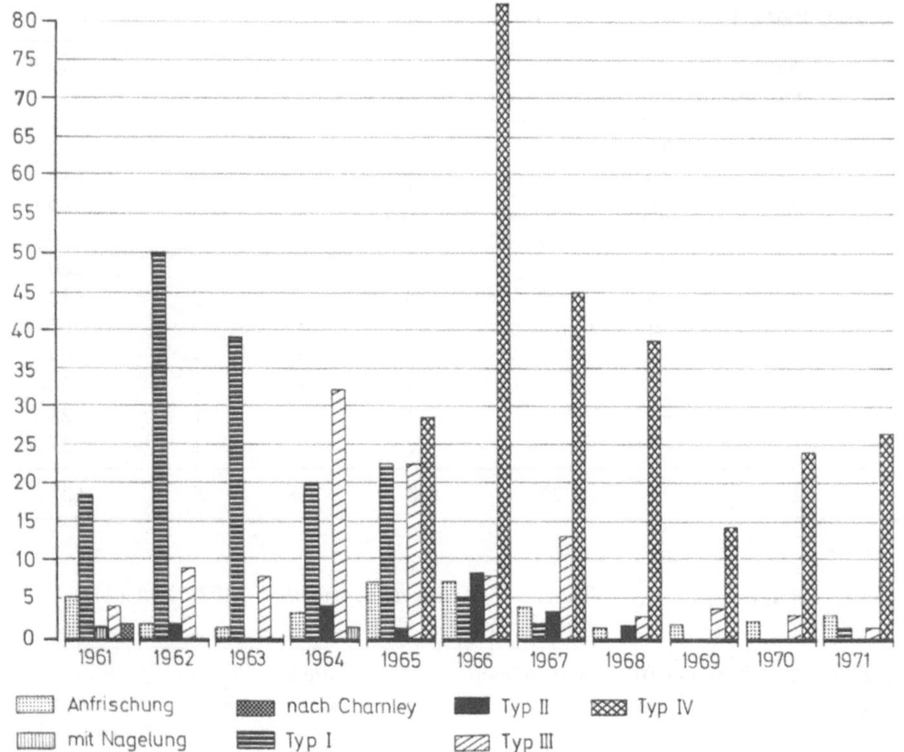

Abb. 110. *Entwicklung der operativen Verfahren KSP*

stehen nach 5–7 Tagen, dann Gehen am Eulenburg für 2–3 Tage, anschließend an 2 Krückstöcken) (Tabelle 12).

3.1.2. *Postoperative Fixation im Gipsverband*

Auf diese lästige postoperative Behandlung konnte ebenfalls seit Durchführung der HA mit stabiler Osteosynthese fast vollständig verzichtet werden. Eine Gipsfixation für 3–4 Monate war bei HA vom Typ I und II die Regel; sie wurde noch vorsichtshalber bei der Hälfte der Fälle mit Doppelplattenarthrodese gemacht. Hingegen war bei unseren 258 HA vom Typ IV nur einmal eine Gipsfixation für $4^1/_2$ Monate notwendig, wegen verzögertem knöchernen Durchbau (Tabelle 13).

Die Dauer der Hospitalisation und der postoperativen Fixation im Gipsverband hängt vom Arthrodesentyp ab (Abb. 111).

Je stabiler die Osteosynthese bei der HA ist, um so mehr kann auf eine postoperative Gipsfixation verzichtet werden und um so kürzer wird die Dauer der Hospitalisation.

Tabelle 13. Gipsverband und Arthrodesen

Arthrodesentyp	bis 6 Wochen	bis 12 Wochen	3–6 Monate	über 6 Monate	Total	Prozent
Anfrischung	–	17	14	1	32	100
Nagelung	–	–	1	1	2	100
Nach CHARNLEY	–	2	–	–	2	100
Typ I	1	115	35	5	156	100
Typ II	–	10	4	–	14	70
Typ III	–	32	15	–	47	44
Typ IV	–	–	1	–	1	0
Atypisch	–	2	3	–	5	100
Total	1	178	73	7	259	44,6

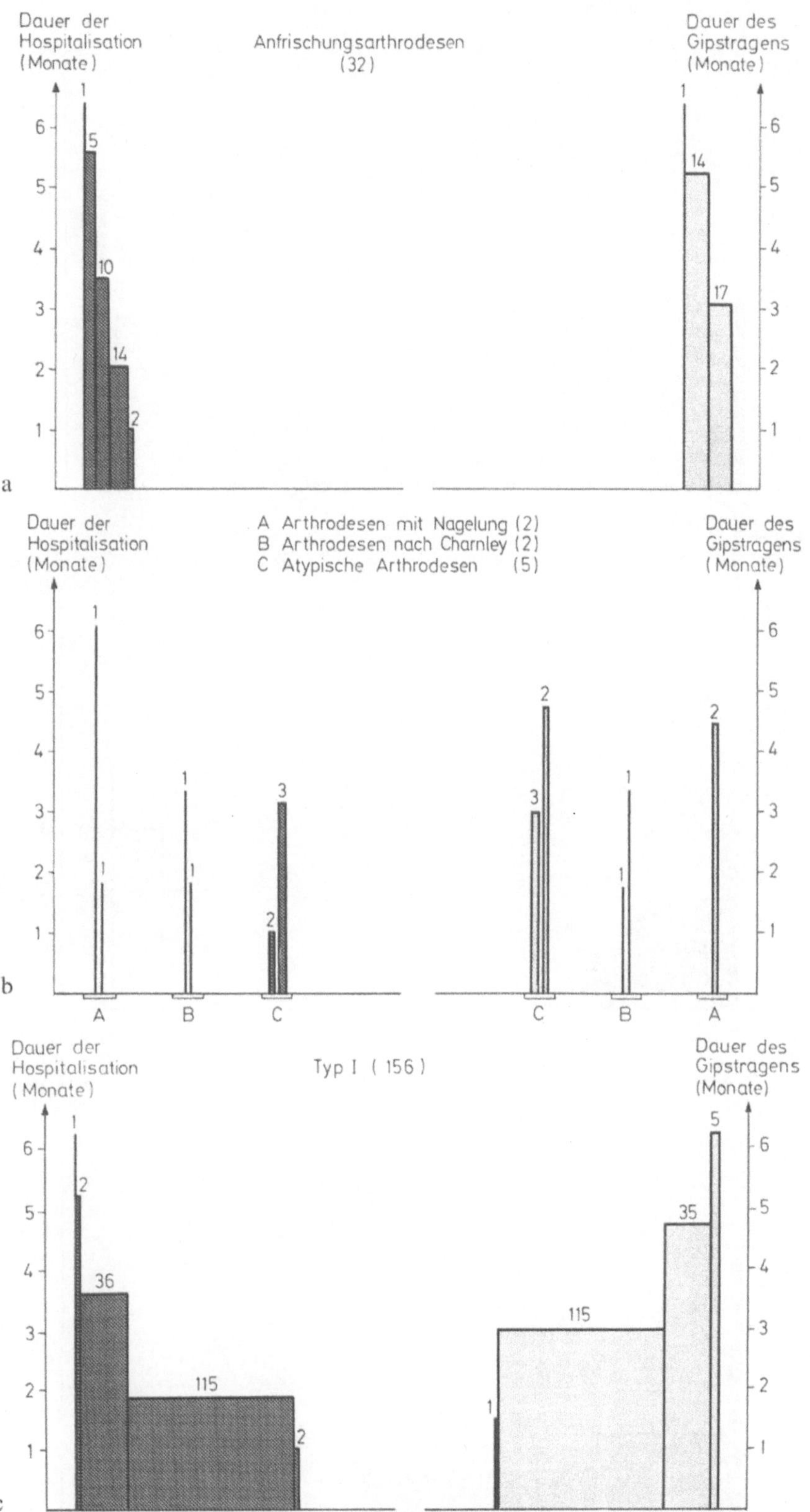

Abb. 111. *Dauer der Hospitalisation und der postoperativen Fixation im Gipsverband in bezug auf HA Typen*

a) bei Anfrischungsarthrodesen

b) bei Hüftarthrodesen mit Nagelung nach CHARNLEY oder atypischen Hüftarthrodesen

c) bei Typ I

d) bei Typ II

e) bei Typ III

f) bei Typ IV: Gipsfixation nur in einem Fall, Hospitalisationsdauer zwischen 3 und 5 Wochen

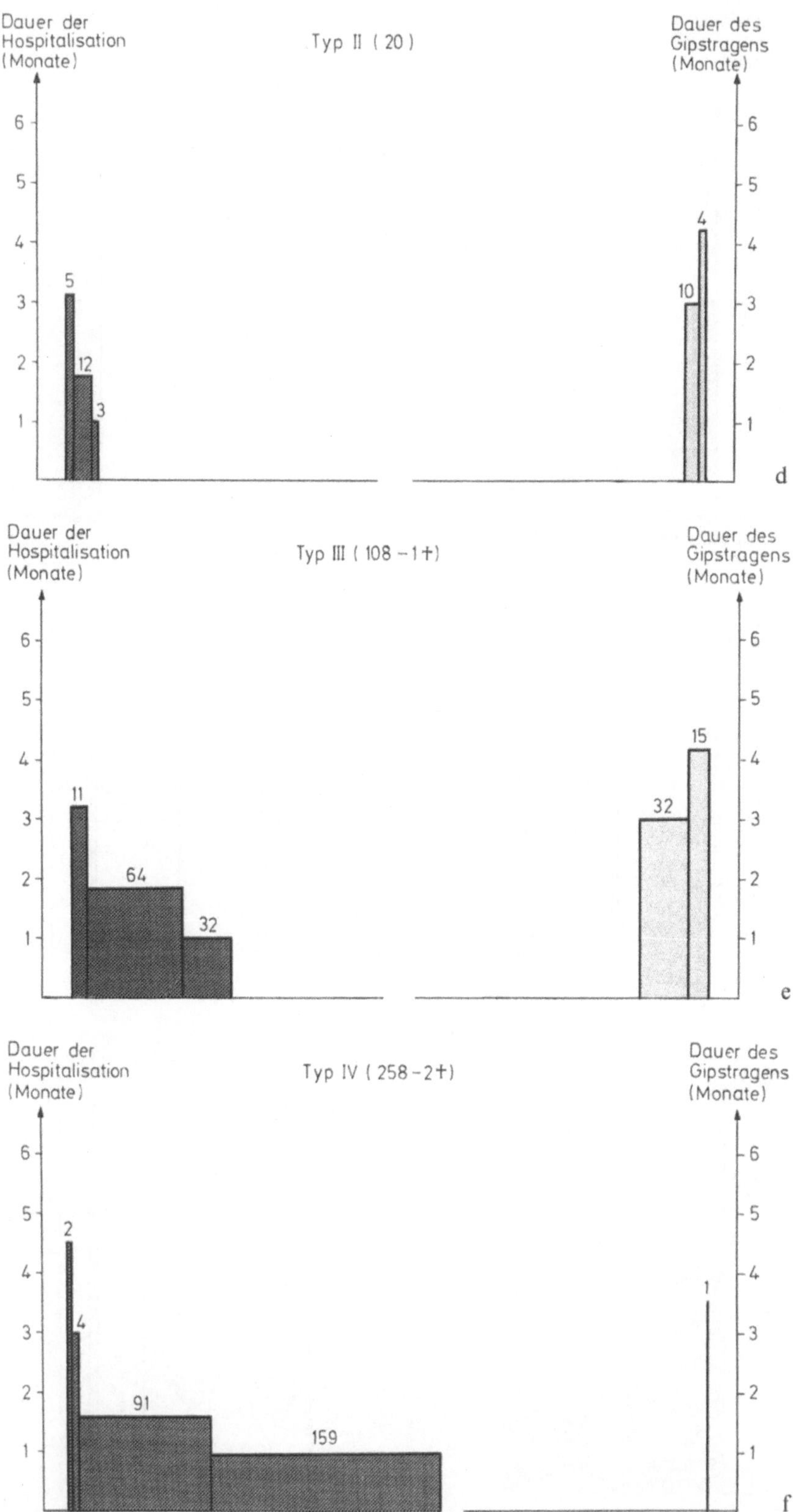

3.2. Per- und postoperative Komplikationen

Wir unterscheiden *allgemeine, lokale Komplikationen und operativ-lokale Mißerfolge.*

3.2.1. Allgemeine Komplikationen

Von unseren 583 HA haben wir über 3 Todesfälle (0,5%) zu berichten. Die Todesursachen

Tabelle 14. Todesursachen

1. Narkosezwischenfall (Luftembolie)
2. Diffuse Blutung peroperativ (Gerinnungsstörung, Hypofibrinogenämie, akute Fibrinolyse → Schock, Herzstillstand)
3. Erbrechen und massive Aspiration (12 Std postoperativ)

sind in der Tabelle 14 angegeben. Ferner haben wir beobachtet:

— pulmonale Komplikationen bei 11 Patienten (1,9%), wovon 10 Lungenembolien und 1 Pneumonie;
— kardiovasculäre Komplikationen bei 7 Patienten (1,2%), wovon 6 Thrombophlebitiden und 1 Auftreten von pectanginösen Beschwerden;
— abdominale Komplikationen bei 3 Patienten (0,5%), wovon 1 Stressulcus, 1 Subileus paralyticus und 1 Cholecystitis.

Allgemeine und lokale Komplikationen sind auf der Tabelle 15 zusammengefaßt*.

3.2.2. *Lokale Komplikationen*

Bei 29 Patienten (5%) hatten wir postoperativ ein Haematom, bei 24 Patienten (4,1%) eine Infektion. Es soll nochmals betont werden, daß beim Auftreten eines Haematoms eine sofortige Revision der Wunde mit Ausräumung des Haematoms indiziert ist. Von unseren insgesamt 24 Infektionen sind 11 nach Wundhaematom aufgetreten (Tabelle 17).

3.2.3. *Operativ lokale Mißerfolge*

Hauptkontingent der lokalen Mißerfolge bilden die PS, dann die Fehlstellungen und zum Teil auch die zu starke Beinlängendifferenzen.

* Ein direkter Zusammenhang zwischen Komplikationen und Alter der Patienten scheint nicht vorzuliegen (Tabelle 6).

Tabelle 15. Allgemeine und lokale Komplikationen nach Hüftarthrodesen (je nach Arthrodesentyp)

Komplikationen	Anfrischung	Nagelung	Nach CHARNLEY	Typ I	Typ II	Typ III	Typ IV	Atypisch
Tod	–	–	–	–	–	1	2	–
Embolie	–	–	–	4	–	4	2	–
Pneumonie	–	–	–	1	–	–	–	–
Thrombophlebitis	3	–	–	3	–	2	9	–
Haematom	1	–	–	8	1	4	15	–
Infekt	3	–	–	5	–	6	9	1
Andere	3	1	–	9	1	8	14	–

Tabelle 16. Komplikationen in bezug auf Alter der Patienten

Komplikationen (87)		Alter des Patienten											
		15–20	20–25	25–30	30–35	35–40	40–45	45–50	50–55	55–60	60–65	65–70	70–75
Exitus laetalis	(3)	–	–	–	–	–	2	–	1	–	–	–	–
Pulmonal	(11)	–	–	–	–	–	1	–	4	4	2	–	–
Vasculär	(17)	–	–	–	–	–	1	2	5	4	4	–	1
Abdominal	(3)	–	–	–	–	–	–	–	1	1	1	–	–
Hämatom	(29)	–	–	–	–	1	4	5	5	6	5	3	–
Infektion	(24)	1	2	–	1	–	5	–	4	4	6	1	–

Tabelle 17. Hämatom und Infekt bei Hüftarthrodesen

Arthrodesen-typ	Hämatom	Infekt nach Hämatom	Sonstige Infekte
Anfrischung	1	1	2
Nagelung	–	–	–
Nach CHARNLEY	–	–	–
Typ I	8	3	2
Typ II	1	–	–
Typ III	4	2	4
Typ IV	15	5	4
Atypisch	–	–	1
Total	29	24	
Prozent	5	4,1	

Tabelle 18. Komplikationen bei 583 Hüftarthrodesen 1961–1971 St. Gallen

Pseudarthrosen	84 = 14,5%
Fehlstellungen	80 = 13,8%
Ermüdungsfrakturen	7 = 1,2%
Nervenschädigungen	12 = 2%

Als peroperative Komplikation sollen noch die Nervenschädigungen erwähnt werden (Tabelle 18).

a) Pseudarthrosen

Wir haben in unserem Krankengut 84 PS (14,5%) und bei der Nachkontrolle in 14 Fällen (2,4%) eine röntgenologisch noch nicht durchgebaute HA bei sonst klinisch einwandfreien Verhältnissen (volle Belastungsfähigkeit, Schmerzlosigkeit) beobachtet (Abb. 112–113).

Zur Zeit der Auswertung unseres Krankengutes wurden 2 fibröse Ankylosen (0,3%), die keine Beschwerden verursachen, und nach Rearthrodese(n) nur noch 14 Pseudarthrosen (2,4%) gefunden. Von den 14 Pseudarthrosen-Patienten konnten 4 nicht persönlich nachkontrolliert werden (im Ausland lebend), 1 ängstlicher Patient kam trotz wiederholtem Aufbieten nicht zur Untersuchung, 3 hatten nur geringe Beschwerden und waren mit dem Ergebnis zufrieden, 3 wollten und 3 konnten aus intern-medizinischen Gründen nicht mehr operiert werden.

Ganz sicher ist die Anzahl der PS mit dem Aufkommen der HA mit stabiler Osteosynthese deutlich zurückgegangen (Abb. 114).

Wir haben aus der Literatur die Resultate bezüglich knöcherner Heilung der HA je nach Autor und Technik in folgender Tabelle zusammengestellt: (Tabelle 19). Angaben über Ergebnisse mit der Kreuzplattenarthrodese von verschiedenen Autoren (GOESSENS, GOERDES, DREYER, WIEDMER) stimmen mit unseren Beobachtungen überein: PS kommen nur bei 6—7% vor.

b) Fehlstellungen

Bei unseren 80 Patienten (13,8%) mit Fehlstellungen mußten wir in 21 Fällen eine Korrekturosteotomie vornehmen. Die anderen Patienten hatten von seiten der Fehlstellung keine wesentliche Störung und waren mit dem Endergebnis zufrieden.

c) Beinlängendifferenzen

Erwünscht ist auf der arthrodesierten Seite eine Beinverkürzung bis 1,0 cm. Häufig ist die Beinverkürzung aber größer, besonders bei HA bei Hüftdysplasien, Femurkopfnekrosen, GH. In diesen Fällen muß der Beinlängenunterschied mit Absatzerhöhungen, Maßschuhen, ausgeglichen werden. Seltener ist eine Beinverlängerung, meistens als Folge einer Abduktionsfehlstellung auf der arthrodesierten Seite; dies führt besonders beim Stehen zu einer Überbelastung der nicht arthrodesierten Hüfte. Aus diesen Gründen führen wir gerne eine Verkürzungsosteotomie durch mit gleichzeitiger Korrektur der Fehlstellung oder kompensieren ebenfalls die Beinlängendifferenz durch Absatzerhöhung auf der gesunden Seite (Tabelle 20).

d) Nervenschädigungen

Peroperative Verletzungen des N. ischiadicus (nur des fibularen Anteiles) kamen 9mal, des

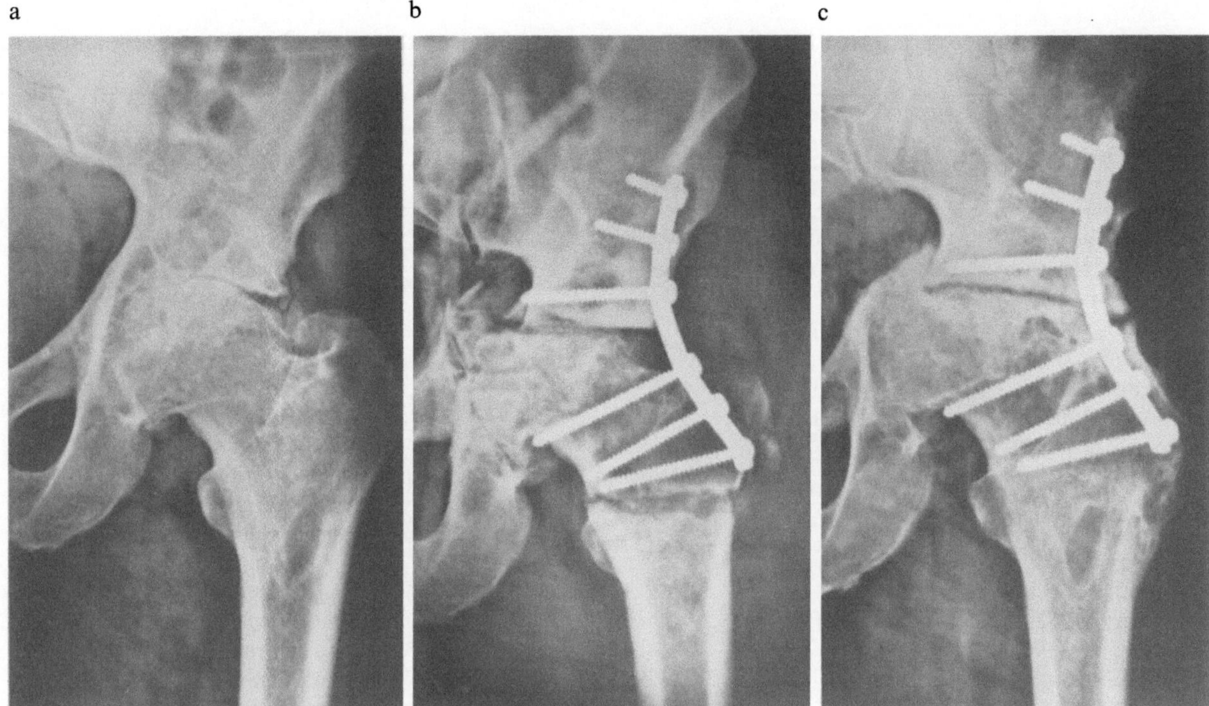

Abb. 112. *Fibröse Ankylose nach Hüftarthrodese.* H.A., ♂, 46 J., Nr. 99531

a) Ausgeprägte Coxarthrose

b) Frische Hüftarthrodese Typ II mit Beckenosteotomie

c) Kontrolle 6 Jahre später: fibröse Ankylose; Patient beschwerdefrei

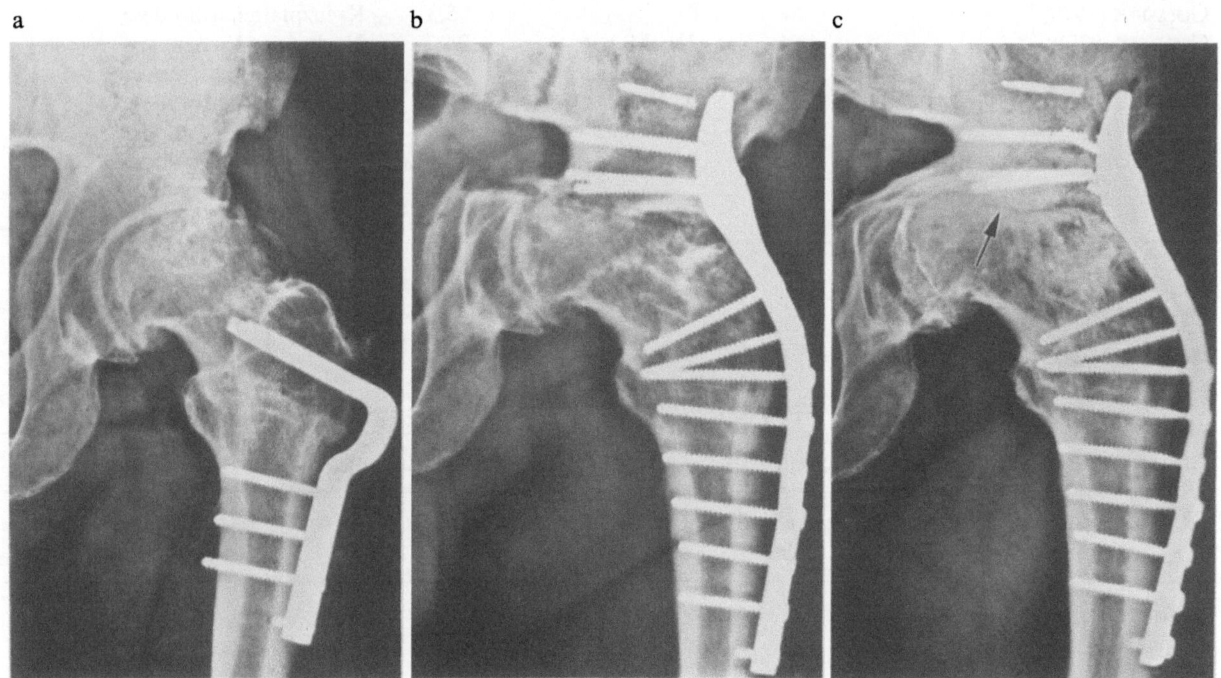

Abb. 113. *Fibröse Ankylose nach Kreuzplattenarthrodese.* K.S., ♂, 49 J., Nr. 71895

a) 2 Jahre nach IO, schmerzhafte Teilankylose

b) 1 Monat nach Kreuzplattenarthrodese mit starker medialer Verschiebung nach Beckenosteotomie

c) 4 Jahre später, deutlicher Pseudarthrosenspalt. Patient ohne jegliche Beschwerden

Tabelle 19. Dauer der postoperativen Fixation im Gipsverband und Pseudarthrosen (in Prozent) je nach Autor und Technik

Autor	Anzahl Fälle	Dauer der durchschnittlichen Gipsfixation	PS (%)	Methode der HA
WATSON-JONES (1956)	120	16 Wochen	6	Nagel + i. a. Span
CHARNLEY (1956)	95	6 Monate	47	Eigene Methode
LINDSTRÖM (1956–1957)	41	0	5	Smith-Petersen-Nagel + i. a. Span
MCKEE (1957)	50	0	6	Schraubenarthrodese
DEBEYRE (1959)	100	8 Wochen	42	Nach CHARNLEY
HUGGLER (1960)	59	8 Wochen	12	Nach CHARNLEY
MORTENS u. JENSEN (1960)	39	16 Wochen	22	Nach CHARNLEY
PIGGOT (1960)	91	12 Wochen	26	Nach CHARNLEY
PADOVANI (1961)	308	12 Monate	16	Nagel + i. a. Span
AXER (1961)	19	0	26	Eigene Methode
LIPSCOMB (1961)	371	?	22	Verschiedene Methoden
CHAPCHL (1962)	91	16 Wochen	3,3	Nagel + i. a. Span
GARDINER (1962)	53	0	11,3	Smith-Petersen + Span
CINCCARELLI (1962)	79	?	29	2 i. a. Schrauben
MERLE D'AUBIGNÉ (1964)	114	8 Wochen	24	Smith-Petersen + i. a. Span
ONJI (1965)	20	0	11,1	Küntscher-Nagel
ADAMS (1966)	125	6 Wochen	21	Nagel + ischiofemoraler Span
MORRIS (1966)	55	8 Wochen	23,6	Nach CHARNLEY
LAM (1968)	57	0	13	Nagel + i. a. Span
BECK (1969)	20	0	5	Kreuzplattenarthrodese
ALVIK (1969)	634	0	6,6	Eigene Technik
DREYER und PINGEL (1969)	27	0	11	Kreuzplattenarthrodese
WIEDMER (1969)	48	0 (–3 Monate)	6,3	Kreuzplattenarthrodese
GOESSENS (1970)	57	0	5,3	Kreuzplattenarthrodese
GÖRDES (1970)	54	$2^1/_2$ Monate	24	Nach Axer-Viernstein
STEWART und COKER (1970)	109	4 Monate	30	Verschiedene Methoden
GÖRDES (1971)	64	0	18,7	Kreuzplattenarthrodese
CARTER (1971)	100	4 Monate	37	Verschiedene Methoden
Eigene Untersuchung (1973)	583	0–3 Monate	14,5%	Verschiedene Methoden
	davon 258	0	6,2	Kreuzplattenarthrodese

Tabelle 20. Beinlängendifferenz nach Arthrodesenoperation

Arthrodesentyp	Beinverlängerung		0	Beinverkürzung			
	1–2 cm	mehr als 2 cm		1–2 cm	2–4 cm	4–6 cm	mehr als 6 cm
Anfrischung	–	–	6	9	12	4	1
Nagelung	–	–	–	1	1	–	–
Nach CHARNLEY	–	–	–	1	1	–	–
Typ I	3	–	14	69	52	14	4
Typ II	2	–	1	9	6	1	1
Typ III	1	–	19	46	30	7	5
Typ IV	5	–	40	133	66	13	1
Atypisch	–	–	–	1	3	1	–

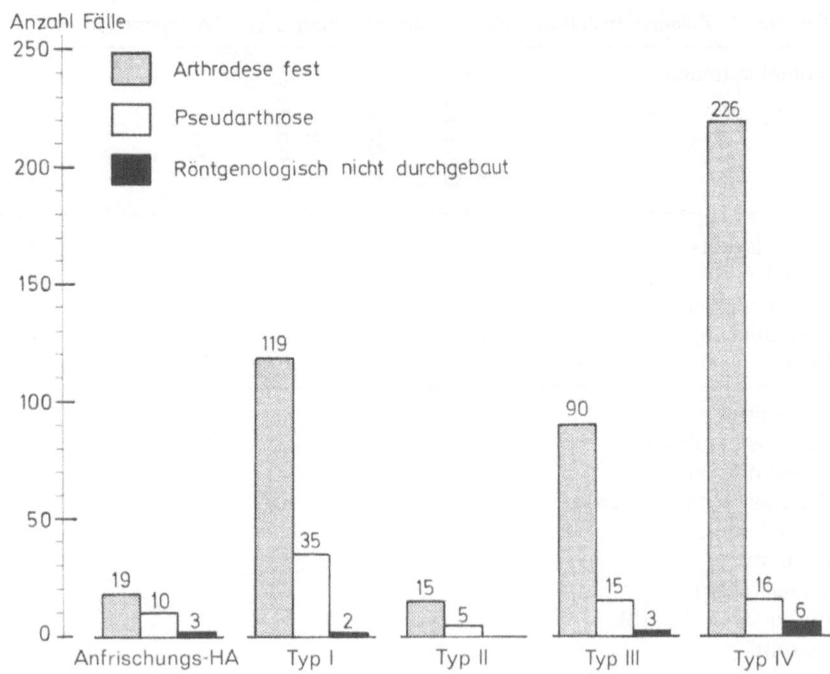

Abb. 114. *Verteilung der Pseudarthrosen auf den Arthrodesentyp.* Deutlicher Rückgang der Pseudarthrosen bei HA Typ IV (stabile Osteosynthese)

Tabelle 21. Reoperationen

Arthrodesentyp	Pseud-arthrose	Fehl-stellung	Infekt	Hämatom	Metall-entfernung
Anfrischung	7	8	3	–	2
Nagelung	1	–	–	–	–
Nach CHARNLEY	1	–	–	–	–
Typ I	29	4	4	–	7
Typ II	4	1	–	–	3
Typ III	3	6	5	–	7
Typ IV	14	2	8	6	10
Atypisch	1	–	1	–	1
Total	60	21	21	6	30
	138				

N. cutaneus femoralis lateralis 3mal vor (insgesamt 2,0%). Diese waren meistens reversibler Art; nur in einem Fall hat sich die Fibularisparese nicht mehr erholt.

e) Ermüdungsfrakturen

Diese von verschiedenen Autoren (ADAMS, MERLE D'AUBIGNÉ, MORRIS) häufig erwähnte Spätkomplikation haben wir nur in 7 Fällen (1,28%) gefunden. Die operative Behandlung solcher Ermüdungsfrakturen mit stabiler Osteosynthese bietet keine besondere Schwierigkeit.

Wegen PS, Fehlstellung, Haematom oder Infekt war in 108 Fällen eine Re-Operation notwendig (Tabelle 21).

Alle bei unseren 583 HA aufgetretenen Komplikationen sind auf folgender Tabelle zusammengestellt worden: (Tabelle 22).

3.3. Sozialmedizinische Probleme

3.3.1. Postoperative Arbeitsunfähigkeit

Die HA mit stabiler Osteosynthese hat die Dauer der Arbeitsunfähigkeit deutlich herabgesetzt. 195 der 258 Patienten mit Kreuzplattenarthrodese (Tabelle 23) hatten 1–6 Monate nach der Operation ihre berufliche Tätigkeit mindestens zu 50% wieder aufgenommen. 64 Patienten (10,9%) mußten nach der HA ihren Beruf wechseln. In 65% der Fälle war die Arbeitsfähigkeit nach der HA deutlich besser als vorher, in 25% war sie unverändert, in 10% schlechter.

Tabelle 22. Zusammenstellung aller Komplikationen nach HA Operation

Komplikationen	Anfrischung	Nagelung	Nach CHARNLEY	Typ I	Typ II	Typ III	Typ IV	Atypisch	Total	Prozent
Exitus laetalis						1	2		3	0,5
Embolie				5		4	2		11	1,9
Thrombophlebitis	3			3		2	9		17	2,8
Hämatom	1			8	1	4	15		29	5,0
Infekt	3			5		6	9	1	24	4,1
Stressulcus							1			
Subileus paralyticus				1						
Delirium tremens				1						
Pectanginöse Beschwerden							1			
Cholecystitis							1			
Decubitus				1						
Wunderysipel							1			
Furunculose (Gesäß)							1			
Parotitis							1			
Verschluß art. fem. (→Amp.)						1				
Allergien:										
a) Gipsekzem				1						
b) auf Mastix	1			1						
c) auf Sintrom				1						
Fraktur per operativ:										
a) Schenkelhals		1					}		3	0,5
b) intertrochanter					1		1 }			
Ermüdungsfraktur				1		2	4		7	1,2
Dislocatio Femurschaft	1			1						
Kniesteife						1				
Vergessene Longuette	1									
Nervenschädigung:										
a) fibularis	1			1		2	5		9 }	2,0
b) cut. fem. lat.						2	1		3 }	
c) Obturatorius neuritis						1			1	

Tabelle 23. Arbeitsunfähigkeit und Arthrodesentyp

Arthrodesentyp	Dauer der Arbeitsunfähigkeit in Monaten														
	1	2	3	4	5	6	7	8	9	10	11	12	bis 18	bis 24	über 24
Anfrischung					2	15	3	3		7	1				1
Typ I				12	13	32	25	24	7	12	1	15	7	3	5
Typ II			3	2	3	5	2					1	1	2	1
Typ III		4	8	6	20	24	10	8	2	6	6	3	3	7	
Typ IV	7	21	39	51	29	48	13	15	8	4	2	12	4		2
Atypisch						1	3				1				

3.3.2. Invalidität

Unsere Analyse basiert auf dem von den Versicherungen (Invalidität-Unfall-, Lebensversicherung) und Krankenkassen festgelegten Invaliditätsgrad oder auf der eigenen Beurteilung bei unseren Nachkontrollen. Ein Vergleich des Invaliditätsgrades vor und nach der HA kann nicht in Zahlen ausgedrückt werden; durchschnittlich ist aber die tatsächliche Invalidität dank der HA um 30% kleiner geworden. Auffällig ist die Korrelation zwischen hohem Invaliditätsgrad und röntgenologisch oder klinisch festgestellter PS (Tabelle 24). Eine Invalidität von 50 – 75% haben wir, bei einwandfreier Ausheilung der HA, nur bei knapp 20%, eine solche von 75 – 100% bei 12% unserer Patienten gefunden. Bei 90% dieser Fälle waren aber beide Hüften erkrankt und der hohe Invaliditätsgrad konnte nicht in alleinigen Zusammenhang mit der HA gebracht werden.

Tabelle 24. Invalidität bei knöchern durchbauten HA und PS nach HA

Invaliditätsgrad	Hüftarthrodesen fest (496)	Pseudarthrosen nach Hüftarthrodesen (84)
0—25%	55 = 11,9%	18 = 21,4%
25—50%	282 = 56,8%	2 = 2,4%
50—75%	99 = 19,9%	14 = 16,6%
75—100%	60 = 12,1%	50 = 59,5%

3.3.3. Autonomie des versteiften Patienten

Bei der Umfrage bei unseren Patienten und bei der Befragung bei der Nachuntersuchung war diesbezüglich ebenfalls ein großer Unterschied zu bemerken zwischen den Patienten mit abgeheilter HA und denen mit PS nach HA (Tabelle 25).

Rund die Hälfte unserer Patienten gaben an, zum Teil auf fremde Hilfe angewiesen zu sein und dies besonders beim Anziehen der Socken, Strümpfe und Schuhe. Fast in allen Fällen wurde diese Hilfe durch einen Familienangehörigen geleistet. Die alleinstehenden Personen konnten sich meistens mit zum Teil selbst konstruierten Hilfsmitteln voll unabhängig machen. In über 60% der Fälle war aber das Anziehen und das Binden der Schuhe schon vor der Operation auf der befallenen Seite nicht mehr möglich.

3.4. Wirkung der Hüftarthrodese auf die contralaterale Hüfte

Über schädliche Auswirkungen nach HA im Laufe der Zeit wurde von mehreren Autoren aufmerksam gemacht (Conforty; Demigneux *et al.*; Merle d'Aubigné; Fürmaier; Hakkenbroch; Hirsch; Hördegen *et al.*; Maquet; Seewald; Schoerler u.a.).

Bei Versteifung einer Hüfte kommt es beim Gehen zur Beckenkippung. Diese führt zur Hyperextension in der gesunden Hüfte. Auch ist die Belastungsdauer auf der freien Seite während des Gehens verlängert. Diese Mehrbeanspruchung der nicht arthrodesierten Seite könnte theoretisch zur Erkrankung derselben führen. Wir haben deswegen unsere Patienten mit beidseitiger Coxarthrose 1 – 10 Jahre nach der HA kontrolliert. Erstaunlicherweise konnte nur in 5 Fällen eine deutliche Ver-

Tabelle 25. Autonomie des Patienten bei knöchern durchgebauten HA und bei PS nach HA

	Hüftarthrodesen fest (496)	Pseudarthrosen nach Hüftarthrodesen (84)
Selbst anziehen nicht möglich	71 = 14,4%	43 = 51,2%
Schuhe anziehen nicht möglich	181 = 36,5%	72 = 85,7%
Schwierigkeiten beim Sitzen	172 = 34,7%	69 = 82,1%
Auf fremde Hilfe angewiesen	218 = 43,9%	68 = 80,9%

schlechterung sowohl klinisch wie auch subjektiv gefunden werden, aber auch in 5 Fällen eine subjektive Besserung bei unverändertem Röntgenbefund festgestellt werden (Tabelle 7). Es ist klar, daß in vielen anderen Fällen eine Progredienz der coxarthrotischen Veränderungen und Beschwerden im Laufe der Jahre zu beobachten war; diese Fälle haben wir nicht mitbewertet, da erfahrungsgemäß im Laufe der Jahre bei konservativer Behandlung oder nach bewegungserhaltenden Eingriffen (IO oder TP) auch mit einer deutlichen Verschlechterung zu rechnen ist. Wir glauben, daß die HA bei Patienten mit gesunder freier Hüfte zu keiner, weder klinisch noch röntgenologisch feststellbaren Schädigung der letzteren führt. Der Zeitfaktor soll aber nicht außer acht gelassen werden, denn unsere Studie erstreckt sich nur über 10 Jahre. Die Erfahrung hat aber auch gezeigt, daß Patienten, die vor 20–30 Jahren (besonders nach Trauma) versteift wurden, keine wesentlichen Veränderungen der freien Hüfte aufweisen.

3.5. Hüftarthrodese und Rückenbeschwerden

Jedes normale Gelenk ist der Körpergewichtswirkung unterworfen, hat daneben jedoch eine gewisse Stoßdämpferwirkung. Bei Versteifung eines Gelenkes werden diese Kräfte auf das Nachbargelenk (proximal) weitergeleitet. Bei einer Hüftversteifung werden zunächst das SIG, die Lumbosacralgelenke und schließlich die untere LWS vermehrt beansprucht. Theoretisch ist demzufolge nach HA eine progressive Schädigung der LWS zu erwarten.

Die HA führt häufig infolge Mehrbeanspruchung der LWS zu vorübergehenden Lumbalgien. Diese verschwinden aber meistens nach einem „Anpassungsintervall" von 6–12 Monaten. Gewisse Patienten weisen aber dauernd Lumbalbeschwerden auf. Bei diesen Fällen müssen wir unterscheiden zwischen den Beschwerden, die schon *vor* der HA bestanden und solchen, die erst *nach* der HA entstanden sind (Tabelle 26).

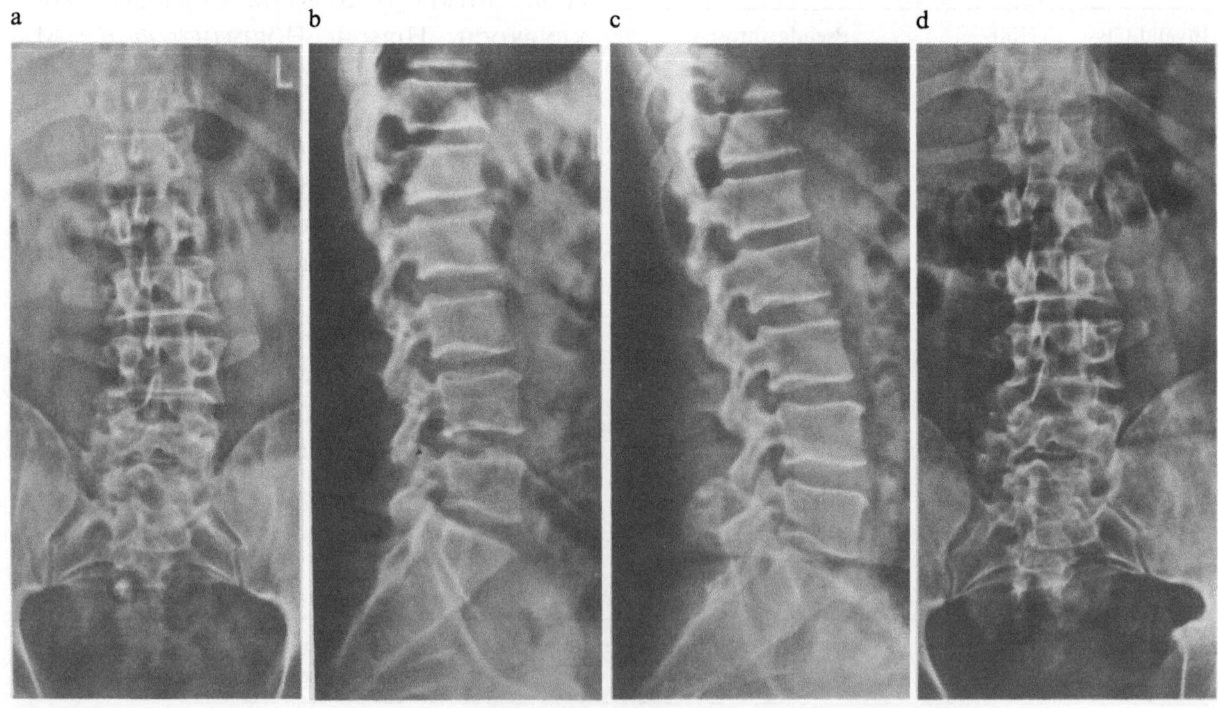

Abb. 115–116. *Vergleich des Röntgenbefundes der LWS vor und 4–6 Jahre nach Hüftversteifung*

Abb. 115. F.W., ♂, 36 J., Nr. 135798

a und b) Vor der HA. Leichte Torsionsskoliose c und d) 4 Jahre später, unveränderter Befund

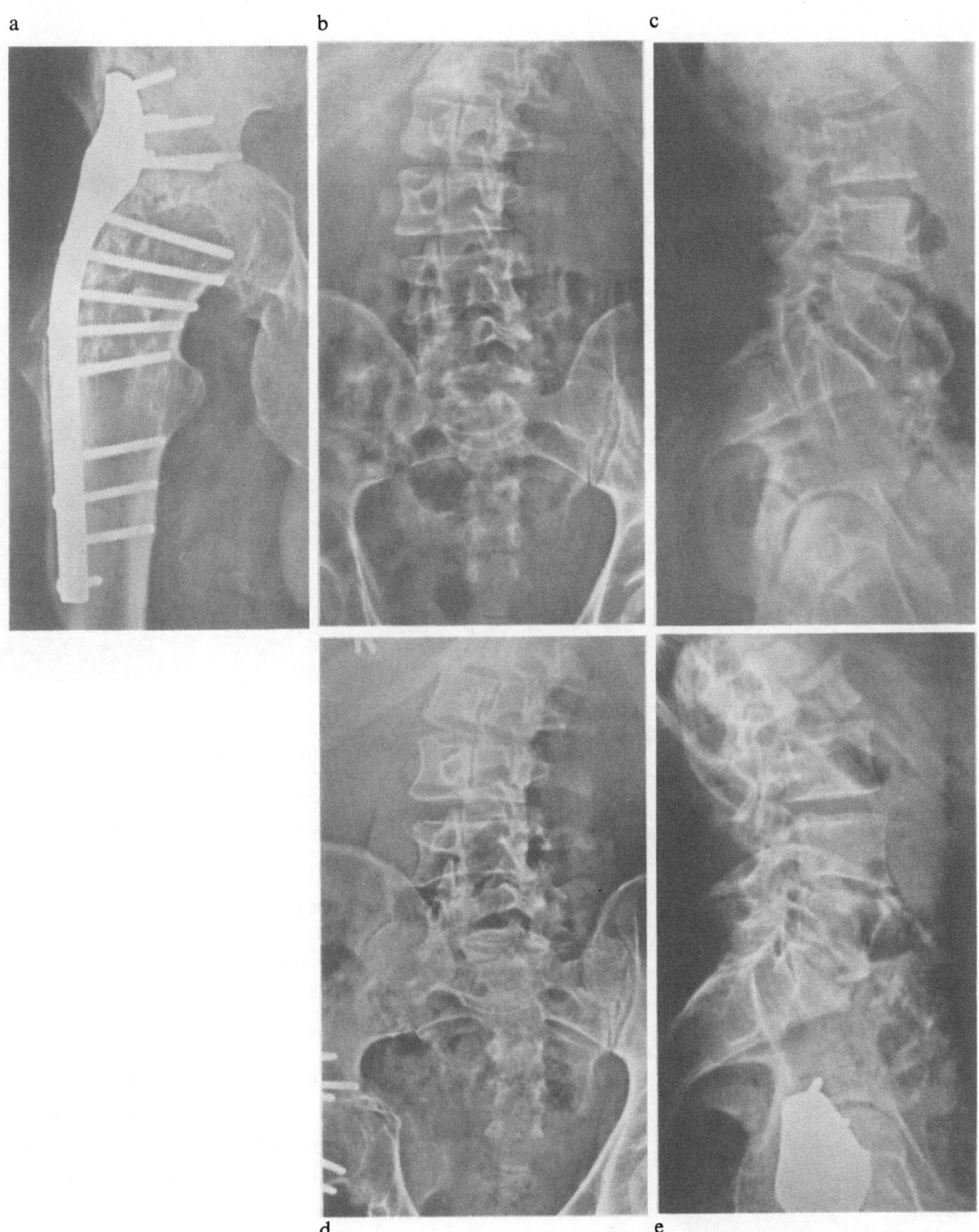

Abb. 116. A. A., ♂, 44 J., Nr. 108310

a) 5 Jahre nach Kreuzplattenarthrodese

b und c) Ausgeprägte Skoliose und spondylarthrotische Veränderungen vor der HA

d und e) 5 Jahre später: keine Zunahme der Veränderungen. Patient beschwerdefrei

f – i) derselbe Patient kann mühelos knien, Schuhe anziehen und recht gut sitzen ▷

f g h

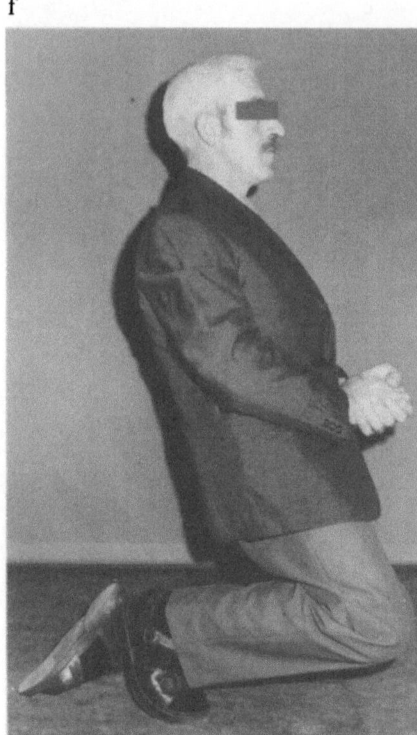

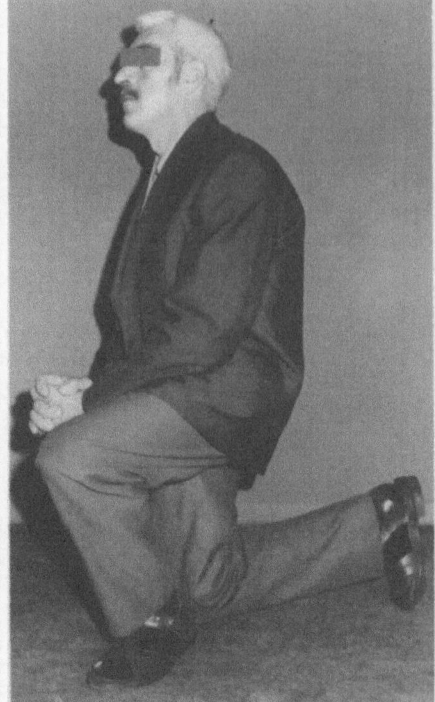

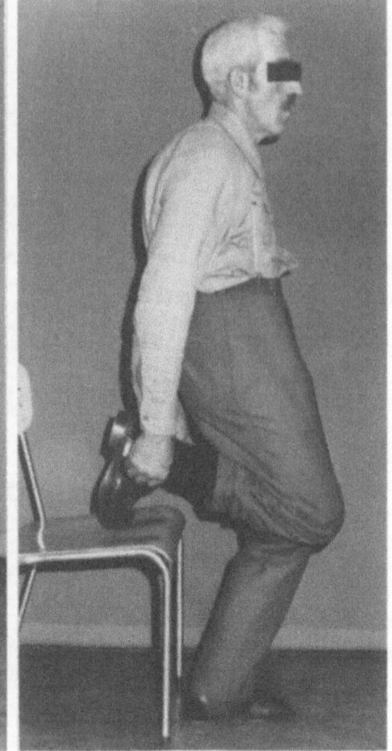

i

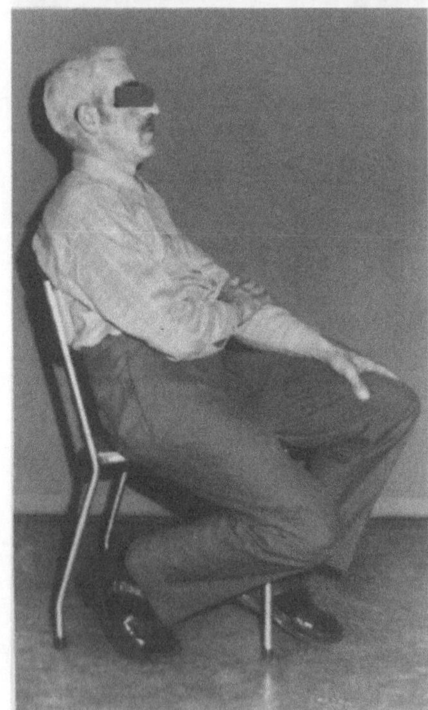

Abb. 116f–i

Tabelle 26. Arthrodesen und Rückenbeschwerden

Vor der Arthrodesenoperation	
Rückenbeschwerden vorhanden	172 = 29%
Nach der Arthrodesenoperation	
Auftreten von Rückenschmerzen	34 = 8,2%
Rückenbeschwerden unverändert	72 = 41,8%
Verschlechterung der Beschwerden	15 = 8,8%
Besserung oder Verschwinden der Beschwerden	85 = 49,4%

Vorhandene Rückenbeschwerden sind nach HA in 41,8% unverändert geblieben, in 8,8% haben sie sich deutlich verschlechtert und in 49,4% ist eine wesentliche subjektive Besserung eingetreten.

Kreuzschmerzen im Anschluß an die Operation oder später traten neu auf bei 34 Patienten (8,2%).

Abb. 117. *Falsch interpretierte Rückenbeschwerden.* M.J., ♂, 52 J., Nr. 68489 ▷

a und b) vor der Hüftversteifung

c und d) $4^1/_2$ Jahre später: Osteochondrose und Spondylarthrose. Die Beschwerden wurden 2 Jahre lang symptomatisch behandelt, da sie auf die HA zurückgeführt worden sind

e und f) lumbales Myelogram: deutliche Kontrastmittelaussparung auf Höhe L4–5, die einer knöchernen Kompression von L4 durch einen stark nach medial vorgewölbten Gelenksfortsatz entspricht. Nach OP: Patient vollständig beschwerdefrei

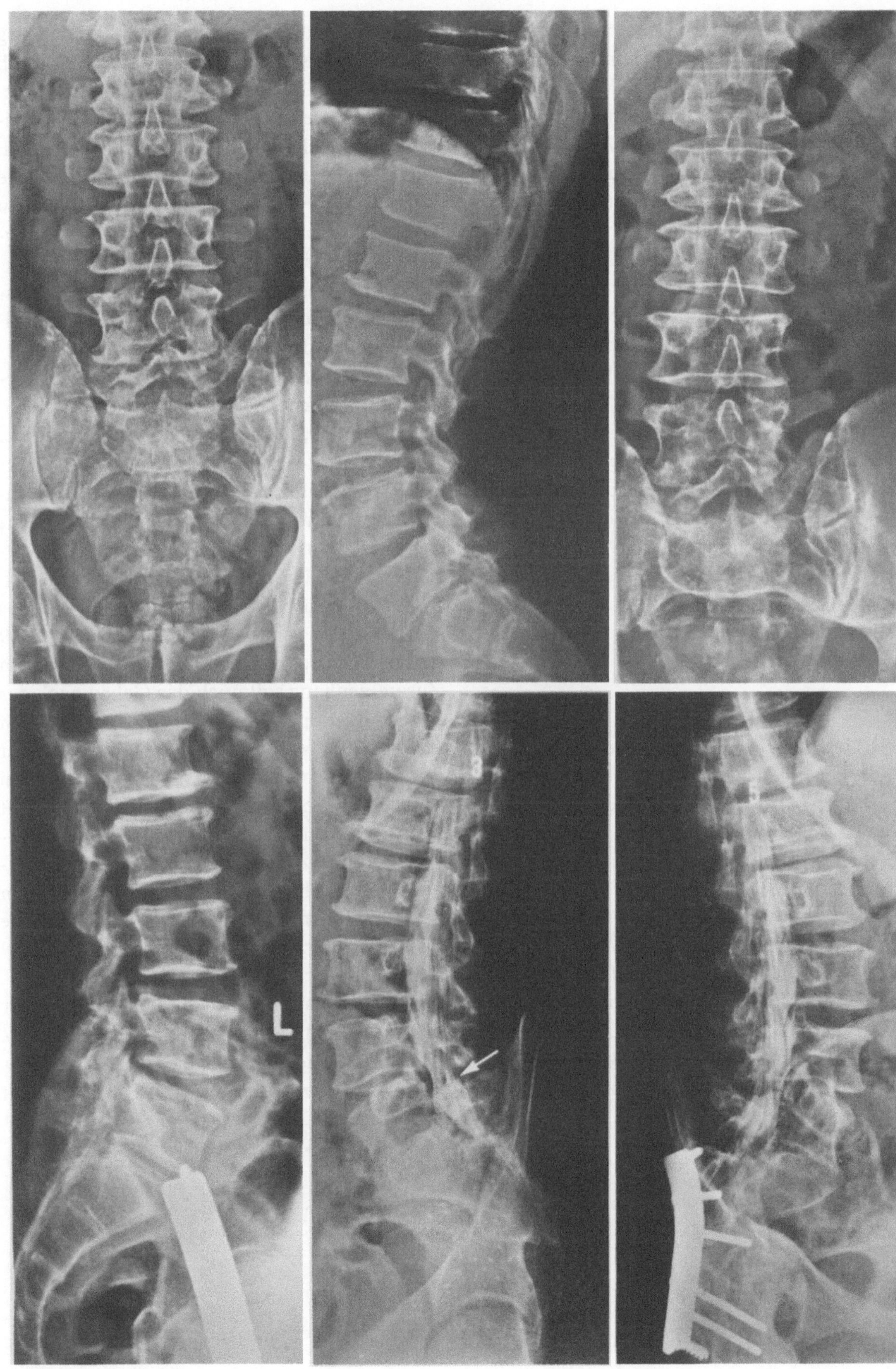
a
b
c
3
L
d
e
f

Daraus folgt, daß die Operation entgegen der allgemein verbreiteten Meinung nur selten allein für das Auftreten von Wirbelsäulenbeschwerden verantwortlich gemacht werden kann.

Röntgenologische Untersuchungen der LWS durchschnittlich 4–5 Jahre nach der HA ergaben im Vergleich zu den präoperativen Aufnahmen keine wesentlichen Veränderungen (Abb. 115–116).

Leider werden häufig Rückenbeschwerden, auch ohne genaue Abklärung vom Arzt, leichtfertig als Folgen der Hüftversteifung angesehen und symptomatisch behandelt. So wurde erst nach Jahren bei einem unserer Patienten eine knöcherne Kompression der 4. Lumbalwurzel durch einen sehr stark nach medial vorgewölbten Gelenksfortsatz diagnostiziert (Abb. 117). Nach Foraminotomie und Abtragung der mächtigen knöchernen Strukturen, die die Wurzel L4 komprimierten, war der Patient vollständig beschwerdefrei.

3.6. Subjektive Ergebnisse

Die Umfrage bei den Patienten und unsere Nachkontrollen haben unsere klinischen Erfahrungen bestätigt: die HA, die primär häufig vom Patienten als invalidisierender Eingriff angesehen wird, führt in 90% zu deren voller Zufriedenheit. Gewiß muß eine Mitarbeit und eine Anpassungsfähigkeit des Arthrodesierten vorhanden sein, um die mit HA verbundenen Schwierigkeiten (beim Sitzen, Treppensteigen, Auto- oder Velofahren, Schuhe und Socken allein von hinten anziehen, Geschlechtsverkehr) überwinden zu können. Besonders wichtig scheint uns aber eine genaue präoperative Aufklärung zu sein und nach Spitalentlassung regelmäßige Kontrollen des Patienten durch den Hausarzt. Über zwei Drittel unserer Operierten konnten bei besserer oder gleicher Leistungsfähigkeit im selben Beruf weiterarbeiten. Dies spricht eindeutig für die HA, denn wie WITT es sagte: „Die Bewährung im täglichen Leben ist das Entscheidende, nicht die Beweglichkeit auf dem Untersuchungstisch“.

Subjektive Beschwerden mit der HA unzufriedener Patienten weisen in den meisten Fällen einen für den Arzt ebenfalls nicht befriedigenden klinischen oder röntgenologischen Befund auf. Bei knöchern durchgebauter Arthrodese waren 89,1% der Patienten zufrieden, bei PS oder fibröser Ankylose nur 19% (Tabelle 27). Bei fester Arthrodese war der Einbeinstand nur in einem Fall nicht möglich; Schmerzen auf der arthrodesierten Seite wurden in 10 Fällen (1,7%) angegeben. Von den 84 Patienten mit PS konnten dagegen 70 (83%) nicht auf der versteiften Seite stehen und 69 hatten dabei Schmerzen (Tabelle 28). In diesem Zusammenhang soll noch das Gehen nach der Arthrodesenoperation besprochen werden (Tabelle 29): Von unseren 492 Patienten mit knöchern durchgebauter HA gehen 19 an zwei Stöcken, wovon 9 wegen Befallensein der nicht arthrodesierten Hüfte, 94 an einem Stock, wovon wieder 40 zugunsten der ebenfalls erkrankten, aber noch beweglichen Hüfte. Von den 88 Patienten mit PS oder fibröser Ankylose nach HA gebrauchten 69 zwei Stöcke und 19 nur einen Stock.

Vom Gesamtkollektiv (583) haben wir über 300 Patienten persönlich untersucht. Insbesondere sind wir den 34, die mit der HA nur mehr oder weniger zufrieden und den 21, die nicht

Tabelle 27. Subjektive Ergebnisse

Arthrodese fest	Patient zufrieden	441 = 89,1%
	Patient mehr oder weniger zufrieden	34 = 6,7%
	Patient nicht zufrieden	21 = 4,2%
Arthrodese nicht fest (Pseudarthrose, fibröse Ankylose)	Patient zufrieden	16 = 19,0%
	Patient mehr oder weniger zufrieden	10 = 11,9%
	Patient nicht zufrieden	58 = 69,1%

Tabelle 28. Korrelation zwischen subjektiven Beschwerden und Befund

	Arthrodese fest		Lockerung röntgenologisch nicht durchgebaut, Pseudarthrose		Total	
	Fälle	%	Fälle	%	Fälle	%
Einbeinstand nicht möglich auf der arthrodesierten Seite	1	0,17	70	12,06	71	12,24
Schmerzen in arthrodesierter Seite	10	1,72	69	11,89	79	13,62

Tabelle 29. Das Gehen nach der Arthrodesenoperation

	Fest bei einseitigem Leiden	Fest bei beidseitigem Leiden	Im Röntgenbild nicht durchgebaut	Pseudarthrose	Total	Prozent
2 Stöcke	10	9	6	63	88	15,17
1 Stock	54	40	7	12	113	19,48
ohne Stock	—	—	—	—	379	65,34
Total	64	49	13	75	580	100,00

Tabelle 30. Analyse der mit der Arthrodese nicht oder mehr oder weniger zufriedenen Patienten

Grund		± zufrieden (34)	nicht zufrieden (21)
Schmerzen in:	— arthrodesierter Hüfte	1	2
	— Rücken	2	1
	— Knie	1	2
	— Knie + Rücken	1	—
Schwierigkeiten:	beim Sitzen	5	2
	beim Sitzen + Schmerzen in arthrodesierter Hüfte	1	1
	beim Sitzen + Rückenbeschwerden	—	1
	beim Sitzen + Fibularisparese	—	1
	beim Treppensteigen	1	—
	beim Geschlechtsverkehr	1	—
	beim Geschlechtsverkehr + Sitzen	—	1
	beim Autofahren	1	1
Beschwerden + Gehbehinderung wegen Beinverkürzung		—	1
Beschwerden + Gehbehinderung wegen Fehlstellung		1	1
Ohne triftigen Grund		19	7

zufrieden waren, nachgegangen. Dabei kam heraus, daß bei 26 dieser Patienten kein triftiger Grund eruiert oder objektiviert werden konnte; meistens aber wünschten diese Unzufriedenen die Wiedererlangung der Beweglichkeit, weil sie von den „modernen, künstlichen Gelenken" viel gelesen oder gehört hatten; Grund der Unzufriedenheit war bei einem Patienten eine seiner Meinung nach auf die HA zurückzuführende Adipositas und bei einem anderen die Tatsache, daß er nach der HA wieder arbeiten konnte und mußte(!). Bei den anderen Patienten waren die Angaben, wenn auch nicht immer klinisch oder röntgenologisch objektivierbar, doch immer glaubwürdig (Tabelle 30).

II. Einteilung der Hüftarthrodesen nach dem Grundleiden

1. Hüftarthrodesen bei Coxarthrose und primärchronischer Polyarthritis

1.1. Coxarthrose

1.1.1. Einleitung

In unserem Krankengut kommt die Coxarthrose (und pcP) weitaus an erster Stelle: 391 Fälle, d. h. 67%.

Zur HA entscheiden sich Arzt und Patient meistens, wenn konservative und operative Maßnahmen schon versagt haben. Die HA ist somit die noch günstige Endstation beim Coxarthrotiker.

Ist die Indikation gegeben (siehe entsprechende Kapitel), so haben wir aufgrund unserer Erfahrungen heute folgende Regeln für die Auswahl der Operationstechnik:

— Die HA vom Typus I wird heute nicht mehr durchgeführt (hoher Prozentsatz der Pseudarthrosen, lange Hospitalisationsdauer, keine Frühmobilisation möglich wegen Gipsverband).

— Die HA vom Typus II mit einer Druckplatte und IO wird verwendet, wenn bei straffer Ankylose in Fehlstellung eine Korrektur derselben gewünscht wird und in den Fällen, wo ein Gewinn an Länge durch Aufrichtung des proximalen Femuranteiles erzielt wird.

— Die HA vom Typus III mit der Doppelplattenosteosynthese erbringt gleich gute Stabilität wie diejenige mit der Kreuzplatte; sie wird nur noch ausnahmsweise verwendet in Fällen, wo das richtige Anbringen einer Kreuzplatte aus technisch-anatomischen Gründen kaum möglich ist.

— Die HA vom Typus IV mit der Kreuzplatte soll, wenn immer möglich, bevorzugt werden (kurze Hospitalisationsdauer, Frühmobilisation möglich, am wenigsten PS).

1.1.2. Kasuistik

In unserer Kasuistik bringen wir eine Übersicht der bei uns von 1961 – 1971 durchgeführten HA vom Typus I – IV.

Typus I: Abb. 118 – 123.
Typus II: Abb. 124 – 128.
Typus III: Abb. 129 – 131.
Typus IV: Abb. 132 – 139.

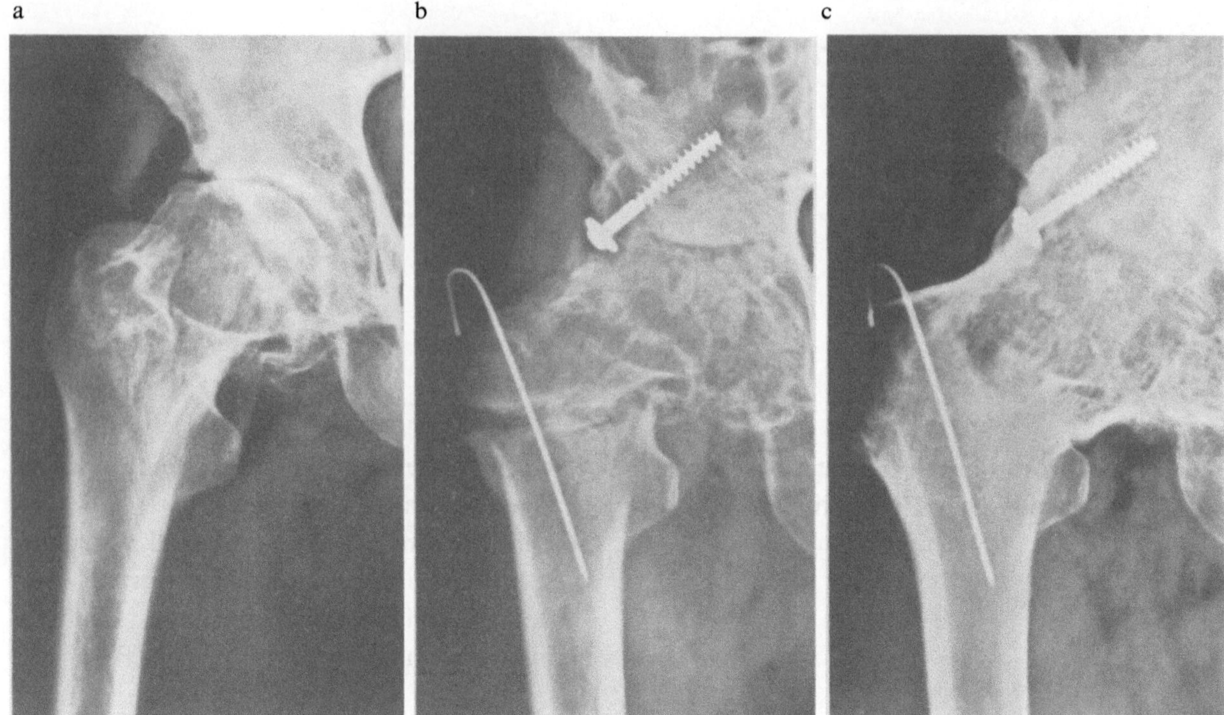

Abb. 118. *HA Typ I bei schwerer Coxarthrose.* H.H., ♂, 37 J., Nr. 81 720

a) 8 Monate vor der Operation

b) 3 Monate postop. nach Gipsentfernung.

Wegen der Kipptendenz an der Osteotomiestelle wurde von proximal her ein Kirschnerdraht gegen den Femurschaft angelegt

c) $6^1/_2$ Jahre nach HA: Ideale Heilung in korrekter Stellung. Patient beschwerdefrei, als Zeichner voll arbeitsfähig

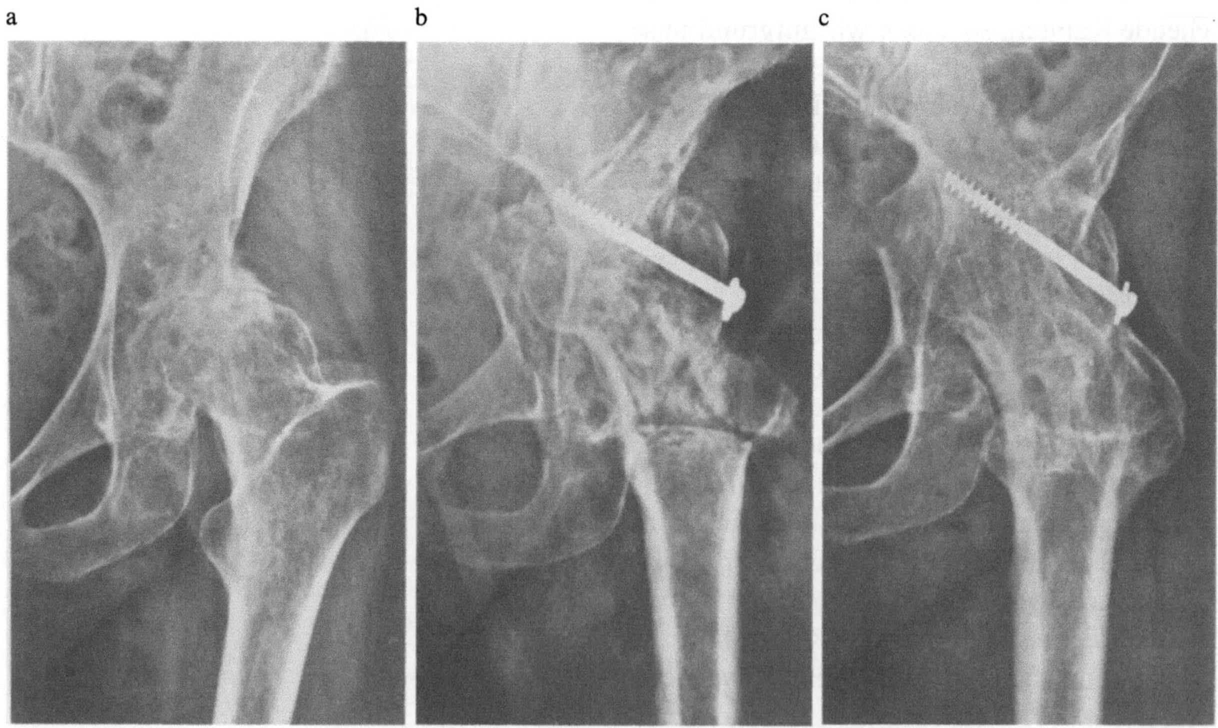

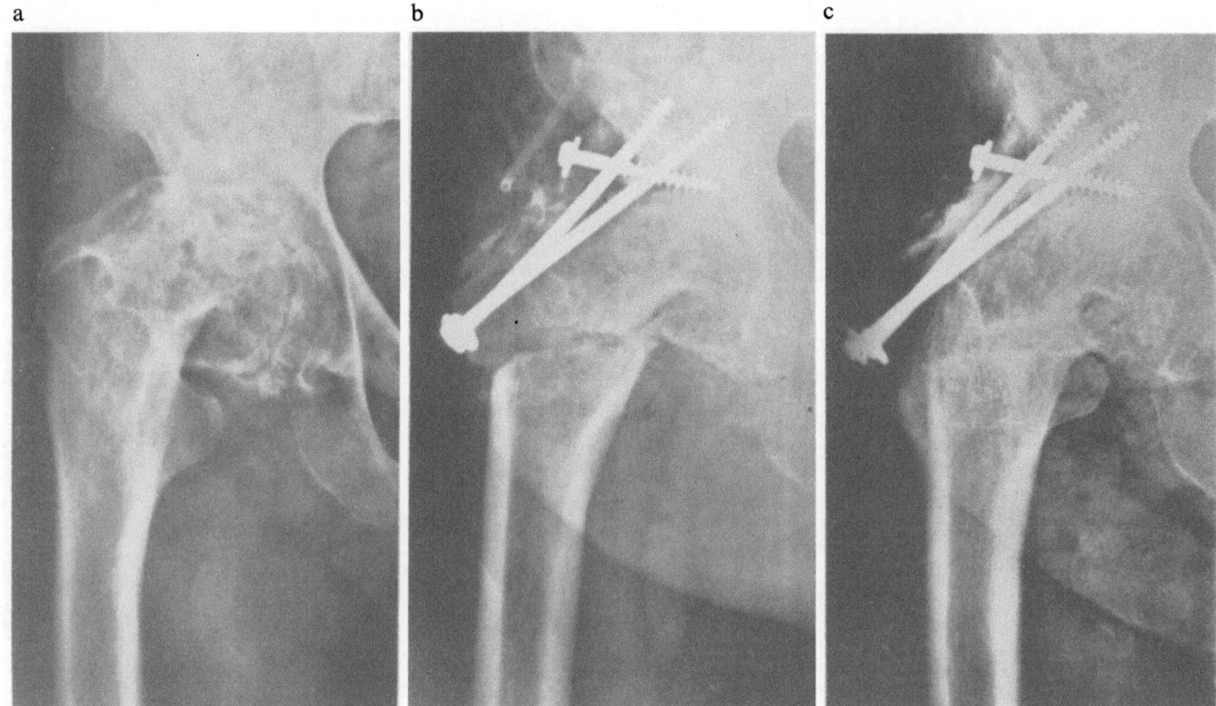

Abb. 120. *HA Typ I, ohne Beckenosteotomie.* B.W., ♂, 61 J., Nr. 71452

a) präoperativ: Teilankylose in Außenrotationsfehlstellung

b) Fixation der proximalen Femuranteile am Becken mit 2 Spongiosaschrauben, dazu Trochanter major als iliofemoraler Span am Becken angeschraubt

c) 20 Monate nach HA: obj. und subj. sehr gutes Ergebnis. Als Magaziner voll arbeitsfähig

---

◁

Abb. 119. *HA Typ I, ohne Beckenosteotomie, wegen Coxarthrose bei Hüftsubluxation.* C.H., ♀, 63 J., Nr. 71433

a) präoperativ

b) 2 Tage postoperativ. Bei Anfrischung der Gelenkflächen und Auscurettieren von Pfannendachcysten ist die Beckenwand im Bereiche der Gelenkpfanne auseinandergebrochen mit resultierender zentraler Luxation des Kopfes

c) Resultat $3^1/_2$ Jahre nach der Operation: ideale Heilung. Behender Gang. Patientin arbeitet voll als Hausfrau

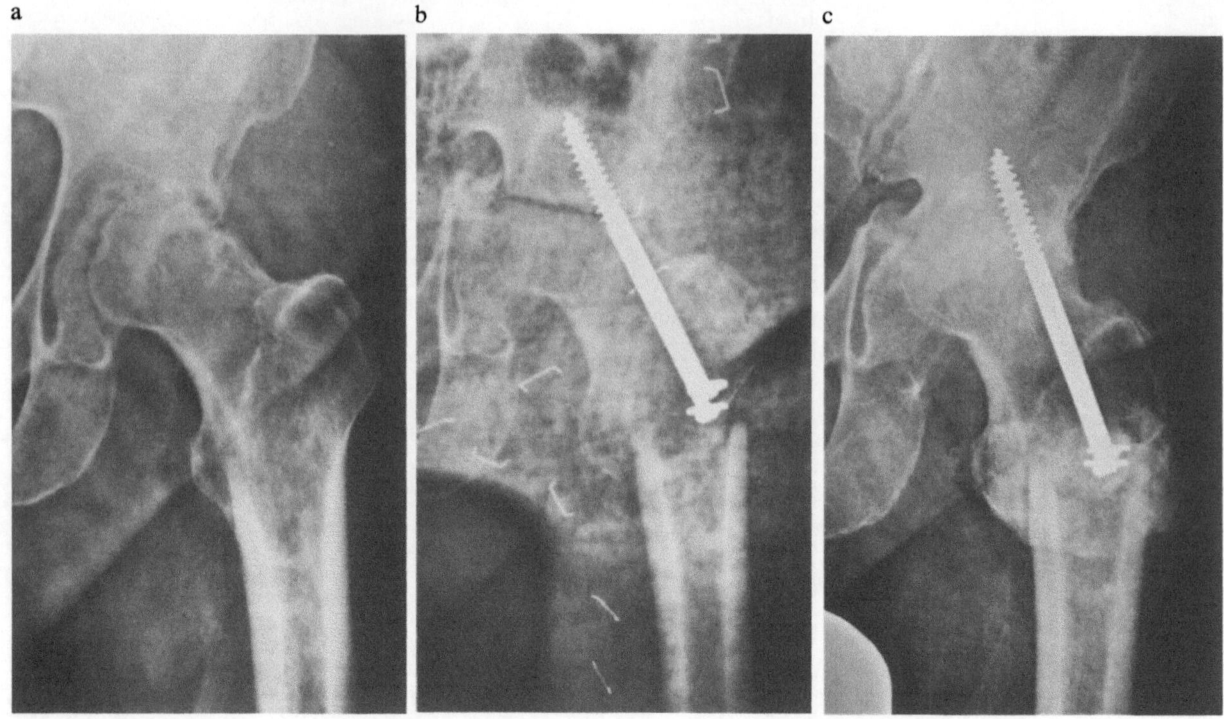

Abb. 121. *HA Typ I, mit Beckenosteotomie wegen sekundärer Coxarthrose nach septischer Coxitis.* W.K., ♂, 44 J., Nr. 108592

a) Präoperativ: fast vollständig destruiertes Hüftgelenk, Flexion/Extension 60–30–0°; alle anderen Bewegungen schmerzhaft blockiert

b) HA mit Fixation des proximalen Femuranteiles am Becken mit zwei Kortikaliszugschrauben, subtrochantere Osteotomie

c) HA klinisch und röntgenologisch fest. Stockfreies Gehen. Arbeitet zu 75% als Hotelier

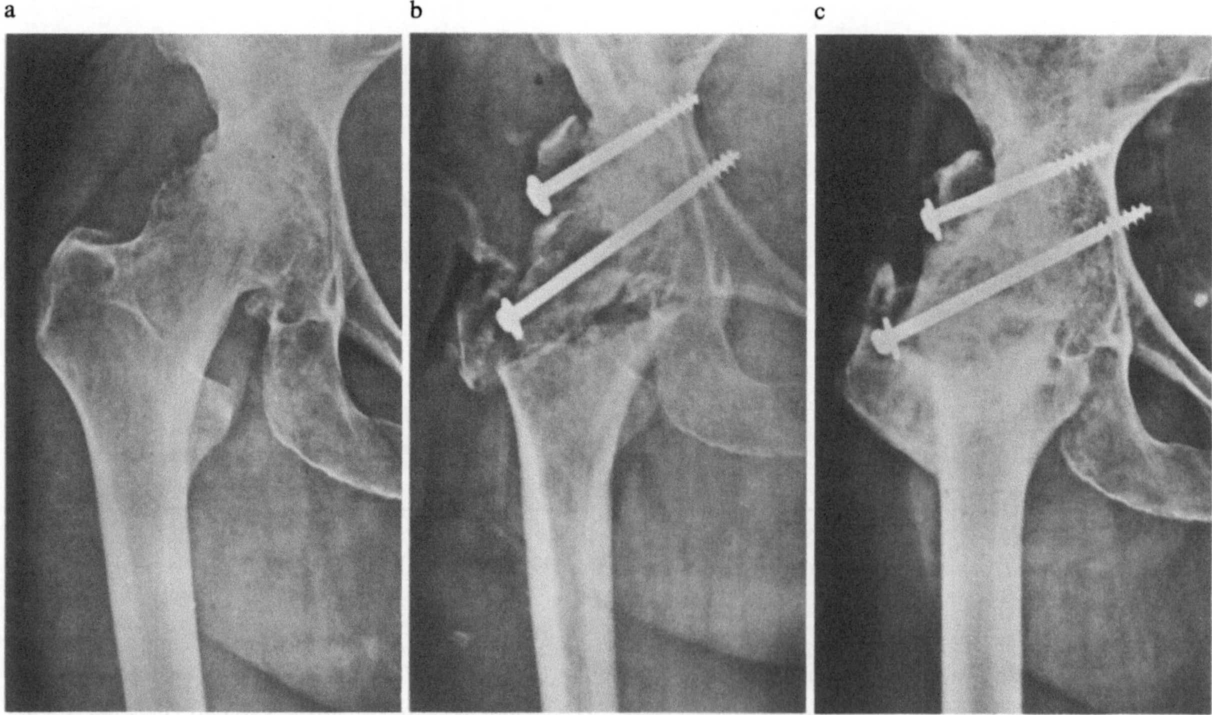

a b c

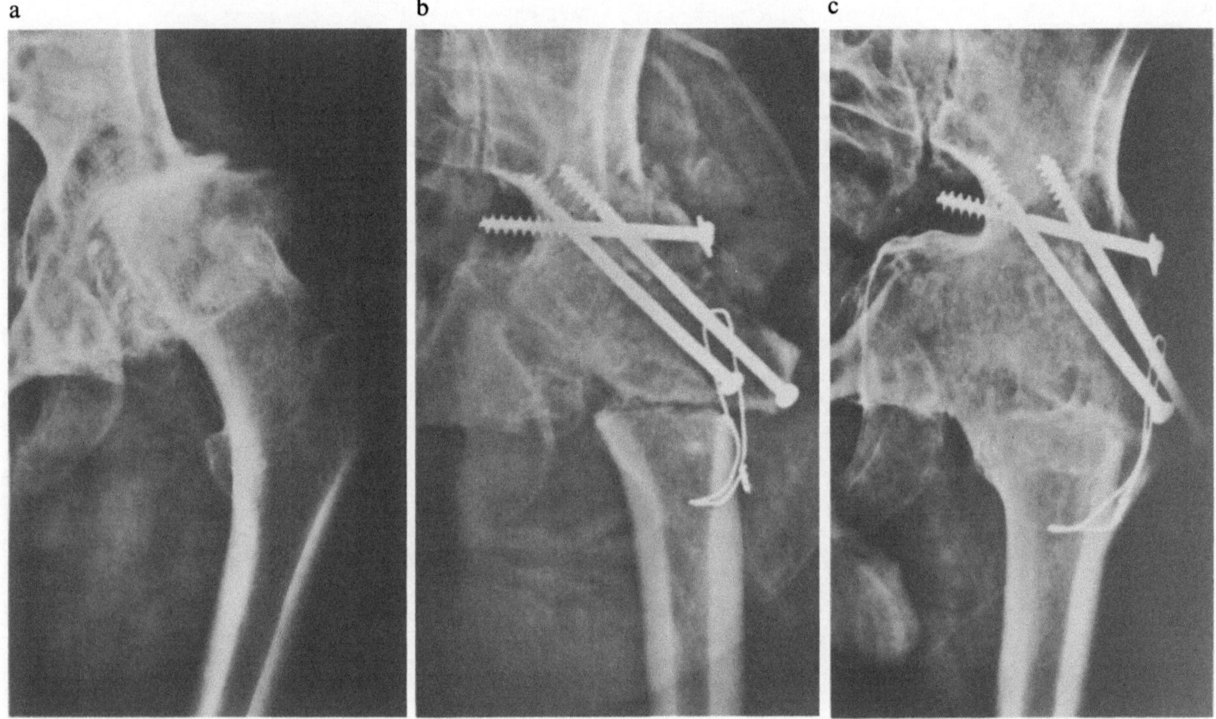

Abb. 123. *HA Typ I mit Beckenosteotomie, bei sekundärer Coxarthrose mit Ankylose (Status nach Hüftgelenksluxationsfraktur).* Z.E., ♂, 49 J., Nr. 72270

a) Schwere Coxarthrose 28 Jahre nach Hüftgelenksluxationsfraktur. Subluxation der Hüfte

b) Gute Kontaktflächen infolge starker medialer Verschiebung nach Beckenosteotomie. Zuggurtungsdrahtschlinge zur Sicherung der IO

c) Zustand 4 Jahre nach der Operation: subjektiv und objektiv gutes Ergebnis, keine Beschwerden. Arbeitet voll als Hilfsarbeiter

---

◁

Abb. 122. *HA Typ I, ohne Beckenosteotomie bei schwerer Coxarthrose.* P.J., ♀, 50 J., Nr. 70953

a) 1 Jahr präoperativ fast vollständige schmerzhafte Ankylose des Hüftgelenkes

b) HA, wobei eine sehr hohe IO durchgeführt wurde (Gefahr einer Nekrose durch peroperative Gefäßschädigung)

c) Ergebnis nach einem Jahr: HA fest, Verkürzungshinken (funktionelle Beinverkürzung 3 cm), Patient beschwerdefrei

a b c

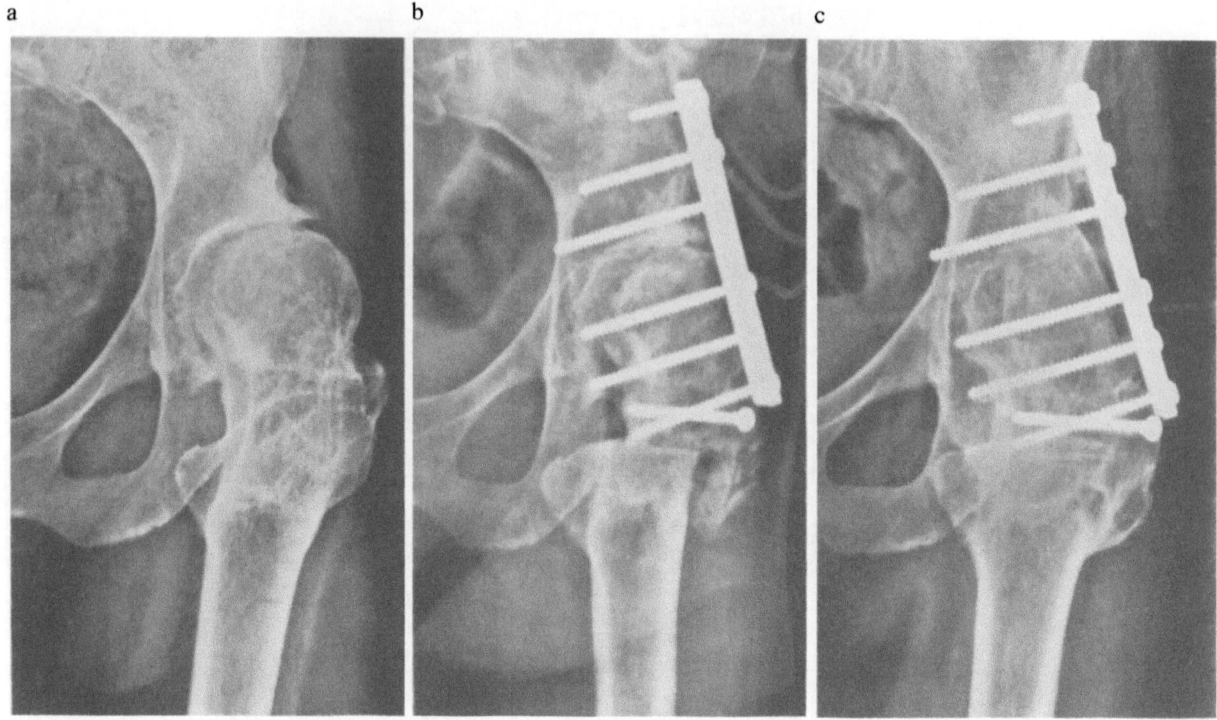

Abb. 124. *HA Typ II, wegen ankylosierender Coxarthrose*. S.H., ♀, 65 J., Nr. 73690

a) Status 3 Jahre nach subtrochanterer Osteotomie, Adduktorotomie, Cystenausräumung und Spongiosaplastik; starke Beschwerden

b) HA mit 6-Lochplatte. Über der IO wurde ein aus dem Trochanter major gewonnener Span verschraubt

c) Ergebnis 5 Jahre nach der Operation: HA fest in 15° Adduktionsfehlstellung mit funktioneller Beinverkürzung von 2 cm

a b c

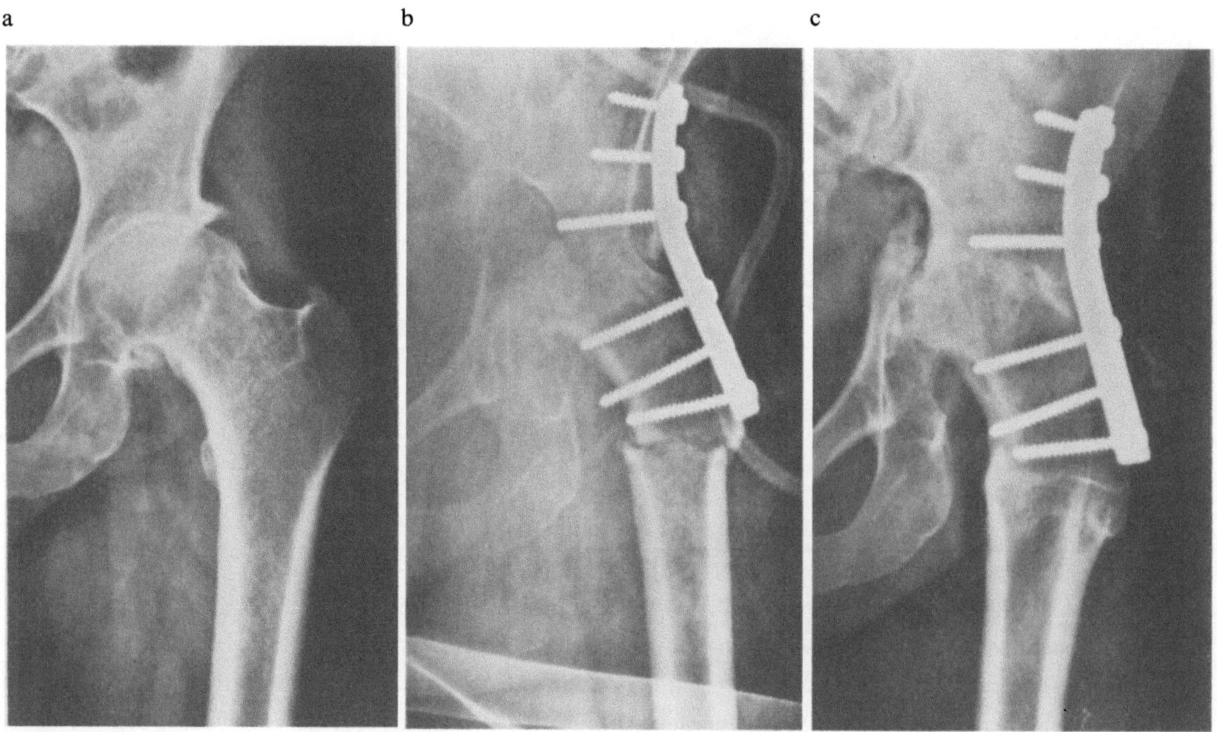

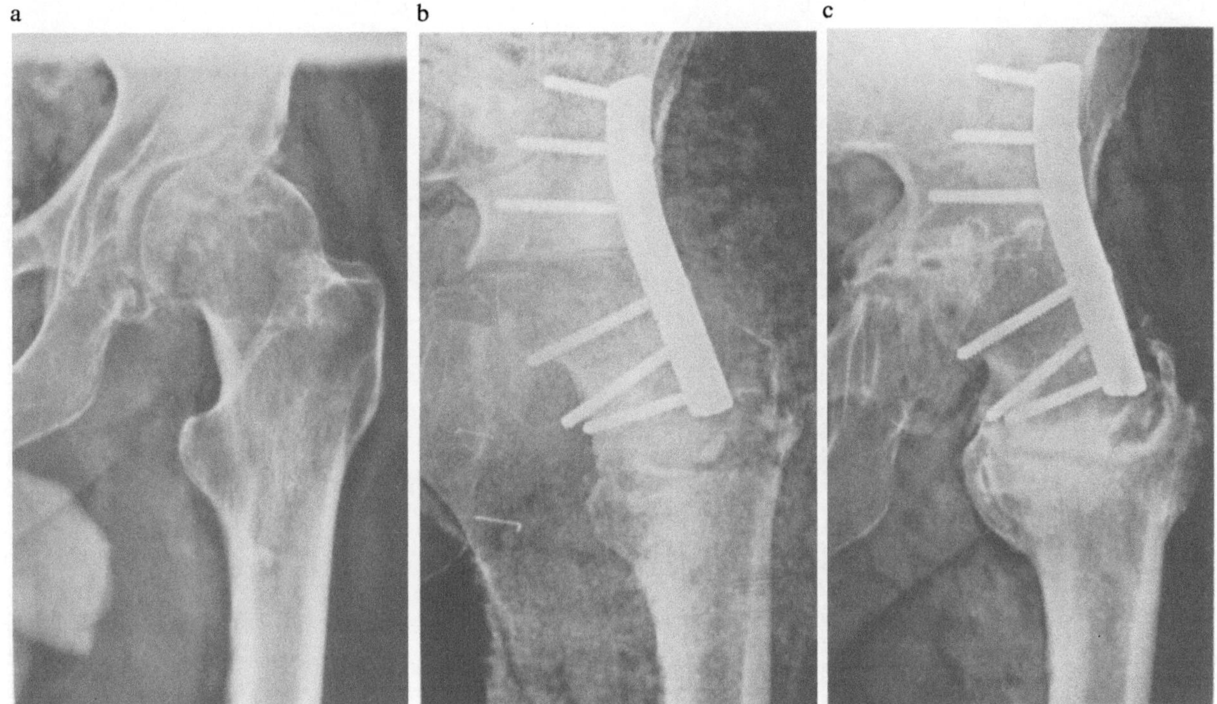

Abb. 126. *HA Typ II, mit Beckenosteotomie wegen Coxarthrose.* L.L., ♂, 55 J., Nr. 99885

a) Li Hüfte in Außenrotationsfehlstellung von 45° und in neutraler Ab- und Adduktion fixiert

b) HA mit 6-Lochplatte nach Beckenosteotomie mit kleiner Medialverschiebung und IO

c) 18 Monate später: HA und IO knöchern durchgebaut. Patient beschwerdefrei. Arbeitet wieder zu 50% als Landwirt

---

◁

Abb. 125. *HA Typ II, mit Beckenosteotomie.* S.G., ♀, 50 J., Nr. 95050

a) Präoperativ

b) HA mit 6-Lochplatte nach Beckenostetomie mit mittlerer Verschiebung; quere Osteotomie unterhalb der Platte

c) 4 Jahre nach der Operation: HA fest. Hüfthinken li bei funktioneller Beinverkürzung von 2 cm. Arbeitet voll als Hausfrau

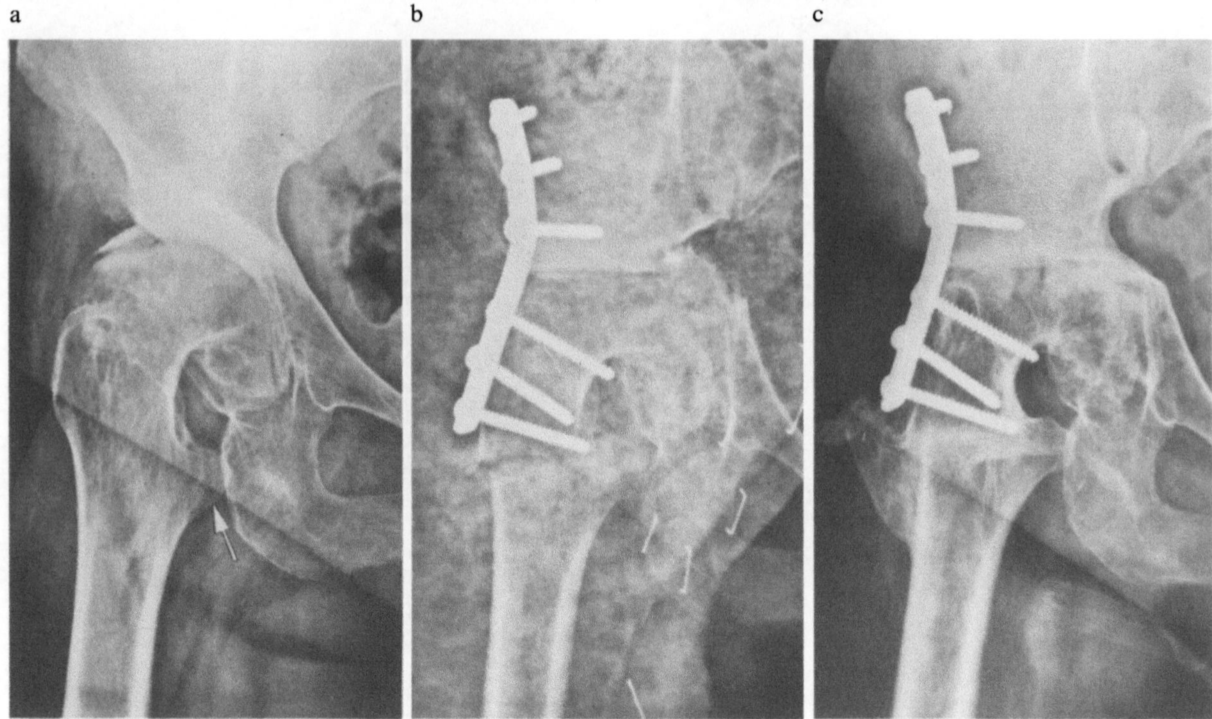

Abb. 127. *HA Typ II, wegen Coxarthrose bei congenitaler Hüftsubluxation.* B.H., ♀, 56 J., Nr. 97891

a) Hüftsubluxation bei fixierter Außenrotationsfehlstellung von 70° (Rö: Hervortreten des Troch. minor)

b) HA Typ II. Wegen des kurzen Schenkelhalses, der starken Antetorsion des Kopfes und der Außenrotationsfehlstellung wäre in diesem Fall eine HA mit einer Kreuzplatte technisch nicht möglich gewesen

c) 13 Monate nach der HA: knöchern durchgebaut. Abduktionsfehlstellung 8°. Patientin beschwerdefrei. Geht mit einem Stock zur Schonung der linken Hüfte (hohe Luxationscoxarthrose li.)

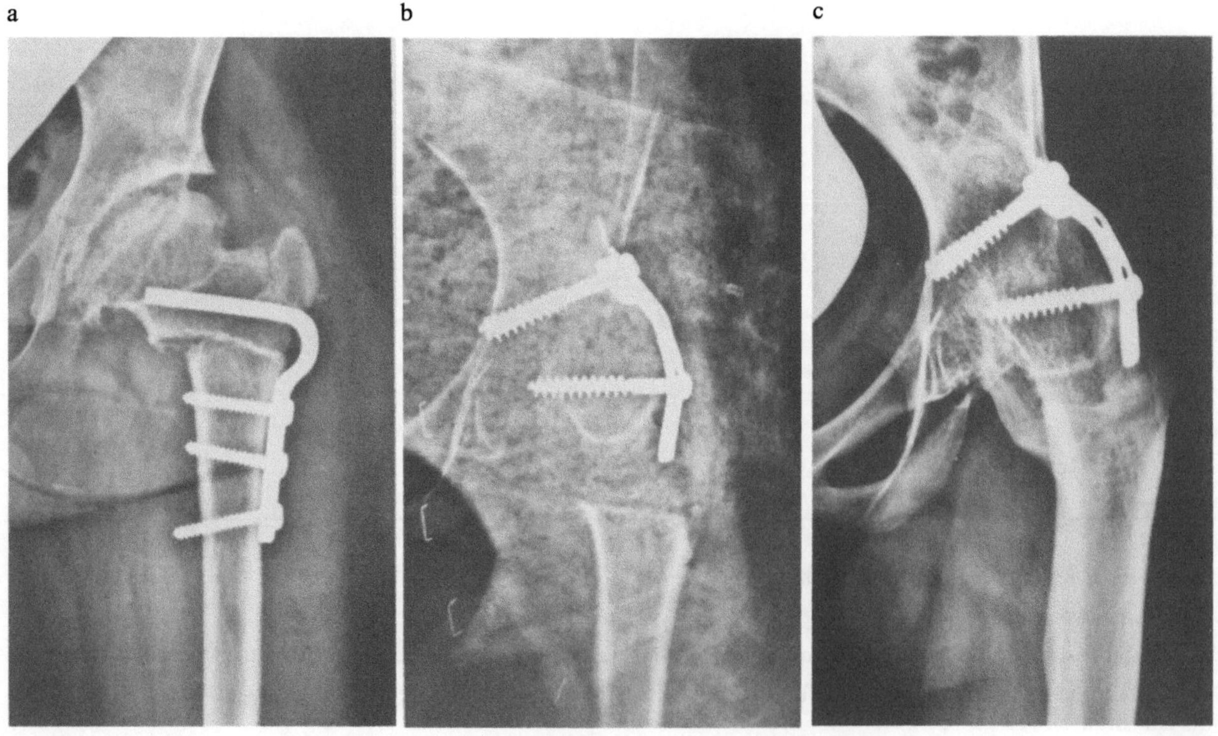

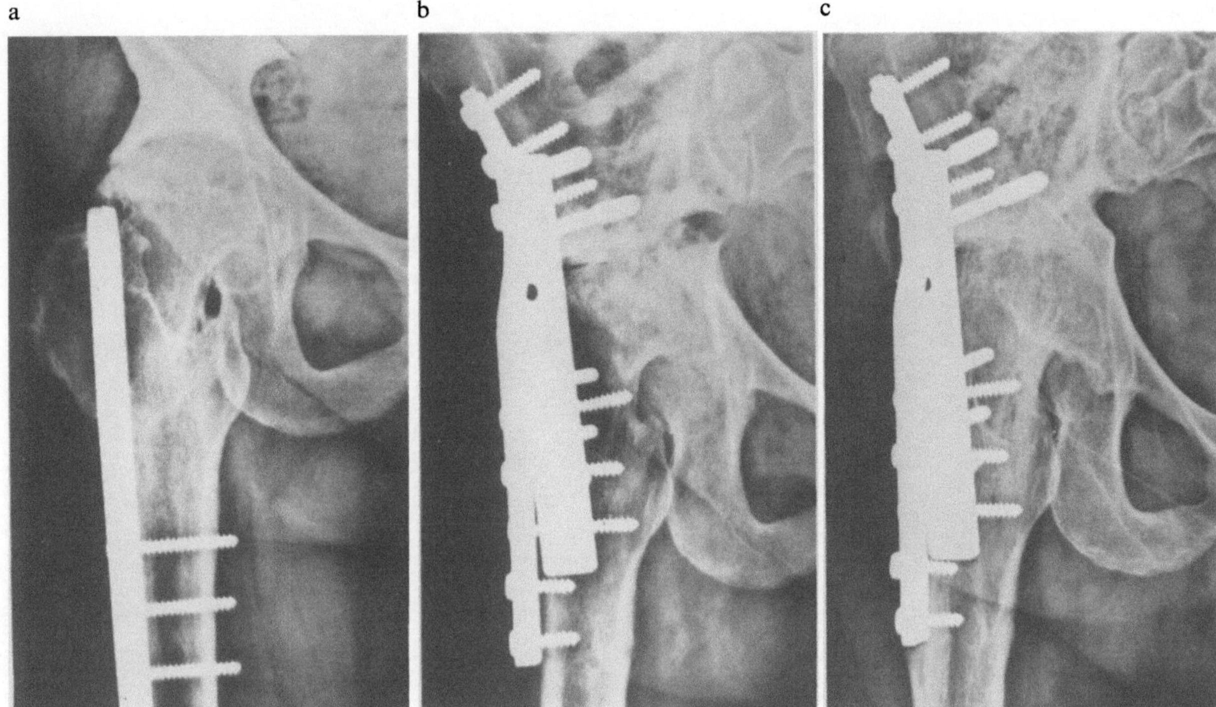

Abb. 129. *HA Typ III mit Beckenosteotomie nach IO wegen Coxarthrose.* S.E., ♀, 61 J., Nr. 64493

a) Status 2 Jahre nach IO, weitgehende Ankylose in Flexions- und Außenrotationsfehlstellung

b) Doppelplattenarthrodese nach Beckenosteotomie und mittlerer Medialverschiebung

c) 2 Jahre nach Operation: rechte Hüfte in idealer Stellung fixiert. Patientin beschwerdefrei, als Hausfrau voll arbeitsfähig

---

◁

Abb. 128. *HA Typ II wegen fraglichem Infekt nach IO bei alter luxatio coxae congenita.* S.Y., ♀, 13 J., Nr. 90325

a) 6 Wochen nach der Osteotomie: fragliche postop. Infektion. Starke Einschränkung der Hüftgelenksbeweglichkeit

b) HA mit einer zurechtgebogenen Schulterplatte

c) 2 Jahre später: HA fest in idealer Stellung (nach Korrekturosteotomie vor einem Jahr wegen Adduktionsfehlstellung von 12° und funktionelle Beinverkürzung von 4,5 cm). Pat. beschwerdefrei

a b c

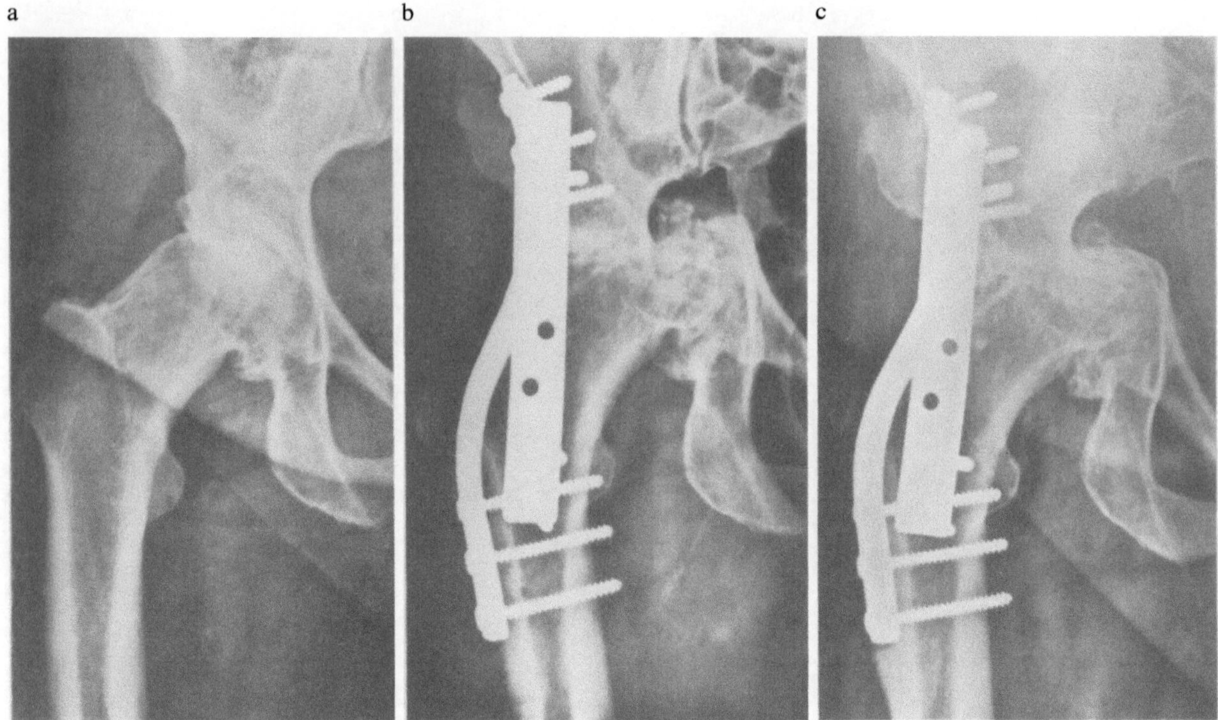

Abb. 130. *Hüftarthrodese Typ III, mit Beckenosteotomie bei Coxarthrose.* E. E., ♀, 49 J., Nr. 83134

a) Präoperativ

b) Doppelplattenarthrodese mit extremer Medialverschiebung nach Beckenosteotomie

c) 2 Jahre nach der HA: Stockfreies uneingeschränktes, schmerzfreies Gehen. Als Hausfrau voll arbeitsfähig

a b c

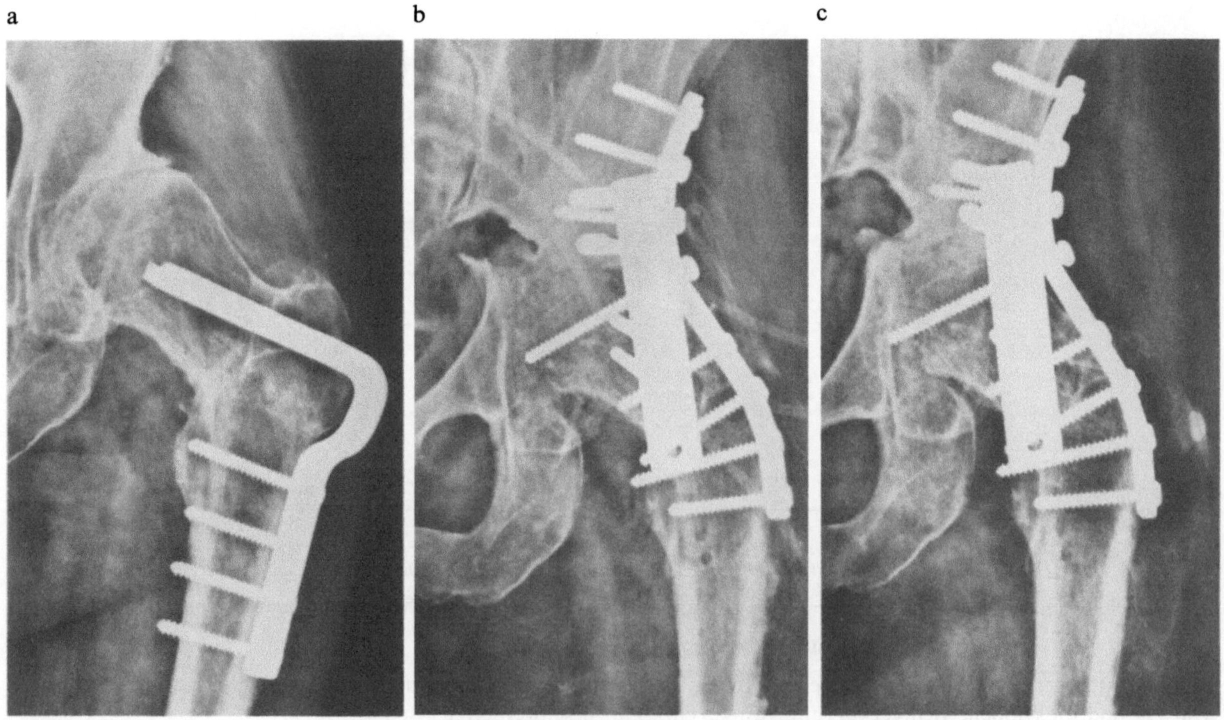

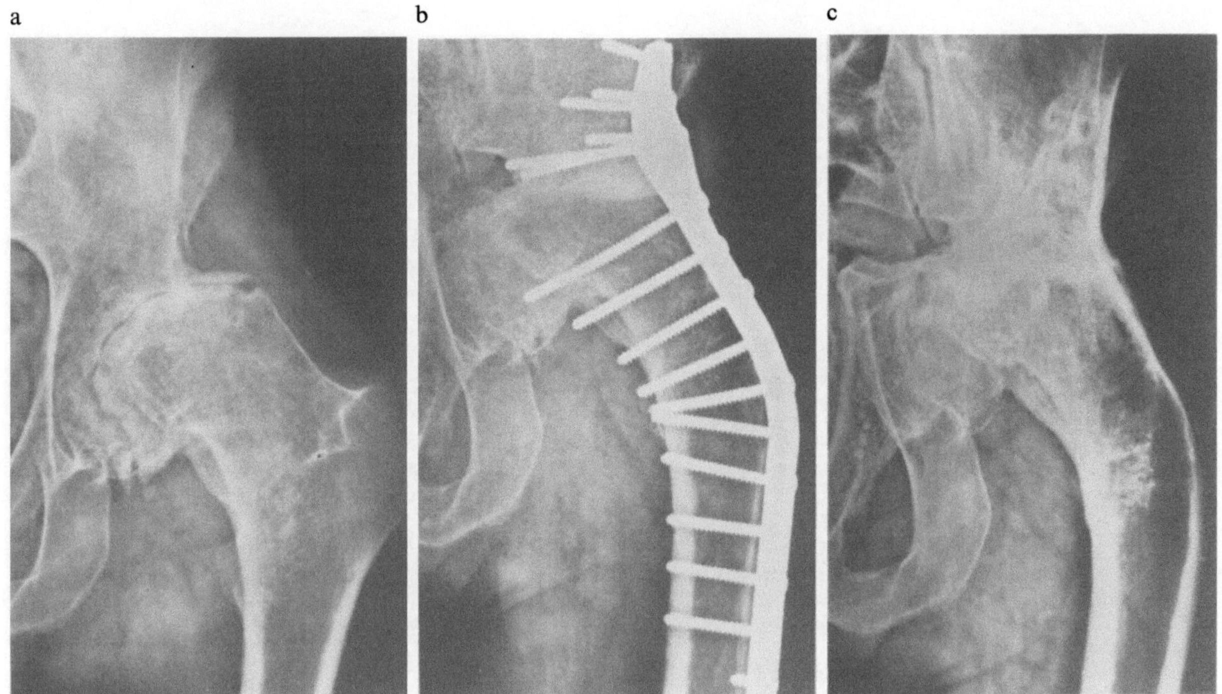

Abb. 132. *Hüftarthrodese Typ IV mit Beckenosteotomie wegen Coxarthrose.* W. H., ♂, 62 J., Nr. 113835

a) Schwere coxarthrotische Veränderungen. Hüfte fixiert in voller Extension, 25° Abduktion, 15° Außenrotation

b) 4 Monate nach der Operation: HA fest in guter Stellung. Patient hat seine Arbeit als Ingenieur wieder voll aufgenommen

c) 2 Jahre nach Metallentfernung (auf Wunsch des Patienten). Beginnende Pfeilerbildung

---

◁

Abb. 131. *Hüftarthrodese Typ III, mit Beckenosteotomie bei Coxarthrose (Coxa valga subluxans).* T. M., ♀, 50 J., Nr. 77450

a) Status 15 Monate nach Varisations-IO. Völlige Steife in Adduktionsfehlstellung 20°

b) Doppelplattenarthrodese mit Beckenosteotomie und mittlerer Medialverschiebung

c) 4 Monate nach Operation HA fest in idealer Stellung. Beschwerdefreies Gehen ohne Stock. Patientin besorgt ihren Haushalt wieder allein

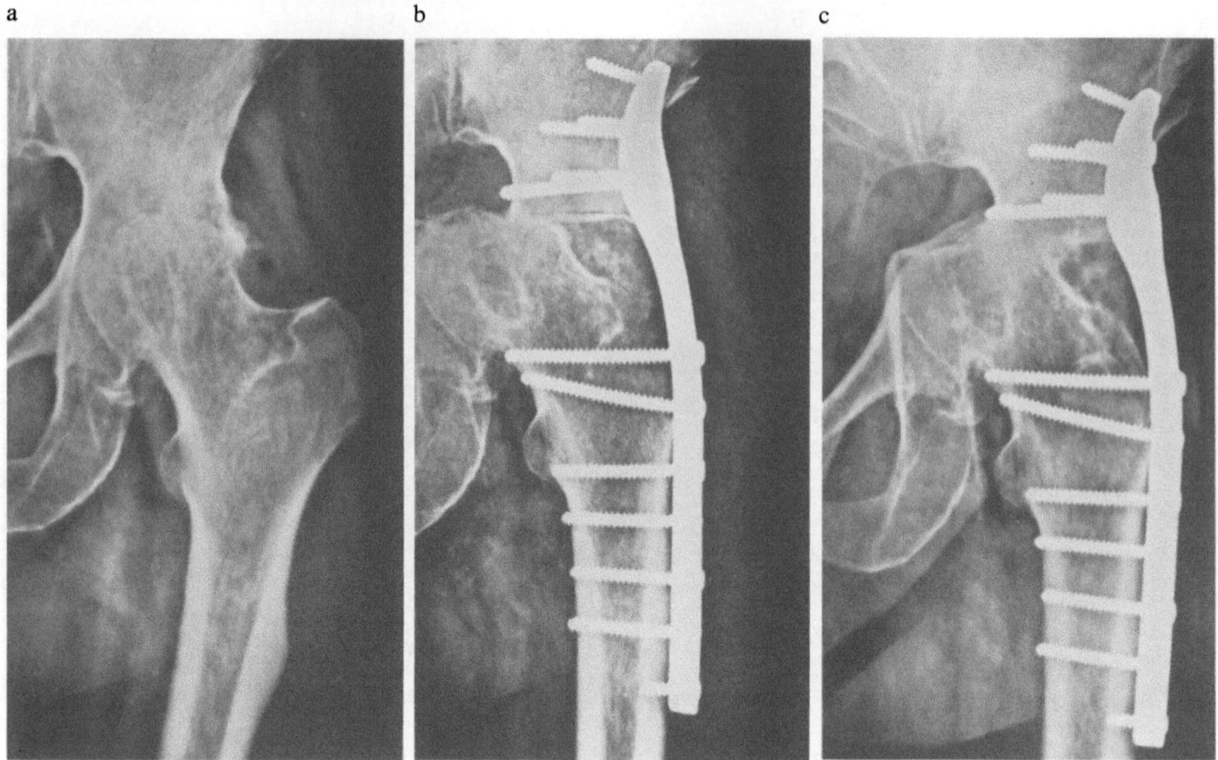

Abb. 133. *HA Typ IV mit Beckenosteotomie bei schwerer Coxarthrose.* H. K., ♀, 55 J., Nr. 149980

a) Sehr schmerzhafte fast vollständig versteifte Hüfte (Flexion-Extension 30 – 10 – 0°)

b) Kreuzplattenarthrodese mit Beckenosteotomie und sehr starker Medialverschiebung

c) 4 Monate nach der Operation: HA in idealer Stellung. Patientin beschwerdefrei, arbeitet wieder voll als Hausfrau

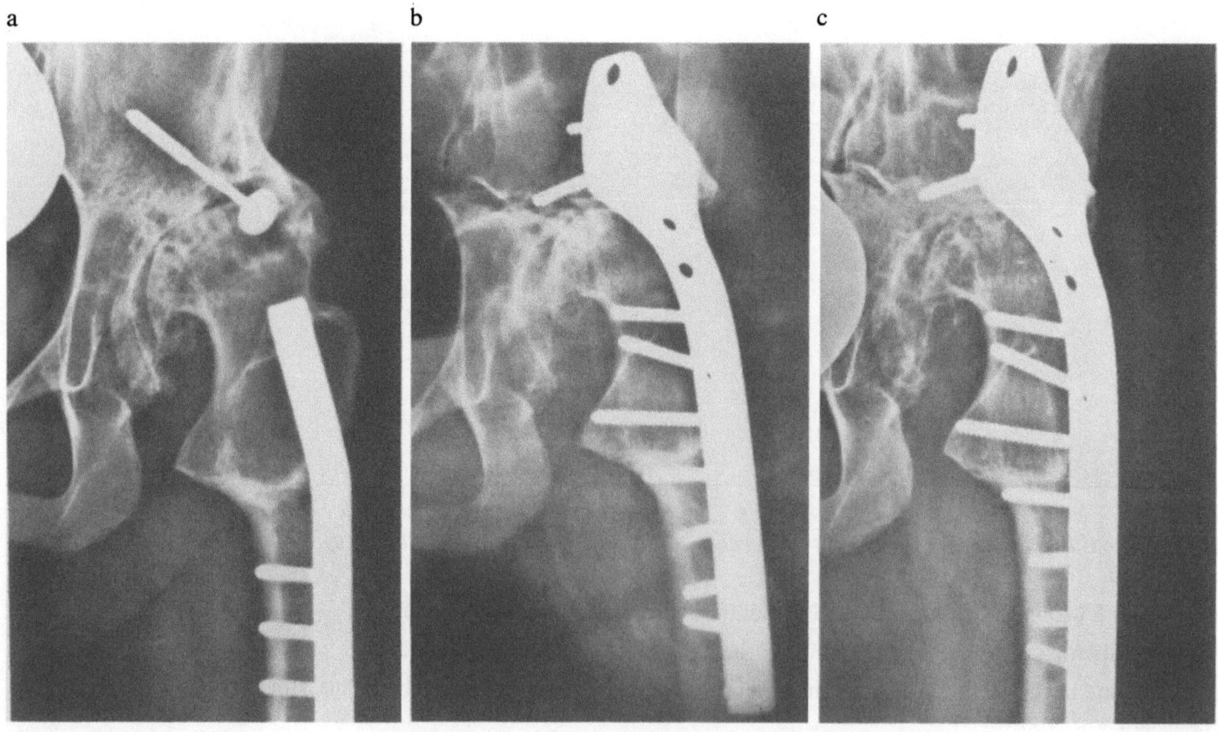

d e f g

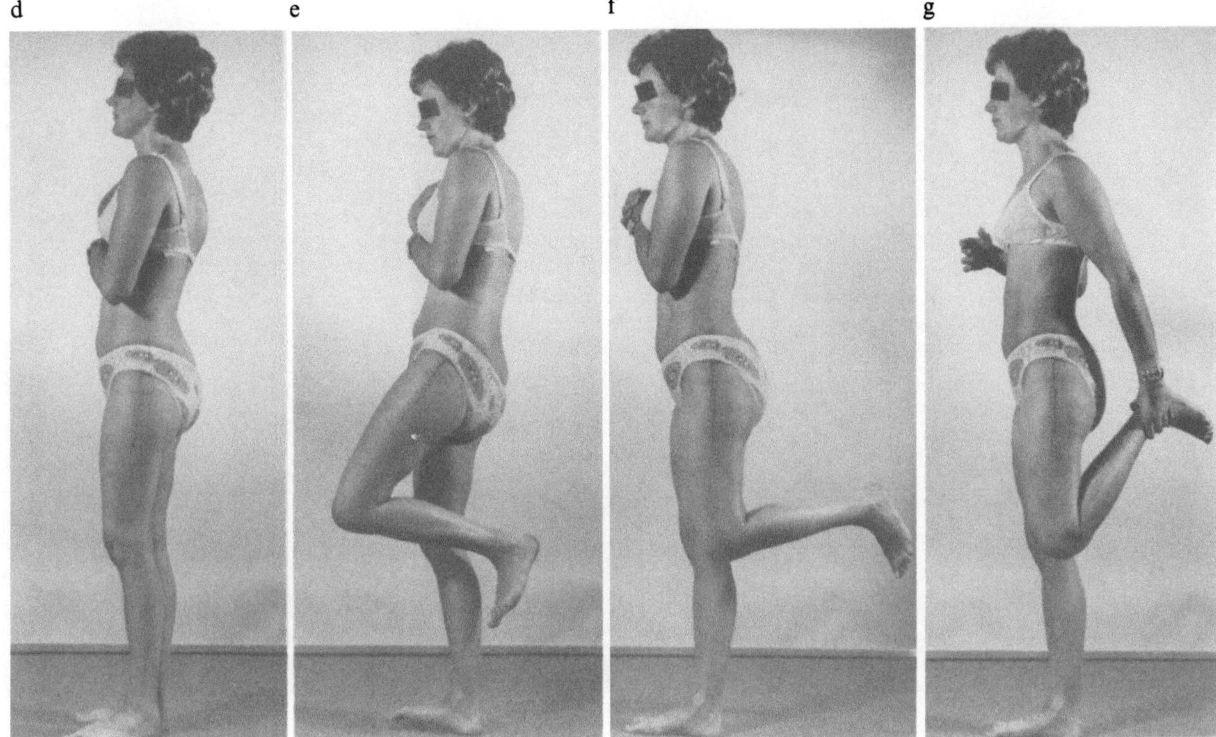

Abb. 134d–h

h

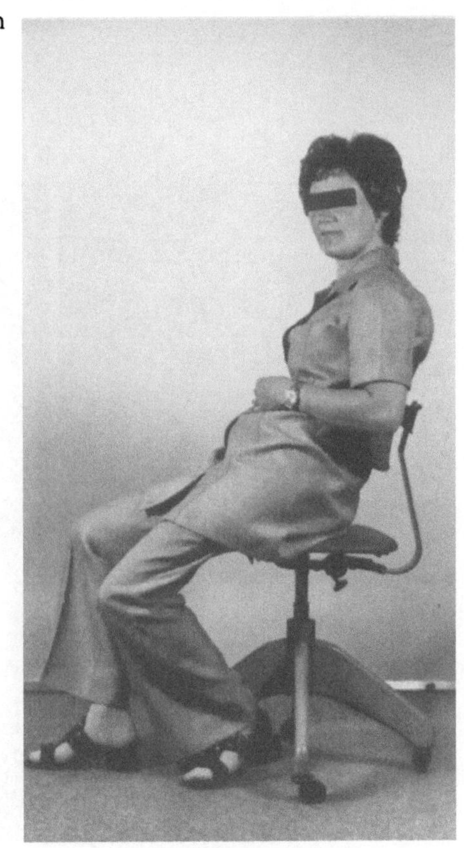

◁

Abb. 134. *HA Typ IV bei Coxarthrose (Status nach lux.cox.cong.).* D.A., ♀, 35 J., Nr. 154934

a) Status nach Valgisations-IO und Pfannendachplastik: sehr starke Beschwerden, Hüfte kaum belastbar

b) Frische HA Typ IV mit Beckenosteotomie und mäßiger Medialverschiebung; die proximalste Schraube wurde wieder entfernt, da kein phalt am Becken. Postop. Gipsverband für 10 Wochen

c) Nach Entfernung der Gipshose: Arthrodese klinisch und röntgenologisch fest in idealer Stellung

d–g) Aufnahmen am Tage der Gipsentfernung

d) Beim Stehen auf beiden Beinen

e) Verstrichene Lordose beim Heben des Beines nach vorne

f und g) Gute Kniebeweglichkeit (Anziehen der Schuhe mühelos)

h) Bequemes Sitzen möglich

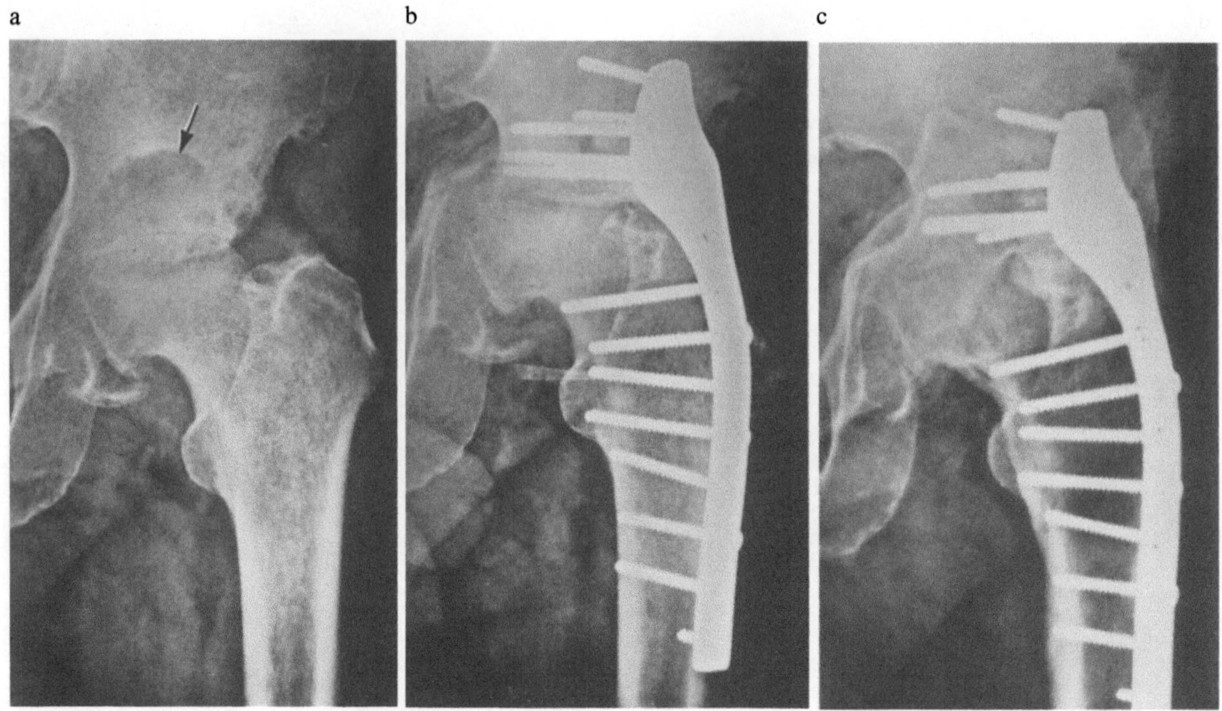

Abb. 135. *HA Typ IV mit Beckenosteotomie bei Coxarthrose.* M.G., ♂, 62 J., Nr. 107200

a) Abflachung des Kopfes, starke Verschmälerung des Gelenkspaltes, große Pfannendachcyste

b) Kreuzplattenarthrodese mit der Besonderheit, daß die große Pfannendachcyste mit aus der Ala iliaca-Innenfläche entnommener Spongiosa gefüllt wurde

c) Kontrolle $4^1/_2$ Jahre nach der Operation: ideale Heilung, Patient als Einkäufer voll arbeitsfähig

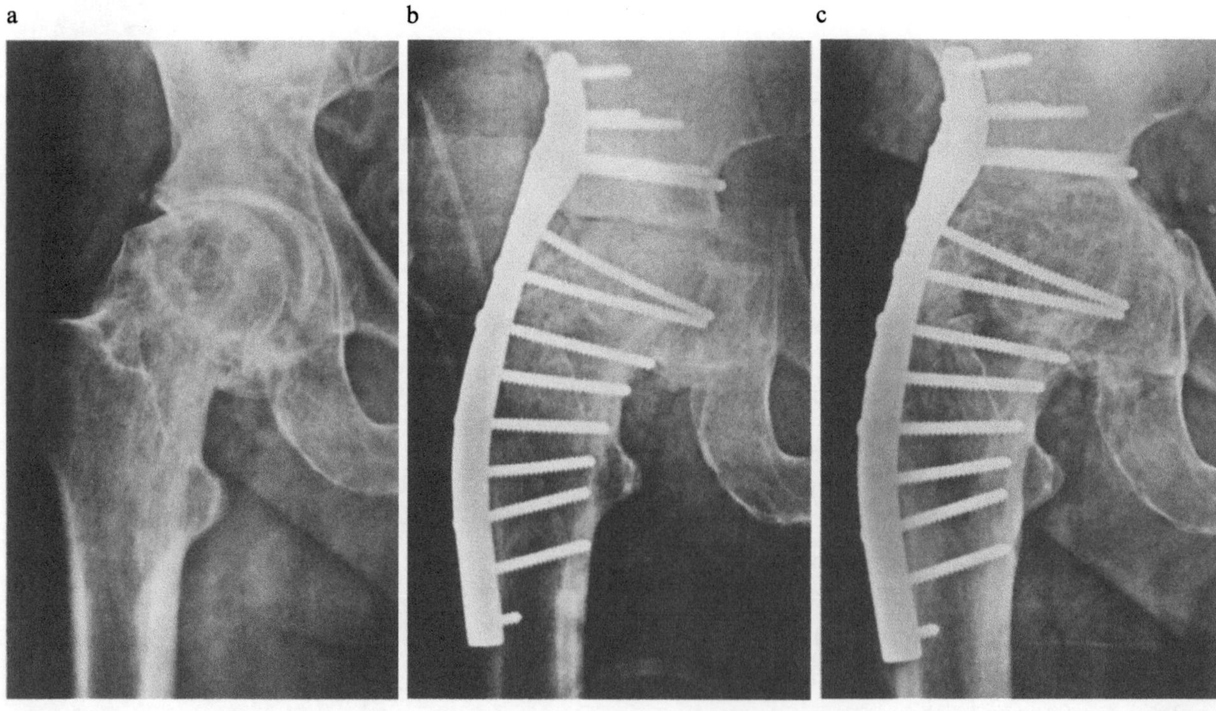

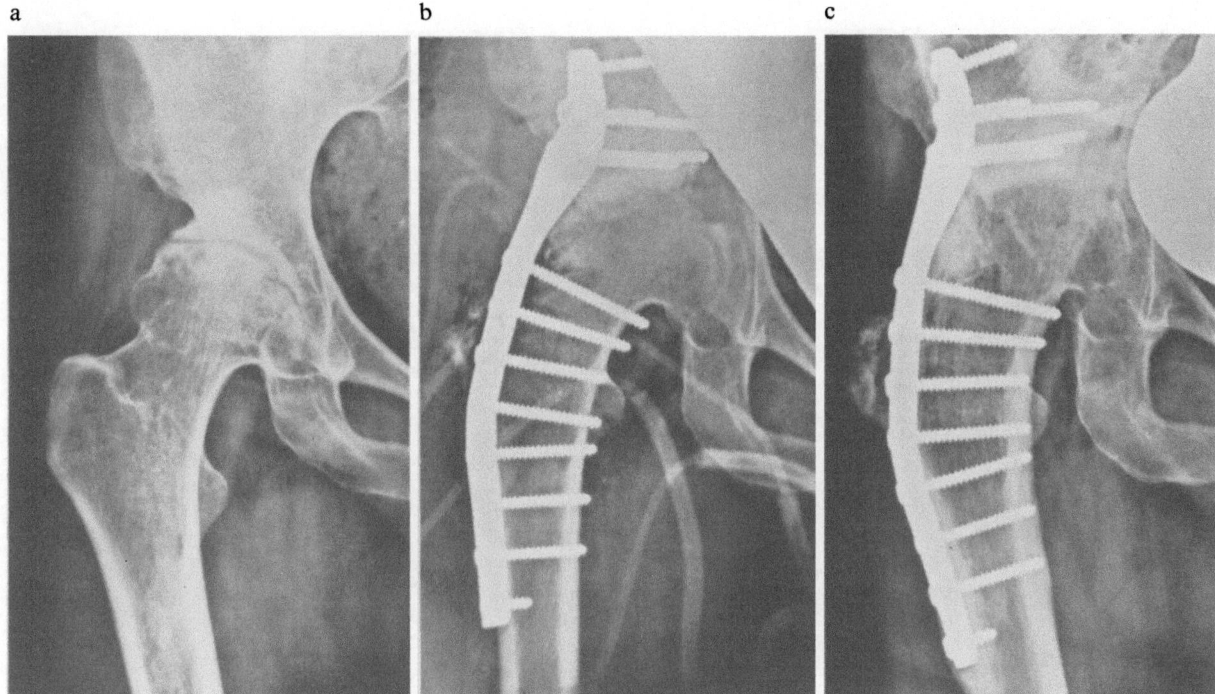

Abb. 137. *HA Typ IV mit Beckenosteotomie wegen sekundärer Coxarthrose.* S.R., ♀, 36 J., Nr. 81621

a) Schwere sekundäre Coxarthrose mit Ankylosierung (Coxitis beidseits mit 12 Jahren, wobei Eiter links abpunktiert wurde)

b) Kreuzplattenarthrodese nach Beckenosteotomie mit mittlerer Medialverschiebung

c) $4^1/_2$ Jahre nach der HA: Hüfte in 12° Adduktionsfehlstellung steif. Beinverkürzung von 2,5 cm, Subjektiv sehr gutes Ergebnis. Beschwerdefrei, als Hausfrau voll arbeitsfähig

◁

Abb. 136. *HA Typ IV mit Beckenosteotomie wegen Coxarthrose.* S.W., ♂, 42 J., Nr. 115426

a) Präoperativ

b) Kreuzplattenarthrodese mit Beckenosteotomie und mittlerer Medialverschiebung

c) 4 Jahre nach der HA: Hüfte in idealer Stellung fest. Berufswechsel (Metallgießer → Büroangestellter) wegen coxarthrotischer Beschwerden auf der linken Seite. Voll arbeitsfähig

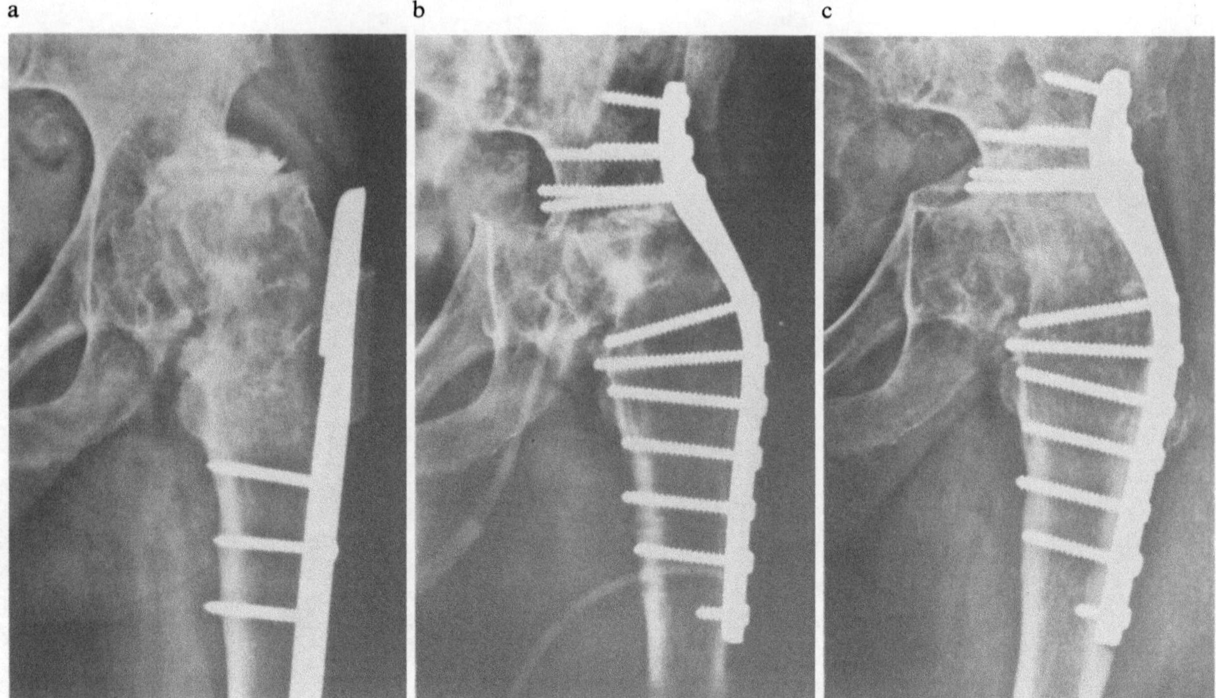

Abb. 138. *HA Typ IV mit Beckenosteotomie wegen Coxarthrose.* K.H., ♀, 68 J., Nr. 133498

a) Zustand 11 Jahre nach IO. Schwerste Coxarthrose mit Subluxation des Kopfes

b) Kreuzplattenarthrodese mit Beckenosteotomie und starker medialer Verschiebung

c) 1 Jahr nach der HA: Hüfte in idealer Stellung fest. Stockfreies, fast hinkfreies, beschwerdefreies Gehen. Als Hausfrau voll arbeitsfähig

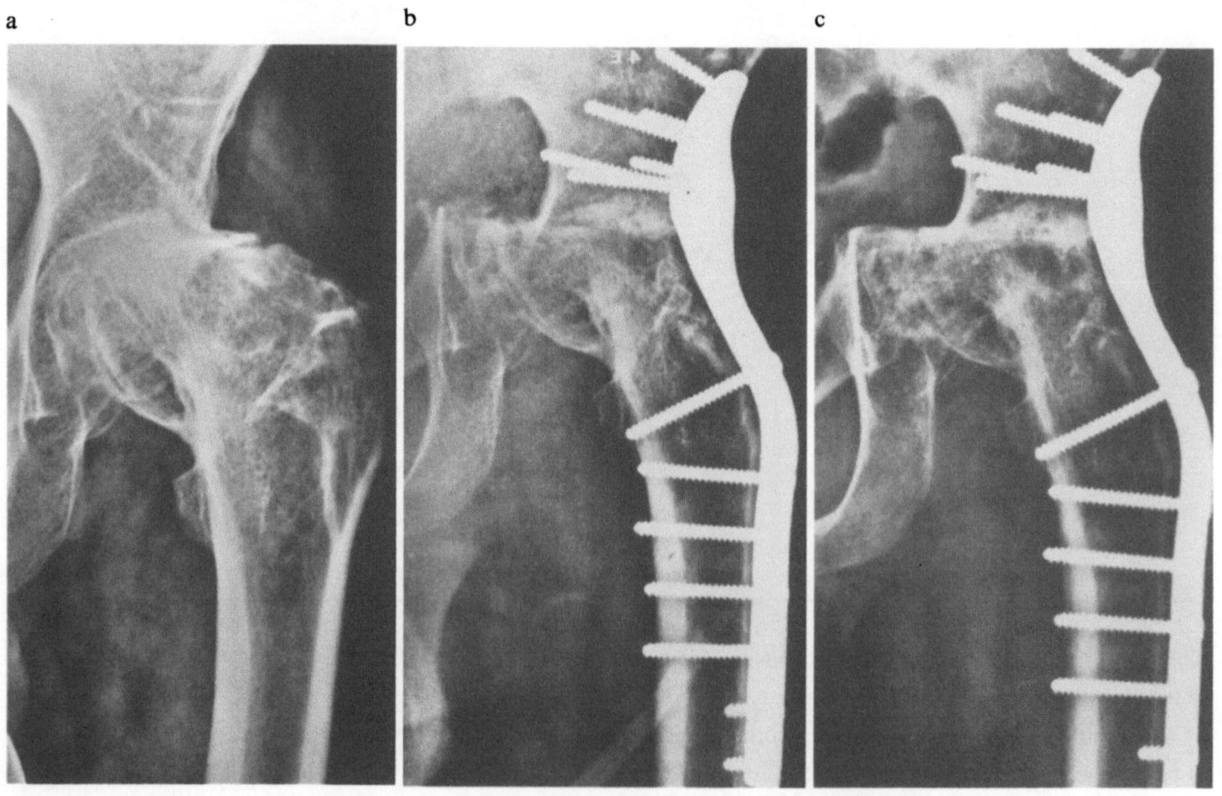

1.2. Primär-chronische Polyarthritis

1.2.1. Einleitung

Das Hüftgelenk wird bei der pcP relativ selten befallen (nach Angaben von VAINIO und PULKKI nur in 10% der Fälle).

Eine monarthritische Form einer pcP kann, wenn nicht eine gezielte Anamnese und entsprechende klinische Laboruntersuchungen erfolgen, fälschlicherweise zu den primären Coxarthrosen gezählt werden. Da bei uns dieser Fehler bei der Einteilung der Coxarthrosen sicher vorgekommen ist und aus Krankengeschichte und Röntgenbildern häufig keine sicheren Daten diesbezüglich zu eruieren waren, wurden die pcP-Fälle in unserer Statistik bei den primären Coxarthrosen eingereiht.

Im Unterschied zur Coxarthrose hat man röntgenologisch bei der pcP-Hüfte eine ausgeprägte Osteoporose und wenig oder keine osteophytäre Reaktion. Häufig ist auch die von GSCHWEND beschriebene Protrusionstendenz, die als Vorstufe der protrusio acetabuli anzusehen ist. Die Gelenkspaltverschmälerung ist besonders zentral zu finden.

Die immer mehr vorkommenden schweren Hüftgelenksdestruktionen können im Zusammenhang mit der Langzeitbehandlung mit Steroiden gebracht werden (EDSTRÖM). Der Protrusionshüfte steht die subluxierende Form gegenüber.

Neben der Frühsynovektomie, der IO, der Myotomie der Hüftadduktoren, -flexoren und -abduktoren (Vosssche Hängehüfte), der kaum noch indizierten Resektion des ganzen proximalen Femurendes ohne (GIRDLESTONE) oder mit subtrochanterer Osteotomie (MILCH-BATCHELOR), und besonders der TP, kann die HA bei der pcP-Behandlung immer noch ihre Berechtigung haben. Die TP ist *der* Eingriff für eine fortgeschrittene rheumatische Hüftdestruktion, da damit sowohl Schmerzbeseitigung wie auch Wiederherstellung der Gelenkfunktion erreicht werden können. Sie ist beim älteren oder beim jüngeren Patienten mit beidseitiger Destruktion des Hüftgelenkes oder Mitbeteiligung der Kniegelenke, sicher allen anderen operativen Vorgehen vorzuziehen.

Die HA kommt deswegen bei der rheumatischen Hüfte immer weniger in Betracht. Indiziert kann sie noch sein beim jugendlichen Patienten mit monoarticulärer schwerer Coxitis. Hauptvorteile der HA sind neben der Schmerzfreiheit die völlige Stabilität und die Belastbarkeit. Auch kann von der Stockhilfe schon nach ca. 8 Wochen abgesehen werden, was beim Mitbefallensein der Gelenke der oberen Extremitäten sehr wichtig ist.

Obschon wir in unserem Krankengut keine solche gefunden haben, soll auf die von GSCHWEND als „van Necksche Krankheit des Erwachsenen“ genannte, wenig bekannte Komplikation der HA hingewiesen werden. Es handelt sich um eine Ermüdungsfraktur am Übergang vom vorderen Scham- zum Sitzbein, in der Gegend der ehemaligen Synchondrosis ischiopubica. Sie kommt wahrscheinlich durch die abnorme Belastung des vorderen Beckenringes zustande, wobei aber die, bei langfristiger Cortisonmedikation regelmäßig beobachtete, erhebliche Osteoporose die notwendige Disposition zur Entstehung solcher Brüche schafft.

Bei der pcP führen wir heute prinzipiell die *Kreuzplattenarthrodese* aus mit oder ohne Beckenosteotomie, da damit die Frühmobilisation des Patienten möglich ist. Bedingungen sind: das Befallensein nur einer Hüfte, ein nicht schnell progredientes Krankheitsbild, ein auf der zu operierenden Seite intaktes Kniegelenk.

1.2.2. Kasuistik

(Abb. 140 – 144)

◁

Abb. 139. *HA Typ IV mit Beckenosteotomie wegen Coxarthrose nach Epiphysenlösung.* B. C., ♂, 42 J., Nr. 159646

a) Präoperativ

b) die frische Kreuzplattenarthrodese; Beckenosteotomie mit besonders starker Medialverschiebung

c) 3 Monate später: HA klinisch und röntgenologisch fest. Pat. als Kaufmann wieder voll arbeitsfähig

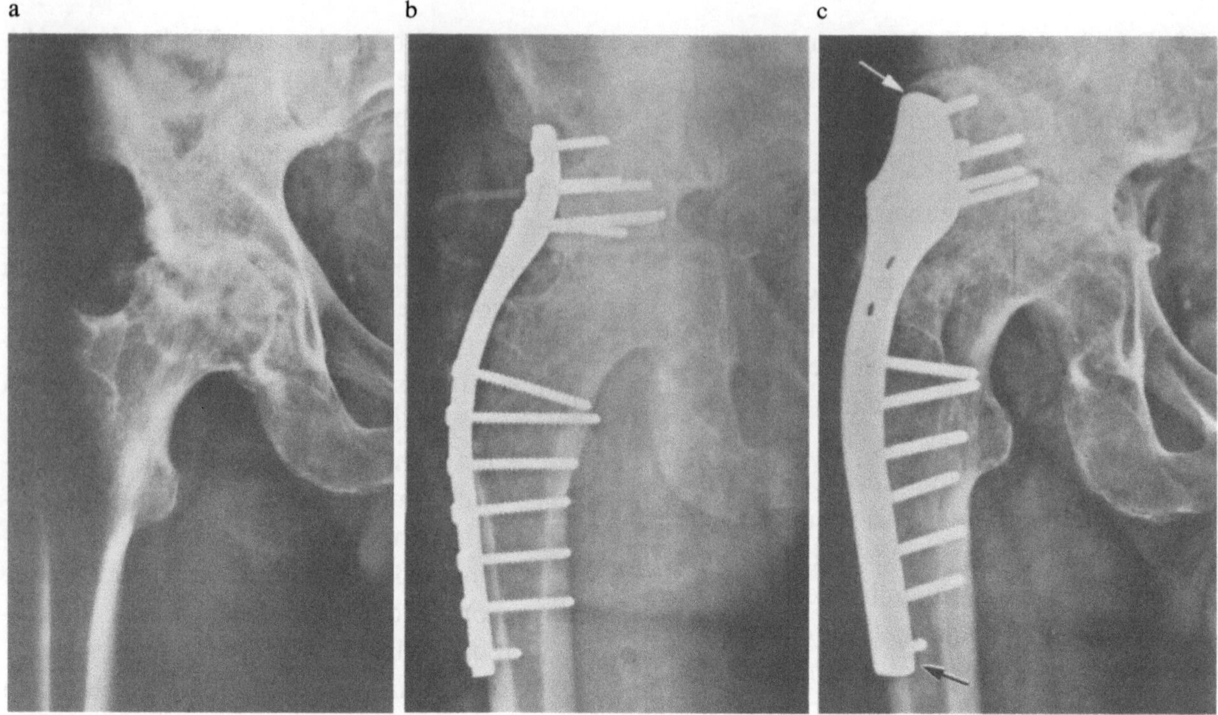

Abb. 140. *HA Typ IV bei pcP*. N.A., ♂, 56 J., Nr. 114556

a) Schwere Hüftgelenksdestruktion, starke Bewegungseinschränkung (nur noch Flexion/Extension möglich 70–30–0°)

b) Kreuzplattenarthrodese mit Beckenosteotomie und mittlerer Medialverschiebung

c) $4^1/_2$ Jahre nach der HA: HA durchgebaut in Adduktionsfehlstellung von 13°. Funktionelle Beinverkürzung 4 cm (Schuhausgleich 2,5 cm). Patient sehr zufrieden. Arbeitet voll als Magaziner. Zu beachten ist die kleine Hofbildung um den Kreuzplattenkopf und am Ende der proximalen Schraube als Zeichen einer Metallockerung, was die sowohl klinisch wie auch röntgenologisch beobachtete Zunahme der Adduktion verständlich macht

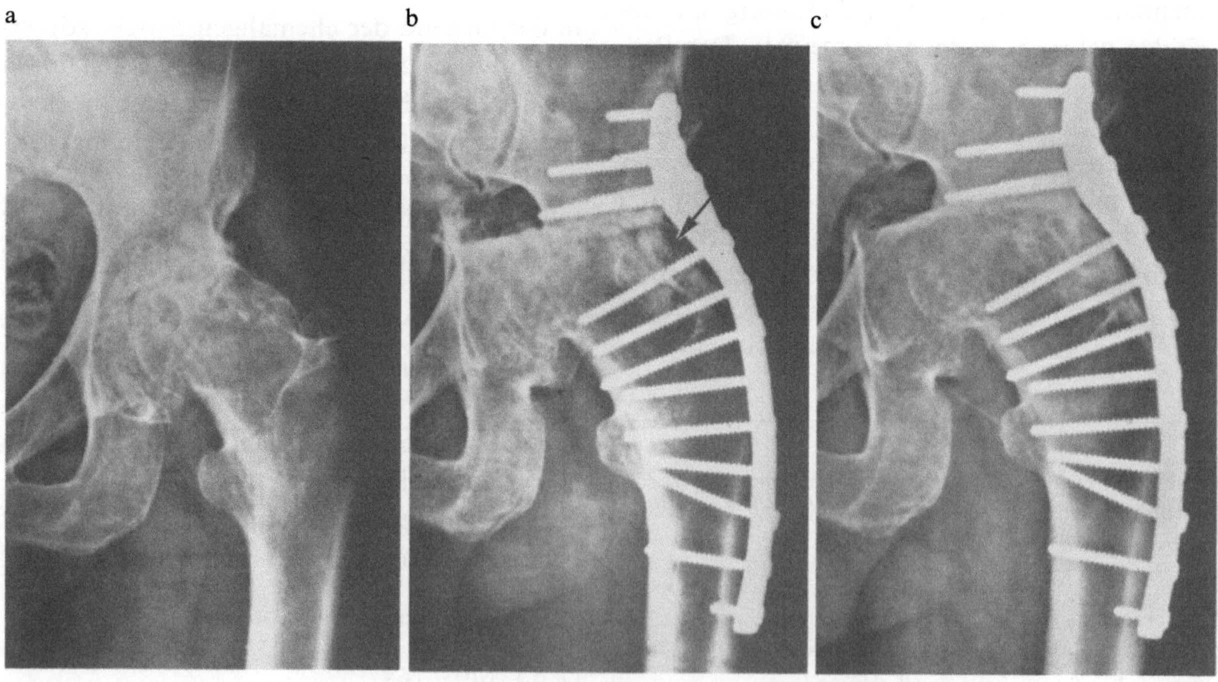

a b c

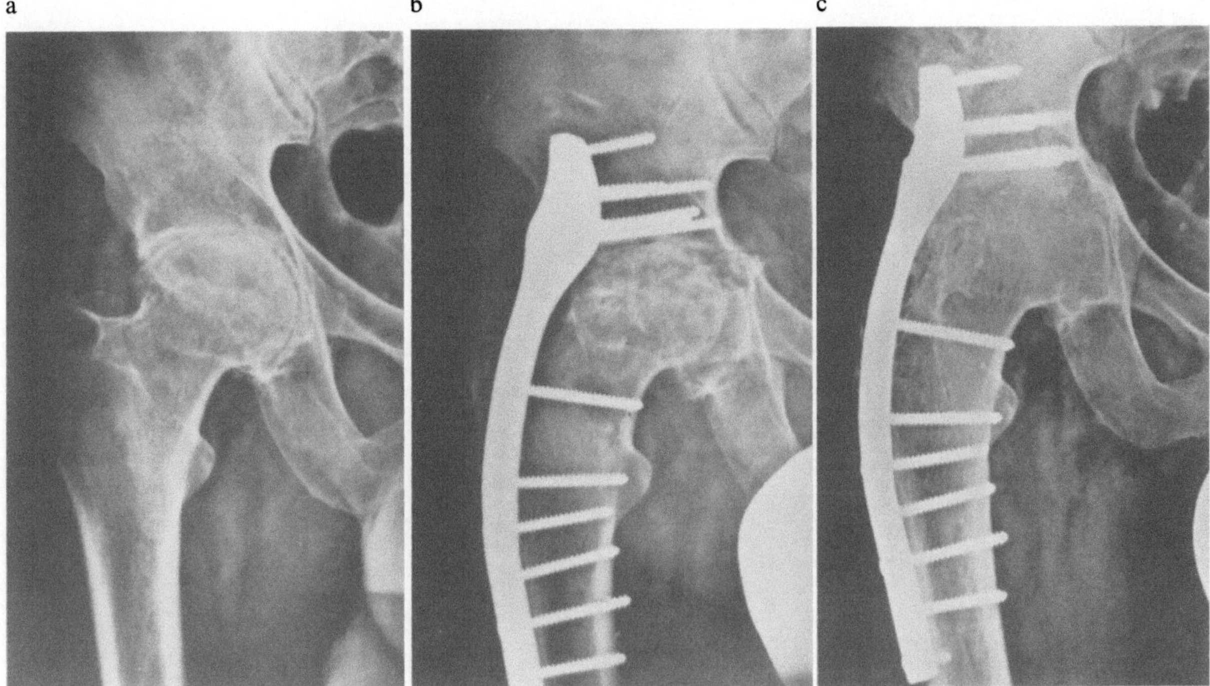

Abb. 142. *HA Typ IV, mit Beckenosteotomie wegen Coxarthrose bei pcP.* B.R., ♂, 31 J., Nr. 111670

a) Coxarthrose mit Gelenkspaltverschmälerung besonders zentral

b) Kreuzplattenarthrodese nach Beckenosteotomie mit minimaler Medialverschiebung

c) 11 Monate nach der HA: Hüfte in idealer Stellung steif mit funktioneller Beinverkürzung von 1,5 cm. Pat. beschwerdefrei, als Vertreter voll arbeitsfähig

---

◁

Abb. 141. *HA Typ IV bei pcP.* L.F., ♂, 56 J., Nr. 119126

a) Schwere arthrotische Veränderungen: aufgehobener Gelenkspalt in der Tragzone, Kopfcysten und Kopfentrundung, kleiner Osteophyt an Pfanne lat.

b) Kreuzplattenarthrodese nach Beckenosteotomie mit starker Medialverschiebung. Der Trochanter major wurde zwischen Schenkelhals und Platte eingeklemmt (Pfeil)

c) Ergebnis 22 Monate nach der HA: li Hüfte in guter Stellung versteift mit funktioneller Beinverkürzung 1,5 cm. Subjektiv ideal. Patient arbeitet voll als Holzmaschinist

a b c

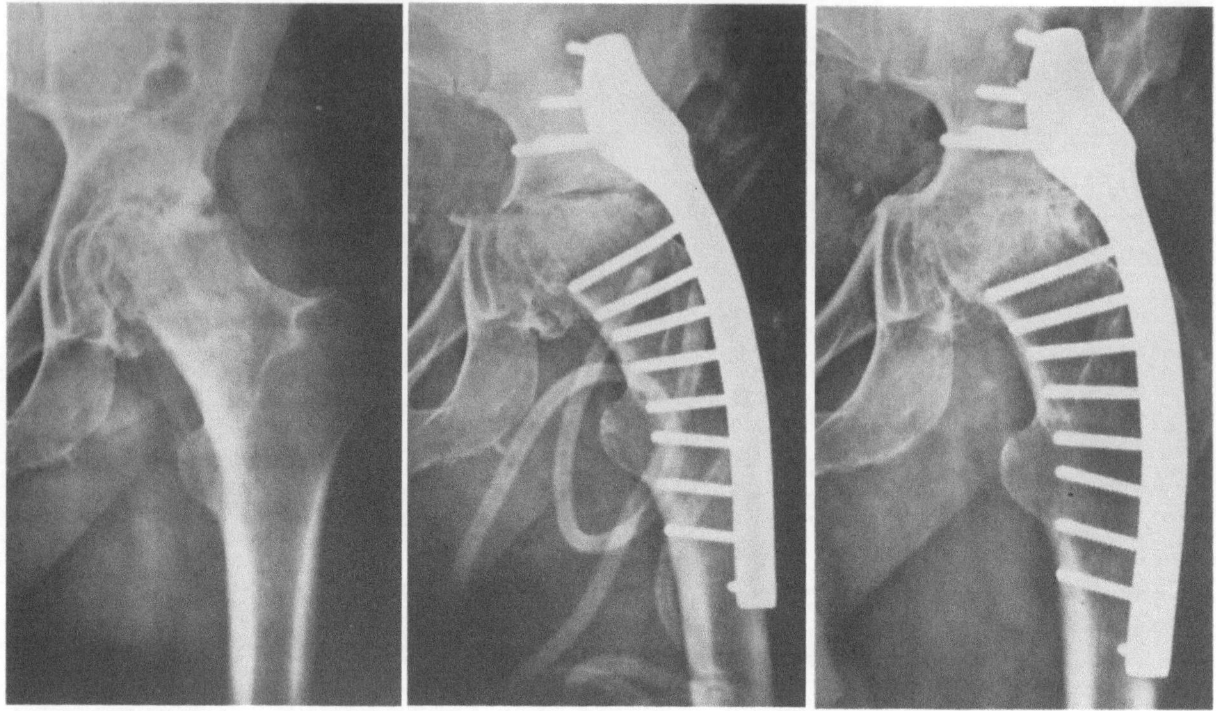

Abb. 143. *HA Typ IV, wegen Coxarthrose bei pcP.* P.A., ♂, 53 J., Nr. 118980

a) Schwere Destruktion des Hüftgelenkes mit großen Kopf- und Pfannendachcysten

b) Kreuzplattenarthrodese nach Beckenosteotomie mit kleiner Medialverschiebung

c) 2 Jahre nach der HA: knöcherner Durchbau in etwas vermehrter Außenrotationsstellung (35°). Als Fischereiaufseher wieder voll arbeitsfähig

a b c

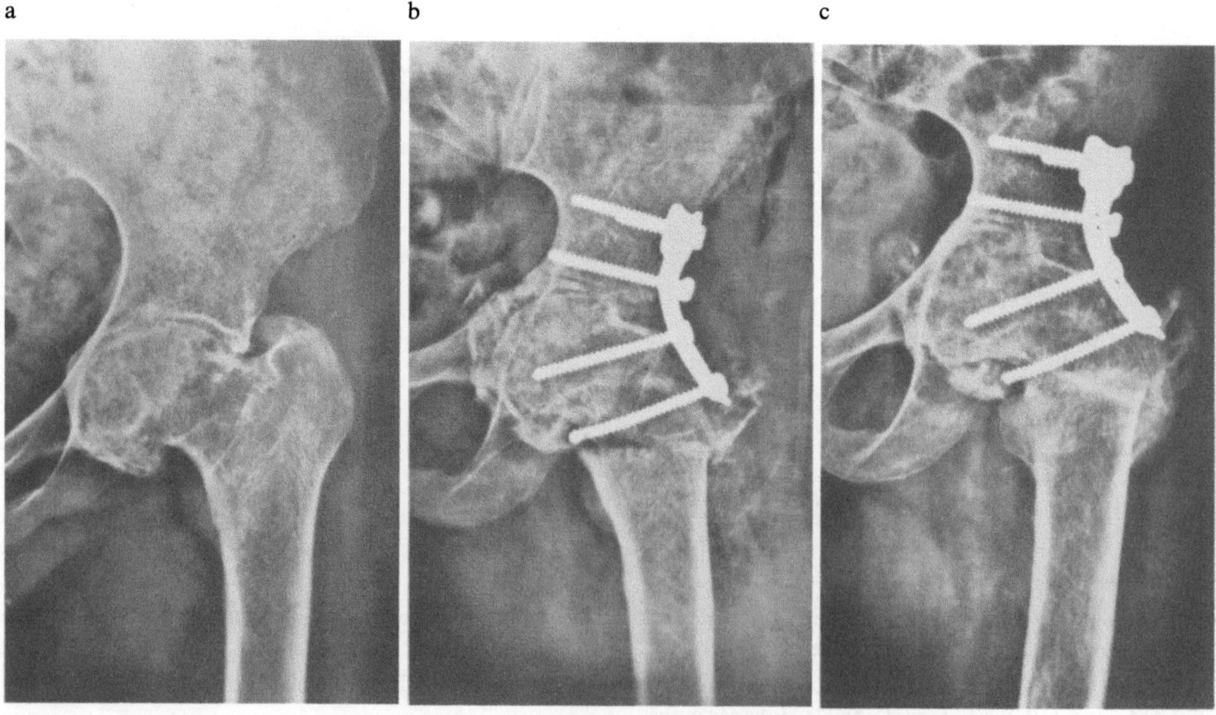

2. Hüftarthrodesen bei Hüftdysplasien

2.1. Einleitung

Wir haben 81 HA nach Dysplasien durchgeführt (19,9%). Es werden aber nur Zustände bei hoher kongenitaler Hüftluxation und bei der Coxa vara besprochen, da sie für die HA besondere Probleme stellen.

2.2. Hüftarthrodesen bei hoher kongenitaler Hüftluxation

Die HA kann indiziert werden bei einseitiger Hüftluxation, wenn:

a) die Beinlängendifferenz dank der durch die HA gewonnenen Verlängerung wesentlich korrigiert werden kann;
b) coxarthrotische Veränderungen des Neocotyls bestehen.

2.2.1. Hüftarthrodese zur Beinverlängerung

Der luxierte Kopf wird angefrischt und in die vertiefte ursprüngliche Pfanne reponiert. Eine Extension 10–14 Tage vor der Operation und die subkutane Tenotomie der verkürzten Adduktoren erleichtert die Reposition. Nach Ausführung derselben wird eine Abstützungsplatte zur Stabilisierung verwendet.

Nebst der Stabilität der Hüfte ist mit dieser Technik eine Beinverlängerung von 3–5 cm möglich (Abb. 145 und 146).

2.2.2. Hüftarthrodese bei Arthrose der Sekundärpfanne

Es sind immer schmerzhafte Zustände. Ziel der Operation ist hier nicht die Verlängerung der Extremität, sondern eine schmerzlose, voll belastungsfähige Hüfte. Die HA wird auf Höhe des Nearthros ausgeführt. Dazu immer eine Beckenosteotomie. Wenn technisch möglich, wird die HA mit einer Kreuzplatte stabilisiert (Abb. 147).

In bezug auf die Operationstechnik unterscheiden wir noch Zustände nach Angulationsosteotomie und bei hochgelegenem Nearthros.

a) Hüftarthrodese nach Angulationsosteotomie

In den Fällen, wo die Abknickung nach ehemaliger Angulationsosteotomie im proximalen Femur groß ist, was eine Korrekturosteotomie nötig macht, wird eine kurze Platte gebraucht (Abb. 148 und 149).

b) Hüftarthrodese bei hochgelegenem Nearthros

In diesen Fällen ist eine Beckenosteotomie auf der Höhe des Nearthros technisch nicht mehr möglich. Wir haben in einem solchen Fall den Femurkopf reseziert, die Beckenosteotomie auf Höhe des ursprünglichen Pfannendaches durchgeführt, den proximalen Femuranteil darunter eingekeilt und eine zusätzliche subtrochantere Osteotomie beigefügt. Wegen ausgeprägter Osteoporose wurde auf eine Fixation mit Osteosynthese verzichtet und ein Gipsverband angelegt (Abb. 150).

2.3. Hüftarthrodesen bei Coxa vara

Bei der Coxa vara muß der hochstehende Trochanter osteotomiert werden. Es folgt dann die übliche HA mit der Kreuzplatte oder mit einer kurzen Platte und zusätzlicher IO (Abb. 151–153).

◁

Abb. 144. *HA Typ II, ohne Beckenosteotomie, wegen Coxarthrose bei pcP und coxa vara.* F.M., ♀, 56 J., Nr. 92308

a) Ausgeprägte Protrusio acetabuli

b) HA mit zurechtgebogener kleiner Schulterplatte. Ausnahmsweise wurde das Kompressionsinstrument nicht verwendet, wegen sehr guter Einkeilung des Femurkopfes

c) Resultat 3 Monate nach dem Eingriff: knöcherner Durchbau. Pat. beschwerdefrei, als Hausfrau voll arbeitsfähig

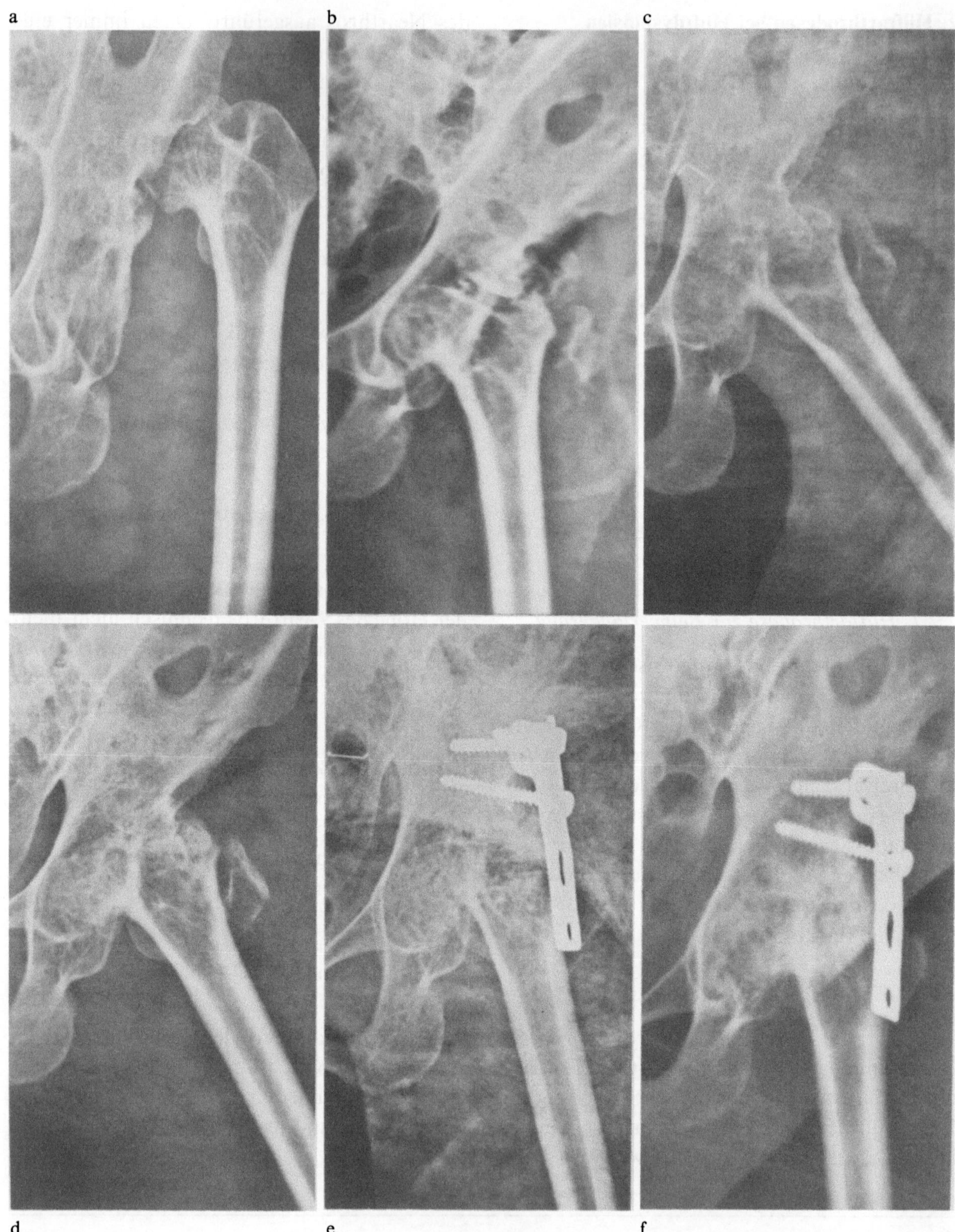

a
b
c
d
e
f

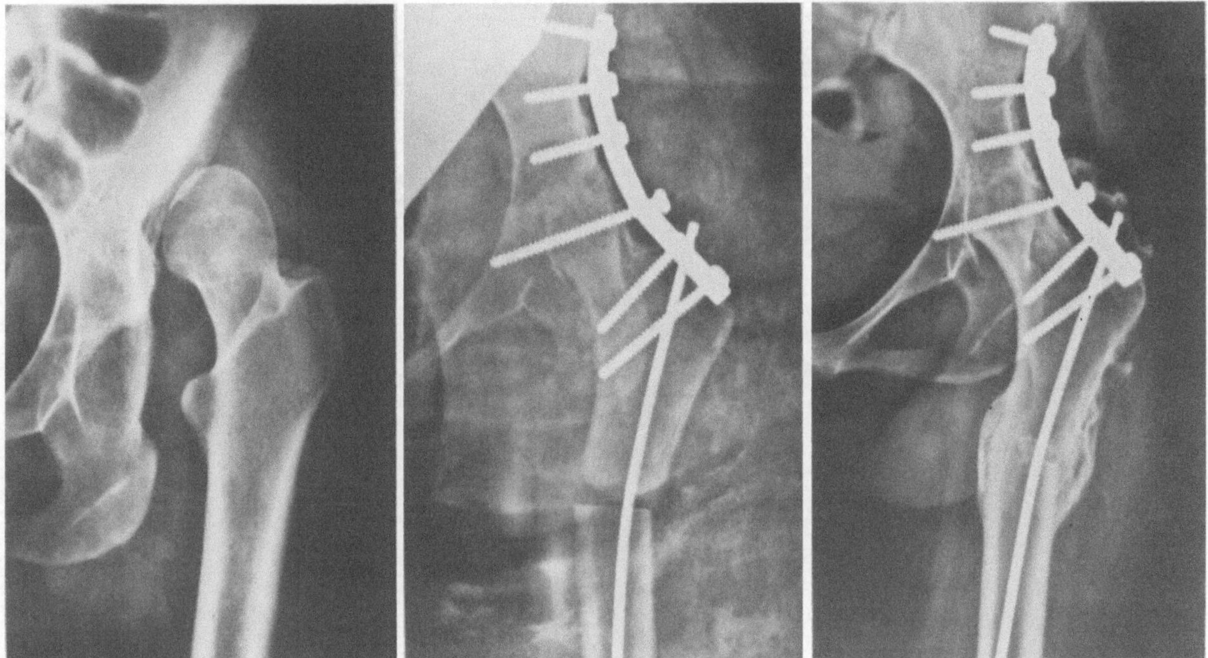

Abb. 146. *HA Typ II bei Status nach congenitaler Hüftluxation mit dysplastischem Femurkopf.* S.D., ♀, 27 J., Nr. 150399

a) Hochstehender dysplastischer Femurkopf. Beinverkürzung *4 cm*

b) Die frische HA (11 Tage postoperativ) im Gipsverband. Wegen Instabilität der subtrochanteren Osteotomie wurde ein Oberholzernagel verwendet

c) 4 Monate später: sowohl HA als auch subtrochantere Osteotomie fest. Beinverkürzung *1,5 cm*

◁

Abb. 145. *Atypische HA bei alter hoher Hüftluxation li.* S.N., ♀, 36 J., Nr. 97468

a) Luxierter, hochstehender, stark deformierter Schenkelkopf, Beinverkürzung *6,5* cm

b) 1. Sitzung der HA: Einstellung des Kopfes in der ursprünglichen Hüftpfanne

c) Beckenbeingips in Abduktion- und leichter Innenrotationsstellung des Beines

d) $5^1/_2$ Wochen später: Die HA ist sowohl klinisch wie auch röntgenologisch schon fest

e) 2. Sitzung: Die Abduktionsstellung wird durch eine Femurosteotomie 1 cm unterhalb der Arthrodese-Stelle korrigiert. Verwendung einer Schulterplatte, die eine reine abstützende Funktion hat und deswegen nur am Becken fixiert wird

f) Zustand 5 Monate nach dem zweiten Eingriff: ideale Heilung. Beinverkürzung nur noch *3 cm*, ausgeglichen am Schuh

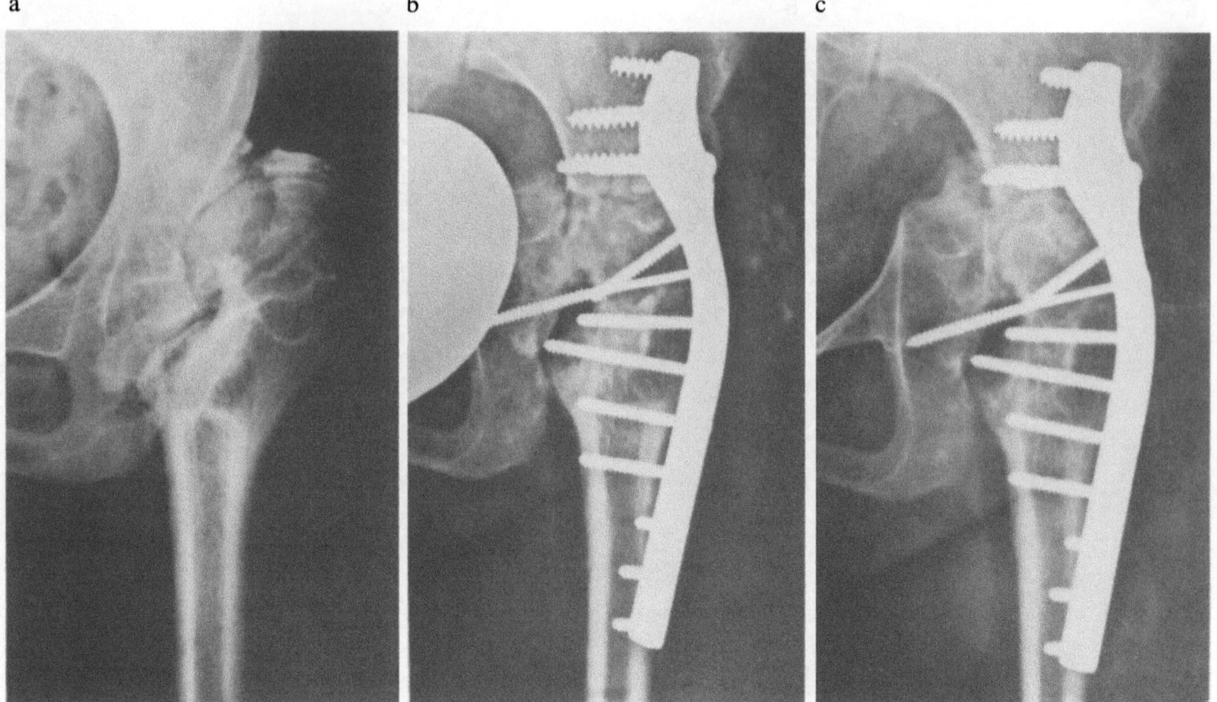

Abb. 147. *HA Typ IV bei Status nach luxatio coxae congenita.* U.N., ♀, 50 J., Nr. 139701

a) Zustand 16 Jahre nach Schanzosteotomie; Arthrose im Bereiche der Sekundärpfanne

b) 6 Wochen nach HA Typ IV mit Beckenosteotomie und starker Medialverschiebung

c) 8 Monate später: Durrchbau der HA in guter Stellung, Beinverkürzung *3 cm,* ausgeglichen am Schuh

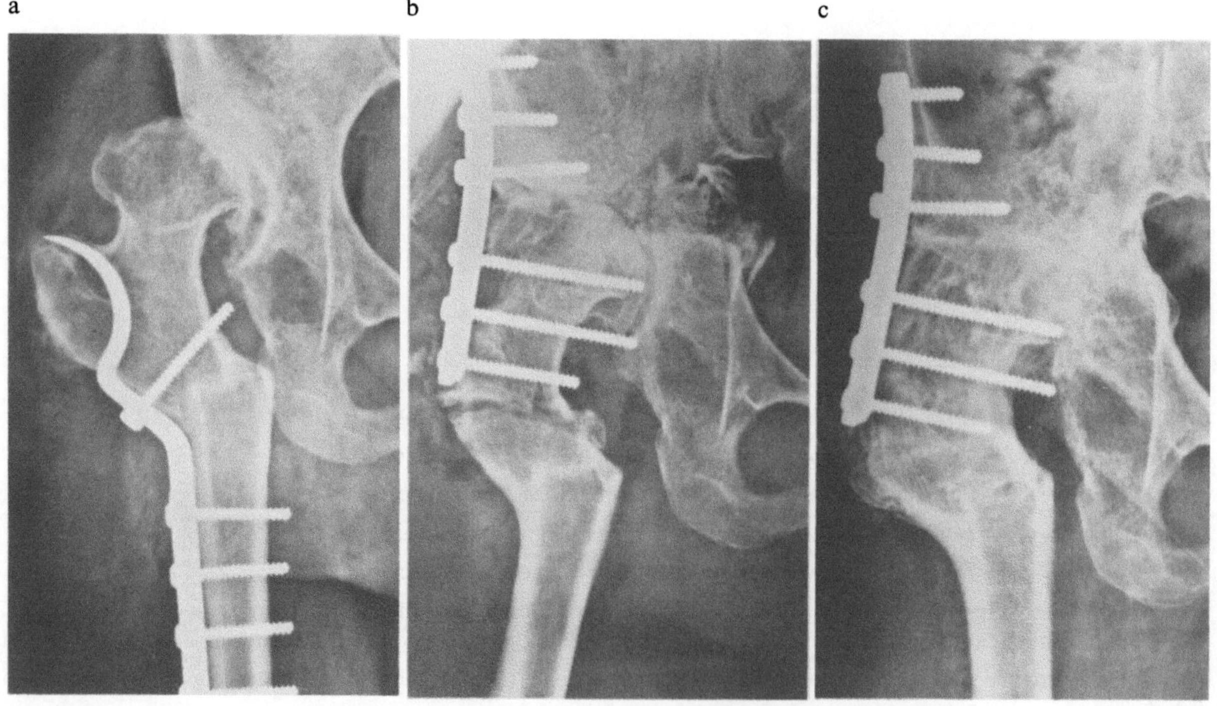

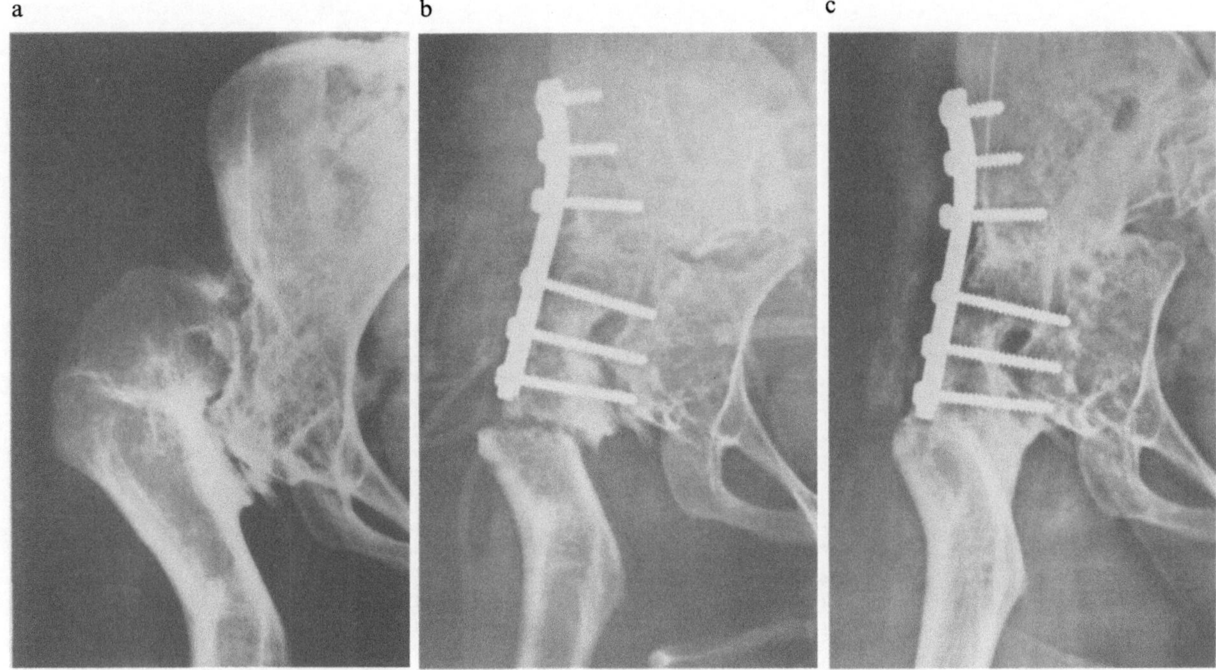

Abb. 149. *HA Typ II, nach Angulationsosteotomie.* D.F., ♀, 42 J., Nr. 47972

a) Status nach Schanzosteotomie wegen luxatio coxae congenita

b) HA Typ II mit Beckenosteotomie und starker medialer Verschiebung. Wegen starker Abknickung im proximalen Femur Korrekturosteotomie 1 cm distal der Platte

c) 2 Jahre später: HA und Osteotomie durchgebaut. Stock- und beschwerdefreies Gehen. Restliche Beinverkürzung von 2 cm, nachdem 1 Jahr zuvor wegen Beinlängendifferenz von 7 cm eine Verkürzung-IO (5 cm) vorgenommen wurde

---

◁

Abb. 148. *HA Typ II nach Angulationsosteotomie bei Status nach congenitaler Hüftluxation* D.M., ♀, 58 J., Nr. 64463

a) Status 1 Jahr nach Schanzosteotomie

b) Hüftarthrodese Typ I mit Beckenosteotomie

c) 7 Jahre später: Stock- und beschwerdefreies Gehen, Beinverkürzung 4 cm, ausgeglichen mit Absatzerhöhung. HA durchgebaut in idealer Stellung

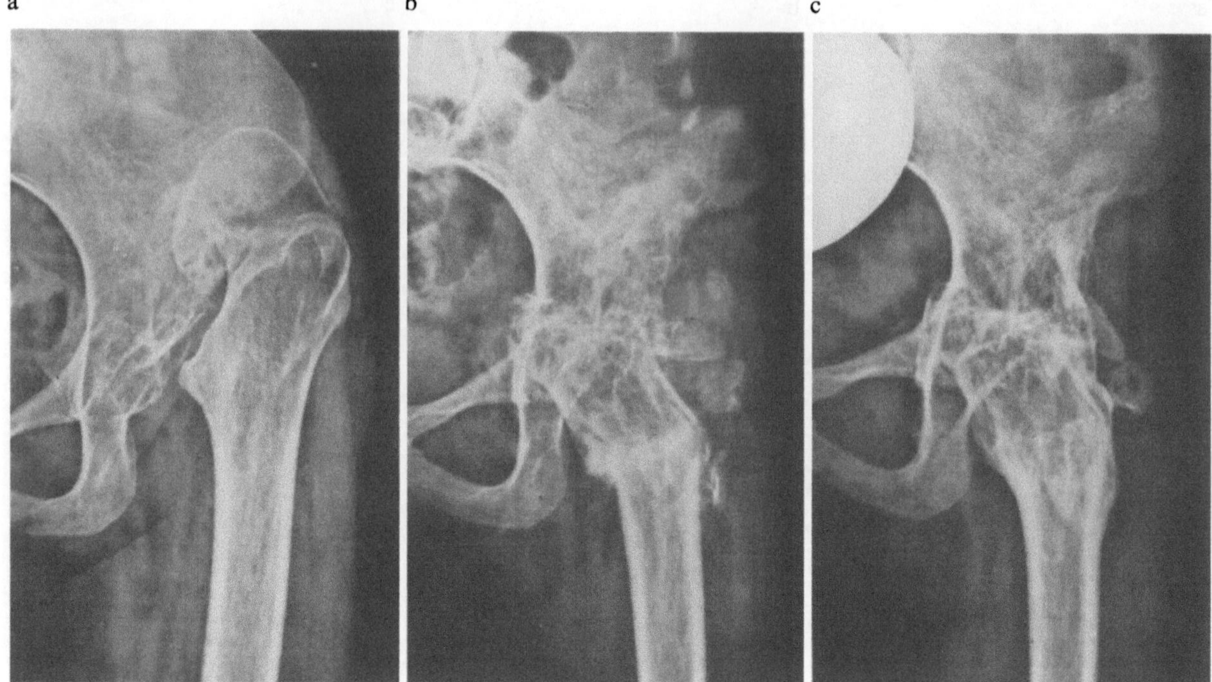

Abb. 150. *HA bei hochgelegenem Nearthros.* H. H., ♀, 34 J., Nr. 85741

a) Coxarthrose bei congenitaler hoher Hüftluxation. Beinverkürzung *5 cm*

b) 11 Wochen nach HA: der Femurkopf wurde in der Primärpfanne reponiert. Dann HA in 130° Abduktionsstellung des Beines, 6 Wochen später Stellungskorrektur durch IO. HA und IO weitgehend durchgebaut

c) 20 Monate nach der HA: Vollständiger Durchbau in Abduktion von 7°. Beinverkürzung *1 cm*. Beschwerde- und stockfreies Gehen

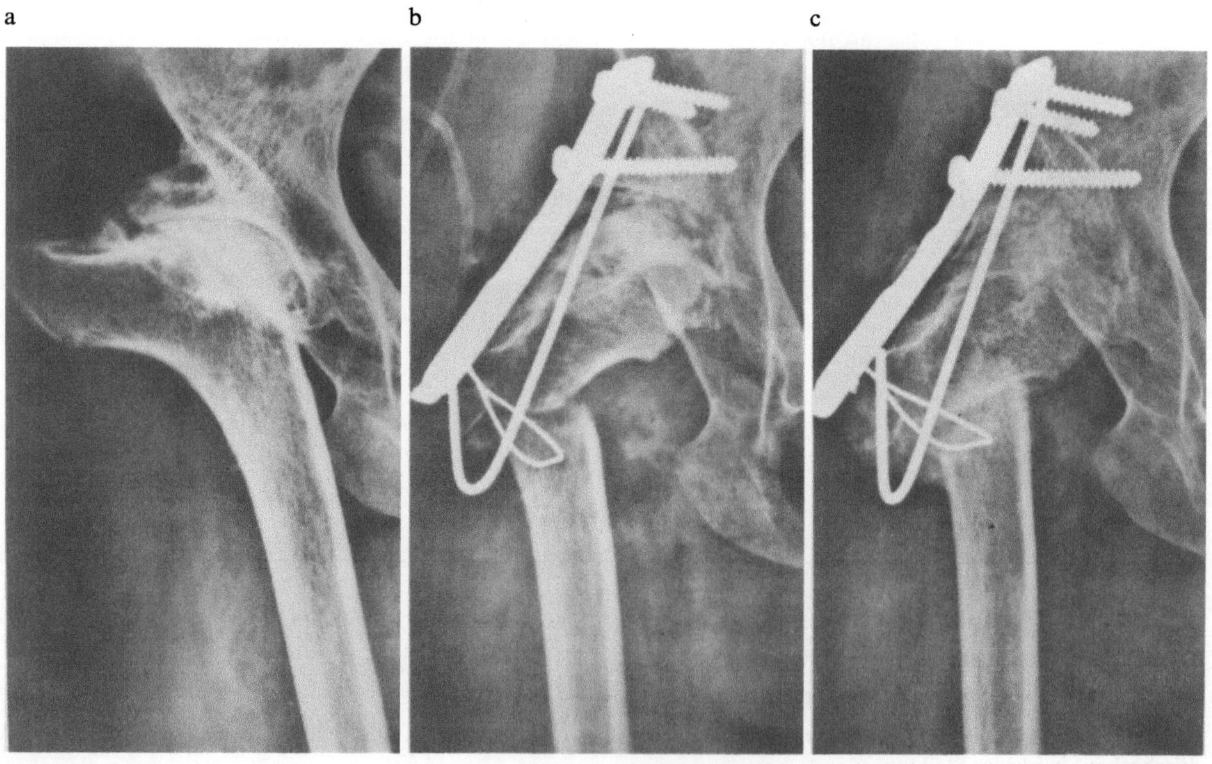

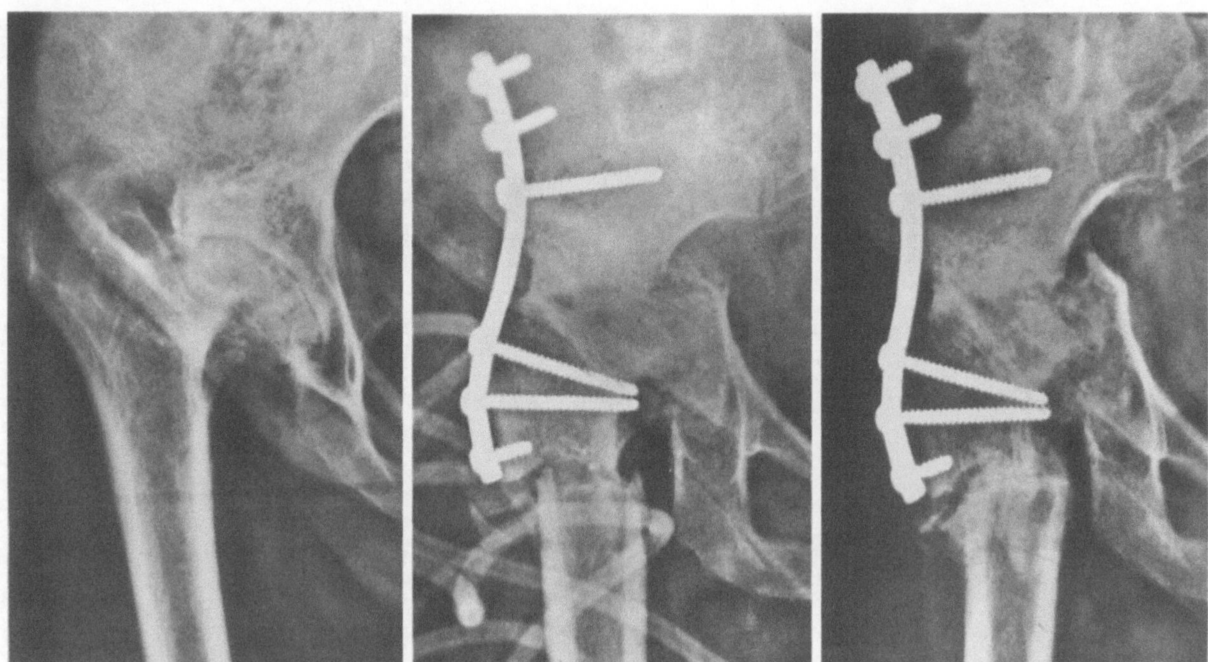

Abb. 152. *HA Typ II bei coxa vara.* P.R., ♀, 47 J., Nr. 106809

a) Sekundäre Coxarthrose, coxa vara (mit 7 Monaten Unfall mit Verletzung der re Hüfte). Beinverkürzung *5 cm*

b) Gewinn an Länge durch Einschieben des osteotomierten Trochantermassivs lateral unter dem proximalen Beckenanteil; HA Typ II

c) 3 Monate später, nach Gipsentfernung: Weitgehender Durchbau der HA und der Osteotomie. HA klinisch in guter Stellung fest, Beinverkürzung nur noch *1 cm*

Abb. 151. *HA Typ II bei coxa vara.* K.G., ♀, 39 J., 104203

a) präoperativ

b) am Operationstag: HA Typ II. Abstützungsplatte und Fixation mit einem Kirschnerdraht des aufgerichteten proximalen Femuranteils. Damit Gewinn an Länge

c) 5 Monate später: HA und subtrochantere Osteotomie fest

a b c

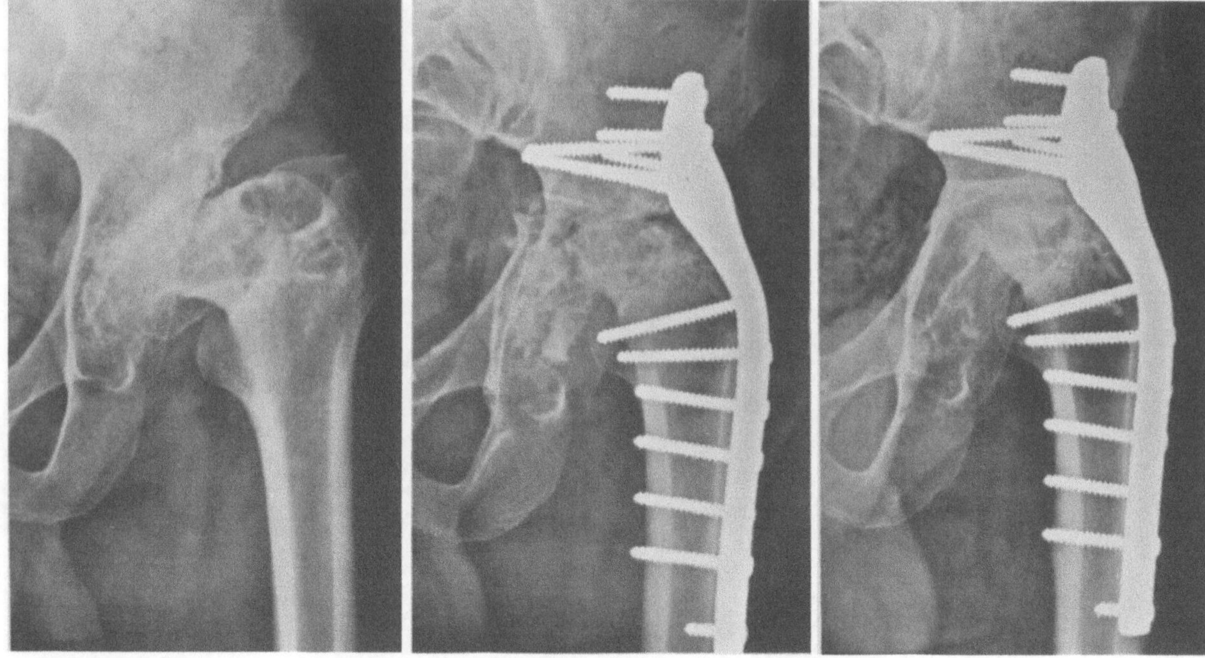

Abb. 153. *HA Typ IV bei fortgeschrittener Perthescoxarthrose.* R.J., ♂, 52 J., Nr. 145725

a) Schwere Coxarthrose nach Morbus Perthes. Beinverkürzung *2 cm*

b) 14 Tage nach Kreuzplattenarthrodese mit Beckenosteotomie und kleiner Medialisierung des distalen Beckenfragmentes

c) 20 Monate nach der HA: vollständiger Durchbau in idealer Stellung. Beinverkürzung *1 cm.* Beschwerdefrei; arbeitet voll als Landwirt

3. Hüftarthrodesen bei posttraumatischen Zuständen

3.1. Einleitung

Hauptkontingent der zur HA führenden posttraumatischen Fälle bilden immer noch die Schenkelhalsfrakturen. Eine Teil- oder Ganznekrose des Kopfes nach der Nagelung einer Schenkelhalsfraktur ist in 35–40% der Fälle gefunden worden (Schörner 37%, Böhler 34%).

Immer häufiger aber sind als Folgen schwerer Verkehrsunfälle Hüpfpfannenfrakturen und Hüfluxationen zu sehen (Tabelle 31).

In den meisten Fällen werden heute die dislozierten Beckenfrakturen operiert. Nur eine anatomische Reposition ergibt günstige Voraussetzungen für eine gute Funktion. Oft werden intraoperativ größere Schäden am Femurkopf gefunden als das Röntgenbild es vermuten läßt. Die operative Rekonstruktion ist meistens schwierig, denn oft handelt es sich um Trümmer- und Stauchungsfrakturen (infolge großer Gewalteinwirkung). Obschon in diesen Fällen die funktionellen Ergebnisse nicht immer befriedigend sind, werden doch bessere Bedingungen für eine HA geschaffen.

Tabelle 31. Posttraumatische Fälle

Schenkelhalsfraktur (und Kopfnekrose)	38
Becken- und Pfannenfraktur	28
Hüftluxation	7
Total	73 (12,5%)

3.2. Nach Femurkopffrakturen

Nur beim Abbruch eines kleinen distalen Anteiles des Kopfes kann mit einer Osteosynthese in wenigen Fällen die Teilnekrose des Kopfes

a b c

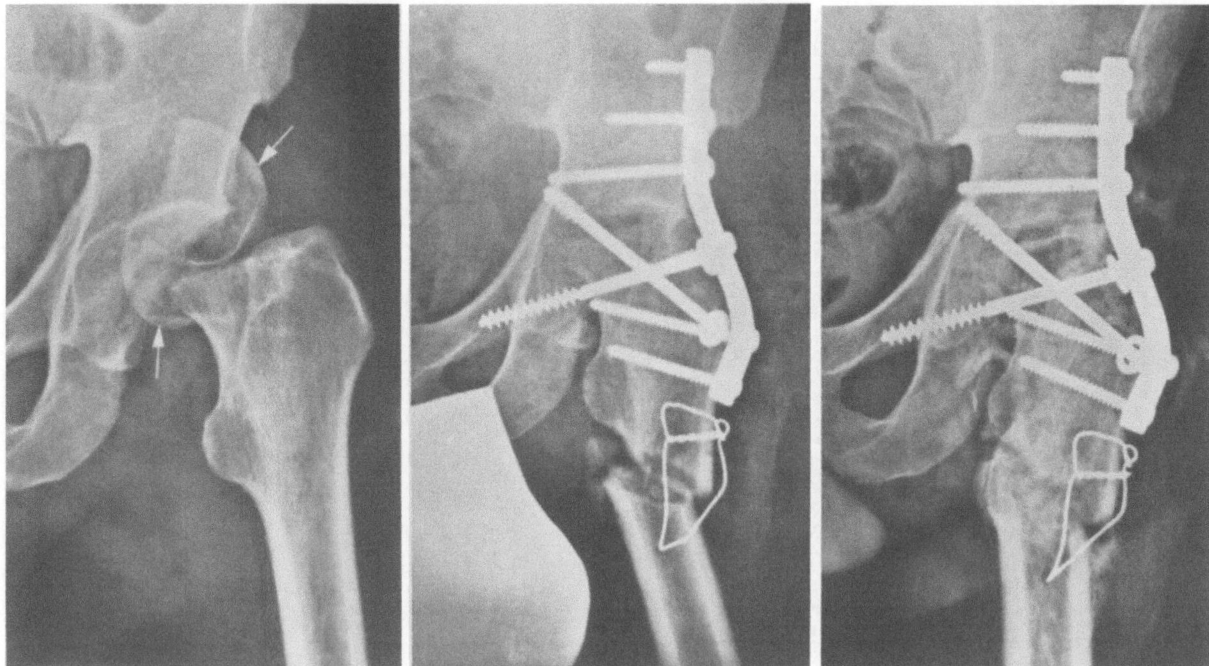

Abb. 154. *Primäre HA bei Hüftluxation mit Absprengung des Femurkopfes in 2 Fragmente.* Z.H., ♂, 41 J., Nr. 151715
a) 4 Tage nach dem Unfall. Die 2 abgesprengten Femurkopffragmente sind gut zu erkennen
b) 1 Monat nach primärer HA. Durch Anlegen einer neuen Gipshose wurde die Abduktionsfehlstellung korrigiert
c) 4 Monate nach der Operation: HA und subtrochantere Osteotomie bauen sich durch. Patient geht noch mit Krücken, belastet zu 50%, hat dabei keine Beschwerden

vermieden werden. Ist das abgebrochene Fragment im Bereiche der Tragzone, so ist die Prognose infaust.

In diesem Falle ist beim jungen Patienten die Indikation zur primären HA gegeben. Empfehlenswert ist die auf Seite 75 beschriebene Technik, um eine Valgisation des proximalen Femuranteils zu erreichen (Abb. 154 und 155).

3.3. Nach posttraumatischer Nekrose des Femurkopfes

Diese wird nicht nur nach Schenkelhalsfrakturen, sondern auch nach Hüftluxationen und bei Beckenfrakturen, wobei der Femurkopf eingestaucht wurde (häufig röntgenologisch keine Läsion sichtbar), gefunden. Die Häufigkeit der KN nach abgeheilten Schenkelhalsfrakturen liegt bei undislozierter Fraktur in den meisten Statistiken zwischen 10–20%, bei dislozierter Fraktur über 30%: Böhler 34%, Boyd 33%, Claffey 19%, Cleveland 17%, Fielding 43%, Flatmark 44%, Merle d'Aubigné 50%, Mittag 25%, Russe 35%, Salem 20%, Schörner 37%. Bei der Hüftluxation kommt es durch Zerreißung der kapsulären Gefäße und der Gefäße im Ligamentum rotundum zur ischämischen Nekrose, währenddem diese bei den Schenkelhalsfrakturen durch die zerstörte intrameduläre Blutversorgung zu erklären ist. Bei den traumatischen Luxationen ist die Häufigkeit der Nekrose in direktem Zusammenhang mit der Größe der Gewalteinwirkung und der Zeitspanne bis zur Reduktion. Je nach Gewalteinwirkung werden die Gefäße zum Teil oder ganz zerstört, was die spezielle Topographie der Nekrosen (Nekrose des lateralen Kopfanteiles der Tragzone, des ganzen Kopfes) erklärt.

Bei Schenkelhalsfrakturen besteht noch für den Kopf die Blutversorgung durch das Liga-

a

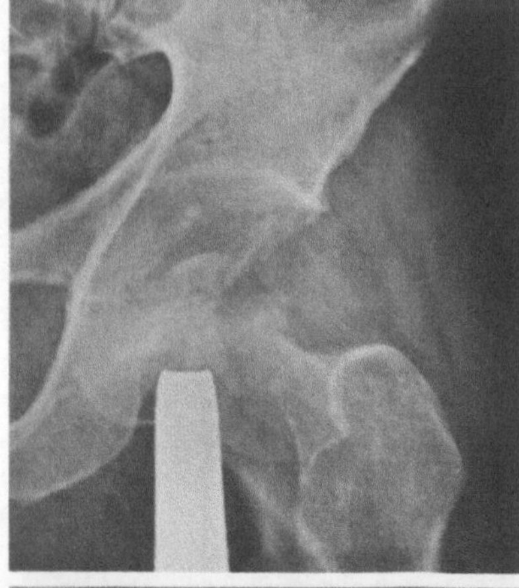

b

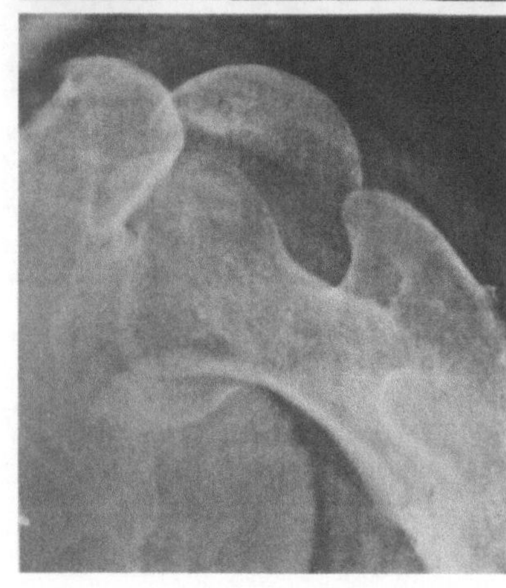

c

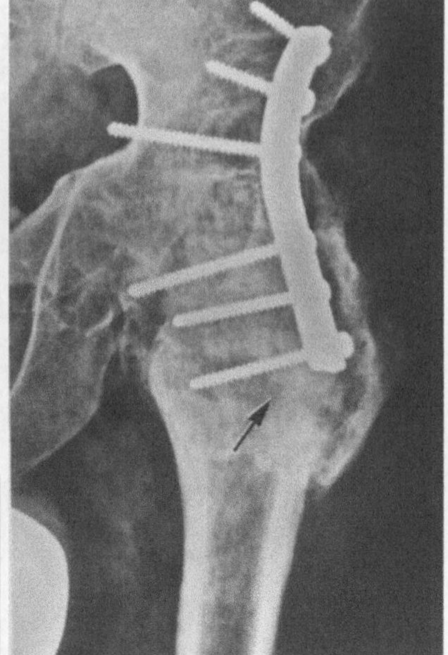

d

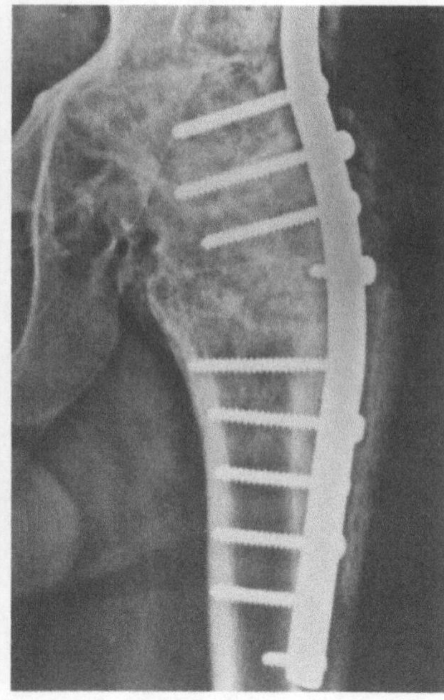

Abb. 155. *HA Typ II, wegen Luxationsfraktur li Hüfte*. L.W., ♂, 35 J., Nr. 112033

a und b) Unfallbilder. Deutlich erkennbar ist ein halbmondförmiges abgesprengtes Femurkopffragment

c) Kontrolle 2 Jahre nach der primären HA: Stockfreies, aber schmerzhaftes Gehen. Deutliche Wackelbewegungen in Ab- und Adduktion. Pseudarthrose im Bereiche der subrochanteren Osteotomie

d) 1 Jahr nach Behandlung der Pseudarthrose mit angebogener Zuggurtungsplatte. Heilung der Pseudarthrose. Bein voll belastbar. Beschwerdefrei

mentum rotundum und zum Teil durch die Kapselgefäße. Ist die Fraktur nicht eingekeilt und wird sie nicht reponiert, so ist die 6–8 Wochen später röntgenologisch feststellbare Nekrose die Regel. Durch Einkeilung und stabile Osteosynthese sind die Voraussetzungen für eine Revitalisierung durch Einwachsen von Blutgefäßen aus distalen Fragmenten gegeben.

Bei posttraumatischen KN ist bei jungen Leuten die HA, bei älteren Patienten die Alloplastik indiziert. Behauptet wurde, daß die Erreichung der Ankylose beim Vorliegen einer KN schwer sei (PHEMISTER, HOFMEISTER, GILL, NIGST). Diese Angaben stimmen mit unseren Beobachtungen nicht überein. Vergleichen wir die Ergebnisse unserer HA in bezug auf die Grundleiden, so kommen PS und fibröse Ankylosen nach HA mit stabiler Osteosynthese bei der posttraumatischen Coxarthrose mit KN nicht häufiger vor als bei der primären Coxarthrose.

Die Kasuistik ist im speziellen Kapitel HA bei idiopatischen und posttraumatischen KN zu finden.

▷

Abb. 156. *HA Typ II wegen posttraumatischer Coxarthrose*. R.J., ♂, 51 J., Nr. 80154

a) Luxationsfraktur der linken Hüfte: Reposition und Fixation der abgebrochenen Pfannenfragmente mittels Malleolarschrauben, Fixation der Glutealmuskulatur am Trochanter major mittels Drahtcerclage

b) HA 2 Jahre nach der Pfannendachosteosynthese wegen schmerzhafter posttraumatischer Coxarthrose. Zustand 9 Monate nach der HA: Metallockerung, besonders der distalen Schrauben; Pseudarthrose im Bereiche der Beckenosteotomie, hingegen Durchbau der IO

c) Ergebnis 29 Monate nach Re-Arthrodese mit einer Kreuzplatte: Heilung der Pseudarthrose

3.4. Nach Hüftluxation mit oder ohne Pfannendachfraktur

Bei traumatischer Hüftluxation muß die Reposition immer *notfallmäßig* geschehen. Ist der Pfannenrand abgebrochen, so wird dieser gleichzeitig reponiert und verschraubt. Trotz adäquater Behandlung kommt es nach STEWART und MITFORD in nahezu 20% der Fälle zur Nekrose.

Bei der Luxation kann es zu einer allmählichen Anämisierung durch Zerrung der Vasa circumflexa, gefolgt von Stase und Thrombosierung kommen (WEIL). Dieser Vorgang ist möglicherweise zu Beginn reversibel, was erklären könnte, daß mehr KN angetroffen werden bei Luxationen, die nicht sofort reponiert wurden. MERLE D'AUBIGNÉ hat das prozentuale Vorkommen einer Nekrose folgendermaßen geschätzt:

Wird die einfache Hüftluxation innerhalb von 24 Std reponiert, so kommt es nicht zur Nekrose, wird sie nach 24 Std reponiert, so hat man schon 66% Nekrosen. Wird eine Luxation mit Pfannendachfraktur innerhalb der 24-Std-Grenze reponiert, so kommt es in 30%, wird sie nach 24 Std reponiert, in 100% der Fälle zu Nekrosen. Ist es nach einfacher posttraumatischer Hüftluxation zur KN gekommen, so gelten die bei den idiopathischen KN gegebenen Richtlinien (Abb. 156).
Wird der hintere abgebrochene Pfannenrand nicht operativ angegangen, so resultiert eine Instabilität der Hüfte mit Subluxation nach hinten. Auch bei diesen Fällen kommt es oft zur sekundären Hüftarthrodese (Abb. 157–160).

3.5. Nach Beckenfrakturen mit zentraler Dislokation der Hüfte

Bei diesen komplizierten, quer durch Acetabulum und Becken verlaufenden Brüche kommt es häufig (infolge Contusio des Femurkopfes) zu posttraumatischen KN. *Der Versuch einer anatomischen Rekonstruktion soll, wenn immer möglich, gemacht werden,* da dabei nichts verloren gehen kann. Ist das funktionelle Ergebnis schlecht, so sind doch bessere Voraussetzungen geschafft worden für die dann in Frage kommende sekundäre HA.

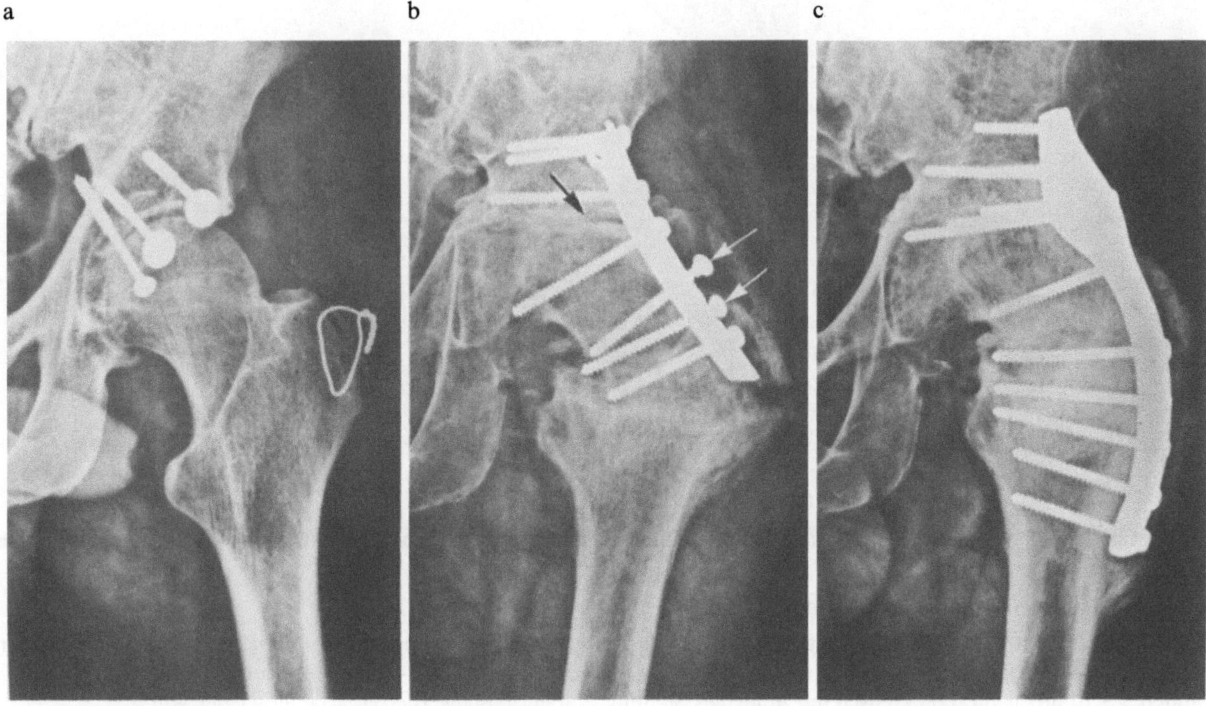

Bei unseren Fällen war die erwähnte KN immer vorhanden. Die HA-Technik muß die Besonderheiten dieser Spezialfälle berücksichtigen, was unsere Kasuistik deutlich zeigt. Auch hier gilt aber die Regel, daß die Kreuzplattenarthrodese die beste Stabilität ergibt.

3.5.1. Kasuistik

(Abb. 161 – 166).

3.6. Zusammenfassung

Eine primäre HA nach Trauma im Bereiche des Hüftgelenkes kommt nur selten in Frage (Femurkopffrakturen im Bereiche der Tragzone). Hingegen ist die sekundäre HA bei posttraumatischer KN oder bei schlechten funktionellen Ergebnissen, besonders bei jungen Patienten, indiziert. Sind nach Trümmer- und Stauchungsfrakturen die anatomischen Verhältnisse durch primäre Osteosynthese wieder weitgehend hergestellt worden, so kann die sekundäre HA ohne technische Schwierigkeiten gemacht werden.

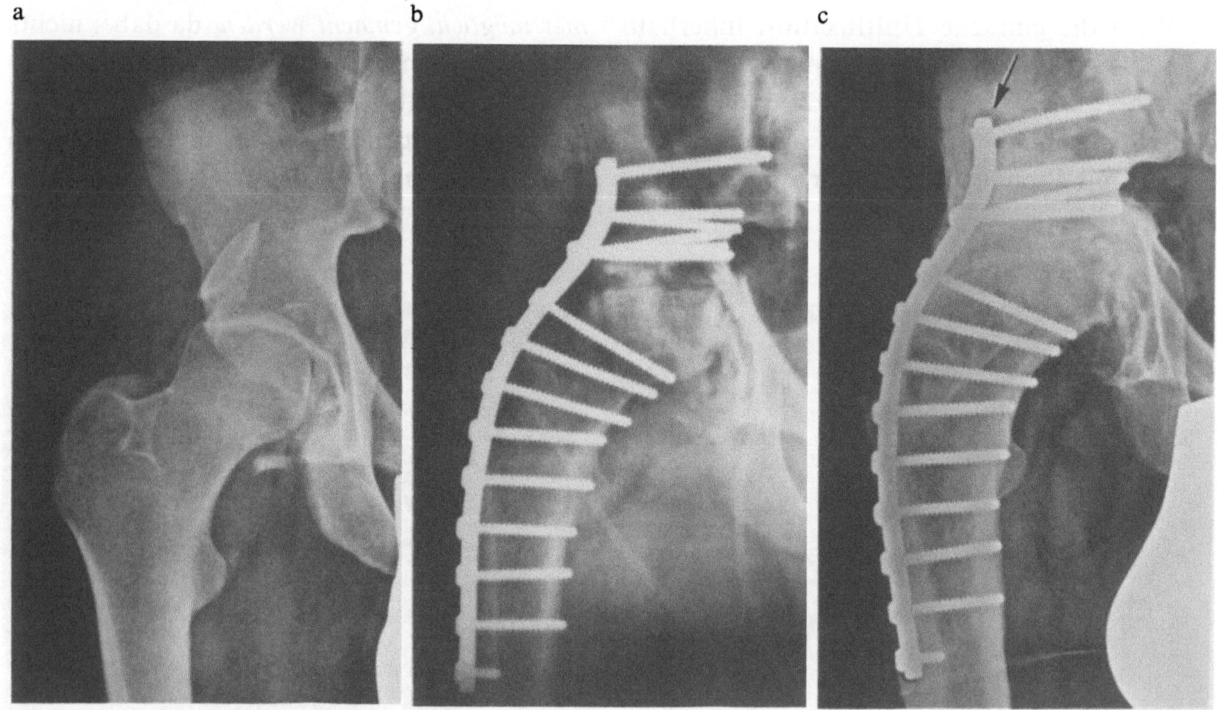

Abb. 157. *HA Typ IV, wegen Hüftluxationsfraktur.* S.G., ♂, 25 J., Nr. 140625

a) Erst 1 Monat nach dem Unfall wurde dieser hintere Pfannendachbruch mit Luxation des imprimierten Kopfes nach hinten festgestellt

b) Kreuzplattenarthrodese mit Beckenosteotomie

c) 18 Monate später: Osteotomiespalt medial noch sichtbar, lateral aber durchgebaut. Kleine Hofbildung um den Kopfanteil der Platte, wahrscheinlich als Ausdruck einer Lockerung der proximalen Schraube. Hingegen sitzen alle anderen Schrauben gut. HA klinisch fest in idealer Stellung. Patient beschwerdefrei, arbeitet wieder voll

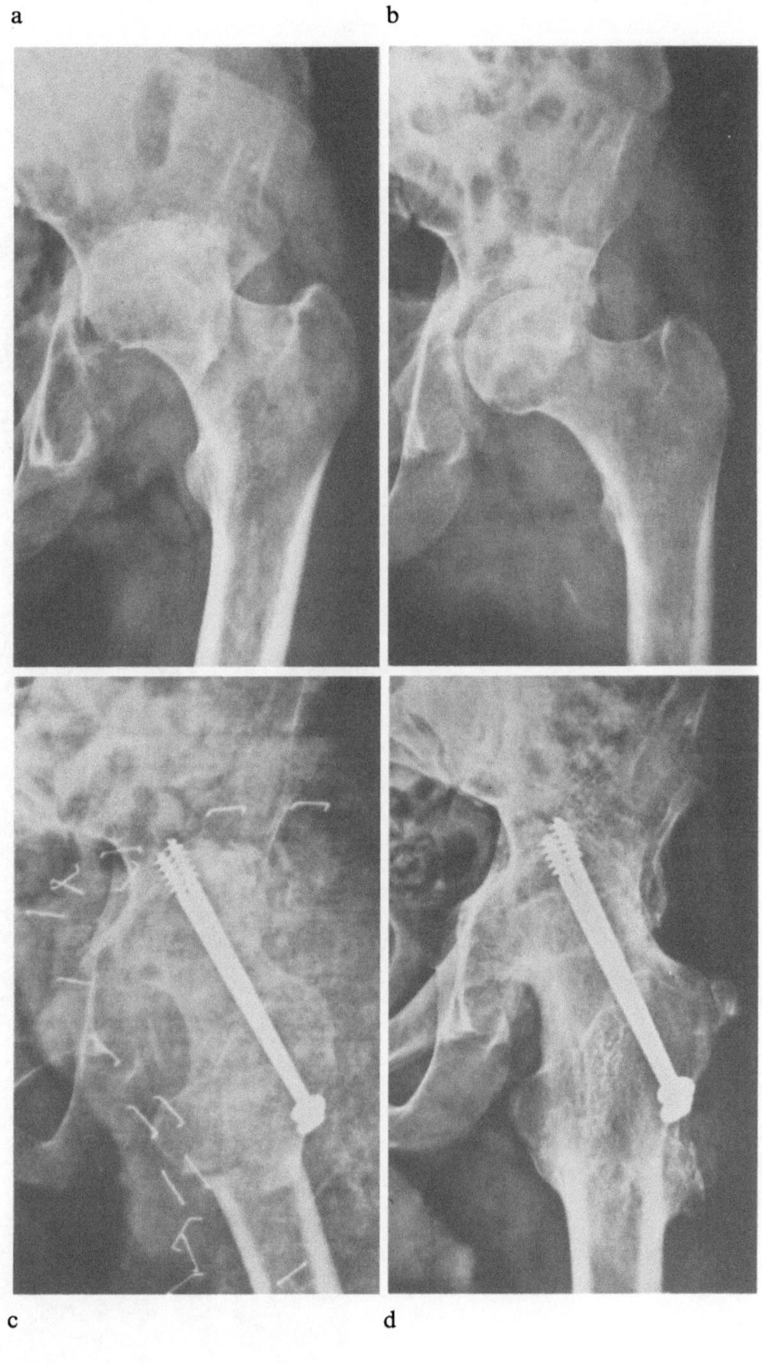

a b

c d

Abb. 158. *HA Typ I, wegen posttraumatischer Coxarthrose.* A.H., ♂, 31 J., Nr. 125141

a) 1 Jahr nach dem Unfall: Die Hüftluxationsfraktur wurde bei diesem Polytraumatisierten nicht diagnostiziert

b) 10 Tage vor der geplanten HA wurde eine Steinmannagelextension suprakondylär mit 15 kg Zug angelegt um die Reposition während der Operation zu erleichtern. Der Femurkopf scheint nun auf Höhe der ursprünglichen Pfanne zu liegen

c) HA mit axialer doppelter Verschraubung mit Spongiosaschrauben vom Tuberculum innominatum her. Der Femurkopf lag in einer Sekundärpfanne etwa 6 cm cranial und dorsal von der ursprünglichen Hüftgelenkspfanne. Ein Drittel des Femurkopfes wurde reseziert. Dann Reposition des Femurkopfes in starker Adduktion des Beines. Am Ilium konnte keine günstige Plattenlage gefunden werden, deswegen die doppelte Verschraubung. Subtrochantere Osteotomie zur Korrektur der Adduktionsfehlstellung und Verhakung der beiden Fragmente miteinander

d) 30 Monate nach der Operation: HA in guter Stellung fest; schmerzfreies Gehen

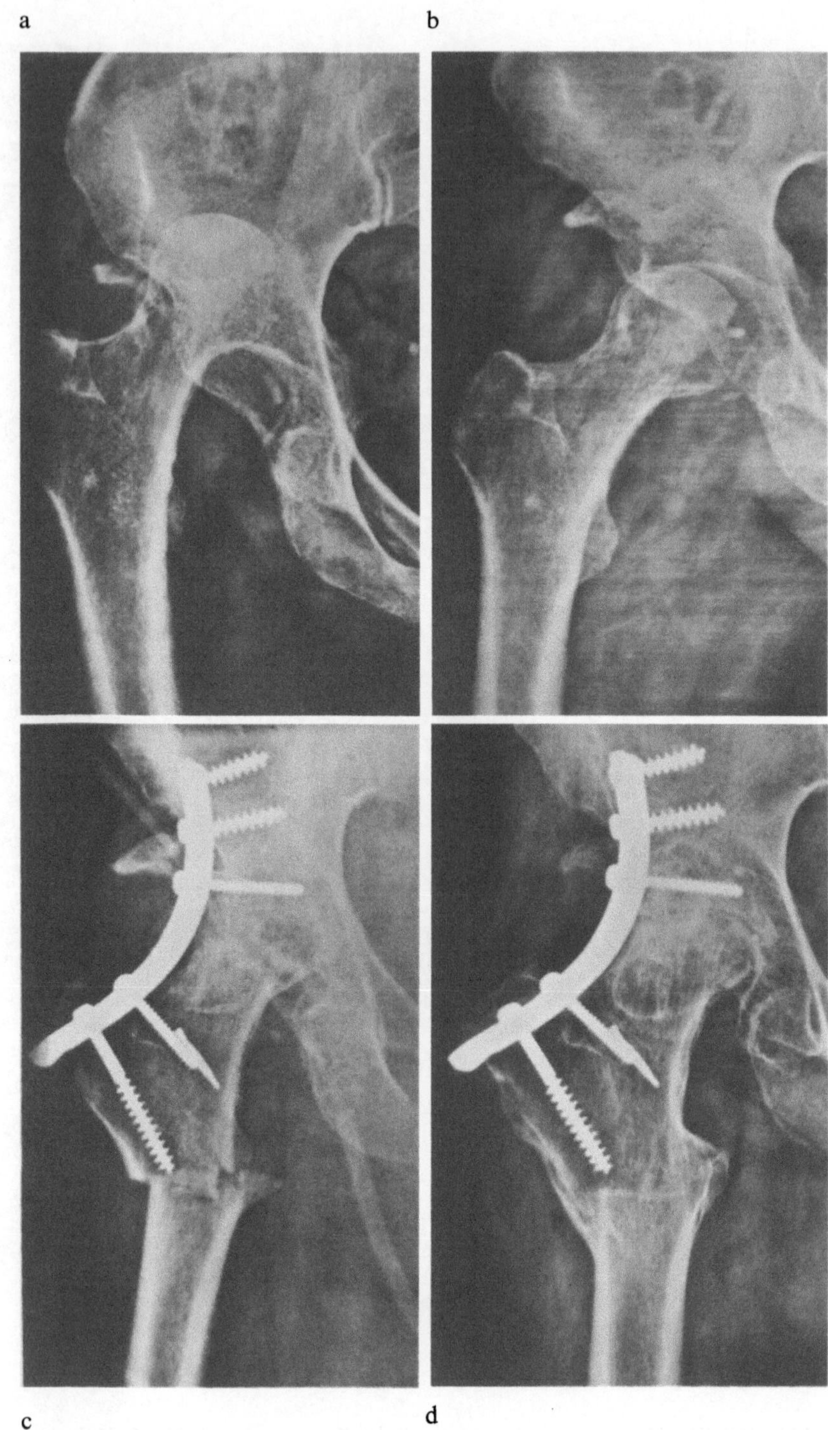

Abb. 159. *HA Typ II, wegen posttraumatischer Coxarthrose*. B.M., ♂, 57 J., Nr. 138634

a) Veraltete traumatische Hüftluxation mit Acetabulumfraktur (Diagnose 3 Monate nach dem Unfall anhand des Röntgenbildes gestellt)

b) Zustand 14 Tage nach suprakondylärer Steinmannagelextension mit 20 kg Zug

c) Hüftarthrodese: Der Femurkopf war dorsal luxiert, die Pfanne mit Bindegewebsmassen vollständig gefüllt. Nach Reposition des Kopfes wurde dieser mit einem Steinmannagel in die Pfanne fixiert. Dann Anpassung und Verschraubung der Platte (durch Berührung des Steinmannagels kam es zum Abbruch eines Bohrers)

d) HA und subtrochantere Osteotomie durchgebaut in idealer Stellung. Beinverkürzung 0,5 cm

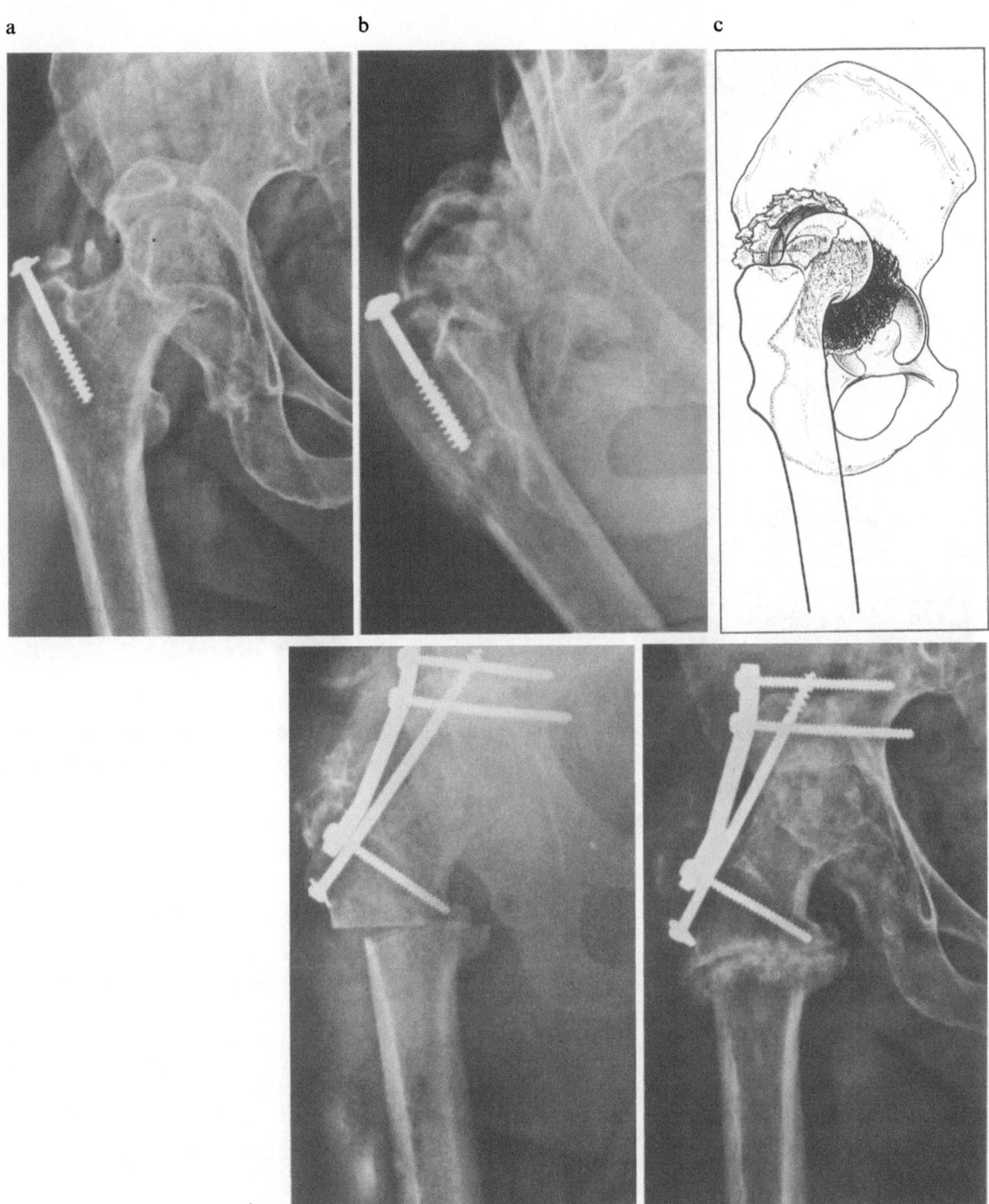

Abb. 160. *HA Typ II wegen posttraumatischer Coxarthrose.* W. N., ♀, 61 J., Nr. 164556

a und b) Zustand 16 Monate nach hinterer Hüftgelenksluxation mit Abbruch des Pfannendaches, nach auswärtiger Versorgung des abgetragenen Trochanter major mit einer Spongiosaschraube

c) Schematische Darstellung der anatomischen Verhältnisse zu Abb. a und b); ein großes abgebrochenes Fragment des Pfannendaches wurde mit dem luxierten Femurkopf nach dorsocranial mitgerissen. Persistierende Luxation, Ausbildung einer Sekundärpfanne. Die Hüfte bleibt instabil, nicht belastungsfähig

d) Frische Hüftarthrodese: Fixation des Femurkopfes vom Tuberculum innominatum her am Becken mit einer Spongiosazugschraube. Mit der 5-Loch-Platte wird jede Varisierungstendenz verhindert; im Gegenteil wird eine valgisierende Wirkung erreicht. Entlastende IO. 8 Wochen Bettruhe, dann schmerzfreies Gehen an zwei Stöcken

e) Zustand 4 Monate nach HA: weitgehender Durchbau auf Höhe der HA und der IO. Hüftarthrodese klinisch fest, volle Belastung möglich

a b c

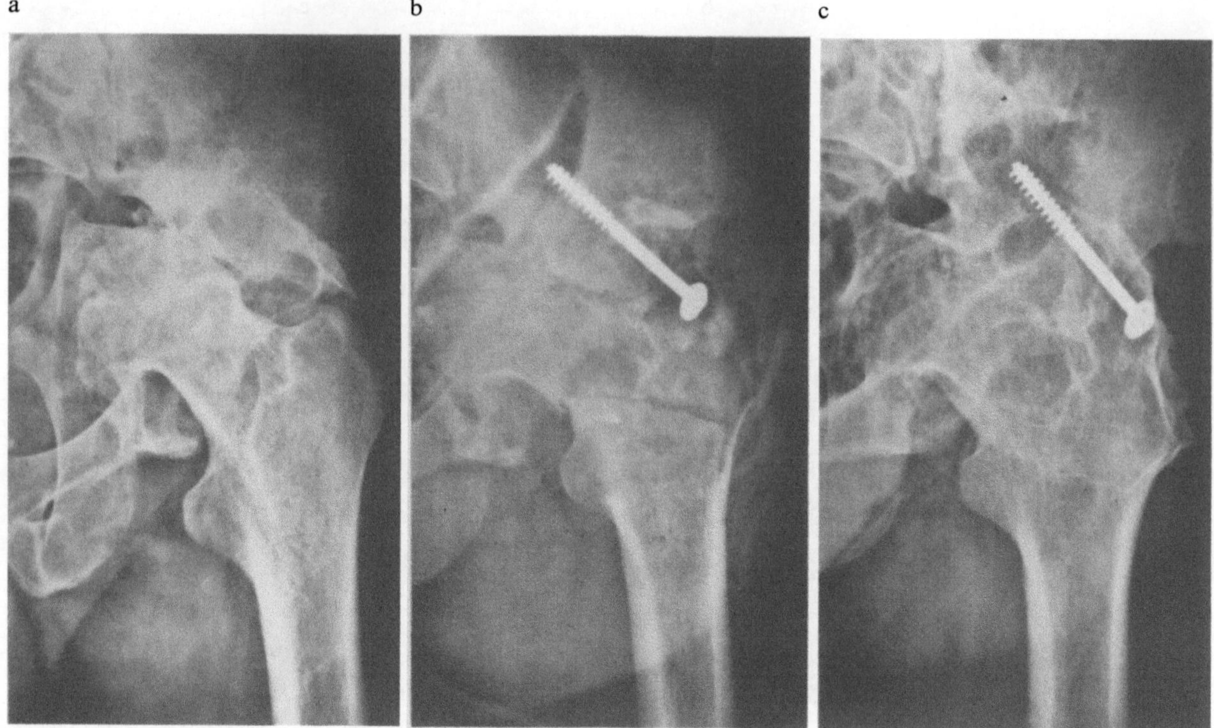

Abb. 161. *HA Typ I, bei Status nach zentraler Luxation der Hüfte.* J. A., ♂, 26 J., Nr. 84900

a) Zustand 15 Monate nach dem Unfall: Zentrale Luxation des Schenkelkopfes mit Einbruch des ganzen Os ischii

b) HA Typ I. Aus dem Beckenkamm gewonnene Spongiosaspäne wurden zwischen angefrischtem Pfannendach und angefrischtem Schenkelhals eingelegt

c) 18 Monate später: HA fest in guter Stellung. Patient arbeitet wieder voll als Bergbauer

a b c

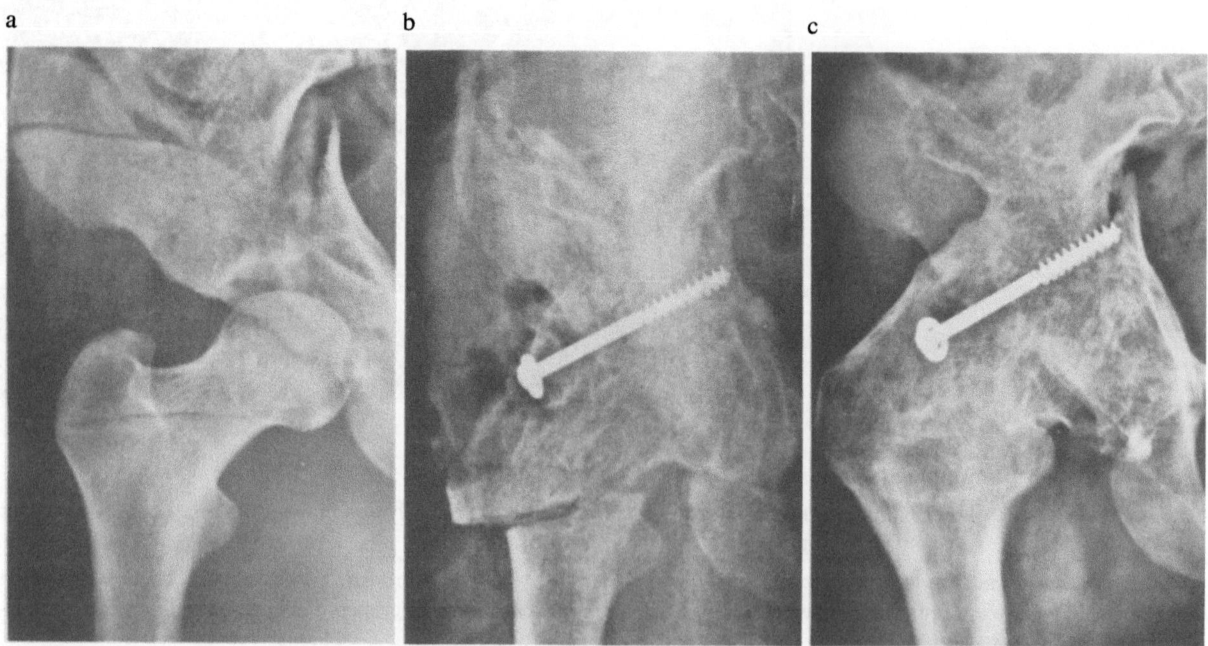

Abb. 162. *Sekundäre HA wegen posttraumatischer Coxarthrose.* B. A, ♀, 30 J., Nr. 74117

a) 2 Wochen nach dem Unfall: Becken- und Acetabulumfrakturen

b) HA 1 Jahr nach dem Unfall

c) 2 Jahre später: HA fest in idealer Stellung. Verkürzung *3 cm.* Schmerzfreies, stockfreies Gehen

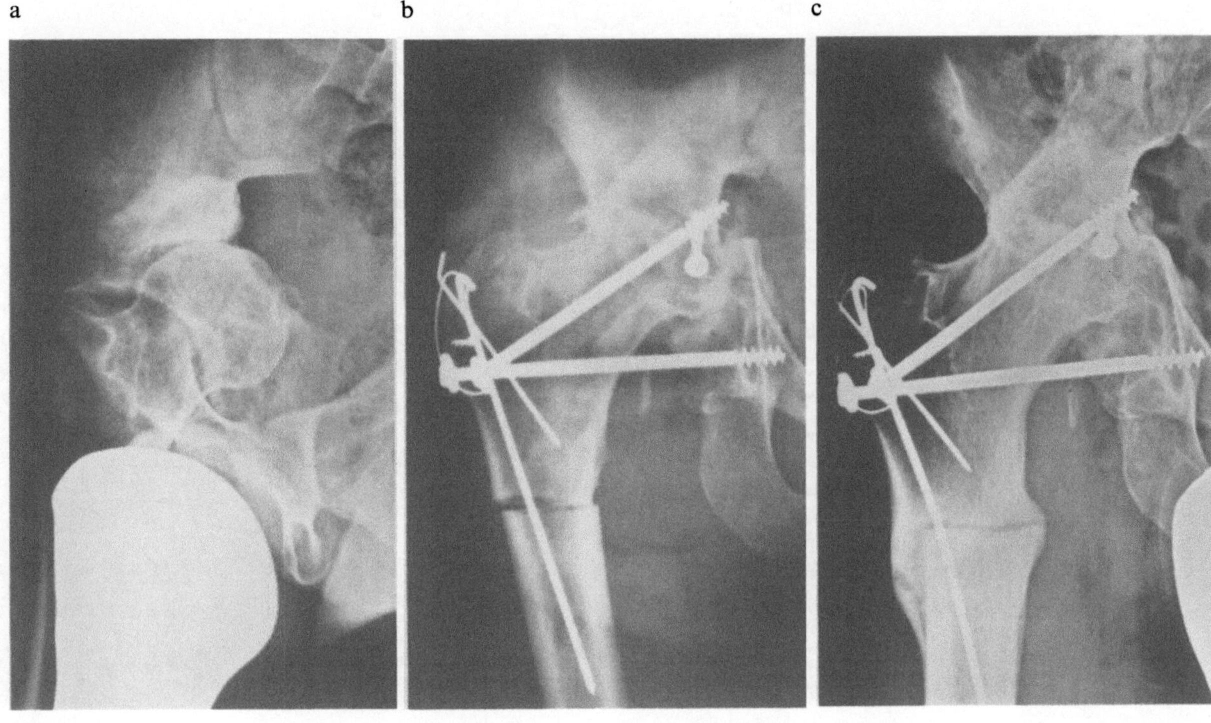

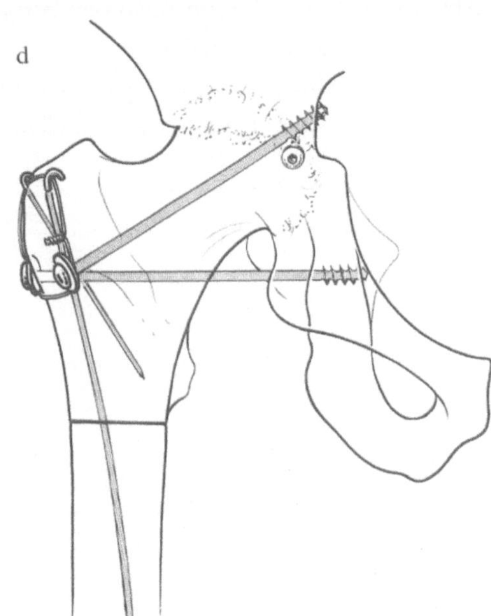

Abb. 163. *HA bei hinterer Hüftgelenksluxation und Pfannendachfraktur.* S.W., ♂, 24 J., Nr. 146706

a) 7 Monate nach dem Unfall: Nicht reponierte hintere Hüftgelenksluxation mit Abbruch eines großen Pfannenfragmentes. Neuralgie des Nervus ischiadicus und Teilparese (Fibularisanteil)

b) HA: Infolge Fehlen der hinteren oberen Hälfte der Pfanne konnte keine Kreuzplattenarthrodese durchgeführt werden. Quere Beckenosteotomie. Verschraubung des ausgebrochenen Pfannendachfragmentes. Fixation der HA mit zwei Spongiosaschrauben. Neurolyse des Nervus ischiadicus, der unterhalb des Foramen infrapiriforme in das Narbengewebe eingepackt war

c) 4 Monate später: HA in guter Stellung fest. Beinverkürzung 3 cm. Elektromyographisch läßt sich eine Reinnervation in den proximalsten, vom Nervus peroneus versorgten, Unterschenkelmuskeln nachweisen

d) Schematische Darstellung der HA. Stabilität durch die Spongiosaschrauben, die den proximalen Femuranteil am Becken fixieren; zusätzlicher Kirschnerdraht, um ein Abrutschen auf Höhe der subtrochantären Osteotomie zu verhindern

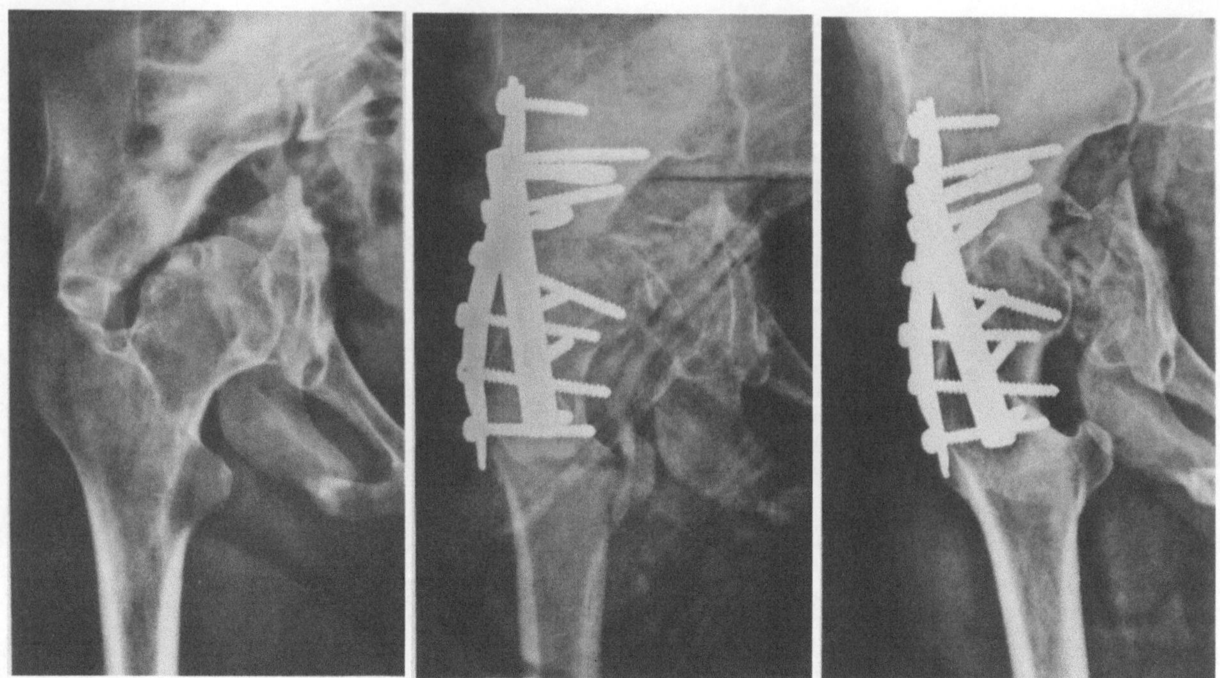

Abb. 164. *HA Typ III wegen Status nach zentraler Hüftluxationsfraktur.* L.M., ♀, 37 J., Nr. 93952

a) 17 Monate nach dem Unfall

b) HA mit stabiler Osteosynthese nach Reposition des Femurkopfes

c) 19 Monate später: HA fest in guter Stellung. Beinverkürzung 1,5 cm

---

▷

Abb. 165. *HA Typ IV, wegen posttraumatischer Coxarthrose.* C.G., ♀, 29 J., Nr. 89861

a) Beckenfraktur mit zentraler Luxation der Hüfte. Offene Reposition der Fraktur und Extension während 5 Wochen

b) 6 Monate später: Sehr starke Belastungsschmerzen. Funktionsprüfung schmerzhaft, die Beweglichkeit aber fast normal

c) 11 Monate nach Cup-Plastik

d) Kreuzplattenarthrodese mit Beckenosteotomie

e) Ermüdungsfraktur am distalen Ende der Platte

f) Ergebnis 5 Monate nach Osteosynthese mit 2 Platten: Fraktur geheilt. HA in guter Stellung fest

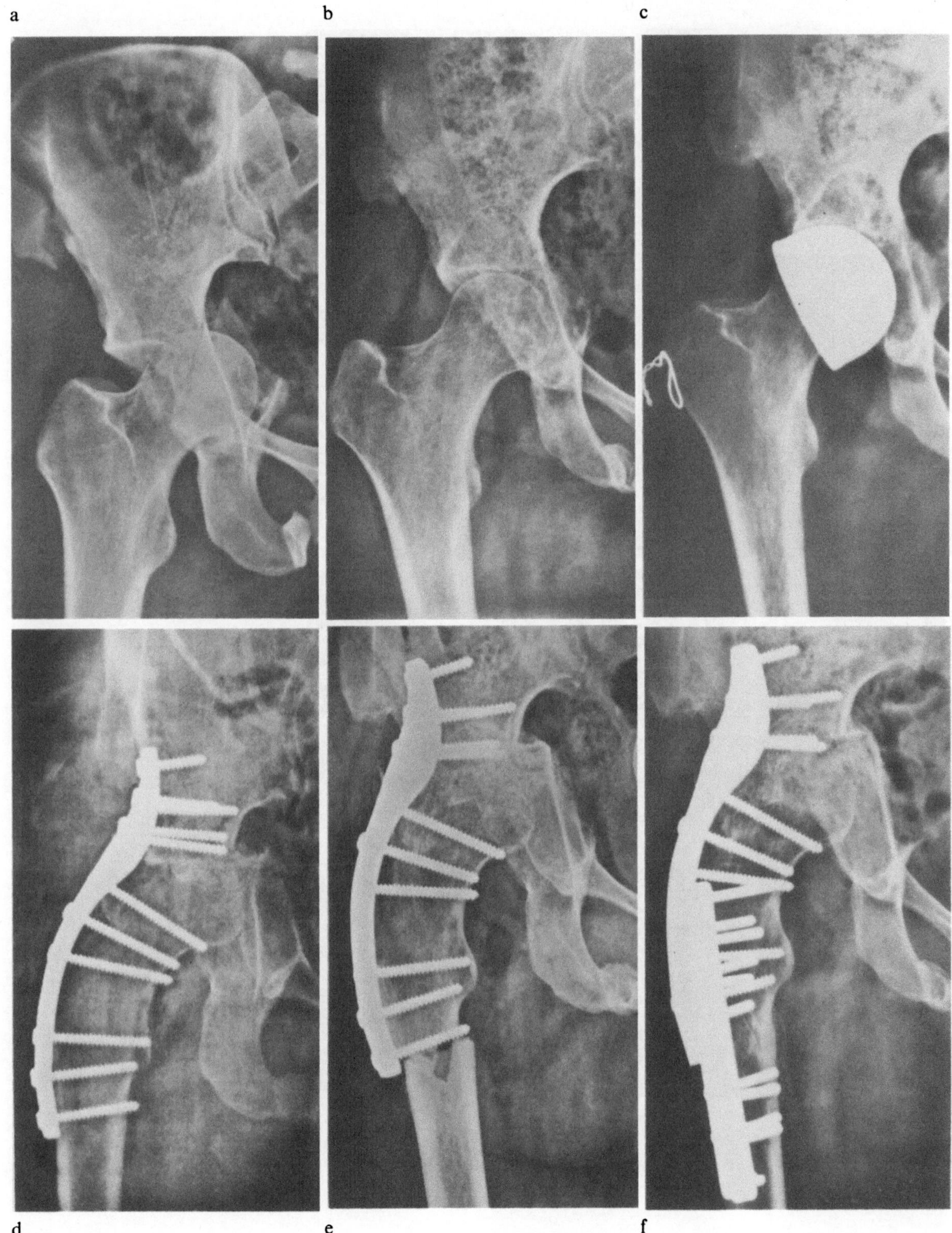
a
b
c
d
e
f

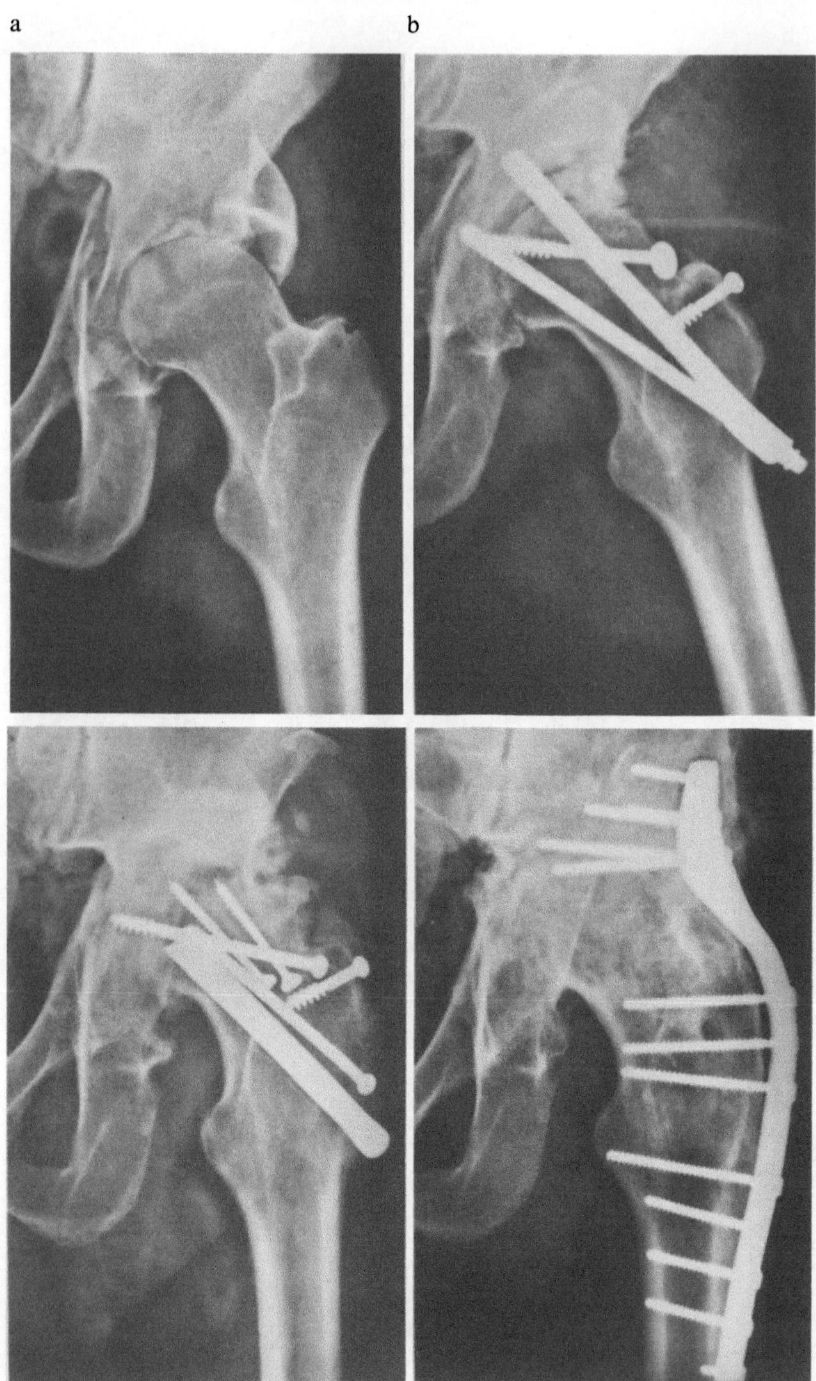

Abb. 166. *HA Typ IV, nach zweimaligem, auswärtigem Arthrodesenversuch bei Status nach Acetabulum- und Pfannendachfrakturen.* L.A., ♂, 55 J., Nr. 102056

a) 1 Monat nach dem Unfall

b und c) Mißlungene auswärtige HA (ungenügende Stabilität infolge mangelnder Technik)

d) $3^1/_2$ Jahre nach Kreuzplattenarthrodese ohne Beckenosteotomie. Pseudarthrose und Osteotomie sind fest. Volle, schmerzlose Belastung. Beinverkürzung 2,5 cm

4. Hüftarthrodesen bei Coxitiden

4.1. Einleitung

In unserem Krankengut haben wir 10 HA (1,7%) nach spezifischer und 19 HA (3,3%) nach unspezifischer Entzündung der Hüfte gefunden, davon 16 iatrogen (Tabelle 32).

Tabelle 32. Infizierte Hüfte

Spezifische coxitis	10	29
Unspezifische coxitis	19	
davon		
Iatrogen:		
nach intraarticulären Injektionen	1	16
nach orthopädischen Eingriffen	8	
nach Osteosynthesen (posttraumatisch)	7	

Es gelten für die unspezifische Coxitis die auf Seite 79 angegebenen Richtlinien, d.h. der akute Infekt muß entweder geheilt oder in einen blanden Infekt übergeführt werden. Beim blanden Infekt kann eine HA mit minimaler Osteosynthese ausgeführt werden. HA ist bei der Tuberkulose des Hüftgelenkes nach Abklingen des floriden Stadiums die Methode der Wahl.

4.2. Spezifische Coxitis

4.2.1. Allgemeine Richtlinien

Bei Jugendlichen und Erwachsenen ist die HA bei Coxitis tuberculosa die Methode der Wahl aus folgenden Gründen:

a) Die Teilankylose des Hüftgelenkes, infolge mehr oder weniger starker Destruktion desselben, ist bei der Tbc meistens nicht knöchern, sondern fibrös. Ein Rezidiv des tuberkulösen Prozesses ist immer möglich, wenn diese fibröse Ankylose mehr beansprucht wird.

b) Bei veralteten Fällen werden von den Patienten, trotz der infolge ausgedehnter Zerstörung des Gelenkes fast aufgehobenen Beweglichkeit, häufig bei Fehlstellung des Beines nicht nachlassende Beschwerden angegeben.

Die HA kann und soll durchgeführt werden, wenn das floride Stadium abgeklungen ist, der Übergang der Destruktions- in die Reparationsphase erfolgt ist (Rückgehen der Osteoporose, Veränderungen des Blutbildes und der Blutsenkung) und die Erhaltung eines funktionstüchtigen Gelenkes aufgrund seiner Zerstörung nicht mehr zu erwarten ist.

In einem einzigen Fall haben wir im floriden Stadium den Herd radikal ausgeräumt und anschließend die Druckplattenarthrodese trotz Fistelung ausgeführt. Bei Inaktivität der Tbc wird die übliche HA mit stabiler Osteosynthese gewählt.

4.2.2. Kasuistik

(Abb. 167–170).

4.3. Unspezifische Coxitis

4.3.1. Einleitung

Die HA ist beim Erwachsenen bei unspezifischer Coxitis mit Destruktion des Gelenkes (und evtl. Subluxation) zu empfehlen.

Fast immer wird die HA mit der Verschraubungsosteosynthese und der IO (knapp oberhalb oder auf der Höhe des kleinen Trochanter) gewählt. Wichtig sind dabei eine radikale Entknorpelung der Gelenkflächen, radikales Débridement, je nach Fall Saug- oder Spüldrainage.

4.3.2. Kasuistik

(Abb. 171—175).

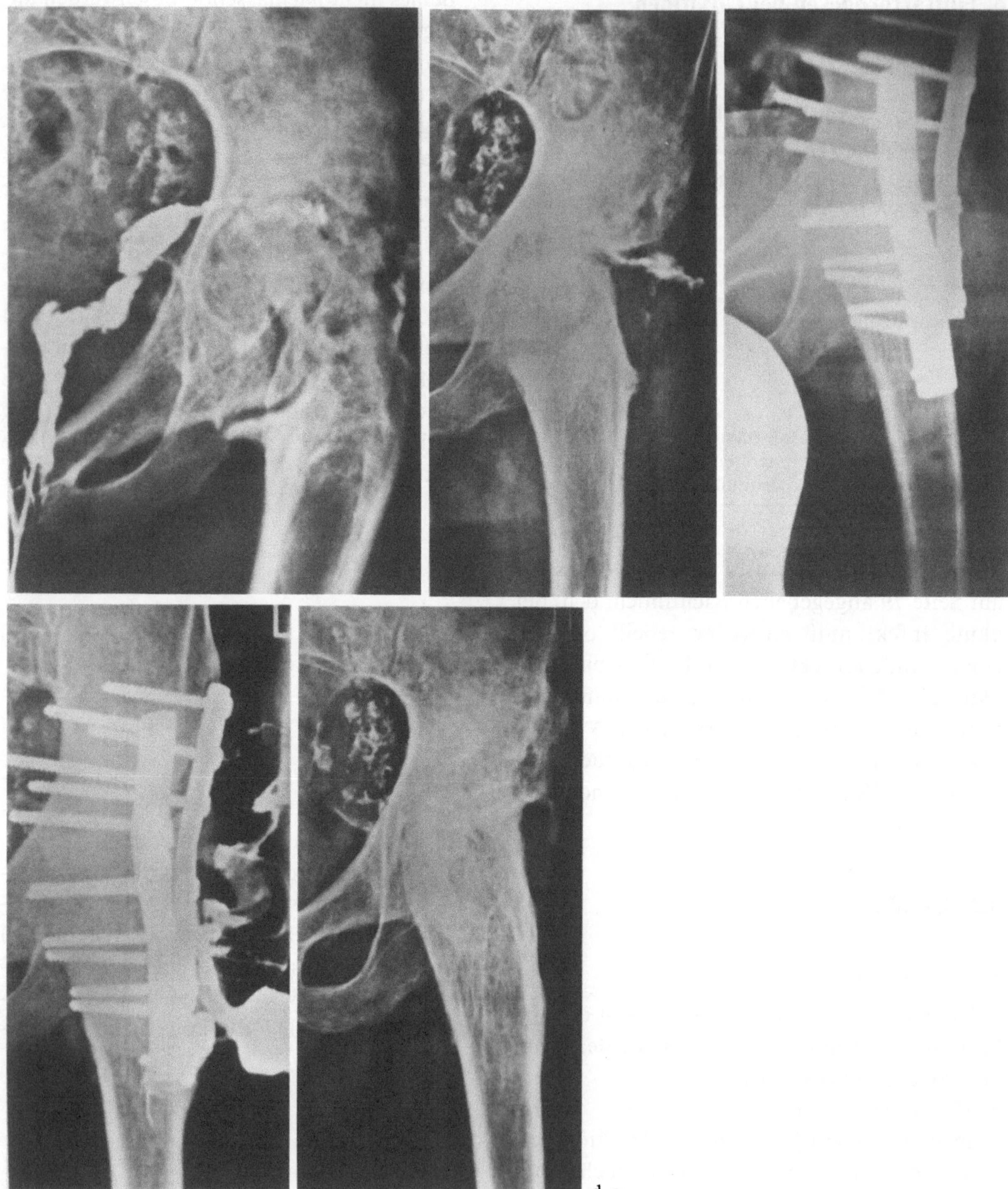

Abb. 167. *HA Typ III ohne Beckenosteotomie bei alter Coxitis tuberculosa.* L. Ch., ♂, 43 J., Nr. 98635

a) 35 Jahre alte fistelnde Coxitis tbc. Status 5 Monate nach Herdausräumung und Spongiosaplastik. Fistelfüllung: kommunizierende Fistel trochanter-paraanal. (Tbc mit Proteus Mischinfektion)

b) Infizierte Pseudarthrose 24 Monate nach HA-Versuch (Anfrischungsarthrodese)

c) Fistelausräumung und HA Typ III ohne Beckenosteotomie

d) 15 Monate später: HA fest, Restfistel (bis auf das Metall)

e) 10 Monate nach Metallentfernung und Fistelexzision: HA in guter Stellung fest. Beinverkürzung 4 cm

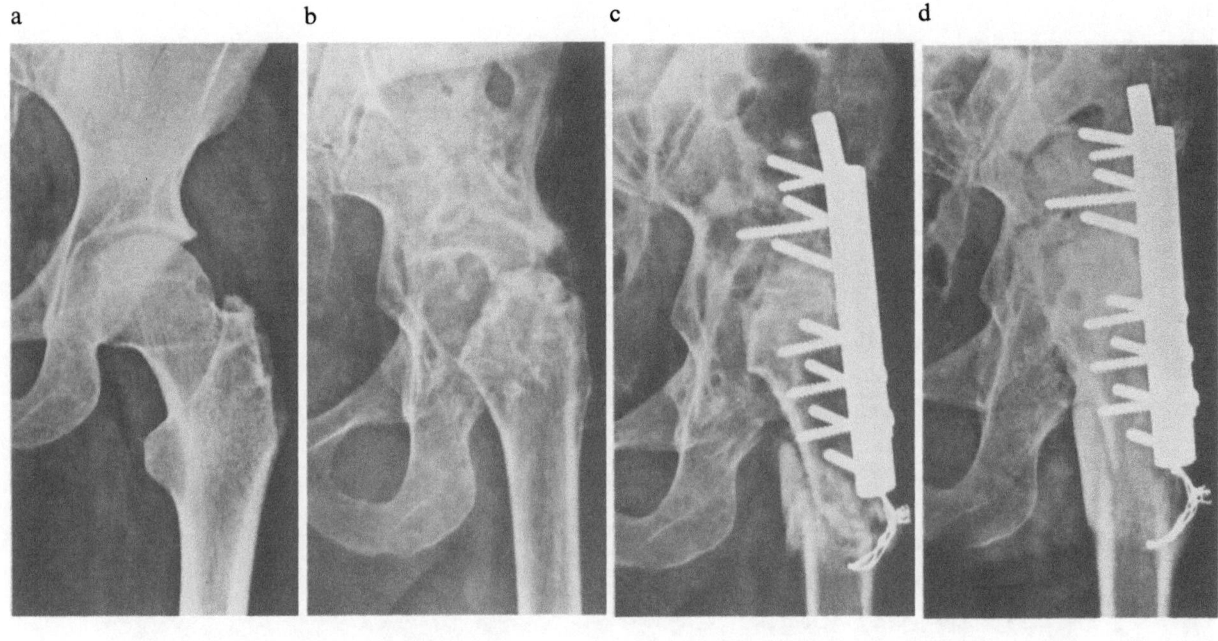

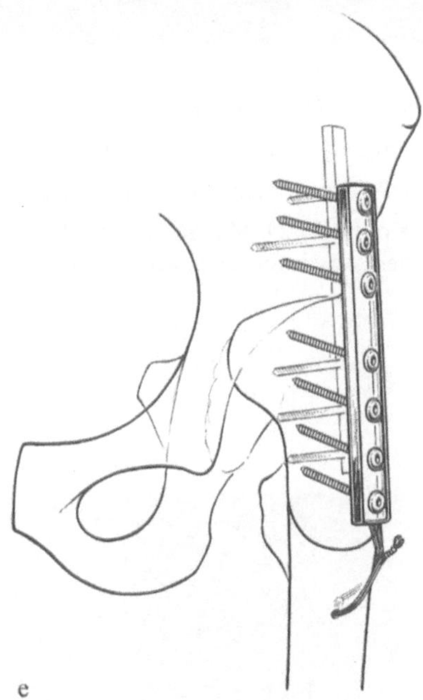

Abb. 168. *HA Typ II wegen Pseudarthrose nach zwei Arthrodesenversuchen bei Status nach Coxitis tuberculosa.* R.H., ♂, 48 J., Nr. 400168

a) Status 20 Jahre vorher, nach mehrmaligen Drainagen, Auskratzungen und Abmeißelungen kariösen Knochens im Bereiche des Trochanter major

b) Status 5 bzw. 6 Jahre nach zwei auswärtigen Arthrodesenversuchen. Fehlender Schenkelkopf

c) 4 Monate nach HA Typ II, nach Gipsentfernung: weitgehender Durchbau der HA und der Osteotomie

d) 16 Monate nach HA: HA, PS und Osteotomie geheilt. Patient beschwerdefrei, ohne Stöcke gut gehfähig. Beinverkürzung 5 cm, durch Schuherhöhung ausgeglichen

e) Schematische Darstellung der Arthrodese: Einwandfreie Stabilität durch die 2 senkrecht zueinander liegenden Platten. Mit dem an der untersten Schraube fixierten Metalldraht wird ein möglicher Abrutsch des distalen Femuranteiles auf Höhe der IO vermieden

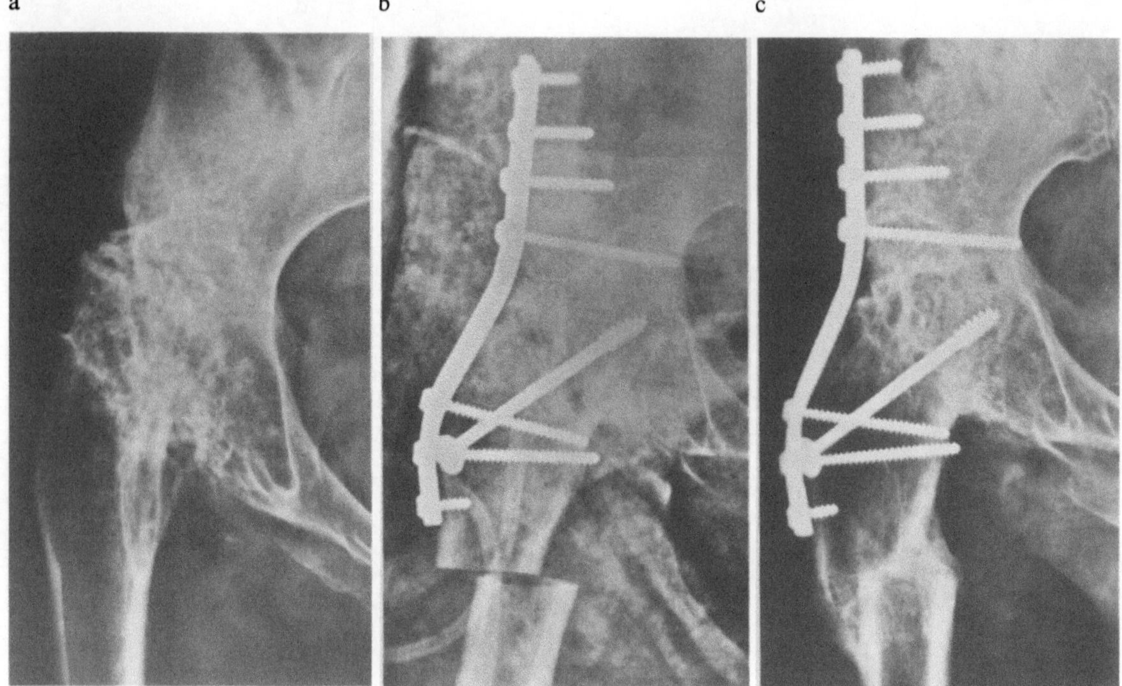

Abb. 169. *HA Typ II wegen fibröser Ankylose bei Coxitis tuberculosa.* S.S., ♂, 48 J., Nr. 144707

a) Schmerzhafte, fibröse Ankylose in starker Adduktionsfehlstellung; Beinverkürzung *10 cm* (35 Jahre nach Coxitis-Tbc)

b) HA Typ II nach Ausräumung käsiger Massen in Kopf und Pfanne. Subtrochantere Osteotomie, Beckengips

c) Kontrolle 24 Monate später: HA und subtrochantere Ostetomie in idealer Stellung durchgebaut. Narbe reizlos. Patient beschwerdefrei, arbeitet voll in einer Fabrik. Beinverküzung nur noch *4 cm,* ausgeglichen am Schuh

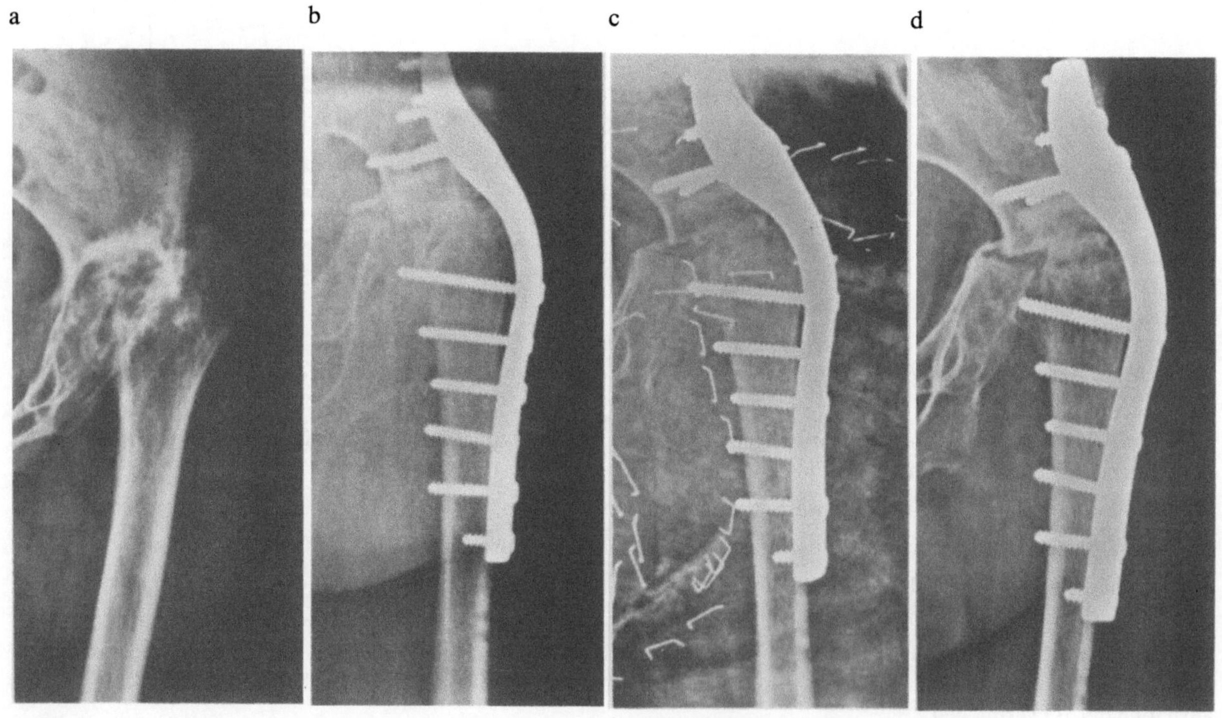

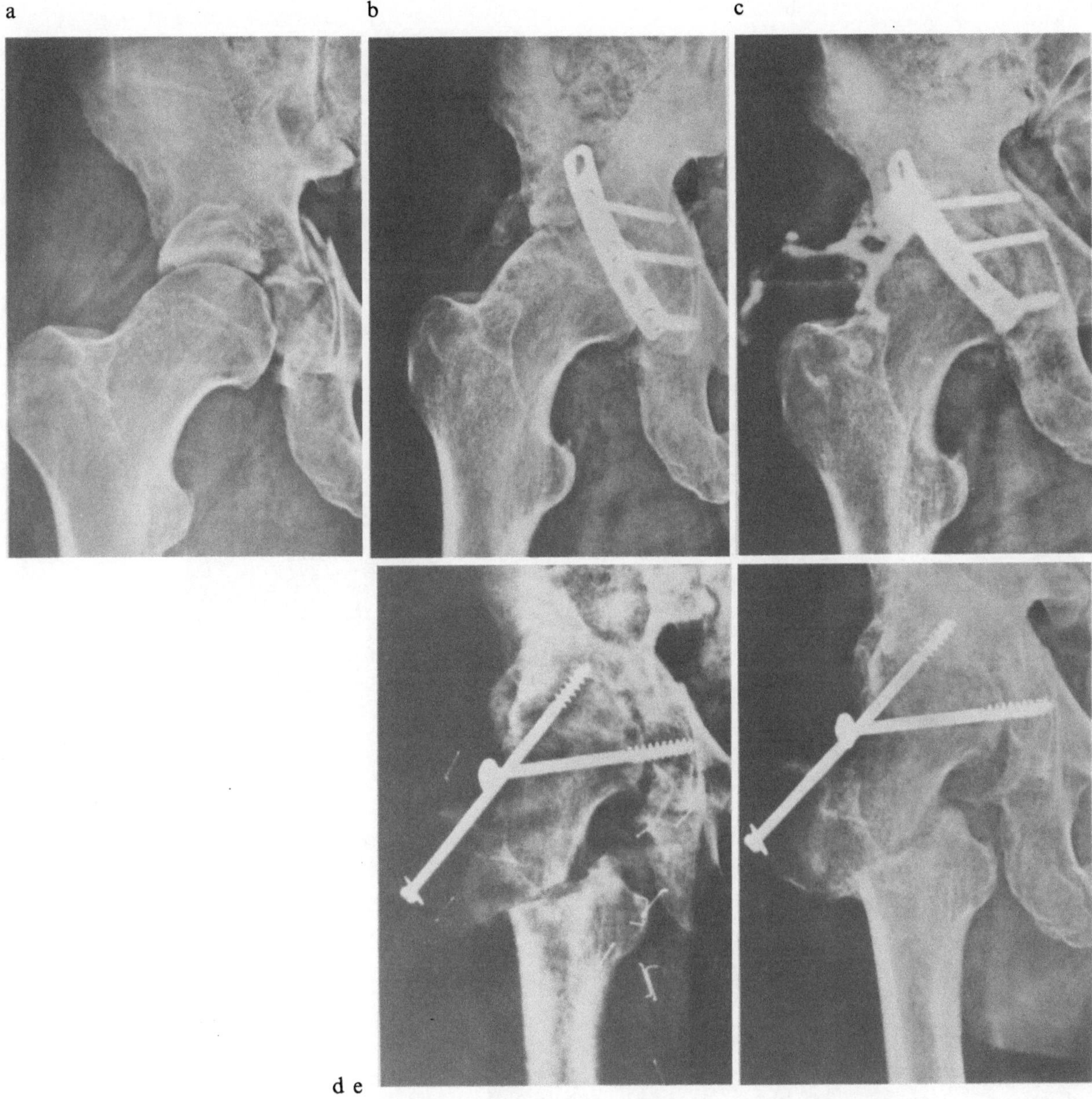

Abb. 171. *HA mit minimaler Osteosynthese bei Coxitis nach Osteosynthese.* G.H., ♂, 42 J., Nr. 146395

a) Unfallbild: Pfannendachfraktur mit Ausbruch sowohl des dorsalen wie auch des ventralen Pfannenrandes

b) 6 Wochen nach auswärtiger Plattenosteosynthese. Wundinfektion

c) Fistelfüllung 10 Wochen nach der Osteosynthese. Fistelgang bis auf das Metall

d) 3 Wochen nach typischer „2 Schraubenarthrodese" und IO

e) 3 Monate nach HA: diese ist in guter Stellung klinisch und röntgenologisch fest. IO ebenfalls durchgebaut. Beinverkürzung 1 cm, Patient beschwerdefrei, belastet voll

---

◁

Abb. 170. *HA Typ IV mit Beckenosteotomie nach alter Coxitis tuberculosa.* I.S., ♀, 45 J., Nr. 161143

a) Starke Destruktion des Hüftgelenkes nach kindlicher Coxitis-Tbc

b) Am Operationstag

c) 2 Monate nach HA: Wegen ungenügender Stabilität der Osteosynthese wurde ausnahmsweise für 6 Wochen ein Beckenbeingips angelegt

d) 5 Monate nach HA: Heilung in guter Stellung

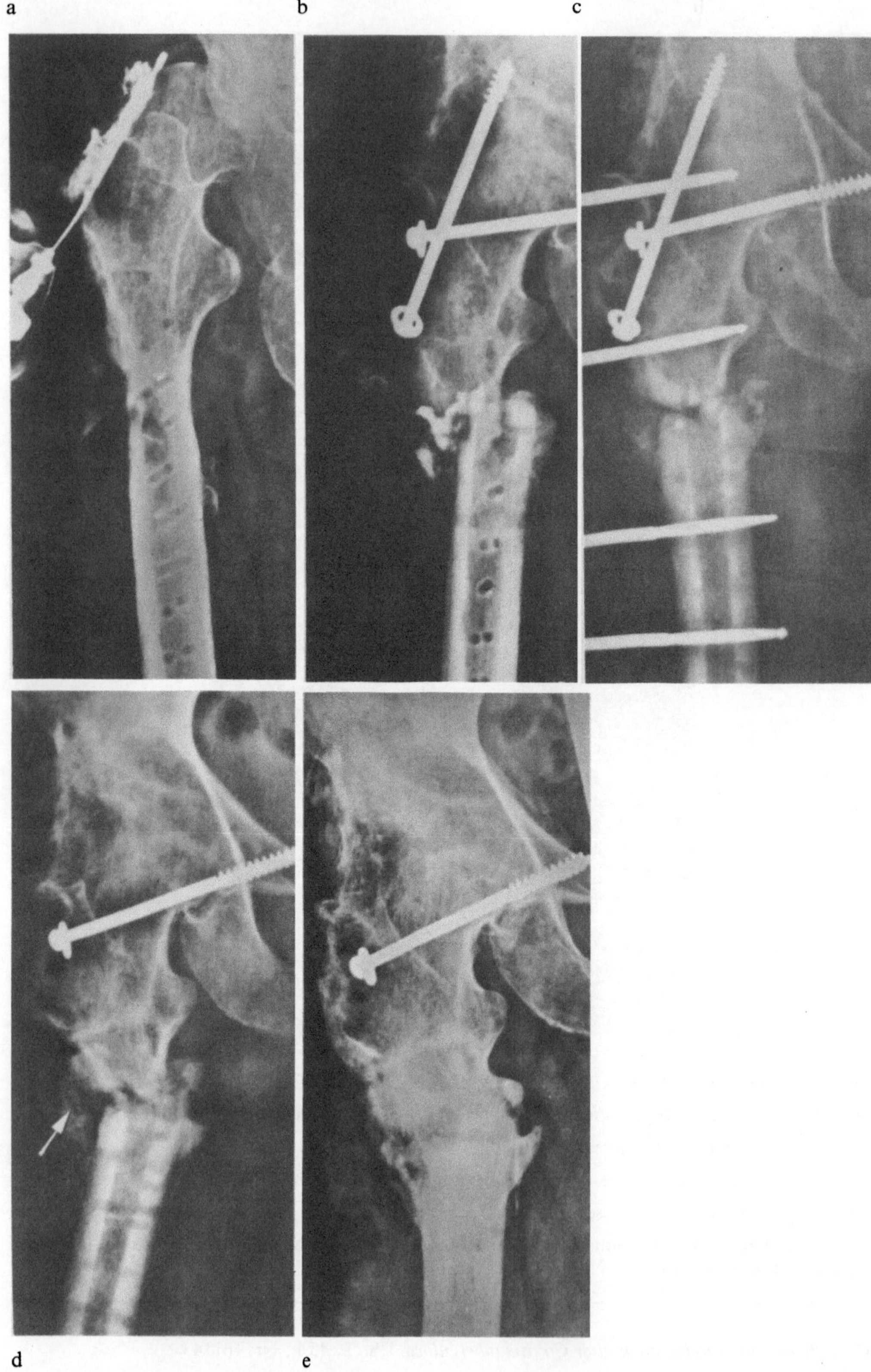
a
b
c
d
e

a b c d e

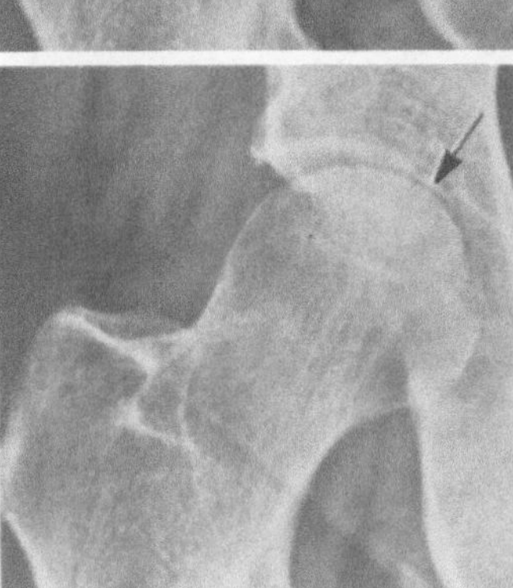
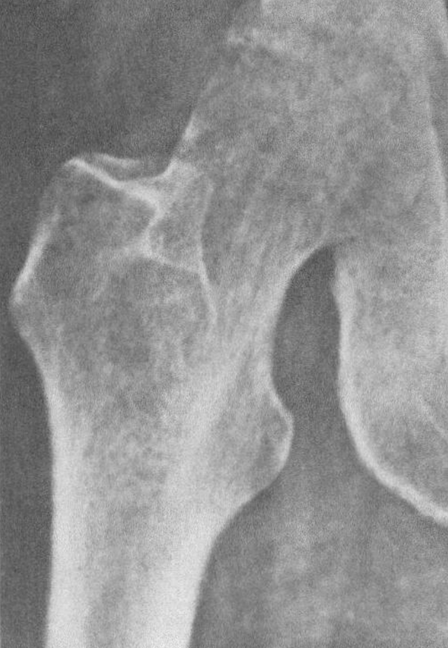
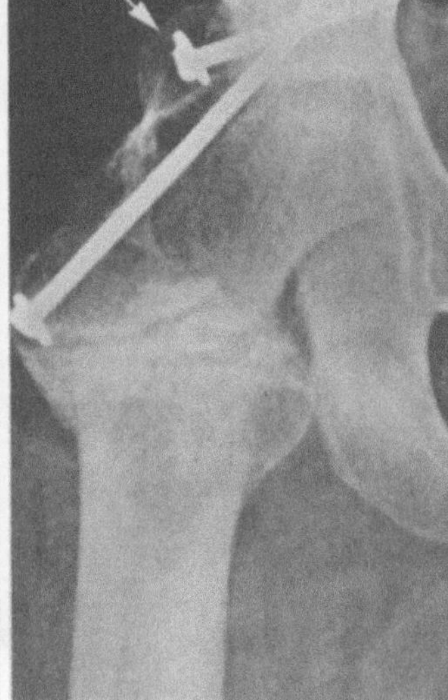
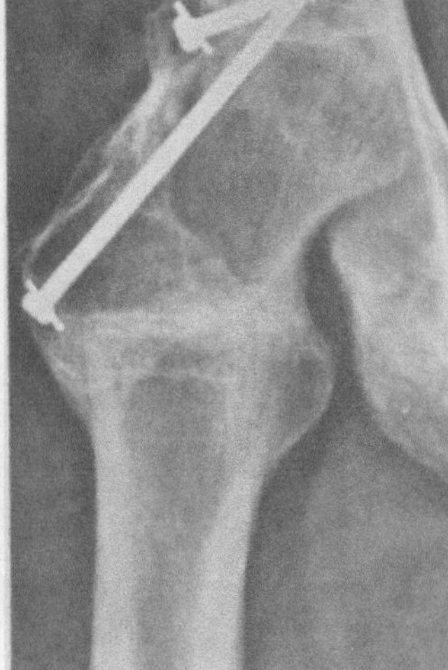

Abb. 173. *HA mit minimaler Osteosynthese bei Staphylokokkencoxitis nach Sepsis.* H.H., ♀, 39 J., Nr. 102958

a) 1 Monat nach Hospitalisation wegen Furunkel im Gesicht aus dem sich eine Sepsis entwickelte: beginnende septische Coxitis, röntgenologisch noch stumm

b) 6 Wochen später: Gelenkspaltverschmälerung medial; leicht verwaschene Konturen der Knochenstruktur gegenüber der Abb. a)

c) Nach weiteren 4 Wochen: Hüftgelenk stark destruiert, Gelenkspalt nur noch angedeutet

d) 3 Monate nach HA bei Staphylokokkencoxitis: gut sichtbar ist der iliofemorale Span. HA schon fest. IO-Spalt noch sichtbar, aber im Durchbau

e) 11 Monate nach Op: Osteotomie und HA geheilt. Ideale Stellung. Verkürzung 1 cm. Pat. völlig beschwerdefrei, als Hausfrau voll arbeitsfähig

---

◁

Abb. 172. *HA bei Staphylokokken-Coxitis.* B.W., ♂, 44 J., Nr. 142697

a) Vollständig luxierter Femurkopf, Coxitis staphylococcica und Ostitis bei Status nach Osteosynthese (Winkelplatte) einer offenen subtrochanteren Trümmerfraktur

b) 10 Wochen nach HA mit minimaler Osteosynthese und IO. Diese sind fest in guter Stellung. Infizierte Refraktur nach subtrochanterer Ostitis. Behandlung mit Fixateurs externes und Spongiosaplastik. Nach 8 Monaten keine Heilung: infizierte, subtrochantere Femurpseudarthrose

c) 2 Monate nach erneuter Spongiosaplastik und neues Einsetzen der Fixateurs externes. Callusbildung, aber noch kein ossärer Durchbau

d) 2 Monate später: PS nach wie vor, Entfernung der Fixateurs externes, der lockeren distalen Schraube; Decortication und „Zuggurtungs"-Spongiosaplastik (lateral)

e) 7 Monate später, PS geheilt. Bein voll belastbar. Keine Beschwerden

a b c

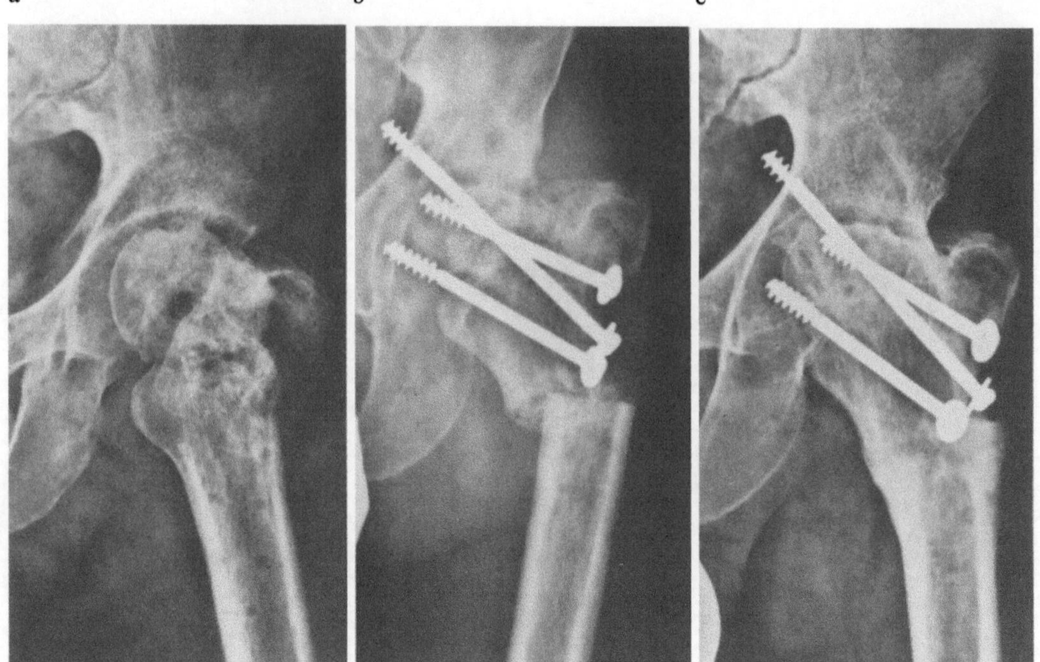

Abb. 174. *Schraubenarthrodese wegen infizierter Schenkelhals-PS.* V.R., ♂, 32 J., Nr. 144100

a) infizierte PS und KN nach Osteosynthese mit Winkelplatte einer medialen Schenkelhalsfraktur

b) HA mit Schrauben und subtrochantere Osteotomie

c) 14 Monate später: HA fest. Pat. beschwerdefrei

a b c d

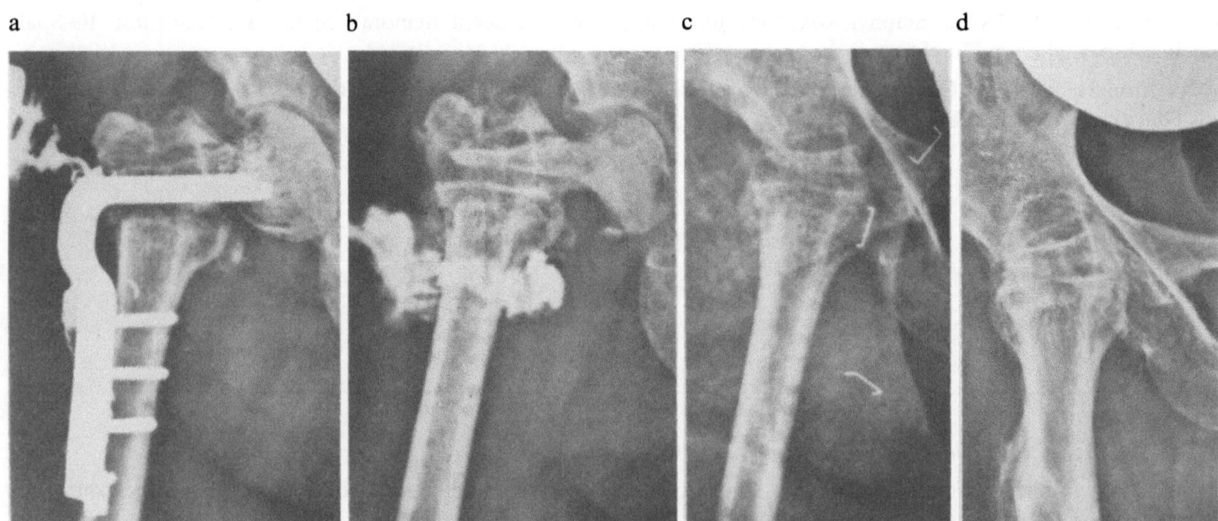

Abb. 175. *Anfrischungsarthrodese wegen septischer Coxitis nach IO (Status nach congenitaler Hüftluxation).* M.R., ♀, 29 J., Nr. 106025

a) Fistelfüllung nach IO: Kontrastmittel bis auf der Plattenklinge

b) 1 Monat nach Metallentfernung erneute Fistelfüllung: große Abszeßtasche. Abszeßdrainage und 2 Monate später

c) Anfrischungs-Arthrodese, erneute Spüldrainage. Gipsverband in Abduktionstellung des Beines. 2 Monate später subtrochantere Femurkorrekturosteotomie und Spongiosaplastik

d) Kontrolle 2 Jahre postop: Arthrodese fest in Abduktion von 8°, Pat. beschwerdefrei, voll arbeitsfähig

5. Hüftarthrodesen bei Femurkopfnekrosen

5.1. Einleitung

Wir unterscheiden:
a) idiopathische KN
b) KN nach orthopädischen Eingriffen
c) posttraumatische KN

Trotz der verschiedenen Ätiologie haben wir bei allen Femurkopfnekrosen in bezug auf HA immer die gleichen Probleme. Grund dafür ist der immer vorhandene mehr oder weniger große Zusammenbruch des Kopfes im Bereiche der Tragzone.

5.2. Idiopathische Kopfnekrosen

5.2.1. Kopfnekrose allein

Bei vorgeschrittenem Prozeß mit schon erfolgter Resorption der Nekrose — röntgenologisch an der Sklerose sichtbar — und sekundärer Anpassung der Kontaktflächen, sind die Voraussetzungen für die HA günstig. Diese Fälle sind selten (Abb. 176).

5.2.2. Kopfnekrose und Subluxation des Femurkopfes

Häufiger kommt es zur Subluxation des Kopfes mit rascher Progredienz der degenerativen Veränderungen, die starke Beschwerden verursachen, was den Patienten früh zum Arzt bringt. Es besteht dabei eine total nekrotische Zone, die bei der Operation reseziert werden muß. Die dadurch entstehende Verkürzung muß, wenn möglich, bei der Wahl der Operationstechnik mitberücksichtigt werden (Valgisation des proximalen Femuranteiles erwünscht) (Abb. 177 und 178).

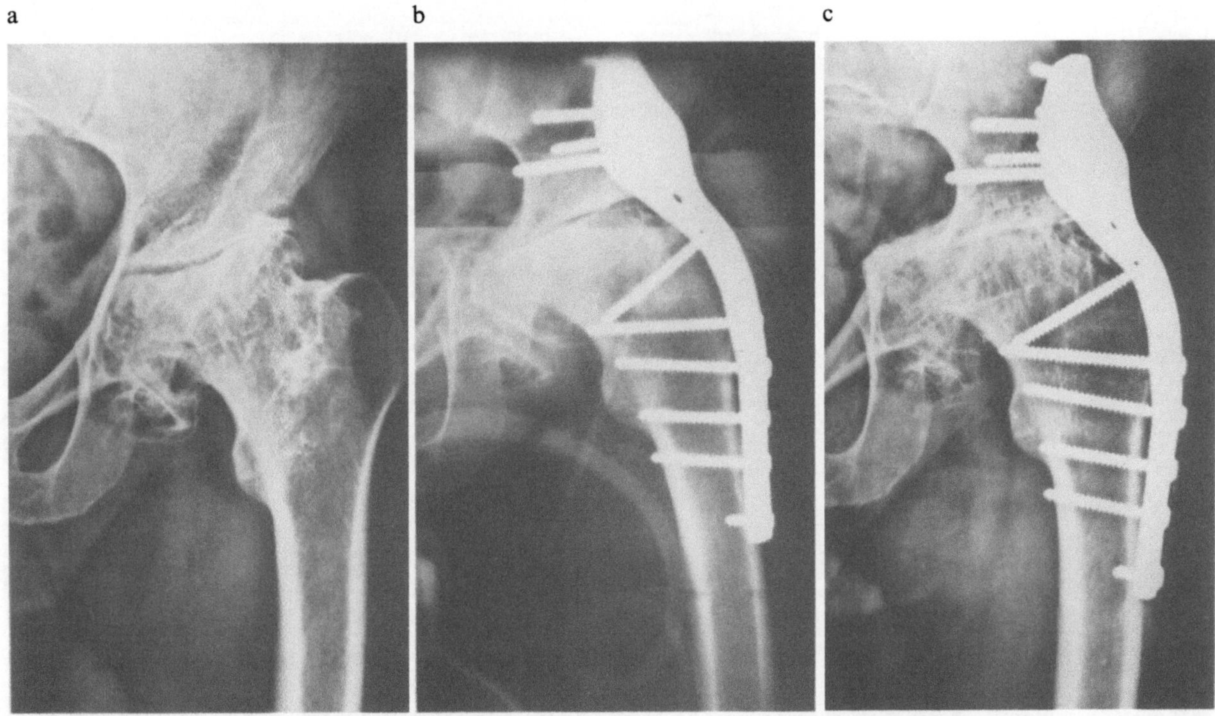

Abb. 176. *HA Typ IV mit Beckenosteotomie bei partieller KN.* S.R., ♂, 52 J., Nr. 145092

a) Schwere Coxarthrose; KN weitgehend resorbiert

b) HA mit Kreuzplatte. Etwas schräge Osteotomieebene. Wegen der Kopf- und Pfannenform wurde nur wenig reseziert, um eine stärkere Verkürzung zu vermeiden

c) 9 Monate später: HA in idealer Stellung fest, keine Beinlängendifferenz

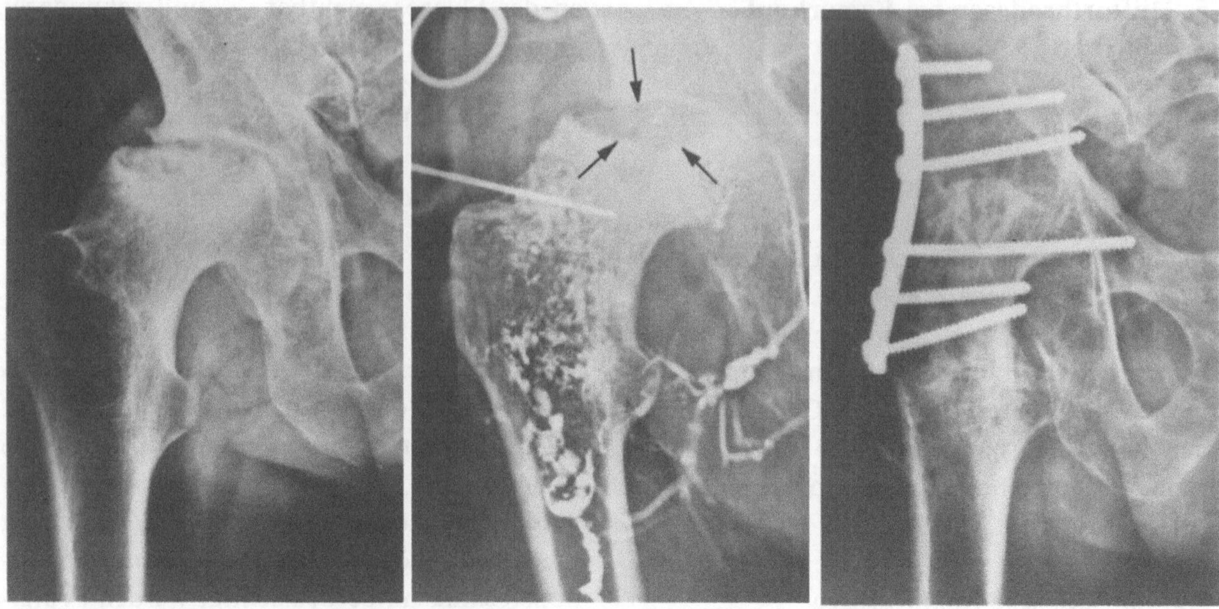

Abb. 177. *HA Typ II bei idiopathischer Hüftkopfnekrose.* Z.A., ♂, 55 J., Nr. 115077

a) Coxarthrose bei idiopathischer KN mit Subluxation des Femurkopfes

b) Venographie: Guter Abfluß aus dem vitalen Kopfanteil; deutliche Abgrenzung der Nekrose

c) 11 Monate nach HA: diese ist fest in leicht vermehrter Adduktion (9°). Funktionelle Beinverkürzung 2,5 cm, mit Absatzerhöhung ausgeglichen

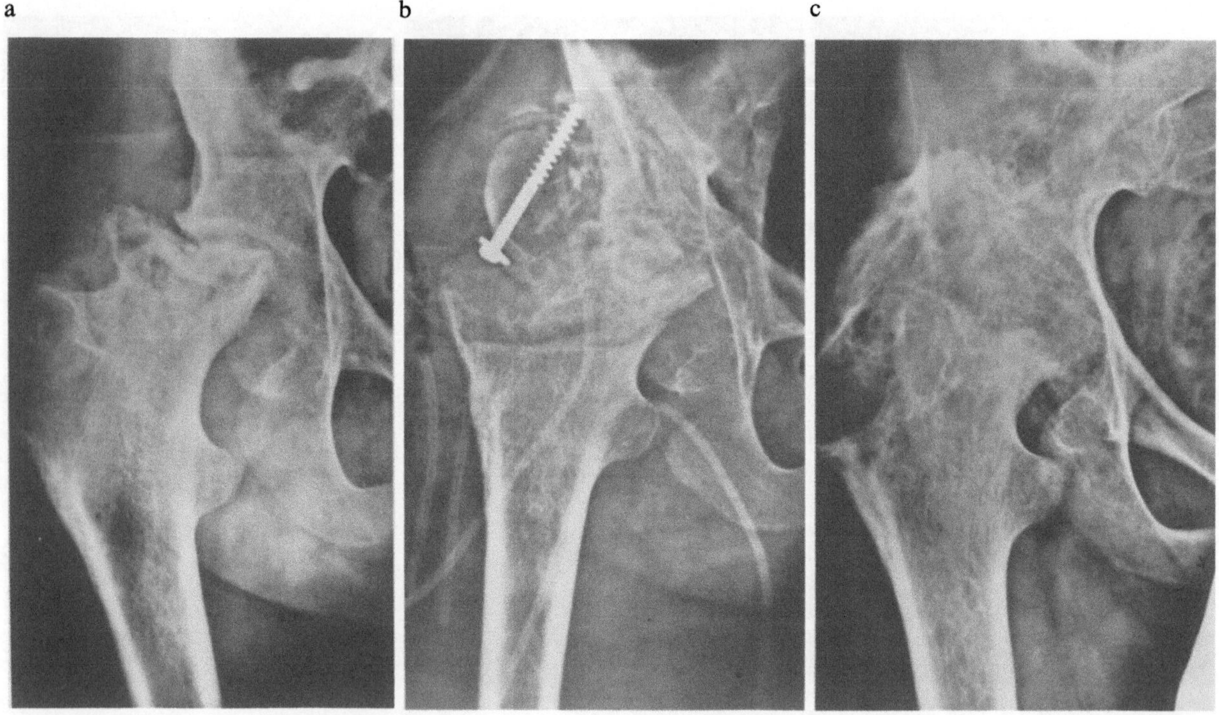

Abb. 178. *HA Typ I bei idiopathischer KN.* M.A., ♂, 22 J., Nr. 88276

a) Sehr schmerzhafte Coxarthrose bei idiopathischer KN und Subluxation des Femurkopfes

b) HA Typ I mit hoher IO; großer iliofemoraler Brückenspan

c) Resultat 46 Monate nach HA: ideale Heilung

5.3. Kopfnekrosen nach orthopädischen Eingriffen

Diese sind bei inadäquater Indikation und Technik häufig zu finden. Sie sind Folgen einer Zerstörung der lokalen Durchblutungsverhältnisse des Schenkelkopfes. In unserem Krankengut haben wir solche Fälle nach IO bei Coxarthrose und nach der ursprünglich ausgeführten HA vom Typus I bei zu hoch gesetzter Osteotomie. In allen diesen Fällen wurde die Vaskularisation von Schenkelhals und -kopf beim Eingriff zum Teil zerstört durch Schädigung einzelner Ernährungsgefäße von Caput und Collum femoris. Mit Ausnahme der Arteria capitis femoris sind diese an der trochanteren Basis des Schenkelhalses zu finden: Äste der Arteria circumflexa femoris medialis, die auf der dorsalen Seite des Schenkelhalses verlaufen, versorgen den medialen dorsalen und lateralen Anteil des Collum femoris und dringen an der Kopf-Hals-Grenze in den Knochen hinein; der ventral verlaufende ramus ascendens der Arteria circumflexa femoris lateralis ernährt nur den ventralen und cranialen Anteil des Schenkelhalses, nicht aber den Kopf. Deswegen sollen die für die Ernährung des Kopfes so wichtigen dorsalen Gefäße bei orthopädischen Eingriffen an der Hüfte möglichst geschont werden (Abb. 179 – 182).

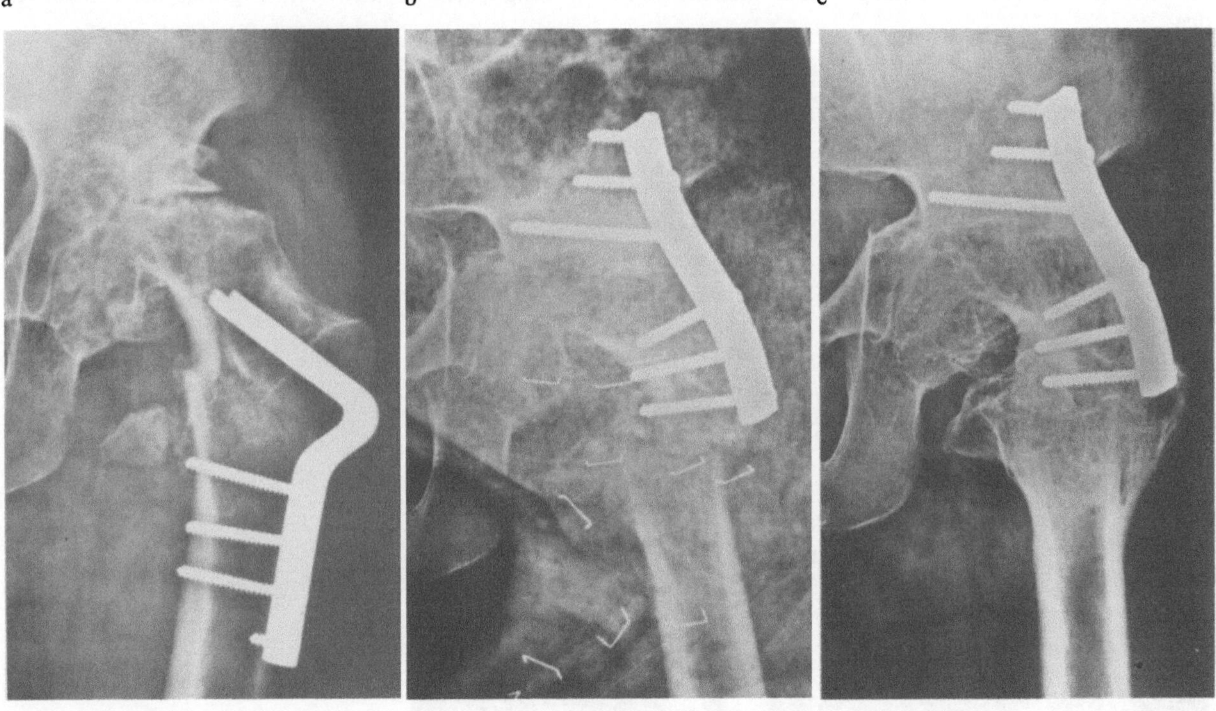

Abb. 179. *HA Typ II bei KN nach IO*. W.K., ♂, 58 J., Nr. 92238

a) 4 Monate nach IO: Deutliche KN

b) Die HA Typ II im Gipsverband

c) 28 Monate später: HA in guter Stellung fest. Beinverkürzung 3,5 cm, ausgeglichen am Schuh. Stock- und beschwerdefreies Gehen

a b c

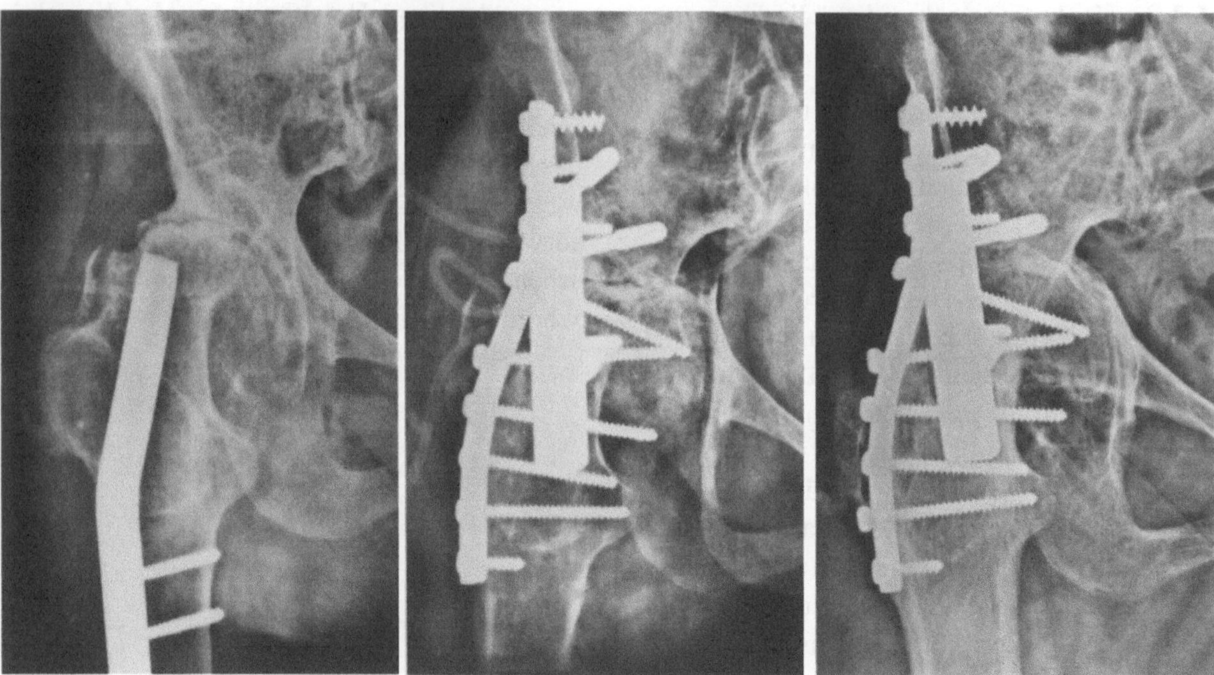

Abb. 180. *HA Typ III bei partieller KN nach IO*. M.M., ♀, 64 J., Nr. 71118

a) Partielle KN 2 Jahre nach IO wegen Coxarthrose

b) Doppelplattenarthrodese mit Beckenosteotomie

c) Kontrolle 7 Jahre später: Heilung in idealer Stellung. Beinverkürzung 3,5 cm. Subjektiv gutes Ergebnis, keine Beschwerden

a b

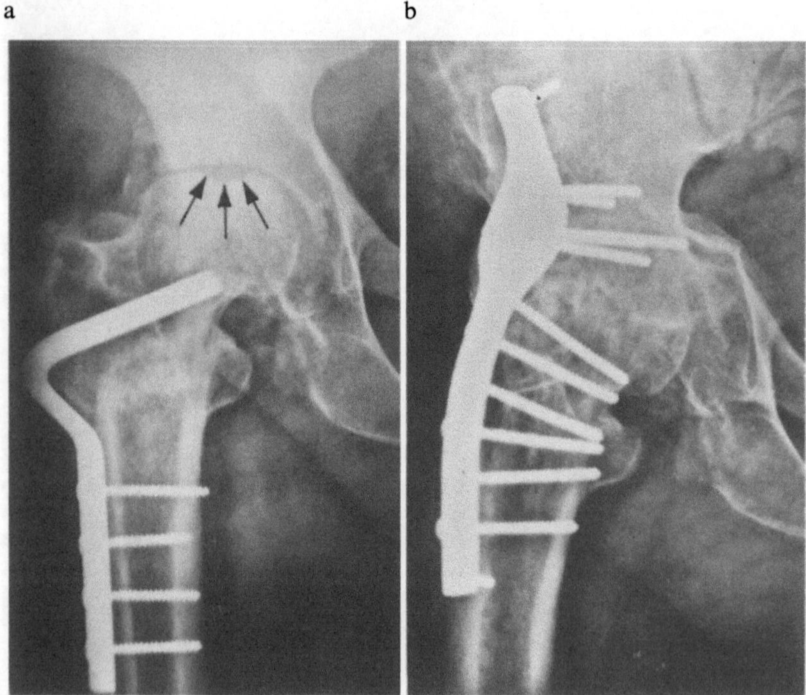

Abb. 181. *Kreuzplattenarthrodese bei Coxarthrose und partieller KN nach IO*. M.A., ♀, 57 J., Nr. 66894

a) 12 Monate nach IO wegen Coxarthrose: Abflachung des Kopfes, partielle KN

b) 3 Jahre nach HA Typ IV: diese ist in guter Stellung fest. Beinverkürzung 2,5 cm

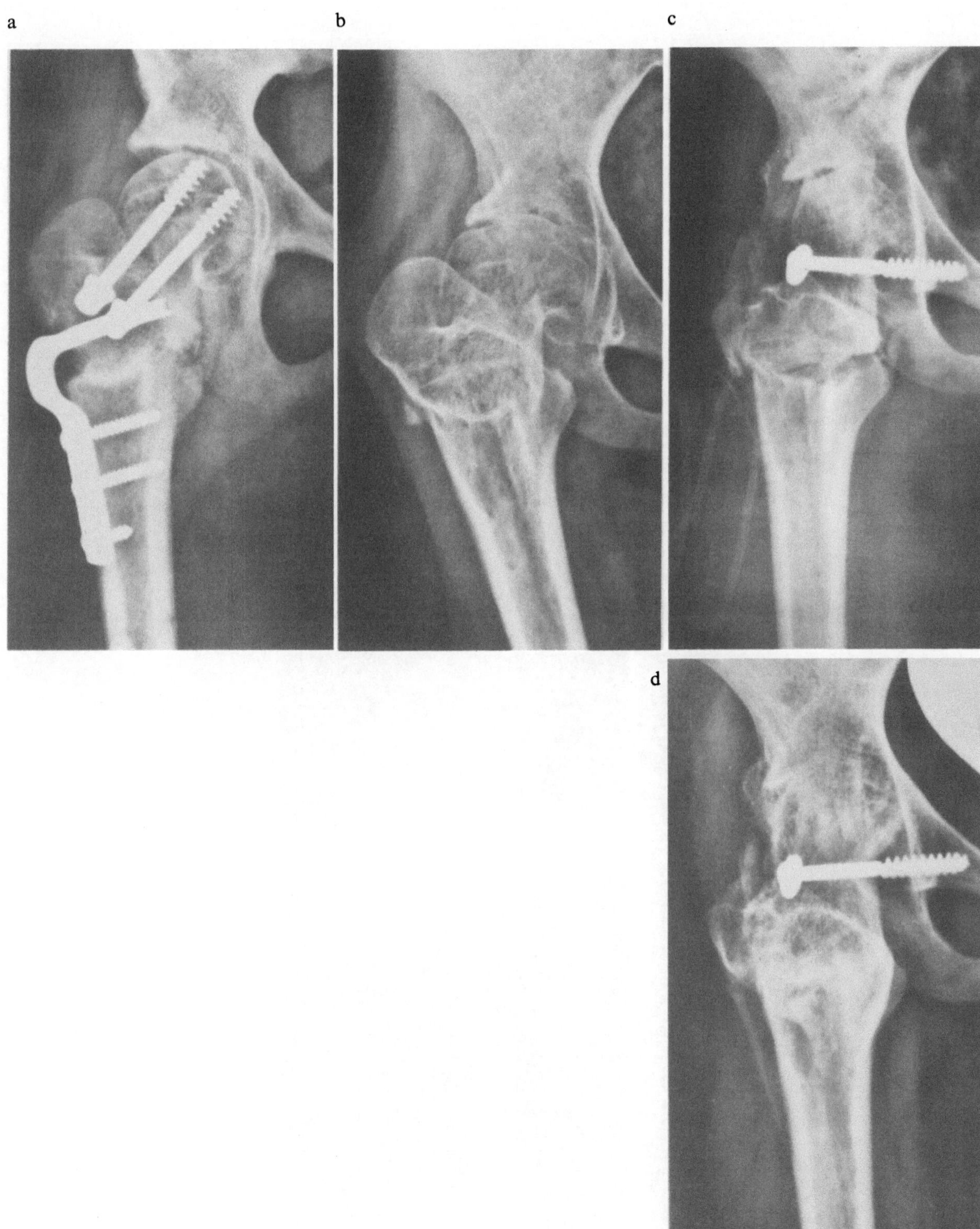

Abb. 182. *Schraubenosteosynthese wegen KN (Status nach Imhäuser-Osteotomie bei Epiphysenlösung)*. N.I., ♀, 16 J., Nr. 118240

a) 1 Monat nach Imhäuser-Osteotomie
b) Verformung des Kopfes. Klinisch fast vollständige Ankylose
c) Schraubenarthrodese (Aufrichtung des proximalen Femuranteiles; quere IO)
d) 14 Monate später: ideale Arthrodese, funktionelle Beinverkürzung 0,5 cm

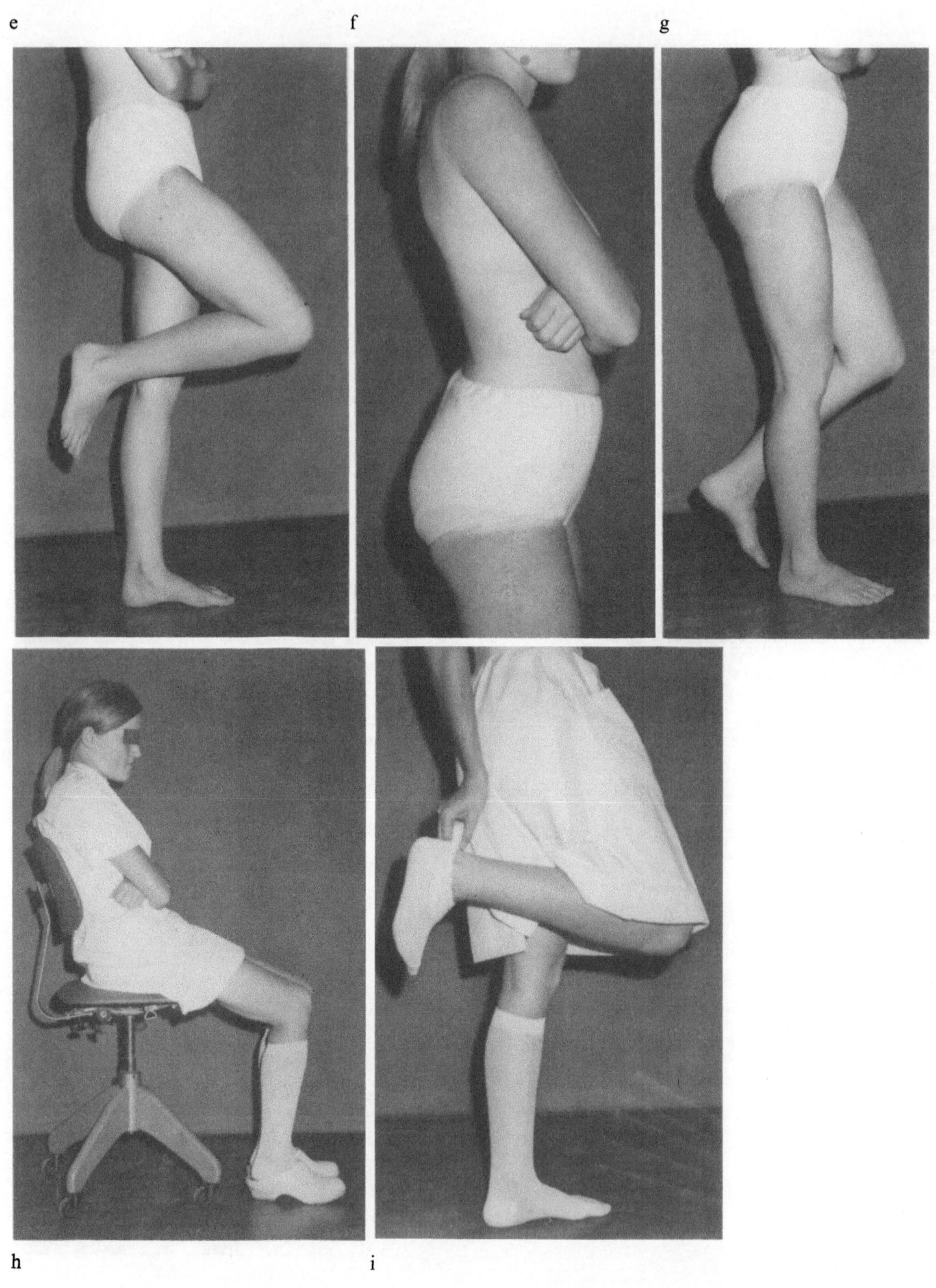

Abb. 182e–i) Gute LWS-Beweglichkeit ermöglicht unauffälliges Gehen und Sitzen. Anziehen der Socken dank der ebenfalls freien Kniegelenksbeweglichkeit mühelos

5.4. Posttraumatische Kopfnekrose

In unserem Krankengut haben wir KN gefunden nach schon erfolgter Verknöcherung des Schenkelhalsbruches, nach Pseudarthrose der Fraktur, als Folge ungenügender oder falscher Technik der operativen Behandlung der Fraktur.

5.4.1. Bei abgeheilter Fraktur

Zur KN kommt es statistisch in 30–40% der Schenkelhalsfrakturen, als direkte Folge des Traumas oder, manchmal auch zusätzlich, des operativen Vorgehens.

Häufig ist die KN im Bereiche der Tragzone umschrieben, kann aber den ganzen Kopf umfassen, entsprechend der Versorgungsgebiete der lädierten Gefäße. Trotz genauer Kenntnisse der Gefäßversorgung (TRUETTA, JUDET), immer neueren Operationstechniken, hat sich die Prognose der Schenkelhalsfraktur nicht wesentlich gebessert. Obschon heute durch richtige Reposition, Einstauchung und stabile Osteosynthese der knöcherne Durchbau der Schenkelhalsfraktur fast immer erreicht wird, kann ein Zusammenbruch des Kopfes infolge Nekrose des Schenkelhalses noch nach 2–5 Jahren oder sogar später erfolgen.

Frühzeichen der Nekrose ist die Entrundung des Kopfes. In günstigen Fällen kann es noch in diesem Stadium zur Revitalisation und Umbau des Kopfes kommen. Spätresultat ist dann eine Verkleinerung des Kopfes durch „Schrumpfung".

Geht die Nekrose aber weiter, wenn der Patient belastet, so kommt es zum Zusammenbruch des Kopfes. In diesem Fall ist beim älteren Patienten die Indikation zur Alloplastik, beim jüngeren zur HA gegeben (Abb. 183–189).

5.4.2. Bei Pseudarthrose nach Schenkelhalsfraktur

Nicht selten besteht neben der KN noch eine Schenkelhalspseudarthrose. PS sind um so häufiger, je medialer die Fraktur liegt. Die Häufigkeit der PS nach medialen Schenkelhalsfrakturen hängt davon ab, ob eine konservative (PS-Mittelwert von 36,7% bei 708 Fällen) oder operative Therapie (Durchschnittswert von 14,6% bei 4916 Operierten) durchgeführt wurde und ob eine dislozierte oder nicht dislozierte (nur 4 PS unter 318 Fällen) Fraktur vorlag (NIGST, BANKS).

Eine optimale Situation für eine HA ist gegeben im Falle, wo der teils nektrotische, teils revitalisierte Kopf in der Pfanne eingemauert ist. Die PS wird dann keilförmig sparsam reseziert und durch die Kreuzplattenosteosynthese stabilisiert (Abb. 190).

5.4.3. Infolge ungenügender oder falscher Technik der operativen Behandlung

Obschon die Marknagelung zu den üblichen Osteosynthesentechniken gehört, sehen wir immer noch KN infolge falscher Technik. Besonders beim Einbringen des Führungsstabes von distal nach proximal, anstelle des Eingehens von der Trochanterspitze aus, wird das Gelenk durch das Einschlagen des Nagels geöffnet, die Gelenkkapsel zum Teil zerrissen; die zur Tragzone des Kopfes führenden Gefäße werden dabei häufig verletzt. Die Schädigung dieser Gefäße oder eine postoperative Infektion führen zur KN bzw. Coxitis. Zur Vermeidung dieser Komplikation empfiehlt die Arbeitsgemeinschaft für Osteosynthesefragen die *anterograde Marknagelung* mit offener Darstellung und genauer Reposition der Fraktur (Abb. 191).

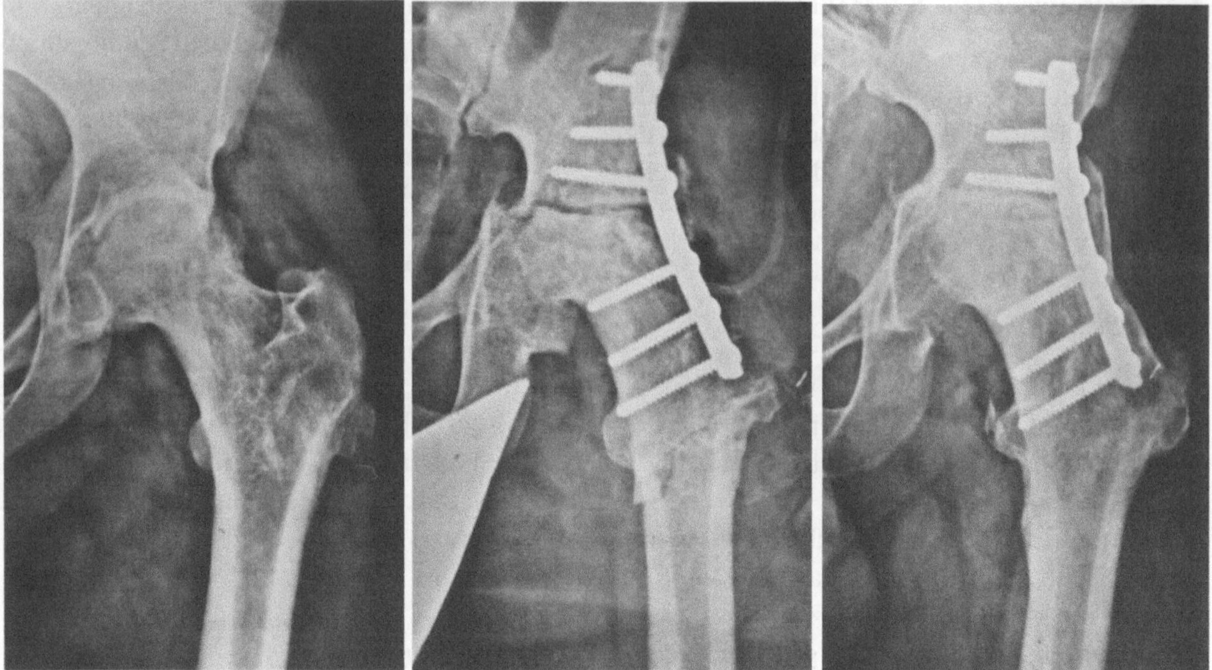

Abb. 183. *HA Typ II bei posttraumatischer Coxarthrose.* N.D., ♂, 28 J., Nr. 100637

a) Femurkopfnekrose bei fast vollständiger Hüftankylose 5 Jahre nach Nagelung (Smith-Peterson) einer Schenkelhalsfraktur

b) HA mit Beckenosteotomie nach Resektion der kranialen nektrotischen Anteile des Femurkopfes

c) 1 Jahr nach dem Eingriff: HA fest in idealer Stellung. Beinverküzung 1 cm

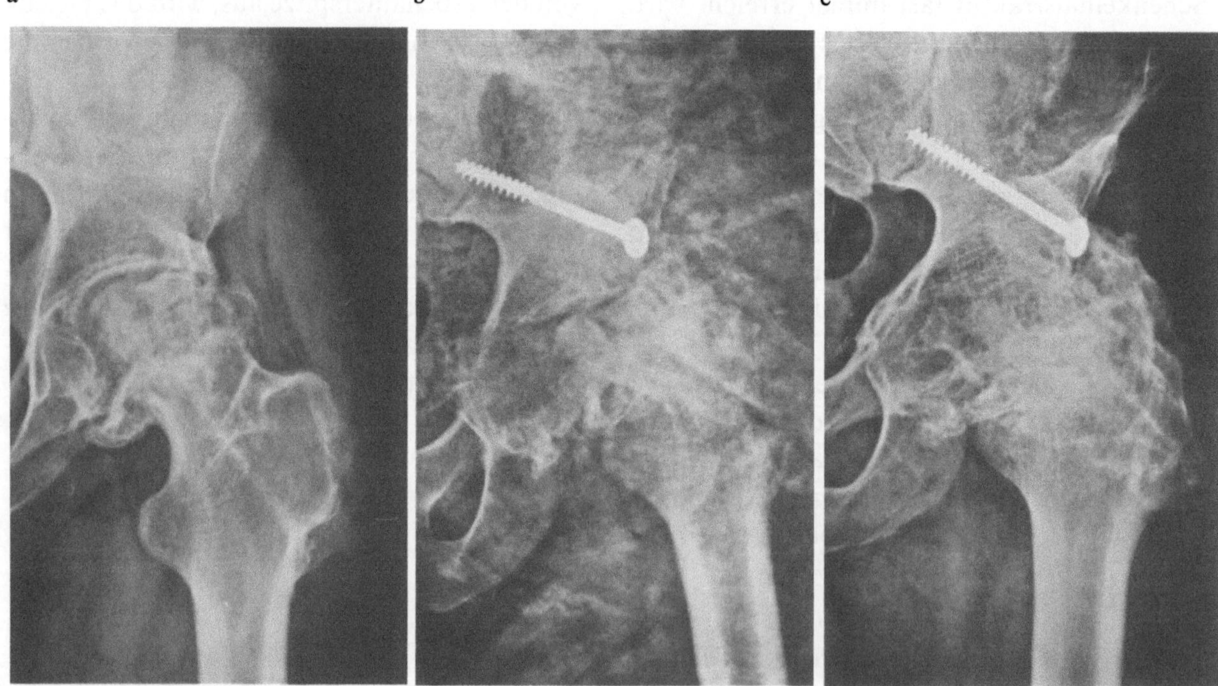

Abb. 184. *HA Typ I bei posttraumatischer KN.* E.K., ♂, 38 J., Nr. 75976

a) Zustand 13 Jahre nach Nagelung einer Schenkelhalsfraktur: Femurkopfnekrose

b) Die frische HA im Gipsverband   c) 23 Monate später: ideale Heilung. Beinverkürzung 2,5 cm

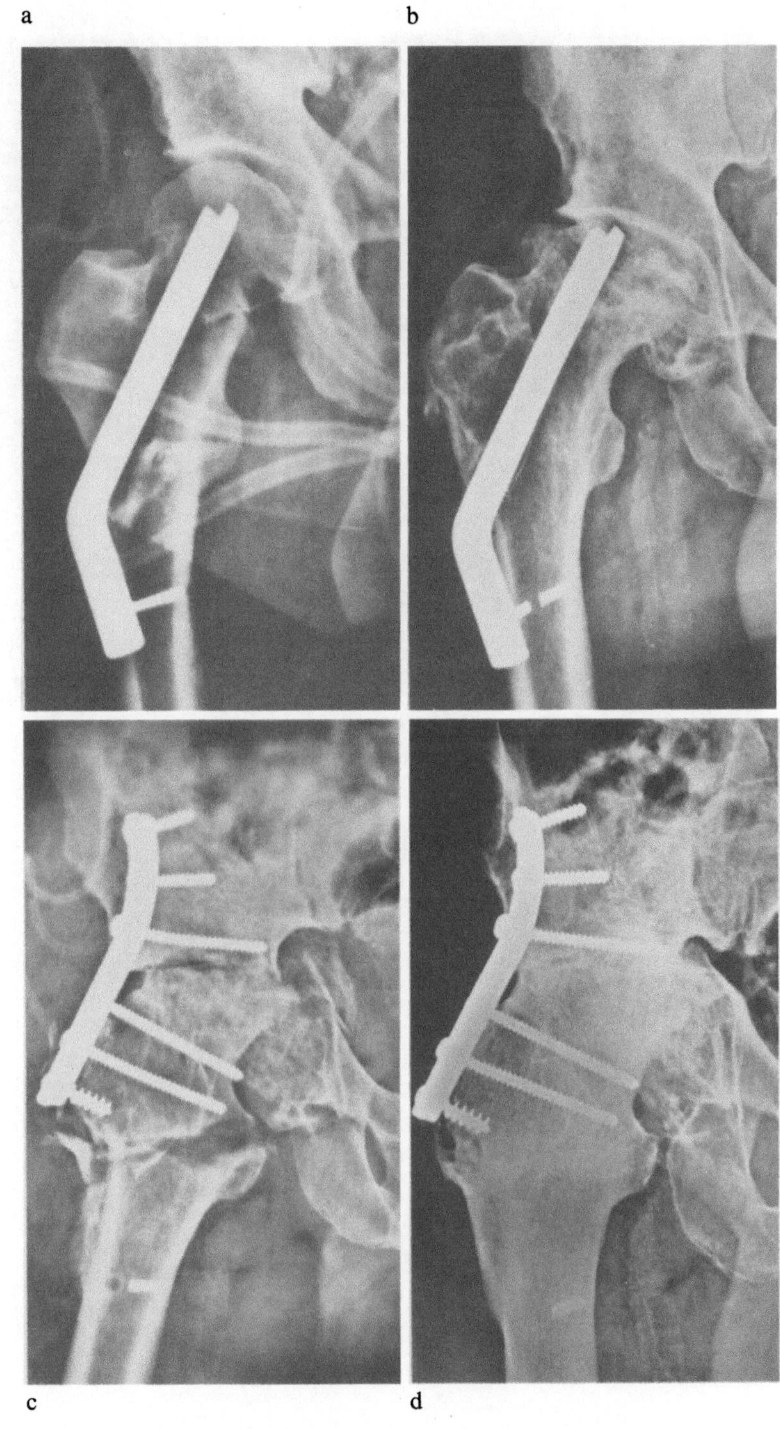

Abb. 185. *HA Typ II bei KN nach Schenkelhalsnagelung.* M. J., ♂, 52 J., Nr. 68489

a) Aufrichtungsosteosynthese der ein Monat alten medialen Schenkelhalsfraktur

b) 5 Jahre später: Hofbildung um den Nagel herum als Lockerungszeichen, Schraubenbruch, KN

c) HA Typ II nach Beckenosteotomie und partieller Kopfresektion

d) 5 Jahre später: HA und Osteotomie fest, in idealer Stellung. Beinverkürzung 3,5 cm

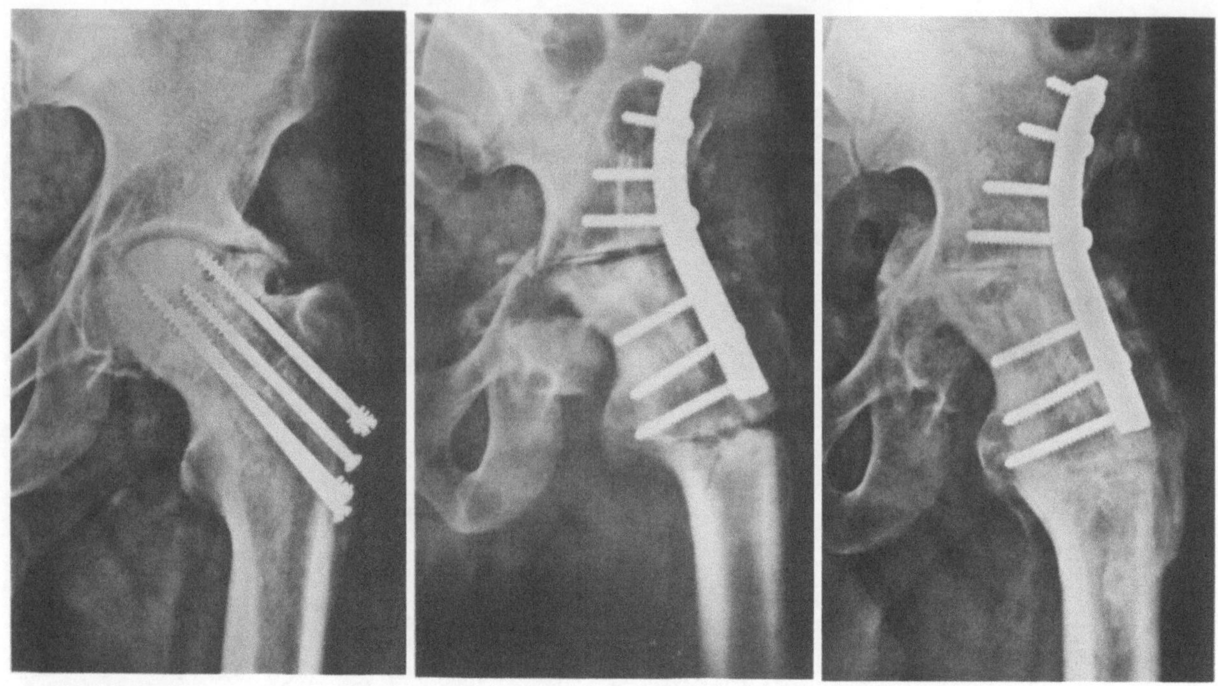

Abb. 186. *HA Typ II wegen Femur-KN nach Verschraubung einer Schenkelhalsfraktur.* F.L., ♂, 42 J., Nr. 91401

a) 5 Jahre nach der Verschraubung: KN

b) 19 Tage nach HA Typ II. Die Femur-KN wurde größtenteils reseziert

c) 9 Monate später: HA und Osteotomie fest, in idealer Stellung. Hinkfreies Gehen. Wieder voll arbeitsfähig als Hilfsarbeiter

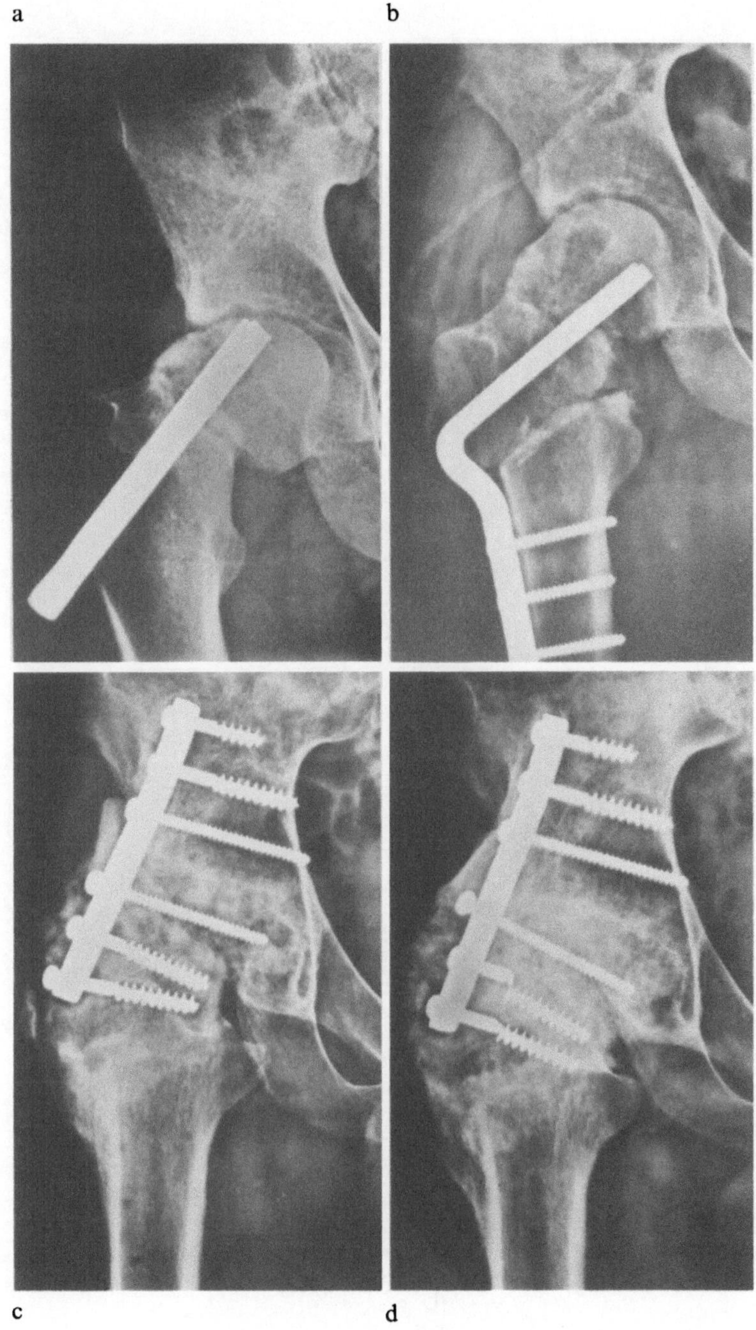

Abb. 187. *HA Typ II bei PS und KN.* H.F., ♂, 22 J., Nr. 81516

a) 7 Monate nach Nagelung einer Schenkelhals-Ermüdungsfraktur

b) Umlagerungsosteotomie wegen Schenkelhals-PS. Kopf schon entrundet als Zeichen einer Nekrose im Bereiche der Tragzone

c) 1 Jahr nach HA Typ II wegen sehr schmerzhafter KN: Osteotomie noch nicht vollständig knöchern durchgebaut, HA klinisch fest. Röntgenologisch: Metallockerung (Hofbildung um die Platte und die Schraubenköpfe) als Zeichen einer ungenügenden Stabilität

d) Ergebnis $6^1/_2$ Jahre nach der HA: Lockerung und Metallbruch der distalen Schrauben. HA sowohl klinisch als auch röntgenologisch fest. Subjektiv gutes Ergebnis, keine Beschwerden

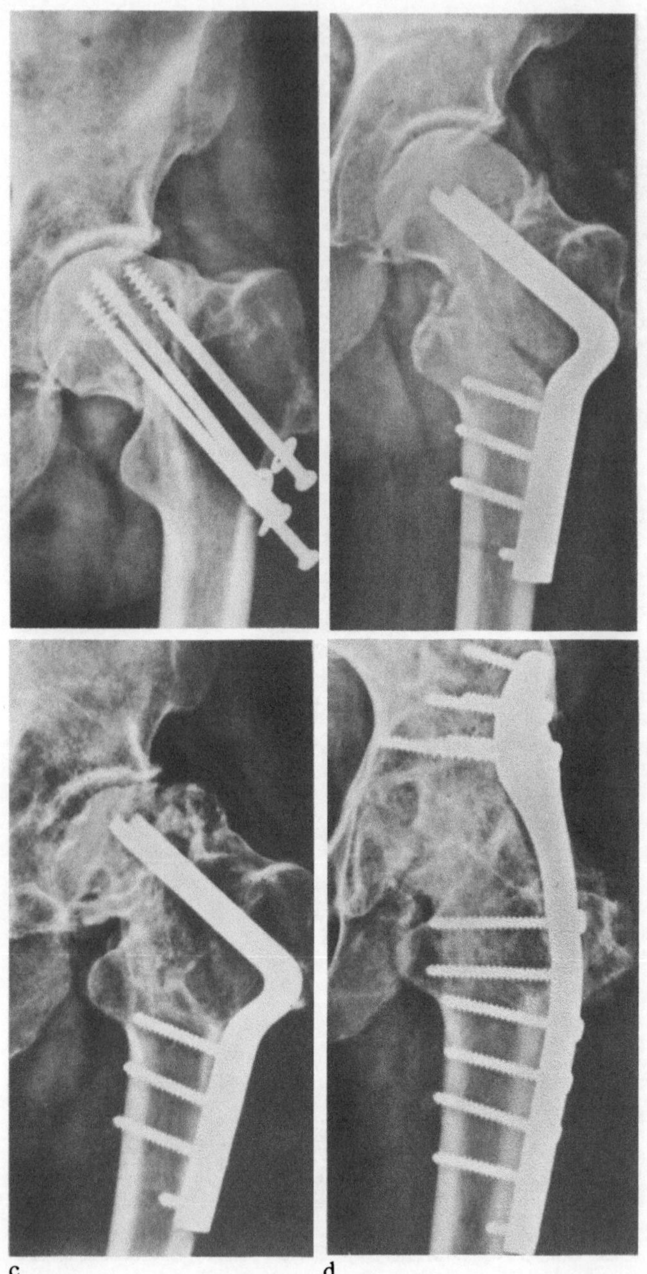

Abb. 188. *HA Typ IV bei KN.* A. J.-C., ♂, 39 J., Nr. 105248

a) Pseudarthrose 10 Monate nach Verschraubung der medialen Schenkelhalsfraktur

b) Umlagerungsosteotomie mit Valgisation von 30°

c) 2 Jahre später: PS geheilt, aber KN

d) 26 Monate nach Kreuzplattenarthrodese ohne Beckenosteotomie: Heilung in idealer Stellung

---

▷

Abb. 190. *HA Typ IV bei Schenkelhalspseudarthrose und Teilnekrose des Femurkopfes.* B.M., ♂, 49 J., Nr. 152062

a) PS 6 Monate nach Osteosynthese einer medialen Schenkelhalsfraktur. Der teils nektrotische, teil revitalisierte Kopf ist in die Pfanne eingemauert

b) HA mit Kreuzplatte, nach Resektion einer 1 cm dicken Knochenscheibe quer durch die PS und das Becken hindurch

c) 4 Monate nach HA: PS und HA geheilt. Ideale Beinstellung. Verkürzung 1,5 cm

a b c

Abb. 189. *Kreuzplattenarthrodese wegen schmerzhafter Ankylose bei Femur-KN.* S.E., ♂, 60 J., Nr. 102422

a) 18 Monate nach Schenkelhalsnagelung; KN

b) Die frische Kreuzplattenarthrodese mit Beckenosteotomie (nach Entfernung des vollständig nekrotischen medialen Anteiles des Kopfes)

c) 2 Jahre nach HA: Heilung in guter Stellung. Subjektiv gut, keine Beschwerden

a b c

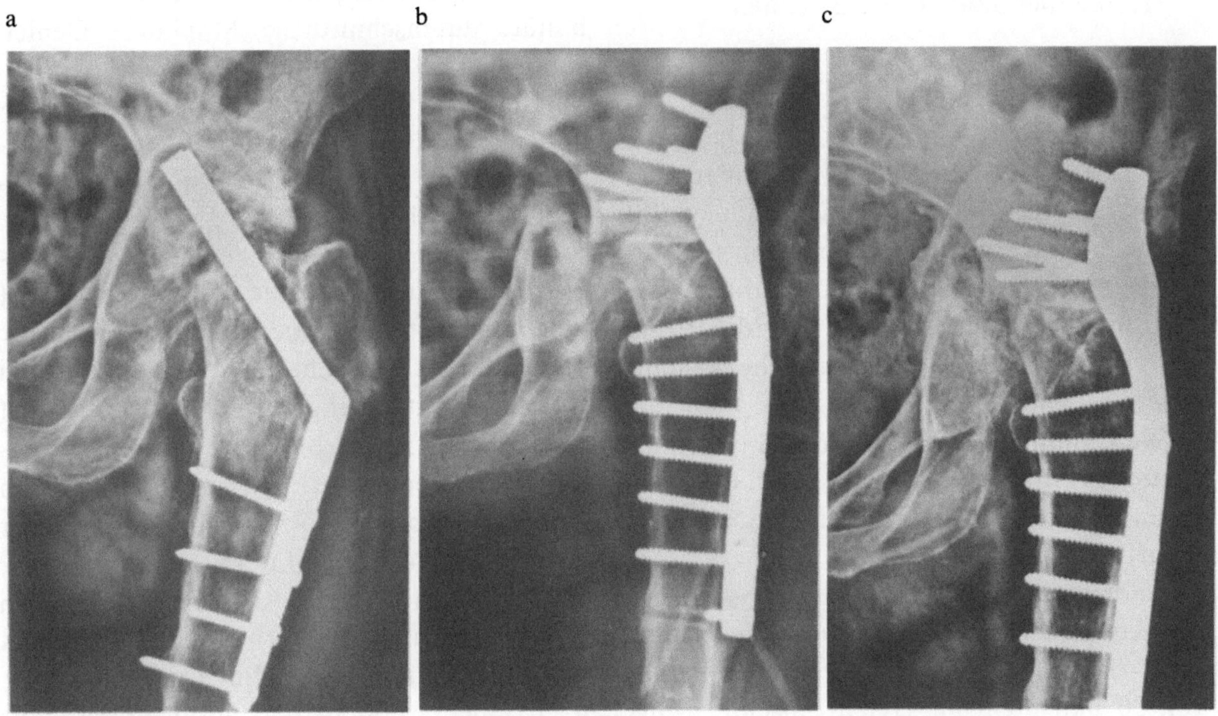

a b c d

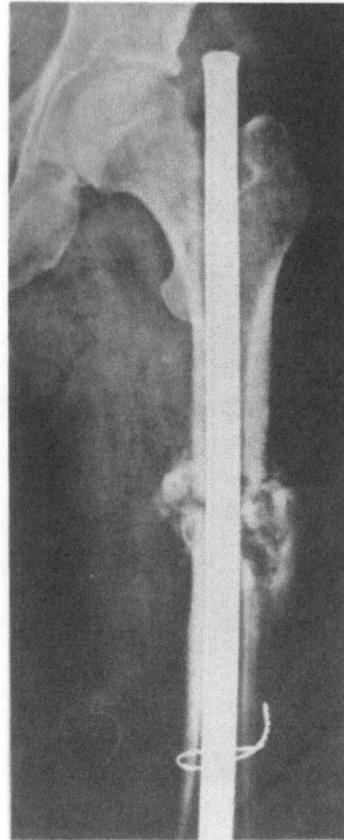

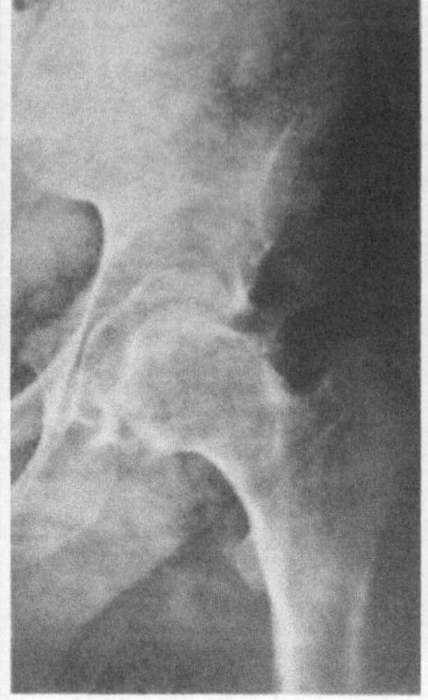

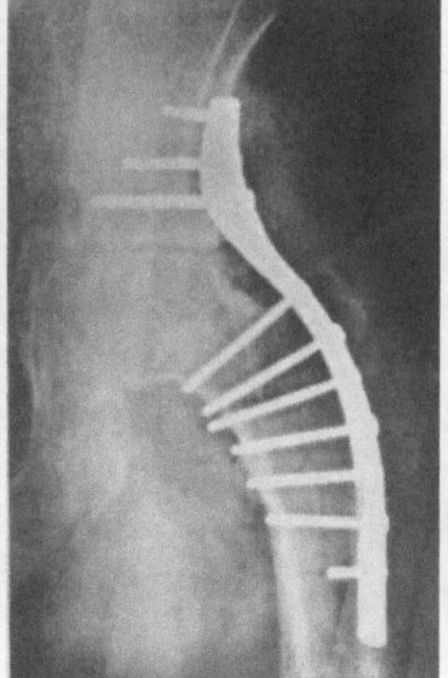

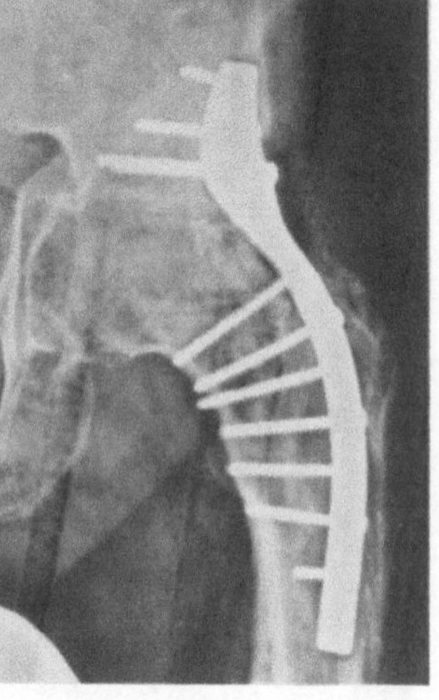

Abb. 191. *HA Typ IV wegen KN infolge falscher Technik bei Marknagelung einer Femurschaftfraktur.* J.O., ♂, 41 J., Nr. 89083

a) Korrekturosteotomie und Marknagelung der in Fehlstellung konsolidierten Femurschaftfraktur. Kapseleröffnung und Verletzung der kopfernährenden Gefäße infolge mangelhafter Technik

b) Zustand 2 Jahre später nach frühzeitiger (3 Wochen postop.) Entfernung des Marknagels wegen postop. Infektion

c) Die frische HA mit stabiler OS und Beckenosteotomie

d) In idealer Stellung geheilte HA (38 Monate nach der Operation)

6. Hüftarthrodesen bei Girdlestone-Hüften und ähnlichen Zuständen

6.1. Einleitung

Die 1924 erstmals von Girdlestone beschriebene Hüftkopfresektion ist ein mutilierender Eingriff mit bleibenden großen Nachteilen. Ihr früher breites Indikationsspektrum (Coxarthrose, pcP, spezifische und unspezifische Coxitis) hat sich heutzutage auf die Mißerfolge der TP und auf die infizierten Schenkelhalsfrakturen reduziert.

Die Hauptquelle der jetzigen GH bilden die infizierten Alloplastiken, bei welchen mit Spüldrainage oder TP-Wechsel keine Besserung zu erwarten ist.

Zu den bleibenden Nachteilen gehören: die beträchtliche *Beinverkürzung* und die *verminderte Hüftstabilität.* Bei einer Nachkontrolle von 30 Patienten mit GH in unserer Klinik wurde in fast einem Viertel der Fälle ein ungünstiges Ergebnis festgestellt (schlechte Hüftstabilität; durchschnittliche Maximale Gehleistung von 45 min; durchschnittliche Beinverkürzung von 4 cm; Muskelinsuffizienz). Aus diesen Gründen ist die HA, wenn sie durchgeführt werden kann, der Hüftkopfresektion sicher vorzuziehen.

Die HA bei GH gehört zu den Problemeingriffen der Hüftorthopädie. Durch den Verlust von Femurkopf und Schenkelhals resultiert die bekannte beträchtliche Beinverkürzung. Bei GH nach Entfernung einzementierter TP ist der Knochen im proximalen Femurschaft biologisch minderwertig (Fehlen der Spongiosa im Trochantermassiv); dazu kommt der immer mögliche schleichende Infekt.

Aus diesen Gründen sind die biologischen und biomechanischen Verhältnisse für eine HA ungünstig. Günstigere Bedingungen haben wir nach einer Alloplastik (Endoprothese ohne

Knochenzement), wo die Destruktion im Bereiche des proximalen Femurendes nicht so ausgeprägt ist.

In unserem Krankengut verteilen sich die Fälle auf:

a) GH;

b) GH-ähnliche Zustände.

6.2. Girdlestone-Hüfte

Wir haben die HA in folgenden Situationen durchgeführt:

a) nach Alloplastiken

b) bei GH ohne Infektion

c) bei GH nach klinisch abgeheiltem Infekt.

6.2.1. Nach Alloplastiken

In solchen Fällen ist eine HA technisch möglich, entweder direkt bei der Entfernung der Alloplastik oder auch, bei schon entfernten Endoprothesen, bei schmerzhafter Instabilität der Hüfte.

Von unseren 3 solcher Fälle war zweimal eine Reoperation notwendig wegen Instabilität und Pseudarthrose der primären HA.

Weil die Heilungstendenz schlecht ist, muß die Plattenosteosynthese sehr stabil sein. Zur Beschleunigung des Heilungsprozesses und zum Ausfüllen des Knochendefektes muß eine Spongiosaplastik gleichzeitig durchgeführt werden. Dank der Möglichkeit der Medialisation nach Beckenosteotomie sind bessere Kontaktflächen vorhanden; das Anlegen der Platte bei korrekter Stellung des Beines ist erleichtert (Abb. 192 und 193).

6.2.2. Girdlestone-Hüfte ohne Infektion

Grundsätzlich gelten gleiche Richtlinien wie bei der HA nach Endoprothesenentfernung.

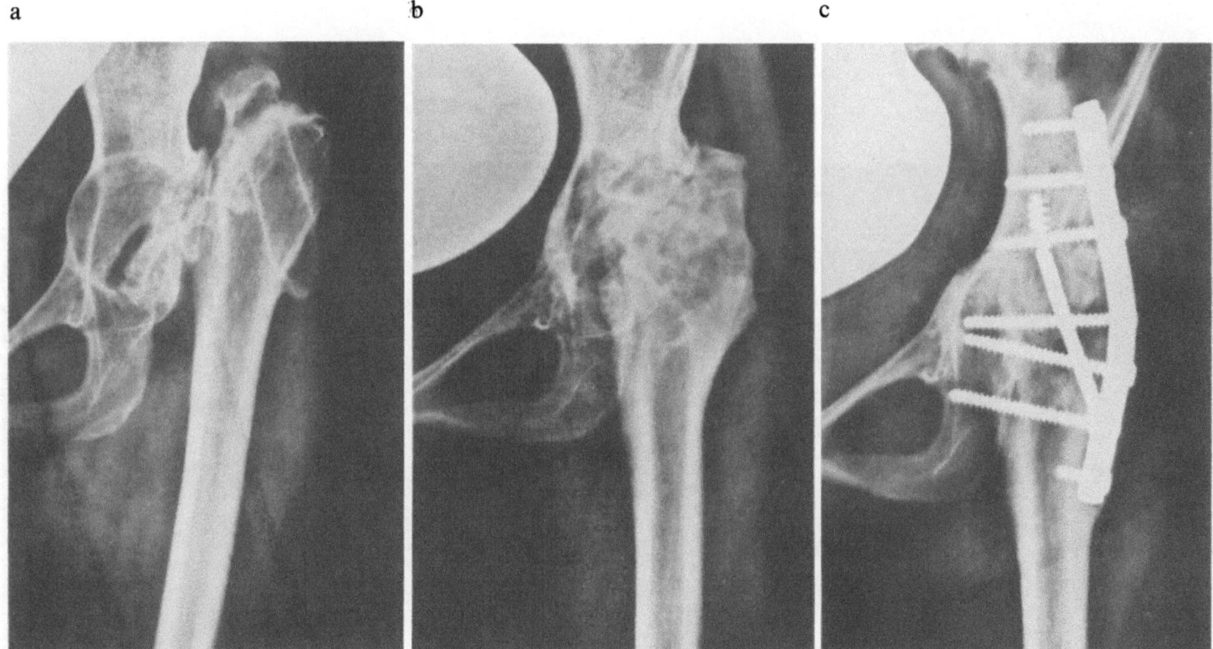

Abb. 192. *HA Typ II nach Judetprothese (st. nach luxatio coxae congenita)*. B.E., ♀, 29 J., Nr. 74068

a) 8 Monate nach Judetplastik mußte die Prothese wegen Luxation und Bruch derselben entfernt werden

b) 5 Jahre nach Einstellung des Trochanters in die Pfanne: schmerzhafte, aber gut bewegliche Hüfte (65–0–0°, 10–0–10°, 0–0°) nearthros zwischen ehemaliger Pfanne und Trochanter

c) 3 Jahre nach HA. Fest in guter Stellung. Nur Wetterfühligkeit

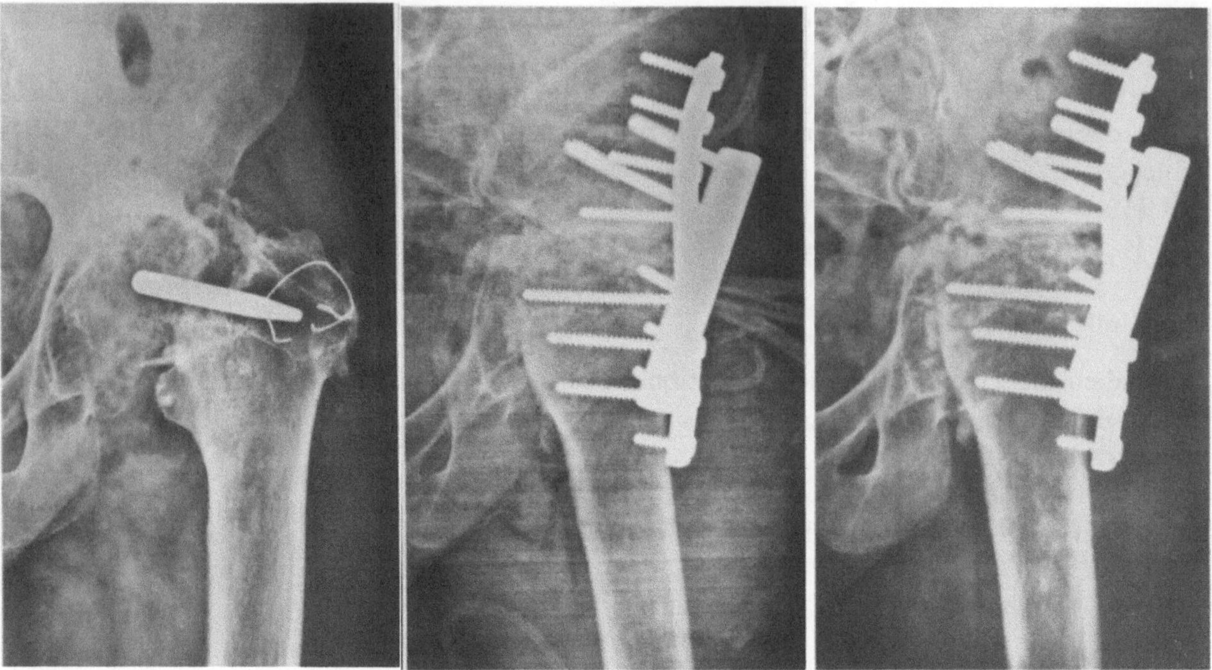

Abb. 193. *HA Typ III, nach Judet-Prothese wegen Coxarthrose.* M.M., ♀, 58 J., Nr. 93166

a) Zustand 13 Jahre nach Einsetzen der Prothese. Pat. bis vor 1 Jahr beschwerdefrei

b) HA mit stabiler Osteosynthese mit Doppelplatte nach Beckenosteotomie

c) 6 Wochen später: Beginnender ossärer Durchbau. Pat. geht mit Stöcken, belastet zu 50%. Einbeinstand möglich, ohne Beschwerden

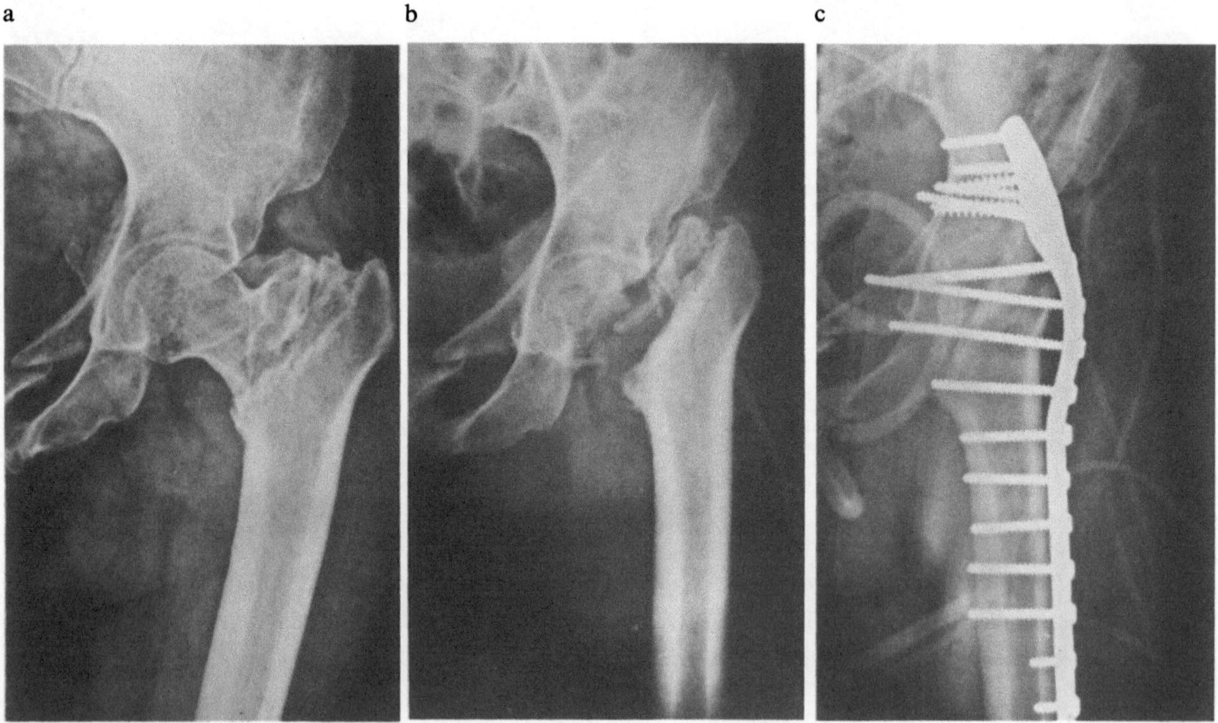

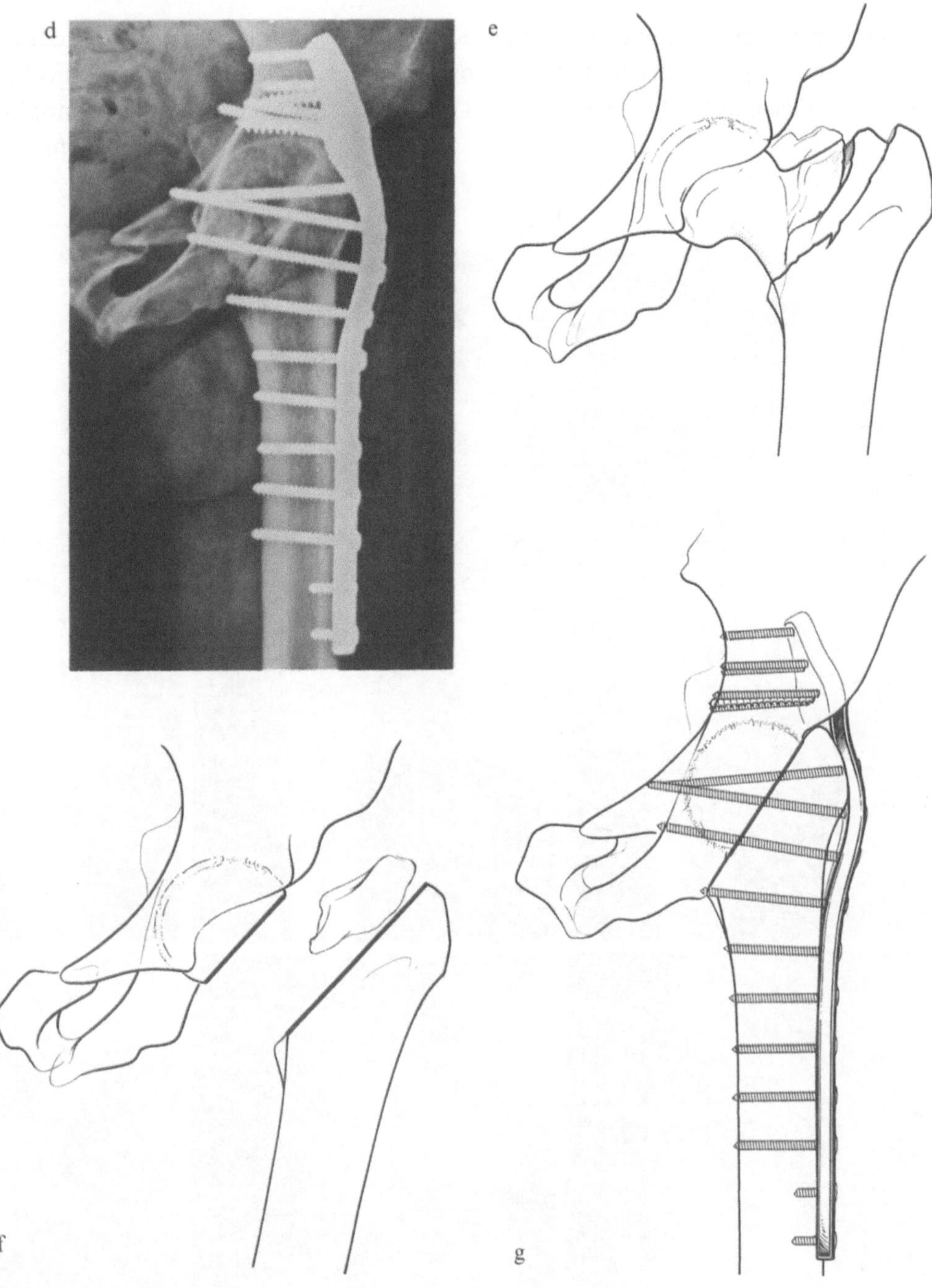

◁

Abb. 194. *HA Typ IV nach Hüftkopfresektion.* B.J., ♀, 46 J., Nr. 150431

a) Zustand 1 Jahr nach Beckenfraktur (Rami superior und inferior ossi pubis beidseits); PS einer konservativ behandelten pertrochanteren Femurfraktur mit Kippung des Kopfes in Varusstellung

b) 1. Schritt: Hüftkopfresektion. Die geplante Umlagerungsosteotomie war unmöglich, da der vitale Femurkopf in die Pfanne eingemauert war

c) 2. Schritt: Kreuzplattenarthrodese 2 Wochen später

d) 4 Monate später: HA durchgebaut. Stock- und schmerzfreies Gehen. Wieder voll arbeitsfähig

e–g) Schematische Darstellung zu a–c)

e) Kopf eingemauert; PS

f) Vitaler Kopf in Pfanne gelassen, Osteotomie auf Höhe der PS

g) Idealer Kontakt zwischen Femurkopf und proximalem Femuranteil. Einwandfreie Stabilität mit der Kreuzplatte

Im speziellen Fall, wo der vitale Kopf in der Pfanne eingemauert ist (wie dies bei einer Schenkelhalsspeudarthrose möglich ist), genügen eine Anfrischung der schräg verlaufenden Kontaktflächen und die Plattenosteosynthese.

Diese Technik ermöglicht eine HA ohne Verkürzung der Extremität (Abb. 194).

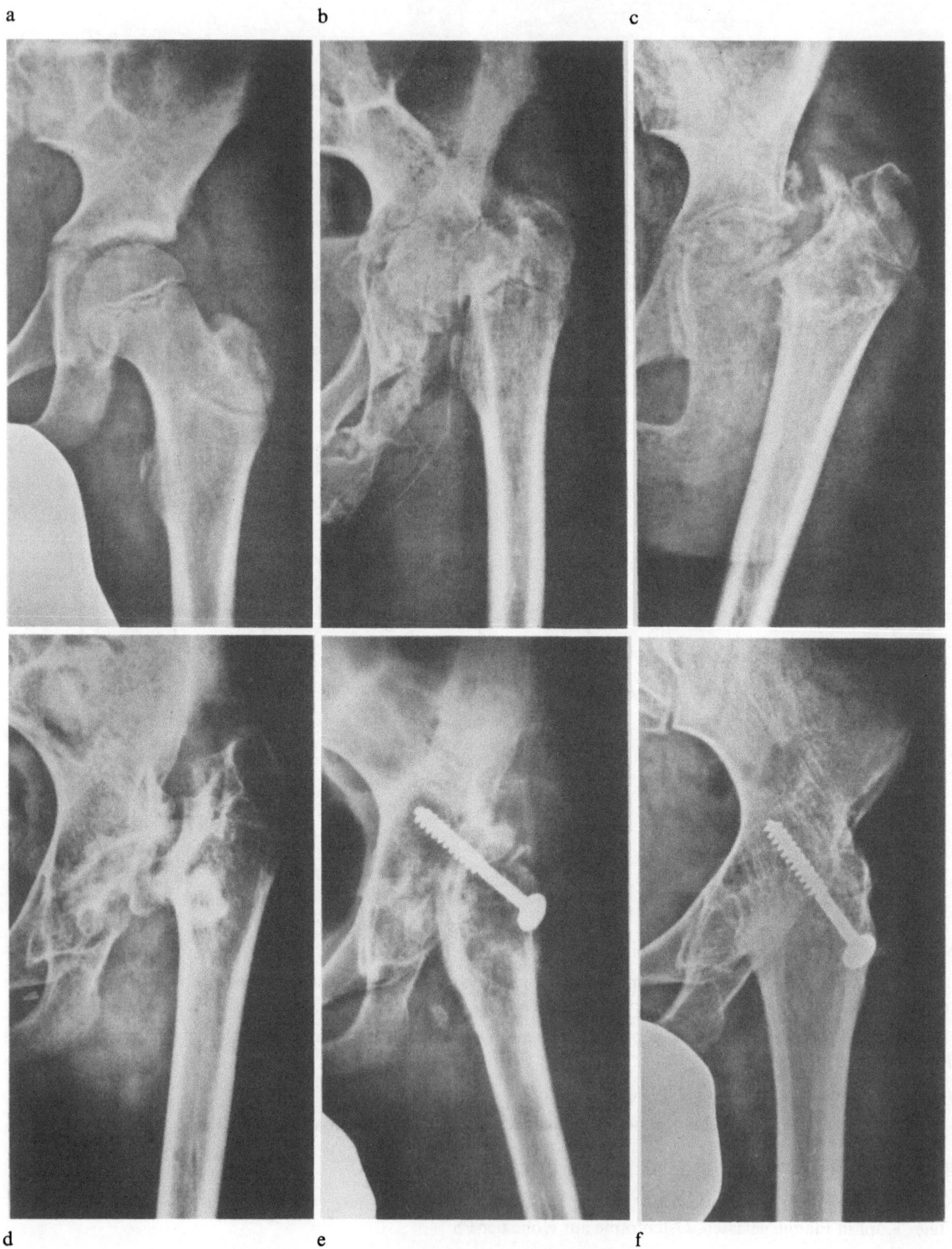

6.2.3. Girdlestone-Hüfte nach klinisch abgeheilter Infektion

In diesen Fällen wird der HA mit minimaler Osteosynthese den Vorzug gegeben. Bei Zuständen nach spezifischer Coxitis ist aber eine HA mit normaler stabiler Plattenosteosynthese erlaubt (Abb. 195).

6.3. Girdlestone-Hüfte-ähnliche Zustände

Die HA ist indiziert und technisch gut durchführbar bei jungen Patienten, wo der Femurkopf entweder resorbiert oder total nekrotisch ist (posttraumatische Fälle). In diesen Fällen wird die Resektion des nekrotischen Knochens des Kopfes und evtl. des Schenkelhalses vorgenommen. Es folgt die HA mit der üblichen Druckosteosynthesetechnik (Abb. 196 – 199).

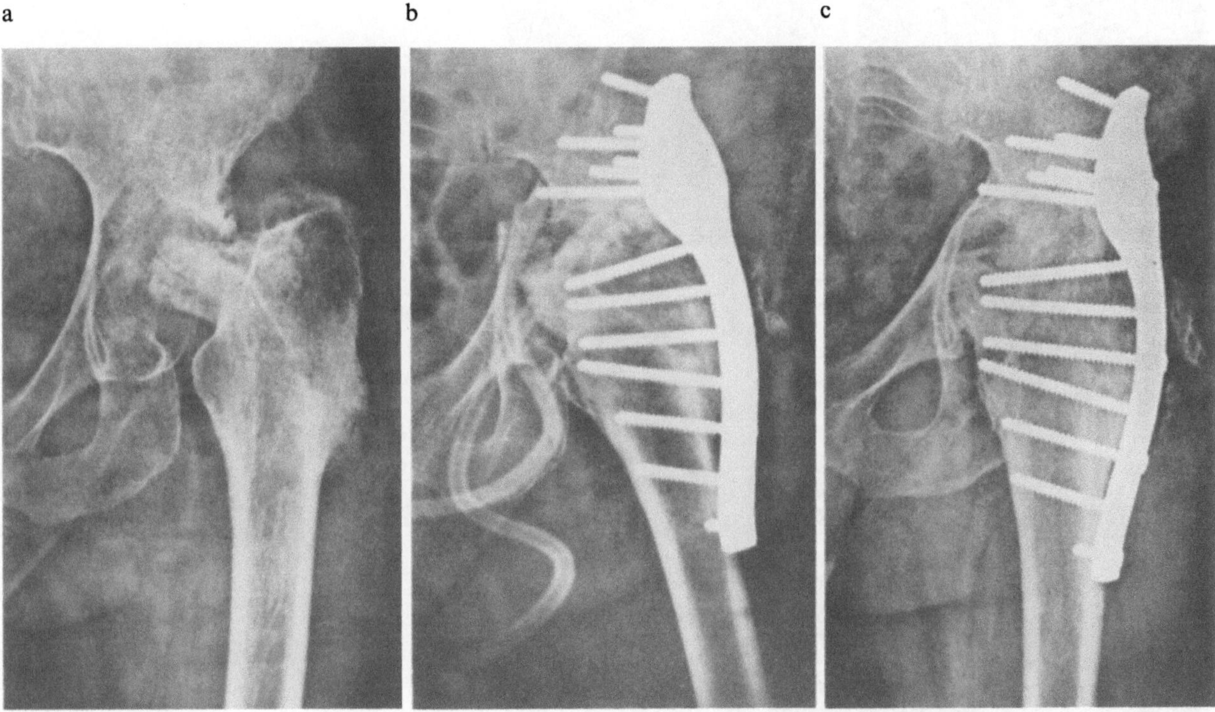

Abb. 196. *Kreuzplattenarthrodese wegen Femur-KN nach genagelter Schenkelhalsfraktur.* H. B., ♀, 64 J., Nr. 98864

a) Zustand 28 Monate nach Nagelung der Schenkelhalsfraktur (Nagelentfernung ein Jahr nach Osteosynthese): Femur-KN und Ankylose in Flexions-Adduktions-Außenrotationsfehlstellung

b) Nach Abtragen des nekrotischen Schenkelkopfes und Resektion des Schenkelhalses, Beckenosteotomie, mittlere Medialverschiebung und Kreuzplattenarthrodese

c) 10 Monate später: Objektiv und subjektiv ideale HA

◁

Abb. 195. *HA bei GH.* M.Ch., ♂, 15 J., Nr. 99268

a) Beginnende septische Coxitis, röntgenologisch noch stumm

b) 9 Wochen später, nach medikamentöser Behandlung

c) Nach weiteren 4 Monaten: Nekrose im Bereiche der Femurepiphyse, Spontanfraktur im Schenkelhals, weitgehende Destruktion des Gelenkes

d) 2 Jahre nach Entfernung des nektrotischen Femurhalses und Kopfes, Beinverkürzung 6 cm

e) Nach vorangehender, suprakondylärer Steinmann-Nagelextension und Adduktorotomie: HA, Beckenbeingips

f) 29 Monate nach HA: Diese ist fest in 10° Adduktionsstellung

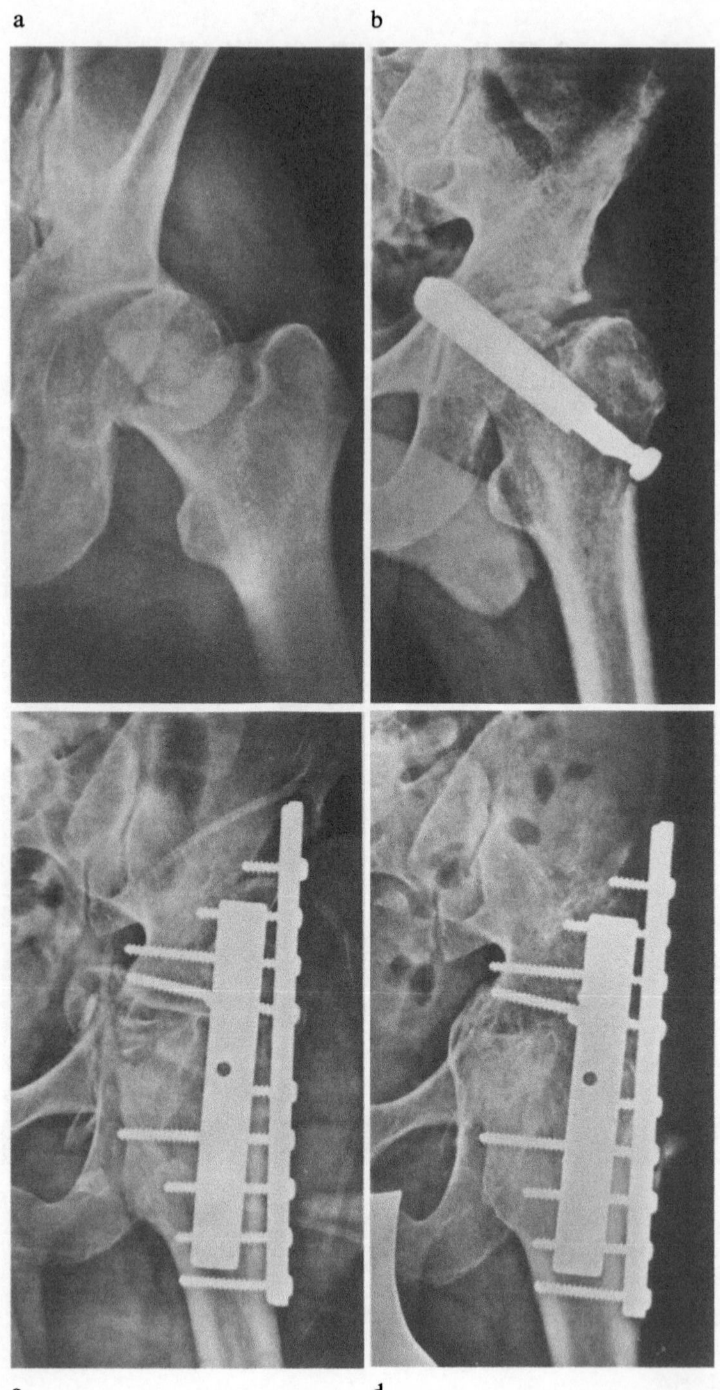

Abb. 197. *HA Typ III, wegen PS nach auswärtigem HA-Versuch mit Dreilamellennagel.* J.H., ♂, 35 J., Nr. 73416
a) 10 Tage nach dem Unfall
b) Instabile HA mit einem Dreilamellennagel
c) HA mit stabiler Osteosynthese und Beckenosteotomie
d) 25 Monate später: HA und PS geheilt

a b c

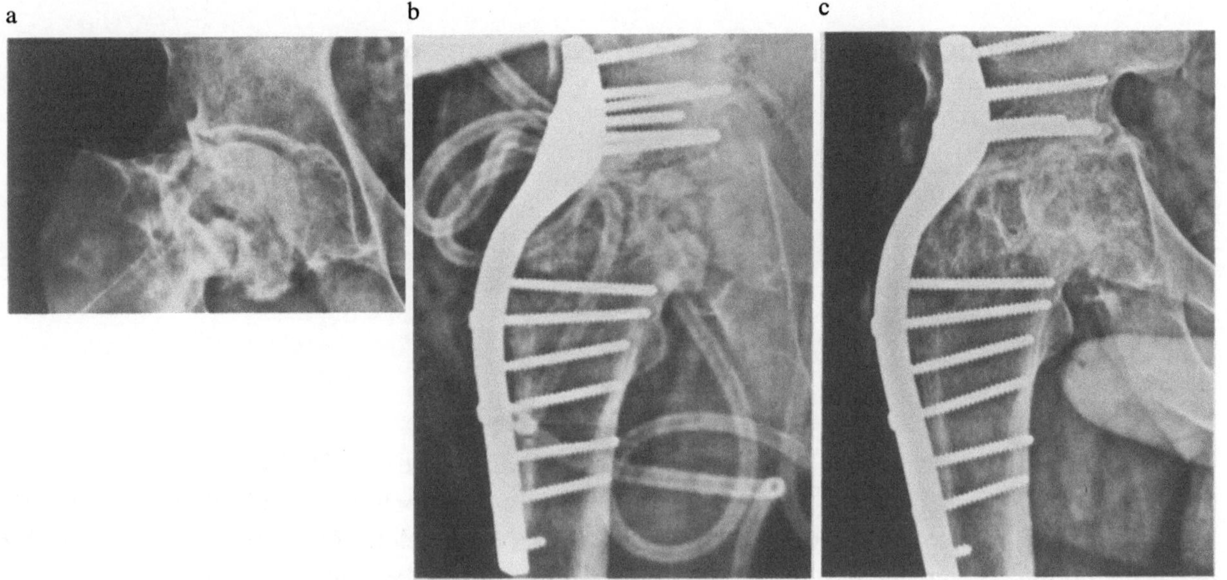

Abb. 198. *HA Typ IV wegen Schenkelkopfnekrose nach Nagelung einer Schenkelhalsfraktur*. R.J., ♂, 50 J., Nr. 106819

a) 4 Jahre nach Nagelung der Schenkelhalsfraktur (2 Jahre nach Metallentfernung): PS und KN

b) Kreuzplattenarthrodese mit Beckenosteotomie. Der völlig devitalisierte Schenkelkopf wurde reseziert

c) 10 Monate nach der HA: klinisch und röntgenologisch feste Arthrodese. Beinverkürzung 2 cm. Patient als Hotelier wieder voll arbeitsfähig

a b c

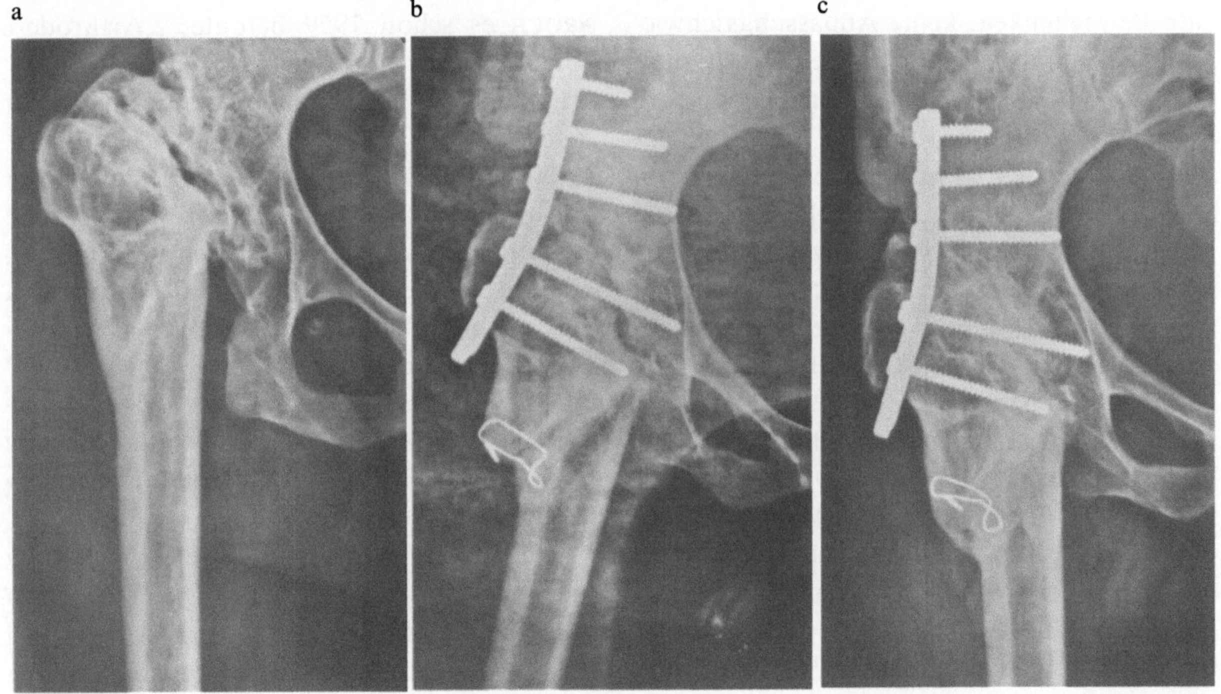

Abb. 199. *HA Typ II bei Status nach Coxitis im Säuglingsalter*. W.M., ♀, 48 J., Nr. 136438

a) Schwerer Trochanterhochstand bei völlig deformiertem Hüftgelenk; Pseudopfanne; Femurkopf- und Halsverlust. Beinverkürzung *9 cm*

b) 2 Monate alte HA Typ II noch im Gipsverband; Cerclage um ein Abrutschen der Osteotomie zu vermeiden

c) 20 Monate nach HA: Heilung in idealer Stellung. Beinverkürzung noch *6 cm* (Pat. trägt orthopädische Schuhe). Beschwerdefrei, arbeitet voll als Postangestellte

III. Hüftarthrodesen versus Totalprothesen Problematik

1. Einleitung

Von den drei häufigsten Hüfteingriffen, der IO, der HA und der TP hat letztere in den letzten 7 Jahren sicher die größte Verbreitung gefunden. Manche Orthopäden und Chirurgen waren oder sind noch der Ansicht, daß die TP heutzutage der Eingriff der Wahl ist für jegliche Form der Coxarthrose und haben die IO fast vollständig und die HA ganz verlassen. Vieles spricht sicher für die TP (Schmerzfreiheit, sehr gute Beweglichkeit, keine Anpassungsschwierigkeiten, einfache postoperative Behandlung), doch ist die Erfahrungszeit von ungefähr 10 Jahren noch zu klein und die im Laufe der Zeit auftretenden — immer mehr bekannten, aber noch nicht gelösten — Probleme (Lockerung der Verankerung, Abnützungserscheinungen, sekundäre trophische Störungen) zu häufig, als daß man sich weiterhin vorbehaltlos nur zu diesem Eingriff entschließen könnte. Auch haben frühe oder späte Infektionen bei TP meist schwerwiegendere Folgen als bei IO oder HA (BOITZY-ZIMMERMANN; CHARNLEY-EFTEKHAR). Mit der fortschreitenden Verbesserung der künstlichen Gelenke, mit der Vereinfachung der Operationstechnik und mit den Maßnahmen zur Prophylaxe der operativen Infektionen (präventive Impfung, „sterile" Operationskabinen) besteht zwar die Hoffnung, diese Probleme zu lösen, doch ist bis dahin die Indikation zur TP noch mit gewisser Zurückhaltung zu stellen. Ein gewisser, sicher berechtigter Optimismus soll die Realität nicht vergessen lassen.

Die Aussage von HANSLIK und FRIEDEBOLD hat immer noch ihre Gültigkeit: „Die Prognose, über welche Zeiträume das Erhalten der Funktionstüchtigkeit zu erwarten ist, reicht nur soweit in die Zukunft, wie die Erfahrung in die Vergangenheit".

Vielleicht wird auch die TP später einmal zugunsten eines anderen biomechanisch noch besser vertretbaren Eingriffes zum Teil verlassen werden oder es werden ihrer Anwendung engere Grenzen gesetzt, denn wie HACKENBROCH es schon 1959 betonte: „Arthrodese sowohl wie Arthoplastik können nur ‚Ersatz' schaffen, eine Scheinheilung, eine sanatio per defectum".

HA und TP bilden die zwei Extreme in der chirurgischen Behandlung des Hüftleidens. Beim Befallensein beider Hüften wird manchmal die eine Seite versteift und die andere mit einem künstlichen Gelenk versorgt. Über Problematik und Ergebnisse dieser „Assoziation" TP-HA wurde bis jetzt nur wenig veröffentlicht. Wir haben deswegen alle unsere Fälle nachkontrolliert und berichten darüber im ersten Teil dieses Kapitels.

Die IO, die immer noch ihre Berechtigung hat und den heutigen Siegeszug der TP auch überleben wird (MÜLLER), weist den Vorteil auf, bei Fehlschlägen oder postoperativen Komplikationen einen Zweiteingriff meistens ohne allzu große Schwierigkeiten zuzulassen. Immer mehr werden aber auch bei HA und TP Möglichkeiten einer Reoperation in Erwägung gezogen. So kann jetzt wegen im Alter auftretenden, unerträglichen Rückenbeschwerden oder zunehmender Kniesteifigkeit, bei sonst einwandfreier HA, diese durch eine TP ersetzt werden. Grenzen, Schwierigkeiten und Ergebnisse der Umwandlung einer HA in eine TP werden im zweiten Teil besprochen.

Die systematische Nachkontrolle aller Patienten, bei welchen eine TP eingesetzt wurde, hat ergeben, daß 4–5 Jahre nach diesem Eingriff eine Reoperation in zirka 30% der Fälle indiziert wäre oder durchgeführt wurde (SCHNEIDER: 35% Wiedereingriffe in einem ersten Kollektiv von 109 Patienten — von Sept. 1961 bis 31.12.1967 — und 5,9% in einem zweiten von 1572 Patienten — vom 1.1.1968 bis 31.5.1973; HUGGLER: 10–30%). Immer häufiger wurden Pfannen-, Stiel- oder TP-Wechsel vorgenommen, meistens mit Erfolg, soweit beurteilbar. Bei infizierter TP sind wir aber mit einem solchen primären Implantatwechsel eher zurückhaltend, da unserer Meinung nach das Risiko einer erneuten Infektion zu groß ist (trotz Spül- und Saugdrainagen, Verwendung eines gentamycin-haltigen Knochenzementes, Antibiotika). Wir bevorzugen noch das etappenweise Vorgehen: zunächst Entfernung der TP und des Knochenzementes, Saug- und Spüldrainage; dann, nach 6–12 Monaten, falls keine lokalen und allgemeinen Infektionszeichen mehr zu finden sind, Einsetzen einer neuen TP.

Ist dies aber nicht möglich, so bleiben uns hauptsächlich nur noch zwei Möglichkeiten zur Verfügung; die GH und die HA, wobei letztere, wenn sie durchgeführt werden kann, sicher der GH (wegen schlechter Hüftstabilität, starker Beinverkürzung, Muskelinsuffizienz, oft noch schmerzhaften Zuständen) vorzuziehen ist. In unserem Krankengut haben wir nur wenige Fälle gefunden, bei welchen nach einer Alloplastik (Judet- oder Thompson-Prothesen; TP) eine HA durchgeführt wurde. Gegenstand des letzten Teiles dieses Kapitels wird also dieser Problemeingriff (HA nach TP) sein.

2. Hüftarthrodese und Totalprothese

2.1. Problematik

Bei doppelseitiger Hüfterkrankung, besonders bei jüngeren berufstätigen Patienten, stellt sich immer wieder die Frage der Kombination einer HA auf der stärker bewegungseingeschränkten Seite mit einer TP auf der Gegenseite. Auch wird immer wieder von der nachteiligen Wirkung einer Hüftarthrodese auf die Totalprothese der anderen Seite gesprochen; da in diesem Falle durch Aufnahme aller Drehmomente die mit der TP versorgte Extremität mehr belastet wird, wären theoretisch vermehrt Abnützungserscheinungen zu erwarten. Wir haben diesbezüglich alle unsere Patienten klinisch und röntgenologisch nachkontrolliert, konnten jedoch anhand der Ergebnisse im Vergleich zu anderen TP-Patienten diese Vermutung nicht bestätigen. Auch war kein Unterschied in bezug auf Beweglichkeit der mit einer TP versorgten Hüfte zu finden bei Hüftarthrodesenpatienten mit TP auf der Gegenseite und Patienten mit einseitiger oder beidseitiger TP. Bei doppelseitigen schweren Hüftgelenksveränderungen ist eine beidseitige Totalplastik auf ältere Menschen zu beschränken (über 60 Jahre). Die in diesem Alter häufig vorhandene schwere degenerative Veränderung im Lumbosacralbereich ist auch eine Gegenindikation zur HA. Auch nach Ansicht vieler Autoren (WITT *et al.*; GOEB, DEBEYRE *et al.*; WALCHER) ist die beidseitige Versorgung mit TP der Kombination HA-TP vorzuziehen, ausnahmsweise auch bei jüngeren Patienten bei gewissen rheumatischen Erkrankungen, wie z.B. die progressive chronische Polyarthritis, die Spondylarthritis ankylopoetica. Dies um so mehr, als wir die bekannten Komplikationen, wie sie bei anderen Indikationen für die TP vorkommen, bei der pcP-Hüfte nicht festgestellt haben: keine Lockerungen der Pfanne (auch nach 6–7 Jahren), über Jahre konstante Schmerzfreiheit, Beweglichkeit und unveränderte Gehfähigkeit, Zunahme der Knochendichte in der Umgebung der einzementierten Pfanne (SEGMÜLLER).

In allen anderen Fällen bevorzugen wir, wenn keine intertrochantere Osteotomie mehr möglich ist, die Kombination HA-TP.

Grundsätzlich führen wir zunächst die HA auf der stärker befallenen Seite durch. Dafür sprechen folgende Faktoren:

a) Mit der HA verschaffen wir eine schmerzfreie, stabile, auf die Dauer funktionstüchtige Hüfte. Wichtig ist dabei die psychische Einstellung des Patienten zur Versteifung: die Schmerzfreiheit und die erneute Stützfähigkeit sind für den Patienten große Kompensationen zum Bewegungsverlust.
b) Beim Einsetzen der TP ist dann die versteifte Hüfte voll belastungsfähig, was die bei uns nach TP erwünschte Teilbelastung für zirka 2 Monate ermöglicht.
c) Der Beinlängenausgleich oder die erwünschte leichte Verkürzung (1 cm) auf der arthrodesierten Seite kann beim Einsetzen der TP operationstechnisch einfacher erreicht werden.
d) Sollten bei der TP Komplikationen eintreten, kann sich der Patient voll auf die arthrodesierte Hüfte stützen. Diese Sicherheit auf die Dauer kann weder von einer intertrochanteren Osteotomie noch vorläufig von einer TP gegeben werden.

Ausnahmsweise kann aber die TP als erster Eingriff vorgenommen werden, nämlich in den Fällen, wo beidseitig eine schwere Ankylose besteht. Bemerkenswert ist, daß in diesen Fällen die TP häufig zur Verminderung der Beschwerden auf der Gegenseite führt, da diese entlastet wird, weil die mit der TP versorgte, d.h. mobilere Extremität, zum Standbein wird.

2.2. Krankengut

Im Kantonsspital St. Gallen wurden von 1965–1972 bei 33 Patienten auf der einen Seite eine TP und auf der Gegenseite eine HA durchgeführt. In 29 Fällen wurde zunächst die HA vorgenommen, in 4 Fällen war die TP der Ersteingriff. Das Intervall zwischen HA und TP betrug 1 Monat bis 67 Jahre, im Durchschnitt $5^1/_2$ Jahre (Abb. 200).

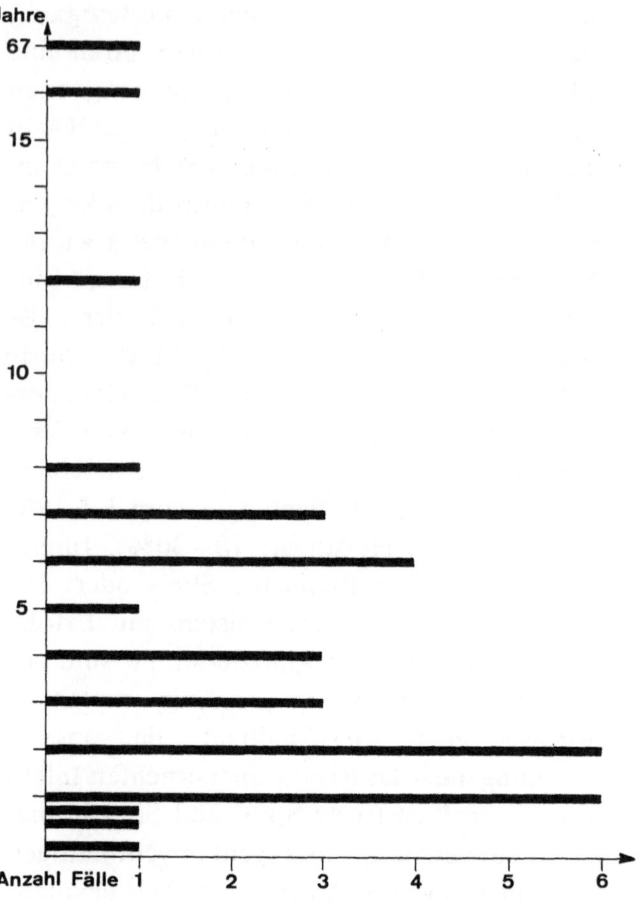

Abb. 200. *Zeitintervall zwischen TP und HA*

2.3. Ergebnisse

Fassen wir die Resultate 1–8 Jahre nach dem letzten Eingriff bei unseren 13 weiblichen und 20 männlichen Patienten zusammen, so haben wir bei unserer Nachkontrolle 23 gute (Hüftbeweglichkeit auf der Totalprothesenseite von 70 bis über 90 Grad), 6 befriedigende (45–70°) und 4 schlechte Resultate zu verzeichnen (Abb. 201). Zu den angebenen Mißerfolgen (1 PS der HA, 1 Infektion nach TP, die mit einer GH endete, 1 vollständige und eine Teilankylose als Folge von Verkalkungen im Prothesenraum) müssen noch 3 Prothesenlockerungen erwähnt werden: bei einem Patienten wurde

Abb. 201. *Kombination TP–HA: resultate*

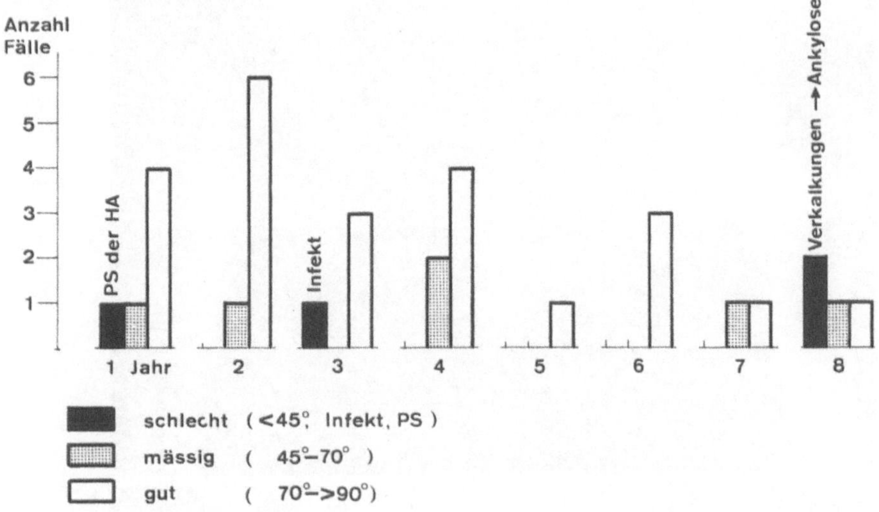

ein Pfannenwechsel 2 Jahre nach der TP, bei einem anderen ein vollständiger Wechsel 4 Jahre nach TP vorgenommen. Beide Patienten sind jetzt beschwerdefrei. Beim letzten Fall, 4 Jahre nach TP, bestehen nur röntgenologische Zeichen einer Lockerung. Klinisch und subjektiv geht es dem Patienten gut. Diese Lockerungsrate (9%) ist sogar deutlich kleiner, als man bei der systematischen Nachkontrolle unserer TP jetzt beobachtet hat. Doch können keine richtigen Vergleiche gezogen werden, da unser Krankengut (33 Fälle) zu klein ist, um daraus statistisch brauchbare Folgerungen ziehen zu können.

2.4. Kasuistik

(Abb. 202–210).

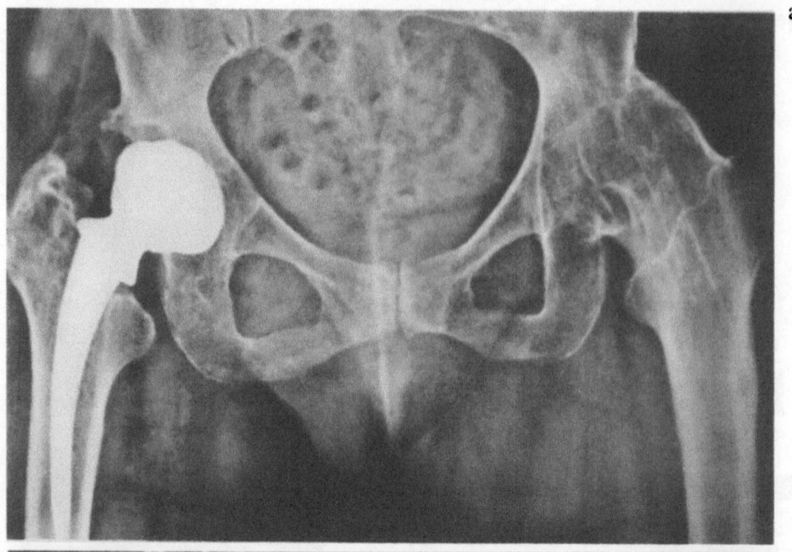

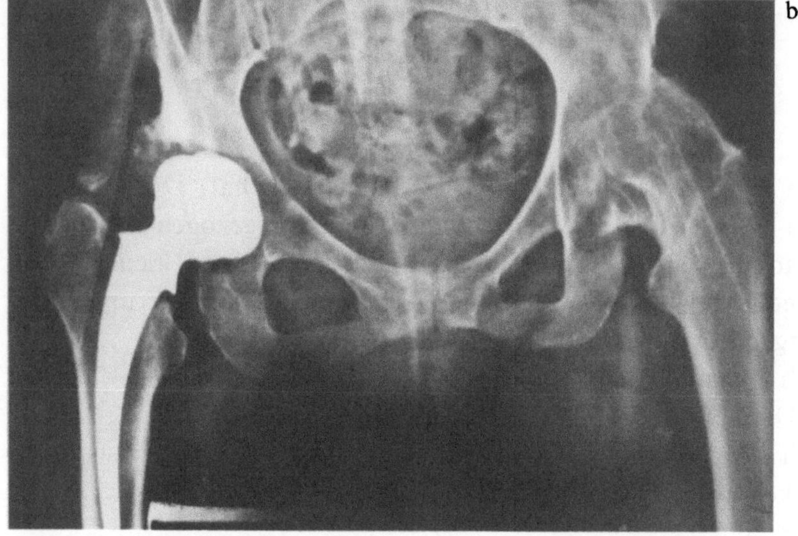

Abb. 202. *HA und TP wegen beidseitiger Coxarthrose.* B.M., ♀, 52 J., Nr. 108050

a) 1 Monat nach TP, 10 Jahre nach HA

b) 6 Jahre später, Pat. beschwerdefrei. Trendelenburg schwach pos. Flexion/Extension 40 – 0 – 0°

▷

Abb. 203. *HA und TP wegen beidseitiger Coxarthrose.* R.E., ♂, 65 J., Nr. 73813

a) 8 Jahre nach HA Typ I, in idealer Stellung fest. Schwere Coxarthrose auf der Gegenseite

b) 1 Monat nach TP

c) 40 Monate später: keine Beschwerden. Abspreizen 50 cm, Flexion/Extension 80 – 0 – 0°. Röntgen: beginnender Hof im Bereiche der Tragzone und leichte Knochenresorption am Calcar. Pat. arbeitet voll als Waldarbeiter

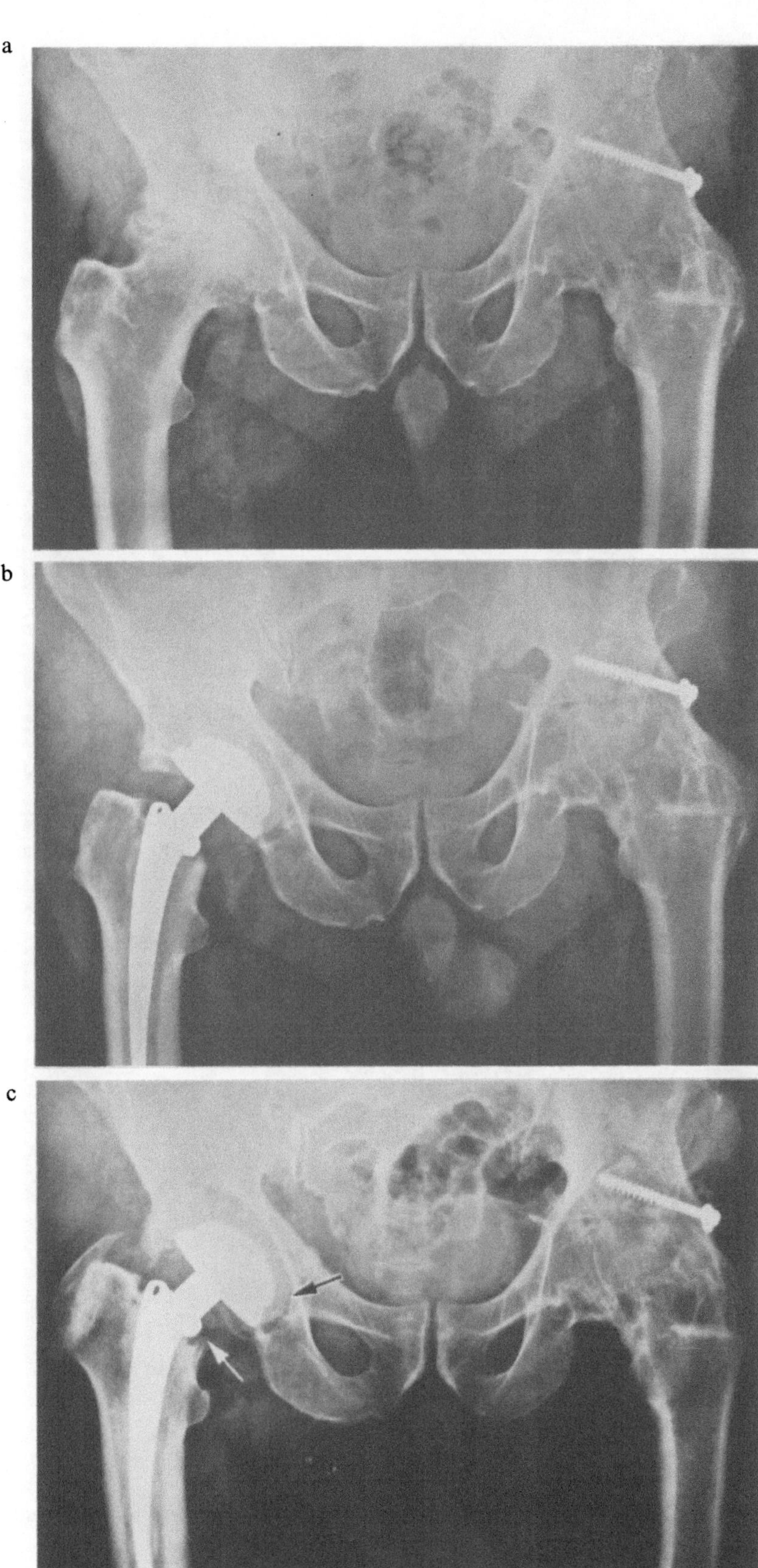
a
b
c

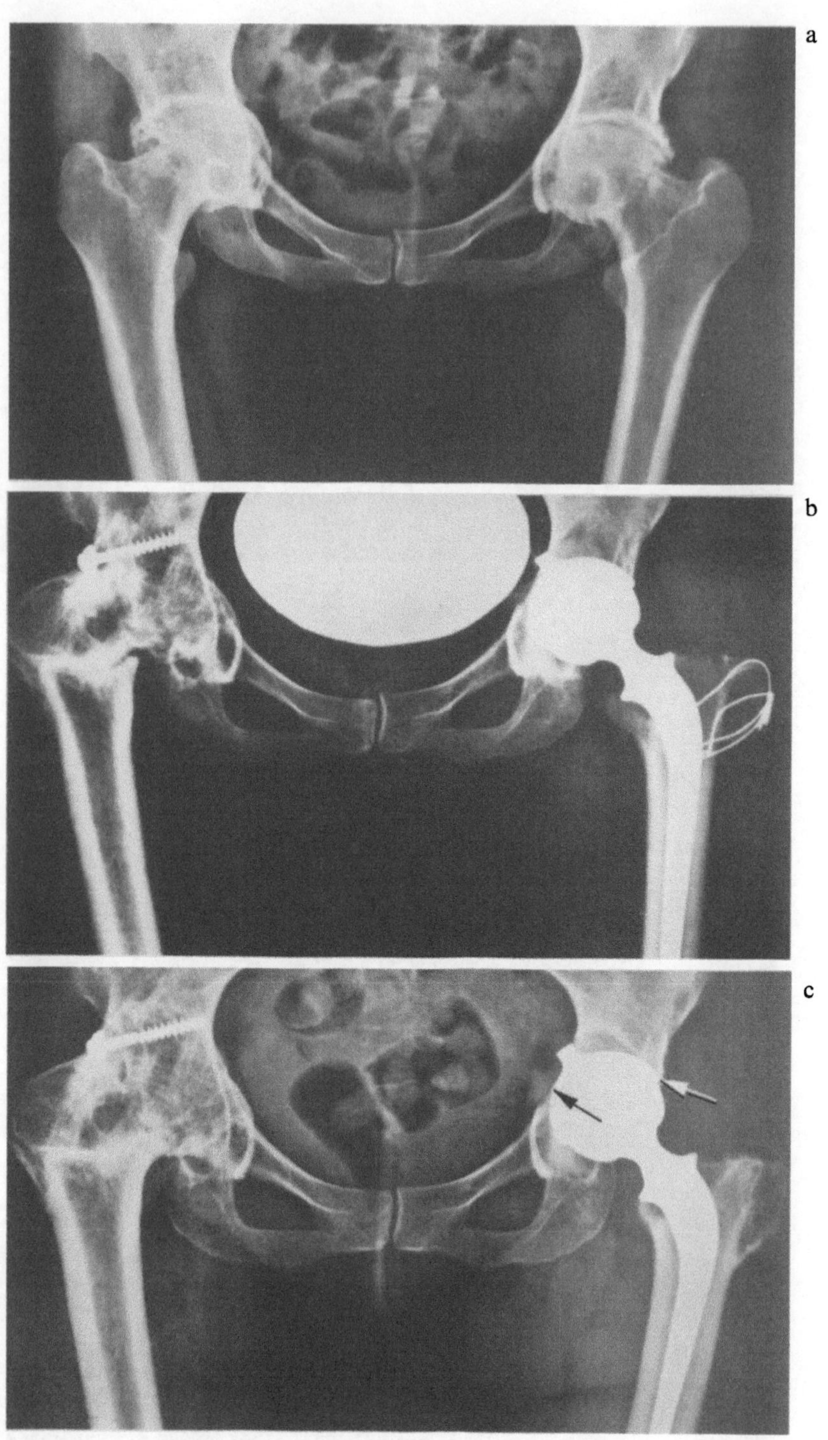

Abb. 204. *HA-TP-Kombination wegen Coxarthrose beidseits mit Protrusio acetabuli.* I. F., ♀, 42 J., Nr. 96300

a) Präoperativ

b) 8 Monate nach HA, 1 Monat nach TP

c) Kontrolle nach 7 Jahren, ideale Verhältnisse: Abspreizen 65 cm, Flexion/Extension 80–0–0°. Pfanne etwas nach medial gewandert, sonst aber keine Lockerungssymptomatik. Pat. voll arbeitsfähig. Cerclage wurde wegen einer Bursitis trochanterica entfernt.

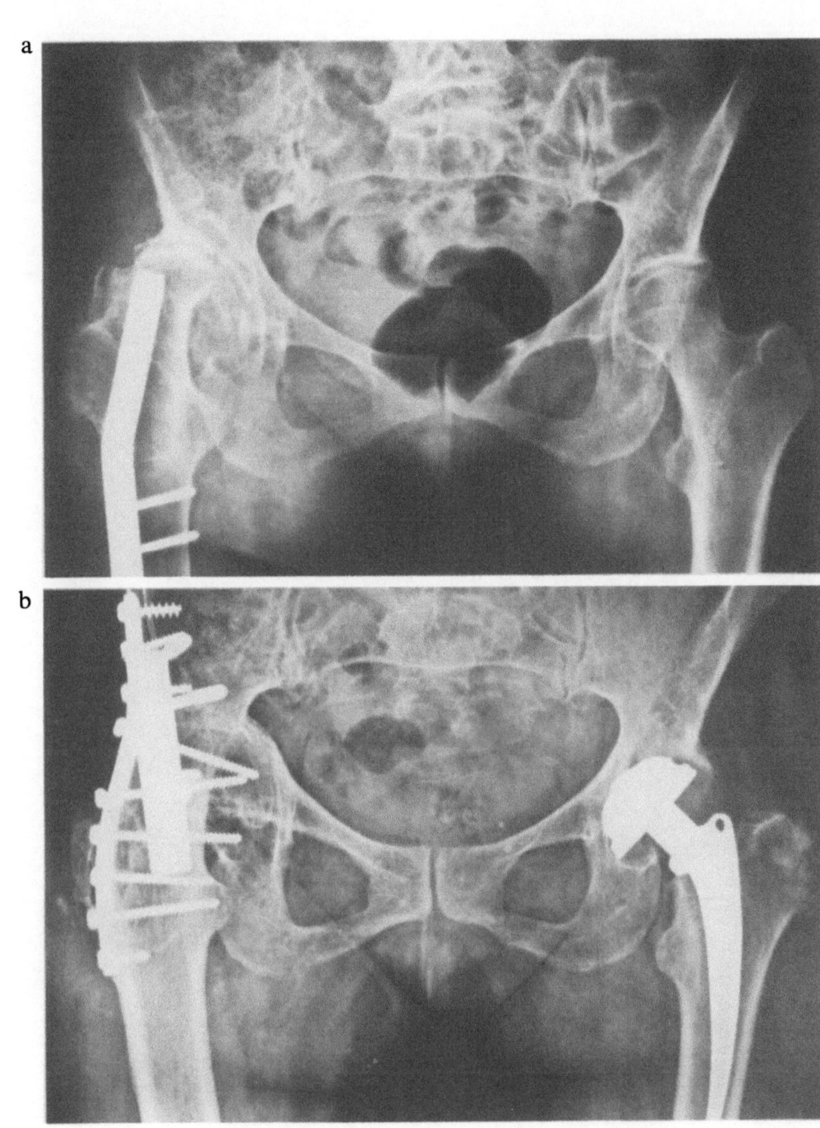

Abb. 205. *HA-TP-Kombination (beidseitige Coxarthrose; KN nach IO rechts)*. M.M., ♀, 64 J., Nr. 71118

a) Präoperativ

b) 7 Jahre nach HA, 16 Monate nach TP, Arthrodese fest, in guter Stellung. Flexion/Extension 80 – 0 – 0°

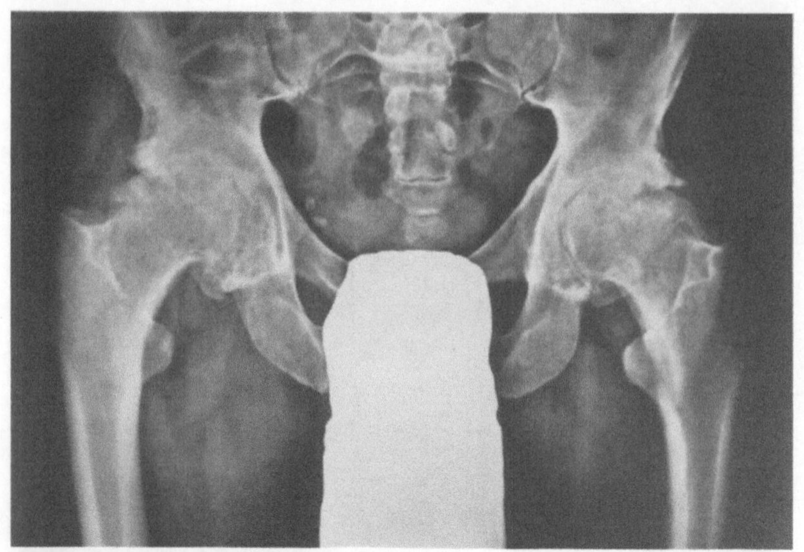

a

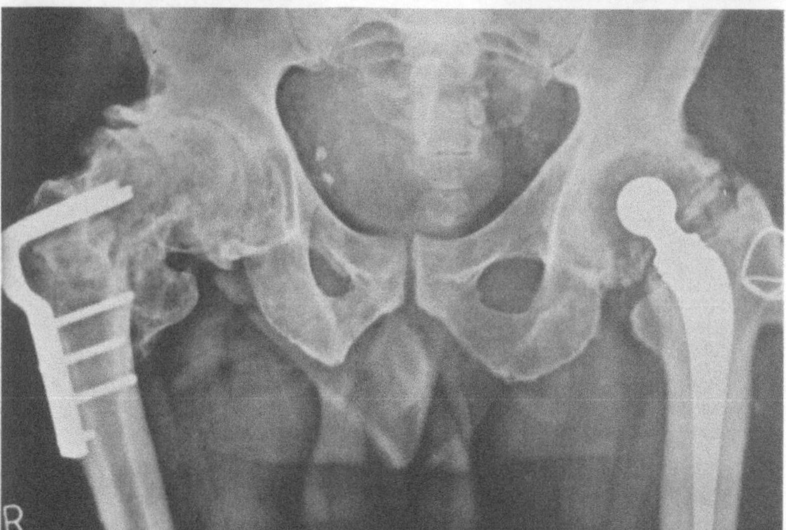

b

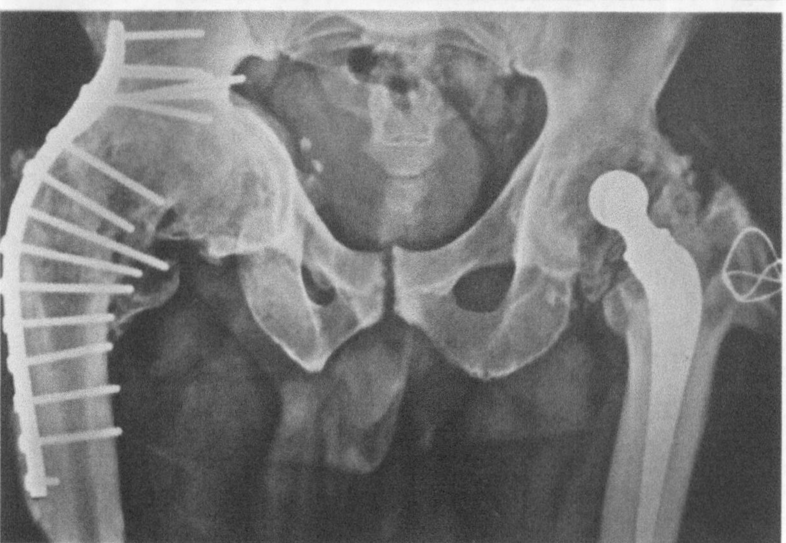

c

Abb. 206. *HA-TP-Kombination wegen schwerster Coxarthrose beidseits.* W.J., ♂, 50 J., Nr. 85483

a) Präoperativ

b) 4 Jahre nach IO, 3 Jahre nach TP, erhebliche Beschwerden auf der rechten Seite

c) $4^1/_2$ Jahre nach HA, 8 Jahre nach TP: keine Beschwerden auf der arthrodesierten Seite. Flexion/Extension 65–0–0°; Abspreizung noch 45 cm, trotz erheblichen Medius-Verkalkungen. Pat. als Landwirt voll arbeitsfähig

Abb. 207. *HA-TP bei beidseitiger Coxarthrose.* M.J., ♂, 57 J., Nr. 115300

a) 5 Monate nach TP

b) $3^1/_2$ Jahre nach HA Typ IV, $4^1/_2$ Jahre nach TP. Femurschaftfraktur am distalen Ende der Kreuzplatte nach heftigem Sturz

c) 11 Monate später Fraktur durchgebaut, TP noch einwandfrei. Flexion/Extension 75–0–0°. Leichte Gluteus medius-Verkalkungen; arbeitet voll als Hilfsarbeiter

a

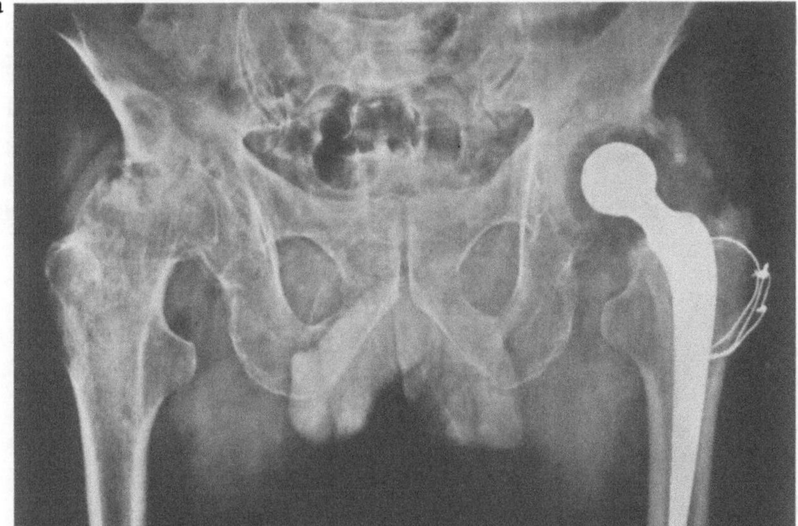

b

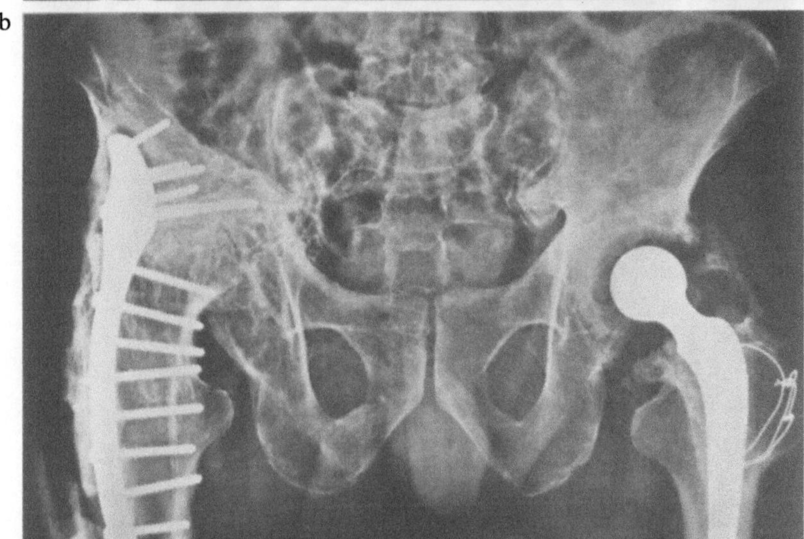

c

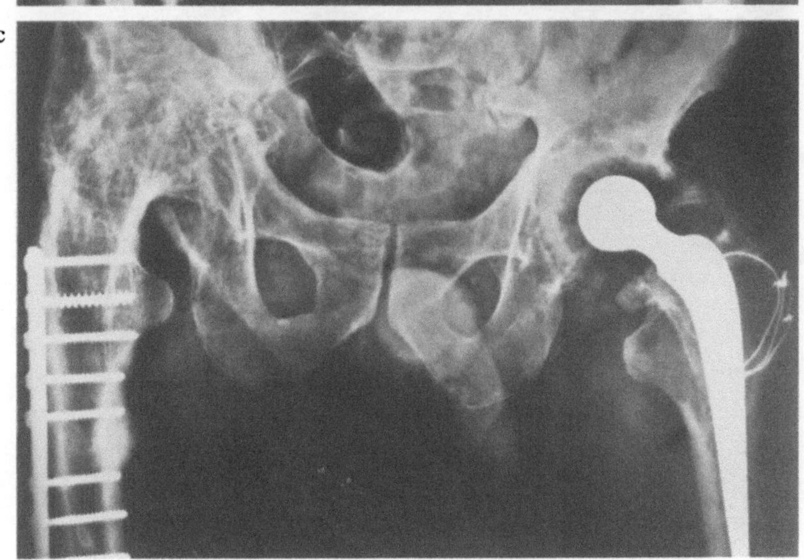

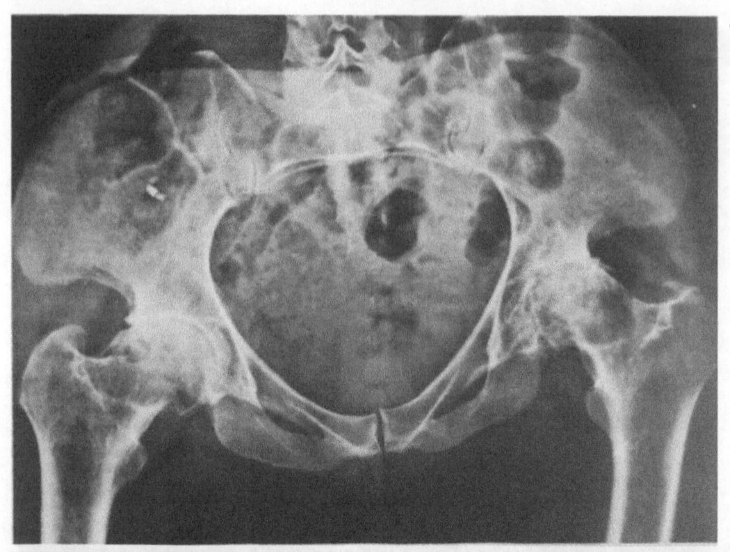

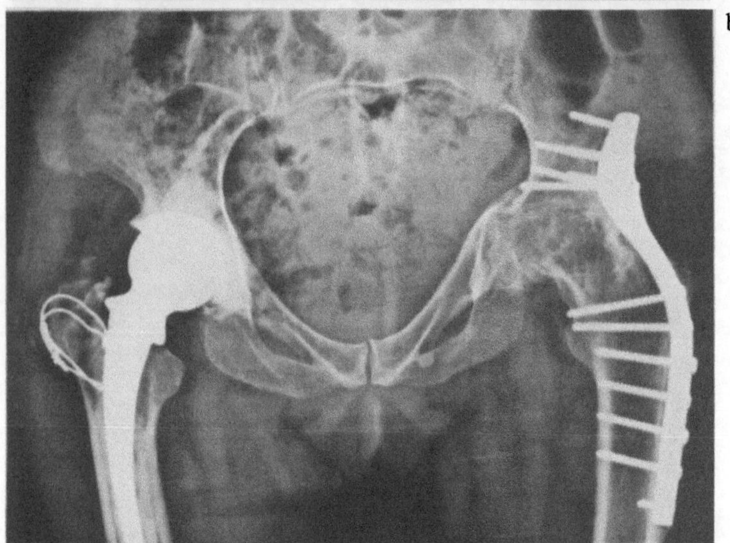

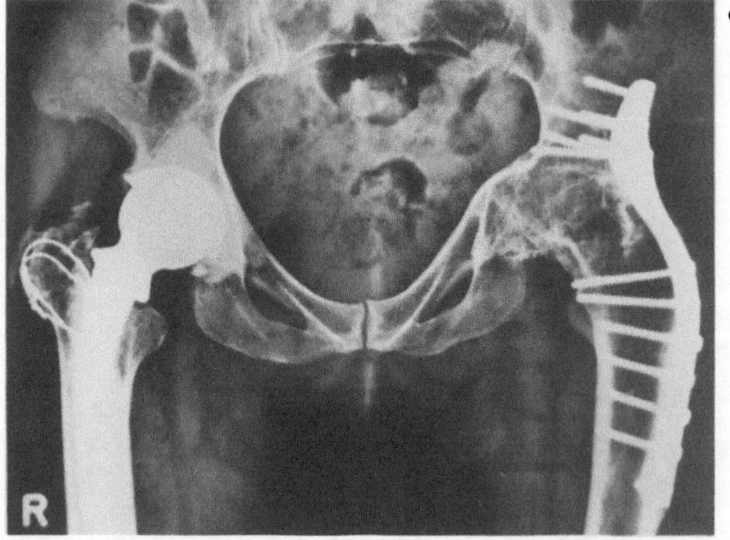

Abb. 208. *HA-TP bei beidseitiger Coxarthrose und Coxa vara.* S.F., ♀, 62 J., Nr. 102546

a) präoperativ

b) 1 Jahr nach HA, 5 Monate nach TP

c) 4 Jahre später: Abspreizung 50 cm, Flexion/Extension 70–0–0°. Keine Lockerungszeichen. Pat. beschwerdefrei

Abb. 209. *HA und TP bei schwerster Arthrose beidseits.* N.O., ♂, 64 J., Nr. 112817

a) präoperativ

b) 3 Jahre nach Kreuzplattenarthrodese und Beckenosteotomie: auf der arthrodesierten Seite beschwerdefrei, hingegen deutliche Verschlechterung auf der Gegenseite

c) 15 Monate nach TP: Flexion/Extension 70–0–0°, Abspreizung 35 cm, arbeitet noch als Ingenieur

a

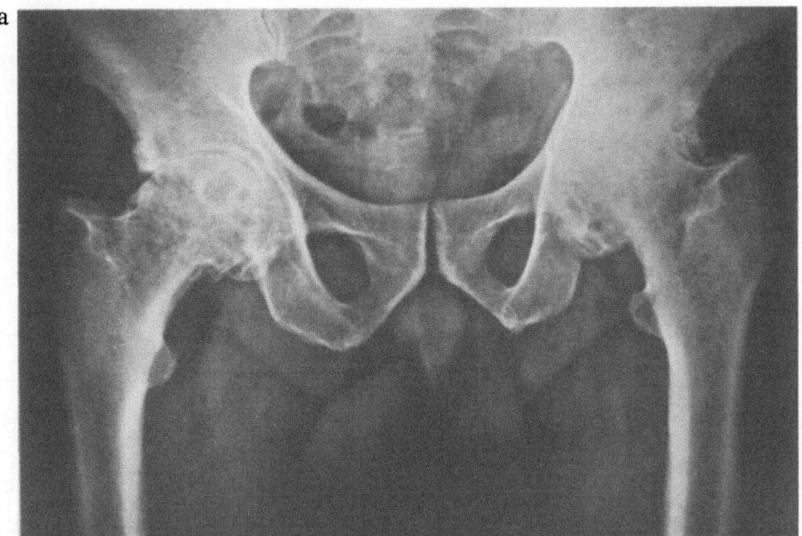

b

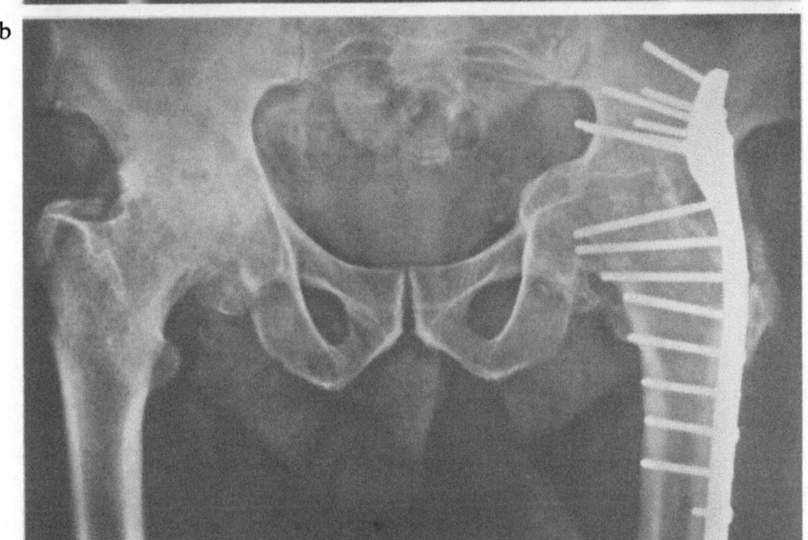

c

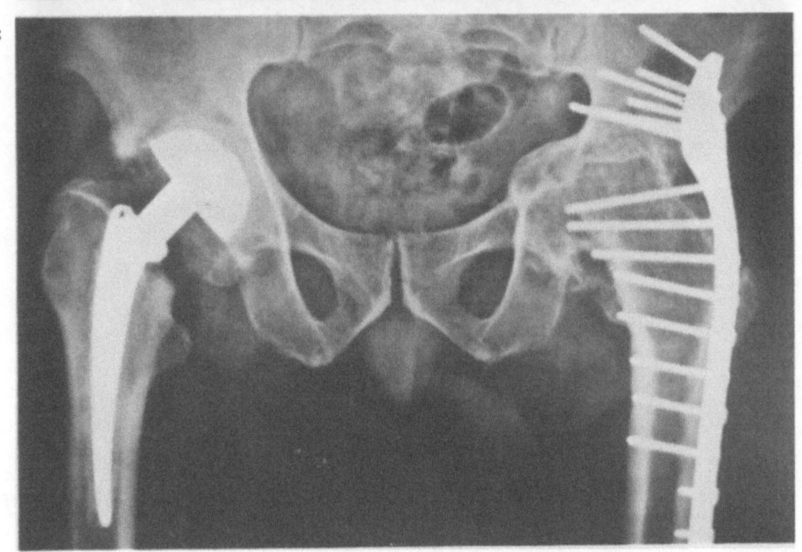

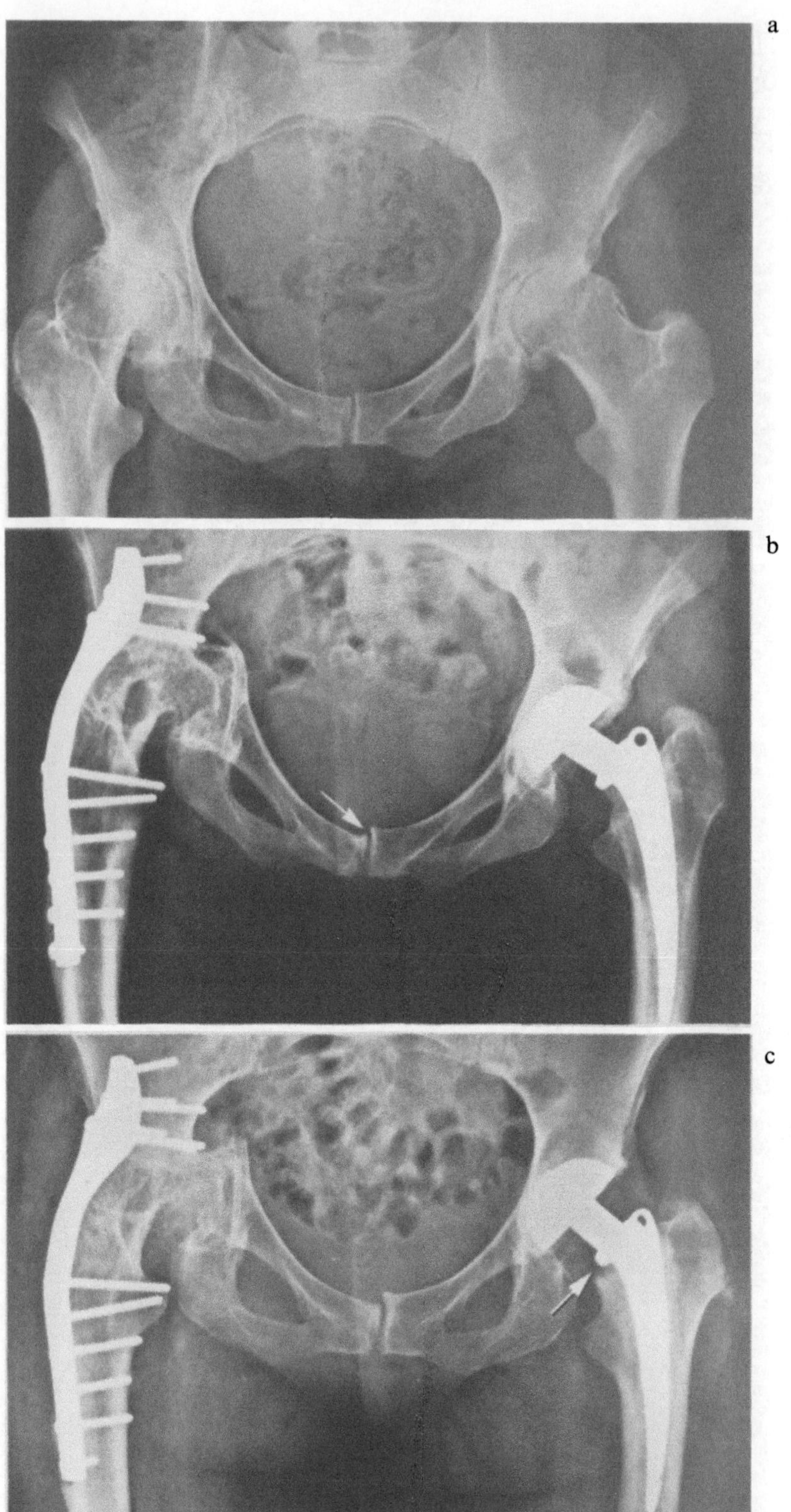

Abb. 210. *HA und TP bei beidseitiger Coxarthrose bei Status nach Pfannendysplasie beidseits.* C.D., ♀, 49 J., Nr. 91077

a) präoperativ

b) 1 Jahr nach HA, 3 Wochen nach TP. Man beachte die leichte Subluxation der Symphyse

c) 3 Jahre später: ideales Ergebnis. Flexion/Extension 100–0–0°. Keinerlei Beschwerden. Leichte Resorption am Calcar

3. Totalprothese nach Hüftarthrodese

3.1. Einleitung

Die TP ist so populär geworden und ihre Vorteile so augenfällig, daß Patienten, deren Hüfte früher versteift wurde, sich häufig frustiert fühlen. So ist begreiflich, daß immer wieder von solchen HA-Patienten der Wunsch geäußert wird, die HA in eine TP umwandeln zu lassen. Dies ging ebenfalls aus unserer Umfrage bei den Patienten hervor; bemerkenswert ist aber die Tatsache, daß die meisten Patienten zu einer solchen Reoperation nicht wegen Beschwerden bereit wären, sondern aus Gründen der Sitz- und Gang-„Ästhetik". Im Vordergrund steht dann sowohl beim Patienten wie auch beim Arzt der Wunsch zur Wiedererlangung einer annähernd normalen Hüftbeweglichkeit.

Ganz anders aber sind die Verhältnisse beim Auftreten oder Vorhandensein von erheblichen Beschwerden im Bereiche der periankylotischen Bewegungszentren, besonders im Bereiche des homolateralen Kniegelenkes, der kontralateralen Hüfte und der LWS, oder bei Schmerzen in der versteiften Hüfte, meistens als Folge einer PS. Von einer konservativen Therapie ist nichts zu erwarten. Bei einer TP verspricht man sich dann neben der erneuten Beweglichkeit besonders Schmerzfreiheit, evtl. Korrektur von Fehlstellungen oder Beinlängendifferenzen. Nach Besprechung einiger Aspekte der speziellen Problematik dieser schwierigen Eingriffe werden wir zur Frage der Indikation Stellung nehmen.

In St. Gallen fanden wir nur wenige Fälle von TP nach Hüftankylosen und zwar bei jüngeren Patienten mit vollständiger Versteifung der Hüfte bei Morbus Bechterew; diese Fälle können aber nicht im Sinne eines Ersatzes einer HA durch eine TP verwendet werden. MÜLLER in Bern und GERTSCH in Großhöchstetten haben diesbezüglich ein größeres Krankengut. Sie haben uns alle ihre Fälle (Krankengeschichten und Röntgenaufnahmen) großzügigerweise zur Verfügung gestellt. Die Bearbeitung des erhaltenen Materials und die Zusammenstellung der Ergebnisse sollten dem Leser erlauben, sich über Möglichkeiten und Grenzen solcher Eingriffe ein Bild zu machen.

3.2. Problematik

3.2.1. Muskulatur nach Hüftarthrodese

Schon seit Jahren ist in bezug auf Funktionstüchtigkeit der Muskulatur nach HA eine Kontroverse entstanden. Trotz eingehender elektromyographischen Untersuchungen der Hüftmuskulatur (FRIEDEBOLD, TÖNNIS, BAUMANN und BEHR; BURCKHARDT) sind die Meinungen immer noch getrennt. Daß eine HA zu einer sogenannten Inaktivitätsatrophie führt, ist unbestritten und klinisch immer zu beobachten. BAUMANN und BEHR haben bei 42 Patienten 3 Monate bis 8 Jahre nach HA elektromyographische Untersuchungen der Musculi glutaeus medius, adductores und iliopsoas durchgeführt. Aus den Ergebnissen geht hervor, daß für diese Muskeln eine nur relativ gering ausgeprägte Inaktivitätsatrophie ohne Degenerationszeichen beobachtet wurde, was auf das Weiterbestehen von Muskeltätigkeit zurückzuführen ist. Zwar entfällt mit der HA für die Muskulatur die kinetische Funktion, doch ist eine Tätigkeit im Sinne einer der statisch-dynamischen Erfordernisse gemäßen isometrischen Anspannungen immer noch vorhanden. Sowohl im Stand als auch im Gehen wurden an den oben genannten Muskeln noch Jahre nach der HA ein mit dem Normalen übereinstimmendes Innervationsschema nachgewiesen. Die häufig vorhandene Beinverkürzung nach HA führt zur Entspannung der Hüftmuskulatur. Immerhin übt diese nach HA noch einen beträchtlichen, die knöcherne Überbrückung unterstützenden Druck aus und erfüllt noch immer ihre Aufgabe, ein stützendes Korsett für das Skeletsystem zu sein (PAUWELS).

Die Glutaei (medius und minimus) sollten immer erhalten bleiben, damit eine bessere Stabilität der versteiften Hüfte gewährleistet wird.

Nach FRIEDEBOLD kann zwar die Inaktivitätsatrophie trotz intakt bleibender Nervenleitung zum Auftreten degenerativer Veränderungen und zu konsequenter irreversibler Schädigung des Funktionszustandes führen. Wir sind der Meinung, daß solch schwere degenerative Schäden der Muskulatur nur in speziellen Fällen zu beobachten sind, so z. B. bei der schmerzhaften Wackelsteife, bei ausgedehnten Vernarbungen der Hüftmuskulatur. Die Klinik hat bewiesen, daß in solchen Fällen die Beweglichkeit mit der Prothese immer deutlich eingeschränkt bleibt. Interessant ist die Beobachtung von FRIEDEBOLD, nämlich, daß die elektrische Aktivität in der Glutealmuskulatur ein halbes Jahr nach Durchführung einer HA immer noch fast so groß war wie auf der Seite der etwa zum gleichen Zeitpunkt durchgeführten Plastik. BLAIMONT hat über einen Fall berichtet, bei welchem der Glutaeus medius seine ehemalige statisch- und dynamische Funktion wieder aufgenommen hat, nachdem 40 Jahre nach einer HA eine TP eingesetzt wurde. Die Nachkontrolle unserer Patienten mit TP nach HA hat ergeben, daß in allen Fällen *die Abduktoren ihre beckenstabilisierende Funktion wieder aufgenommen haben.*

3.2.2. Operationstechnische Schwierigkeiten

Diese sind durch die vorausgegangenen Eingriffe hervorgerufen. Die anatomischen Verhältnisse sind häufig stark verändert; Muskelansätze, Trochanter major fehlen; ausgedehnte Vernarbungen erschweren eine übersichtliche Darstellung. RÜTER und GANZ haben noch auf spezielle Probleme hingewiesen: Ist bei einer erheblichen effektiven Beinverkürzung eine Beinverlängerung (über 3 cm) erwünscht, so muß der Ansatz des Musculus iliopsoas geopfert werden; frühere HA in Kombination mit Osteotomien, Fehlstellungen, können eine außergewöhnliche Lage der Kopfprothese notwendig machen (Retrotorsion, verstärkte Antetorsion); bei Pseudarthrose der Beckenosteotomie muß noch entweder eine Armierung des Knochenzementes mit Kirschnerdrähten und Schrauben oder sogar medial eine Plattenosteosynthese vorgenommen werden. Auch kann die Verankerung der Kopfprothese, wenn keine eigentliche Spongiosa mehr im proximalen Femurstumpf zu finden ist, besonders mühsam sein.

Nicht zu unterschätzen ist noch das *erhöhte Risiko einer postoperativen* Infektion, da die lokale Abwehrbereitschaft vermindert ist (Vernarbungen, starke Blutungsneigung).

KÖLBEL und WEIGERT empfehlen, das Einzementieren der Hüftpfanne stark medial, um ein Trendelenburgsches Hüfthinken infolge Beeinträchtigung der aktiven Gelenkführung zu vermeiden oder verringern.

3.3. Indikation

Aus dem vorher Gesagten geht hervor, daß die Umwandlung einer HA in eine TP ein schwerwiegender Eingriff ist. Es ist unverantwortlich, das Risiko einer solchen Operation einzugehen, um einem Patienten, der sonst beschwerdefrei ist, seinen Wunsch einer Wiedererlangung der Hüftgelenksbeweglichkeit zu erfüllen. Dagegen ist dieser Eingriff sicher indiziert in folgenden Fällen:

a) Bei erheblichen Beschwerden im Bereiche der periankylotischen Gelenke, besonders Knie- oder LWS-Beschwerden.
b) Bei lokalem Mißerfolg anstelle einer Rearthrodese, besonders in jenen Fällen, bei welchen wir jetzt (infolge Indikationswandel zugunsten der Alloarthroplastiken) primär eine TP machen würden.

3.4. Krankengut

Die auf der Tabelle 33 aufgeführten Fälle wurden uns von Prof. MÜLLER (Fall 1–11) und Dr. GERTSCH (Fall 12–17) zur Verfügung gestellt. Die 2 letzten Fälle stammen aus unserer Klinik, wobei wir beim letzten Patienten (Fall 19) beidseits eine TP wegen Hüftankylose bei Morbus Bechterew eingesetzt haben.

Tabelle 33. TP nach HA (Krankengut aus Bern — 11 —, Großhöchstetten — 6 —, St. Gallen — 2 —)

	Primär-erkrankung	Alter bei HA	Inter-vall bis zur TP (Jahre)	Beschwerden	Beobach-tungszeit nach TP (Monate)	Verlauf
1. E.F., ♀, geb. 1946	Cong. Hüft-dysplasie	19	5	LWS	24	komplikationslos, Pat. beschwerdefrei
2. R.A., ♀, geb. 1932	Cong. Hüft-dysplasie	19	20	LWS (+Gegenhüfte)	6	komplikationslos, Pat. beschwerdefrei
3. C.V., ♀, geb. 1927	Cong. Hüft-dysplasie	22	22	Knie (+LWS)	12	komplikationslos, Pat. beschwerdefrei
4. U.D., ♀, geb. 1924	Cong. Hüft-dysplasie	41	$3^1/_2$	Pseudarthrose	36	Pfannenlockerung. Nach 2 TP-wechsel beschwerdefrei
5. S.H., ♀, geb. 1907	Cong. Hüft-dysplasie	41	19	Pseudarthrose	60	Totalprothesenluxa-tion. Nach 1 Jahr TP-wechsel. Pat. beschwerdefrei
6. W.E., ♀, geb. 1909	Coxarthrose	56	4	Pseudarthrose (+Gegenhüfte)	36	komplikationslos, Pat. beschwerdefrei
7. G.D., ♀, geb. 1907	Coxarthrose	60	1	Pseudarthrose (+LWS)	42	komplikationslos, Pat. beschwerdefrei
8. B.E., ♀, geb. 1902	Coxarthrose	64	4	Pseudarthrose (+LWS +Gegenhüfte)	24	Schaftprothesen-lockerung. Nach 2 Jahren TP-wechsel beschwerdefrei
9. K.E., ♂, geb. 1935	Post-traumatische Coxarthrose	22	14	Pseudarthrose (+Knie)	6	komplikationslos, Pat. beschwerdefrei
10. H.A., ♀, geb. 1907	Post-traumatische Coxarthrose	58	$3^1/_2$	Pseudarthrose (+LWS)	36	komplikationslos, Pat. beschwerdefrei
11. B.A., ♂, geb. 1899	Post-traumatische Kopfnekrose	62	2	Pseudarthrose (+LWS)	96	Teflonabrieb. Nach 6 Jahren TP-wechsel. Pat. beschwerdefrei
12. R.F., ♂, geb. 1923	Coxarthrose	44	4	LWS	30	komplikationslos, Pat. beschwerdefrei
13. S.M., ♀, geb. 1917	Coxarthrose	40	13	Pseudarthrose (+LWS)	36	komplikationslos, Pat. beschwerdefrei
14. G.E., ♂, geb. 1926	Coxarthrose	42	5	Abd.-Fehlstellung, funktionelle Bein-verlängerung (LWS)	4	Hämatom, noch leichte LWS-Beschwerden
15. B.M., ♂, geb. 1908	pcP	53	12	Knie, LWS	3	komplikationslos, Pat. beschwerdefrei
16. N.H., ♂, geb. 1905	Post-traumatische Coxarthrose	63	5	Pseudarthrose, Metallbruch	6	Hämatom, Pat. beschwerdefrei
17. H.C., ♀, geb. 1939	Post-traumatische Kopfnekrose	27	7	LWS, Knie	6	komplikationslos, Pat. beschwerdefrei
18. G.H., ♀, geb. 1918	Coxarthrose	52	7	Pseudarthrose (+Knie)	60	komplikationslos, Pat. beschwerdefrei
19. B.B., ♂, geb. 1940	M. Bechterew	—	—	bds. vollständige Hüftankylose, Gonarthrose	18	komplikationslos, Pat. beschwerdefrei

Die Hüftarthrodese erfolgte seinerzeit 5mal wegen congenitaler Hüftdysplasie, 7mal wegen Coxarthrose, 1mal wegen Coxarthrose bei pcP, 3mal wegen posttraumatischer Coxarthrose, 2mal wegen posttraumatischer KN; beim letzten Patienten mit Morbus Bechterew waren beide Hüften vollständig ankylosiert und es bestand noch eine beidseitige Gonarthrose.

Die Indikation zur TP wurde gegeben durch Beschwerden in der LWS (5) und einmal im gleichseitigen und einmal im gegenseitigen Kniegelenk (2). Bei 10 Patienten war die Hüftarthrodese nicht knöchern durchgebaut und neben den Pseudarthrosebeschwerden bestanden noch Schmerzen in der LWS (5), in der Gegenhüfte (2) oder im gleichseitigen Kniegelenk (1). Verantwortlich für das Auftreten der Rückenbeschwerden war in einem Fall eine Abduktionsfehlstellung mit funktioneller Beinverlängerung von 2,5 cm auf der arthrodesierten Seite.

Das Intervall zwischen HA und TP betrug 1 – 22 Jahre, im Durchschnitt 8,4 Jahre.

3.5 Ergebnisse

Die Beobachtungszeit nach Einsetzen der TP erstreckt sich über einen Zeitraum von 3 Monaten bis 8 Jahre, im Durchschnitt 2 Jahre und 3 Monate. Alle Patienten sind beschwerdefrei und mit ihrer Hüftbeweglichkeit sehr zufrieden. Dabei ist aber zu bemerken, daß bei 3 Patienten (Fälle 5, 8 und 11) die TP 1mal gewechselt werden mußte (TP-Luxation, Lockerung, Teflonabrieb), bei einem Patienten (Fall 4) sogar schon 2 TP-Wechsel stattgefunden haben (wegen Pfannenlockerung).

Der postoperative Verlauf war meistens komplikationslos; nur in 2 Fällen kam es zur Bildung eines Hämatoms, das 1mal operativ und 1mal konservativ behandelt wurde.

Bisher kam es bei keinem Patienten zur Infektion. Auch sind trotz der ungünstigeren lokalen Verhältnisse (Narbengewebe, verminderte Durchblutung, ausgedehnte Knochenresektionen) keine Verkalkungen aufgetreten.

Die Beweglichkeit ist für die Flexion etwas schlechter als normalerweise für die TP zu erwarten ist, doch betrug sie in allen kontrollierten Fällen mindestens 50°. Eingeschränkt war sie besonders in den Fällen, bei welchen präoperativ der Abduktorenansatz (meistens nach Trochanter-major-Resektion) fehlte. Das Trendelenburgsche Zeichen war bis auf einen Fall immer negativ.

In allen Fällen sind nach Wiedererlangen der Beweglichkeit der Hüfte die Rückenbeschwerden deutlich zurückgegangen, wenn nicht ganz verschwunden. Kniebeschwerden wurden weniger beeinflußt (schon präoperativ bestehende schwere arthrotische Veränderungen der Kniegelenke).

3.6. Kasuistik

(Abb. 211 – 217).

Abb. 211 – 217. *TP nach HA* ▷

Abb. 211. *Prothesenwechsel wegen Lockerung (Status nach TP wegen ankylosierter Hüfte nach Tbc).* D.E., ♀, 66 J., BE 06708283

a) Status 40 Jahre nach operierter Tbc-Hüfte: vollständige Ankylose. Fragliche PS wurde peroperativ nicht bestätigt

b) 8 Jahre nach TP: Prothesenlockerung, starke Knochenresorption am Calcar

c) 3 Monate nach TP-Wechsel. Pat. beschwerdefrei. Funktion: 90 – 0 – 0°

d und e) Ausgeprägte degenerative Veränderungen der LWS

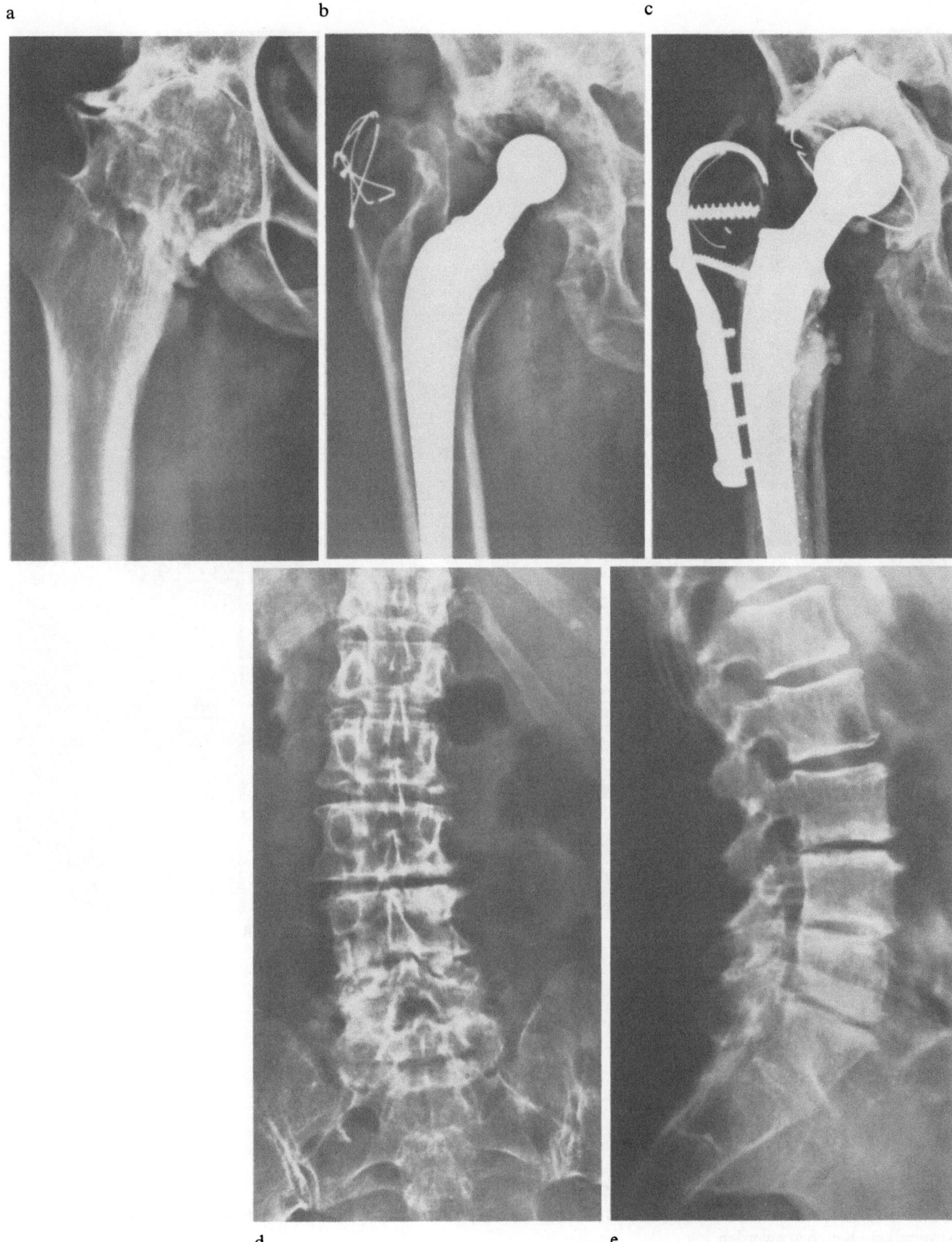
a
b
c
d
e

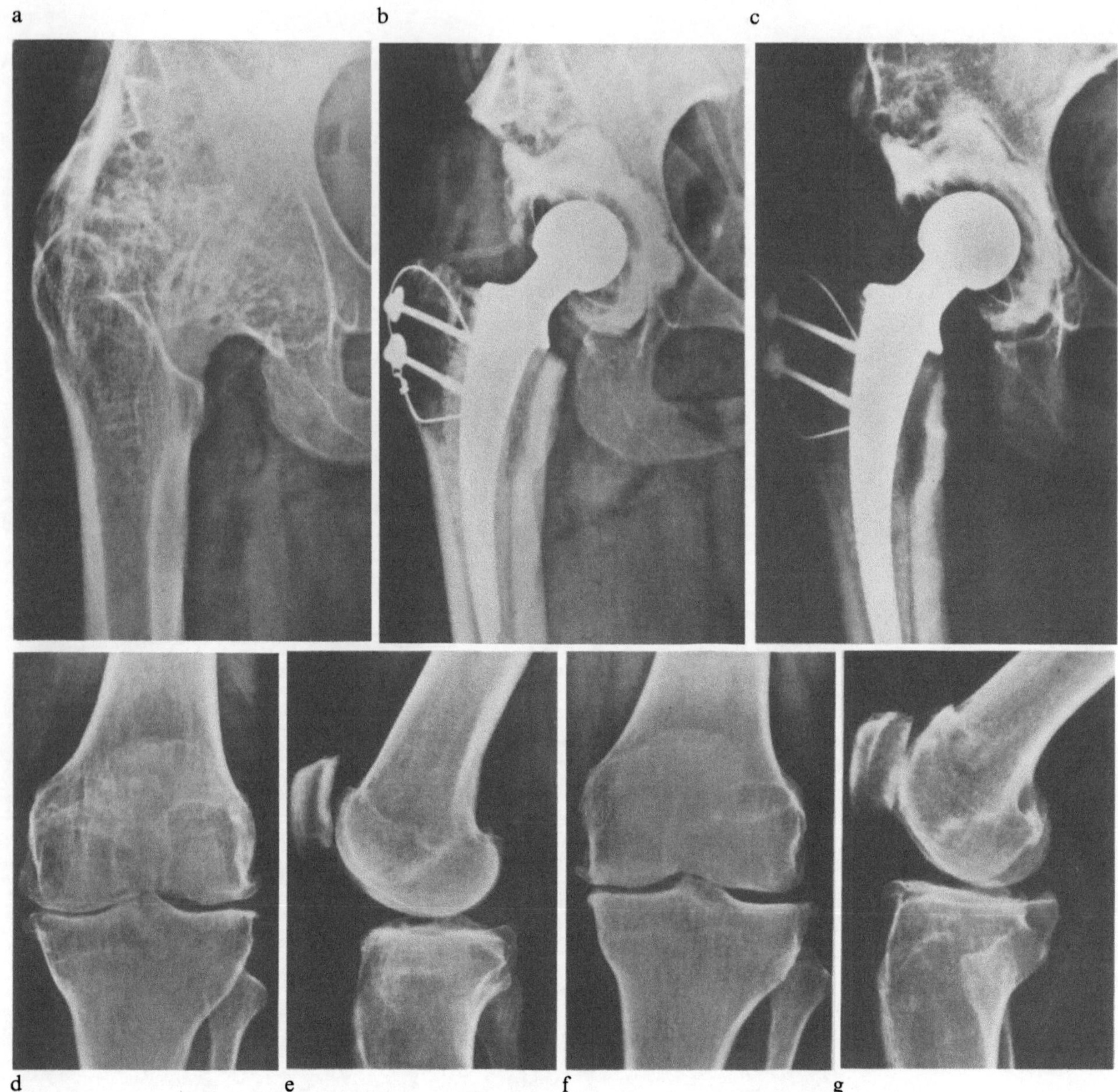

Abb. 212. *TP nach HA wegen Kniebeschwerden.* C. V., ♀, 44 J., BE 6712/71

a) Status 17 Jahre nach in Flexions- (40°), Außenrotations- (45°) und Abduktionsfehlstellung (20°) konsolidierte HA. Ausgeprägte Kniebeschwerden

b) TP am Operationstag

c) 2 Jahre und 3 Monate später: TP gut, immer noch Gonarthroseschmerzen (Genua vara)

d und e) Zustand der Kniegelenke vor TP

f und g) 2 Jahre später keine Zunahme der arthrotischen Veränderungen, Kniegelenkspalt medial scheint breiter zu sein, was aber aufnahmetechnisch bedingt sein kann

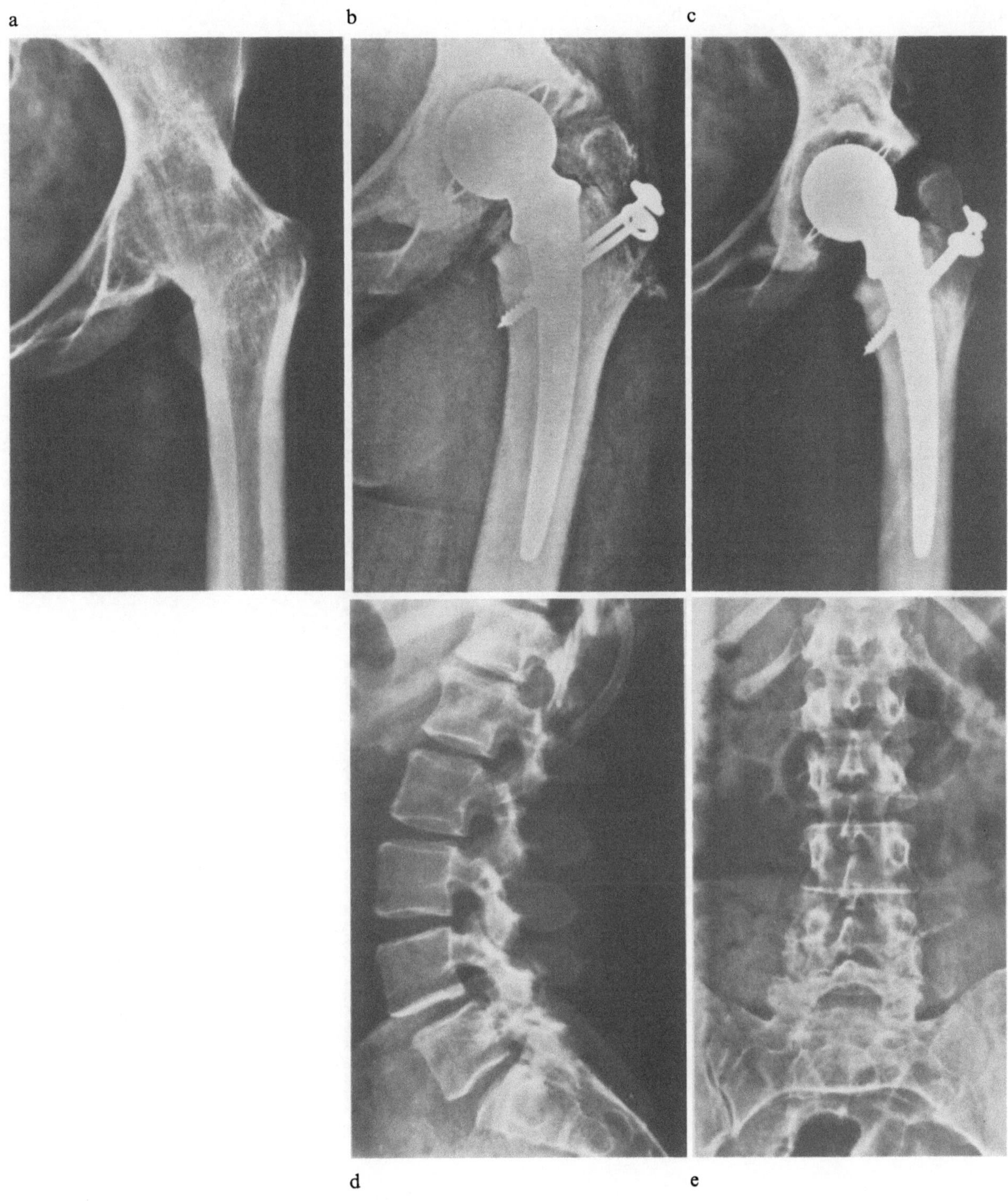

Abb. 213. *TP nach HA wegen Lumbalbeschwerden.* C. R., ♀, 41 J., Nr. BE 7981/73

a) präoperativ: HA nach Coxitis Tbc in einer Flexionsfehlstellung von 40° fest

b) TP am Operationstag

c) 3 Monate später. Pat. beschwerdefrei. Flexion/ Extension 90 – 0 – 0°

d) Trotz der erheblichen, subj. Beschwerden keine wichtigen degenerativen Veränderungen der LWS

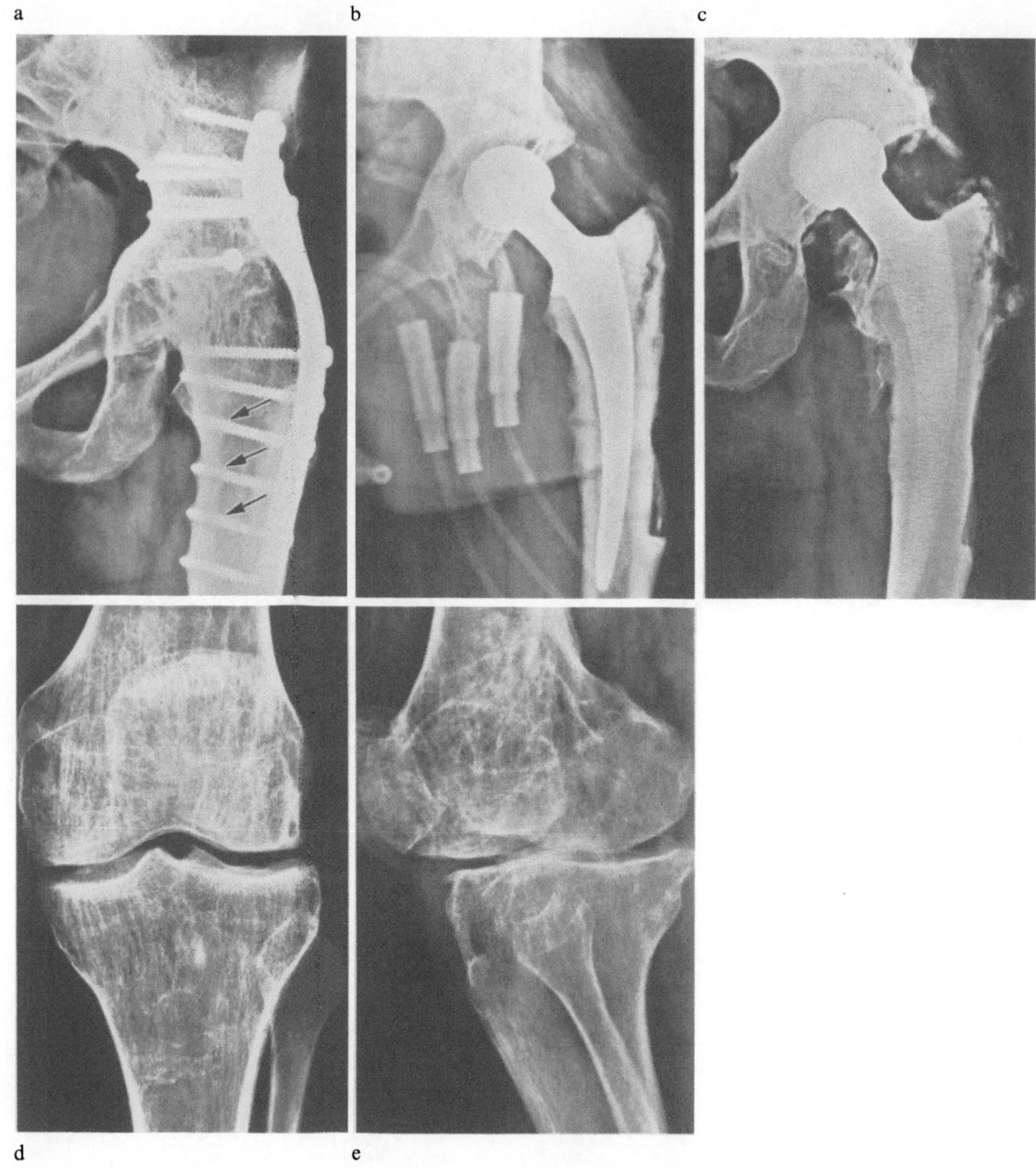

Abb. 214. *TP nach HA wegen starker Kniebeschwerden.* H.C., ♀, 34 J., Nr. GH 1276

a) 7 Jahre nach HA mit der Kreuzplatte wegen posttraumatischer KN. Man beachte die Corticalisverdickungen um die Schrauben

b) TP am Operationstag

c) 4 Monate später: Abspreizen 80 cm. Flexion/Extension 90–0–0°. Pat. beschwerdefrei

d und e) Posttraumatische Gonarthrose bei noch guter Funktion 80–0°

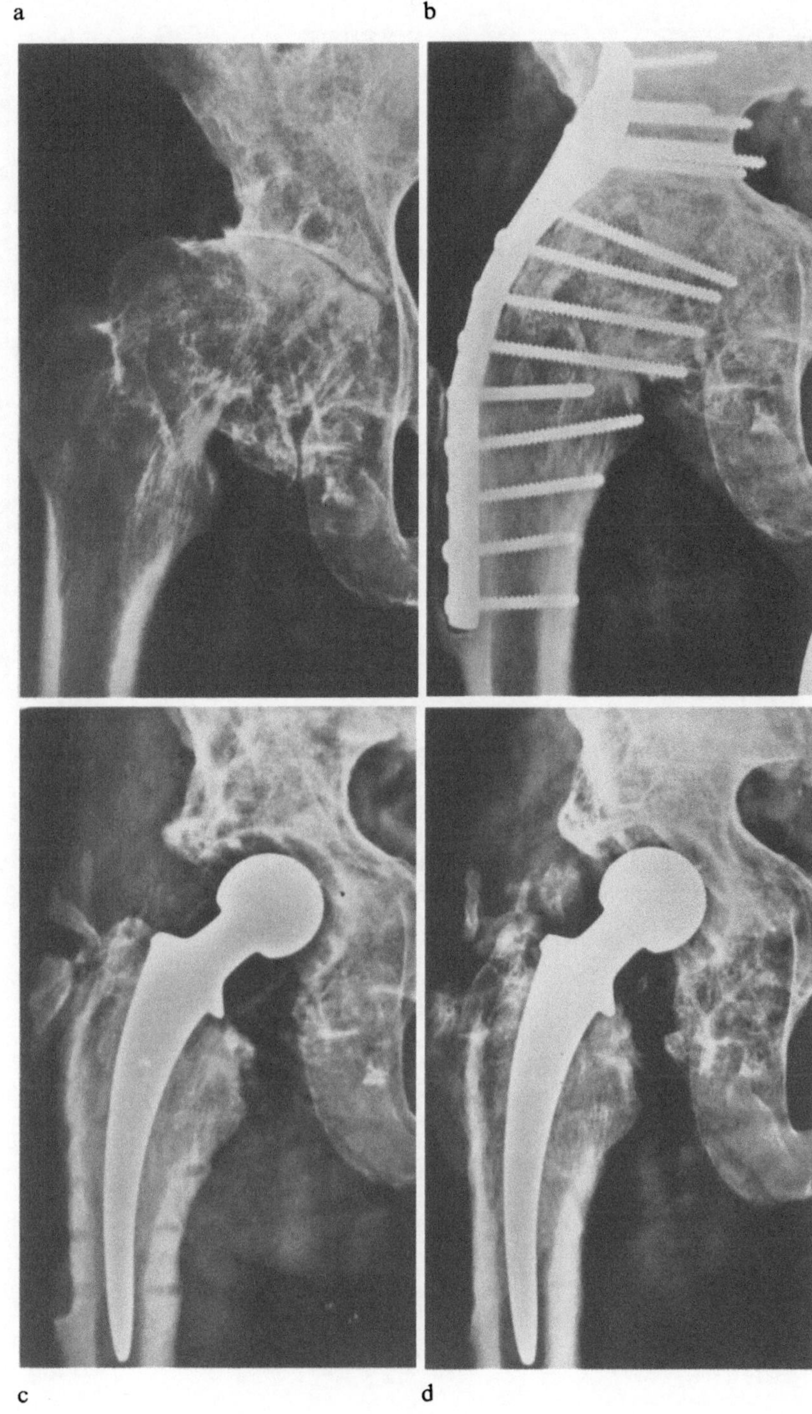

Abb. 215. *TP nach HA wegen Lumbalgien und Beschwerden in der Gegenhüfte.* R.F., ♂, 48 J., GH 1002

a) Schwere Coxarthrose

b) 5 Jahre nach HA: zunehmende Rückenbeschwerden bei sonst einwandfreier Arthrodese

c) TP am Operationstag

d) 28 Monate später: sehr gute TP; Abspreizung 80 cm. Flexion/Extension 65–0–0°. Keine Rückenbeschwerden mehr

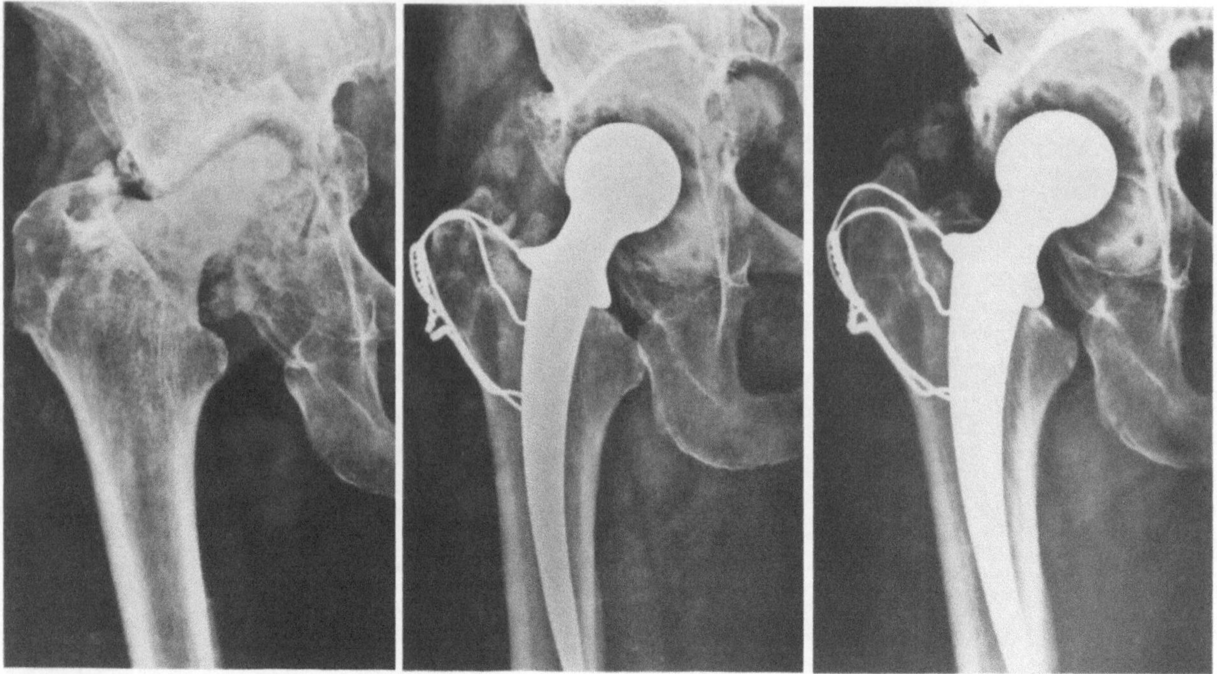

Abb. 216. *TP nach Arthrodeseversuch und PS wegen Coxarthrose.* G.E., ♀, 50 J., Nr. 117946

a) PS der HA. Klinisch Wackelbewegungen; Einbeinstand kaum möglich

b) 4 Monate nach TP

c) 40 Monate nach TP: Abspreizung 80 cm. Flexion/Extension 90–0–0. Im Vergleich zur Aufnahme b): Mächtige Kortikalis-Appositon. Pat. beschwerdefrei

---

▷

Abb. 217. *TP beim jüngeren Pat. wegen beidseitiger Ankylose bei Morbus Bechterew und beidseitiger Gonarthrose.* B.R., ♂, 32 J., Nr. 157624

a) präoperativ. Typische Veränderungen am SIG beidseits

b) 1 bzw. 6 Monate nach TP: Pat. beschwerdefrei von seiten der Hüften; Abspreizung 65 cm; Flexion/Extension rechts 50–0–0°, links 75–0–0°

c) Angedeutete Brückenbildung am thoracolumbalen Übergang

d und e) Schwere Gonarthrose und Femoropatelararthrose

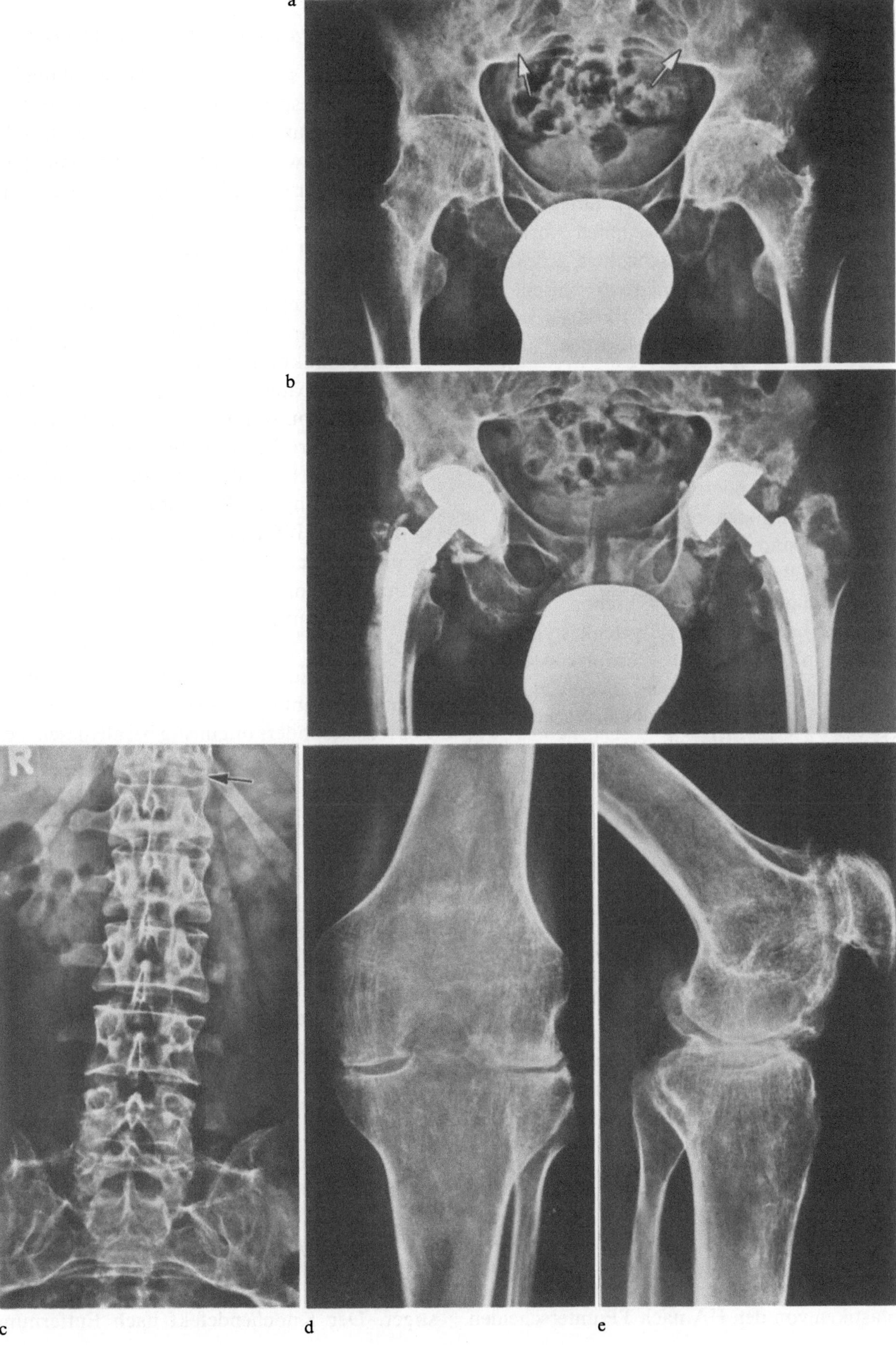
a
b
R
c
d
e

4. Hüftarthrodese nach Totalprothese

4.1. Einleitung

Über die meisten sehr guten Frühergebnisse nach TP wird sehr viel publiziert, über Spätergebnisse und Komplikationen nur wenig. Bis jetzt sind die Probleme bezüglich Abrieb des Kunststoffes und Verträglichkeit, Lockerung der Verankerung, sekundäre trophische Störungen des Knochens, Verkalkungen im Prothesenraum, nicht restlos gelöst oder zum Teil noch ganz ungelöst. Immerhin sind in diesen Fällen Reinterventionen, besonders Pfannen-, Stiel- oder Totalprothesenwechsel, wenn auch schwierig, doch noch gut möglich und erfolgversprechend. Anders ist es bei den frühen oder späten Infektionen nach TP. Von 1967 bis 31.7.1972 sind in unserer Klinik in der Folge von 1234 TP der Hüfte 44 Infektionen aufgetreten (Gesamthaft 3,5%). Obschon die Infektionsrate nach TP des Hüftgelenkes von 6,8% (1967) auf 0,9% (1973) — infolge systematischer Durchführung einer prophylaktischen Impfung mit Staphylokokken-Vaccine und Verhütung der Wundkontamination durch strenge Asepsis in einer sterilen Operationskabine — gesenkt werden konnte, so bleibt die infizierte TP die von uns am meisten gefürchtete Komplikation. Kann in solchen Fällen mit Spüldrainage oder TP-Wechsel keine Besserung erwartet werden, so bleiben uns nach Entfernung des Implantates und des Knochenzementes noch zwei Wege offen: die Hüftkopfresektion nach GIRDLESTONE und die HA. Letztere soll, wenn sie durchgeführt werden kann, der Hüftkopfresektion mit ihren unbefriedigenden Ergebnissen vorgezogen werden, besonders bei dynamischen, berufstätigen Patienten in gutem Allgemeinzustand.

4.2. Problematik

Grundsätzlich müssen wir die HA nach Alloplastiken von den HA nach TP unterscheiden.

4.2.1. Hüftarthrodesen nach Alloplastiken

Diese wurden schon bei den GH und ähnlichen Zuständen besprochen (S. 181). Nach Entfernung einer Cup-, Thompson- oder Judet-Plastik hat man zwar immer einen Knochendefekt, doch ist dieser wesentlich kleiner als nach Entfernung einer TP. Meistens kann noch der Trochanter major geglättet und in die Pfanne eingebracht werden.

Für diese schwierigen Fälle wurden in den letzten 10 Jahren unzählige Operationen empfohlen: Abduktions-Arthrodese (45–90°) und 6 Wochen später subtrochantere Korrekturosteotomie von ABBOTT, FISCHER, LUCAS; Nagelungs-Arthrodese von THOMPSON und LANGE (mit zusätzlichem Beckenspan); ischiofemorale Versteifung von BOSWORTH, intra- und paraartikuläre Hüftarthrodese, kortikospongiöse Späne aus dem Beckenkamm von RINALDI, Arthrodese mit homologem Knochenspan und Verschraubung des Trochanter major von GUILLEMINET und DESBROSSES; Nagelungsarthrodese mit zusätzlicher ischio- oder iliofemoraler Verspannung von MERLE D'AUBIGNÉ und POSTEL. Besonders ungünstig bei all diesen Verfahren ist die notwendige lange Immobilisation im Gipsverband (durchschnittlich 3–5 Monate). Wenn immer möglich, versuchen wir, auch für diese Fälle eine HA mit stabiler Osteosynthese durchzuführen. Meistens bekommt man dank der medialen Verschiebung nach Beckenosteotomie eine genügend große Kontaktfläche zwischen angefrischtem Trochantermassiv und Becken. Eine HA mit stabiler Osteosynthese ist dann ohne weiteres möglich (Abb. 218 und 219). Manchmal kann bei Teilankylose des Hüftgelenkes in guter Stellung nach Alloplastik diese in situ gelassen werden und mit einer stabilen Osteosynthese volle Ankylose auf einfache Weise erzeugt werden (Abb. 220).

4.2.2. Hüftarthrodesen nach Totalprothesen

Die lokalen Verhältnisse sind hier viel ungünstiger. Der Knochendefekt nach Entfernung

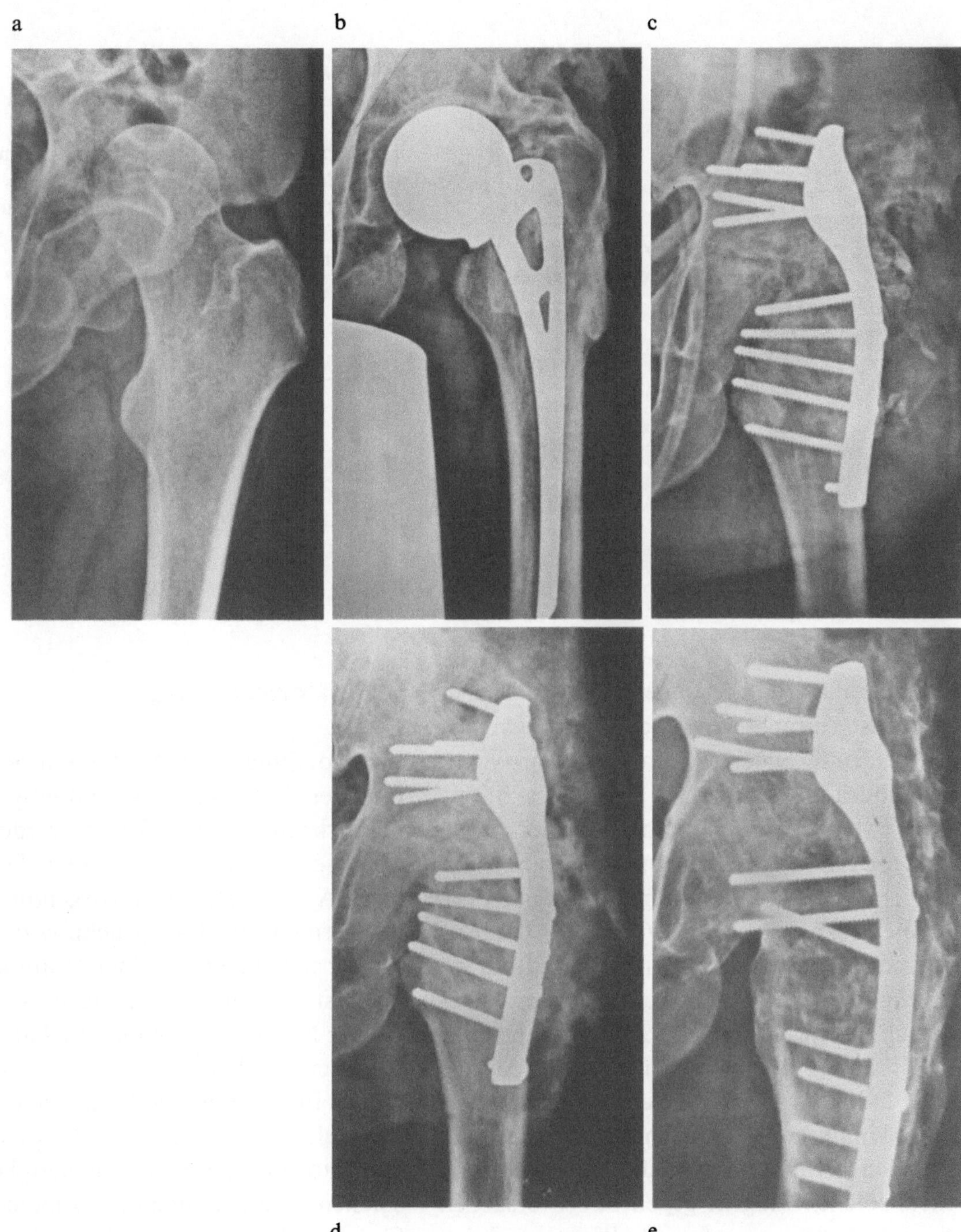

Abb. 218–221. *HA nach Alloplastiken und TP*

Abb. 218. *Kreuzplattenarthrodese nach Mooreprothese.* J.D., ♀, 45 J., Nr. 102162

a) traumatische Hüftgelenksluxation

b) 1 Jahr nach Einsetzen einer Mooreprothese: Beinverkürzung *4,5 cm.* Starke Einschränkung der Hüftgelenksbeweglichkeit; fixierte Außenrotationsfehlstellung 45°

c) Kreuzplattenarthrodese mit Beckenosteotomie; ungenügende Korrektur der Außenrotationsfehlstellung

d) 16 Monate später, deutliche Osteolyse im Bereiche des proximalen Plattenendes. Massive Verkalkung über der distalen Platte. Kein sicherer Durchbau der HA. Klinisch alle Zeichen einer Pseudarthrose (Schmerz, Einbeinstand nicht möglich, Wackelbewegungen)

e) 6 Jahre nach Rearthrodese mit längerer Kreuzplatte, Spongiosaplastik, subtrochantere Korrekturosteotomie am Femur wegen straffer PS und Rotationsfehlstellung: HA in guter Stellung fest. Beinverkürzung *5 cm,* ausgeglichen am Schuh

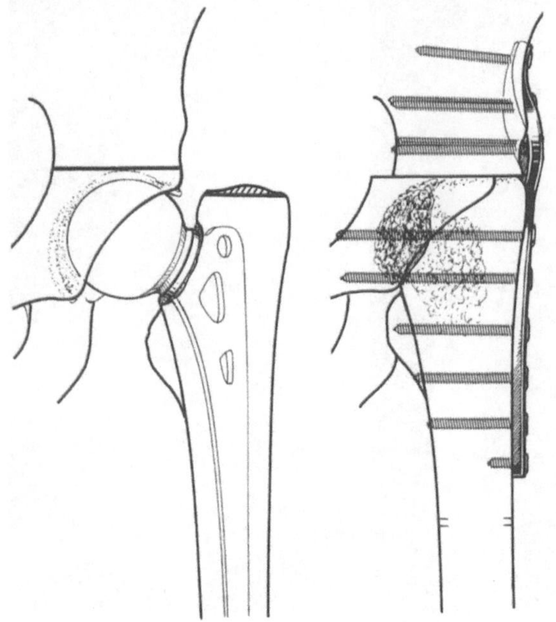

Abb. 219a und b. *Prinzip der HA bei Alloplastiken.* (Schematische Darstellung zu Abb. 218b und c). Anfrischen des Trochantermassivs: Auffüllen der Substanzdefekte in Pfanne und proximalem Femuranteil mit Spongiosa: Beckenosteotomie mit mehr oder weniger starker medialer Verschiebung des distalen Beckenanteils für einen guten Trochanterbeckenkontakt; Stabile Osteosynthese mit einer Kreuzplatte.

des Implantates und besonders des Knochenzementes ist beträchtlich. Auch ist im Bereiche des Trochantermassivs wie im ganzen proximalen Femuranteil kaum noch Spongiosa zu finden. Der Knochen ist biologisch minderwertig, die Durchblutung reduziert, die Gefahr einer schleichenden Infektion immer vorhanden.

Eine Beckenosteotomie wird wegen der meistens schwer veränderten Knochenstruktur an der Pfanne nicht empfohlen. Auch ist mit einer beträchtlichen Beinverkürzung zu rechnen.

Wir haben in der gesamten Weltliteratur keine Publikation über HA nach (infizierter) TP und in unserem Krankengut nur einen Fall gefunden (Abb. 221). Ist die Indikation zu einem solchen Eingriff gegeben, so versuchen wir zunächst, die angefrischte Pfanne und den Defekt am proximalen Femuranteil mit homologen (besonders geeignet wäre ein bei TP gewonnener Femurkopf, evtl. auch mehrere Köpfe) und/oder autologen kortikospongiösen Spänen aufzufüllen. Dann kommt in einem zweiten Schritt entweder eine Abspreizungsarthrodese mit späterer subtrochanterer Korrekturosteotomie oder eine HA mit minimaler Osteosynthese (Überbrückungsplatte am Bekken und proximalen Femuranteil fixiert) in Frage.

5. Zusammenfassung

Die Kombination HA-TP kann besonders bei jüngeren Patienten mit beidseitiger schwerer Hüfterkrankung empfohlen werden. Normalerweise wird auf der stärker befallenen Seite die HA als Ersteingriff vorgenommen. Trotz der vermehrten Beanspruchung der Totalprothese bei Versteifung einer Hüfte konnten für die erstere keine nachteiligen Auswirkungen bei der Nachkontrolle unserer Patienten nachgewiesen werden.

Die Indikation zum Ersatz eines versteiften Hüftgelenkes durch eine TP soll wegen den operationstechnischen Schwierigkeiten eines solchen Eingriffes und der vermehrten Risiken für den Patienten nur bei erheblichen Beschwerden (besonders der LWS, der Kniegelenke, der kontralateralen Hüfte) gestellt werden. Trotz der jahrelangen Versteifung und der damit verbundenen Inaktivitätsatrophie der Muskulatur können die Abduktoren bei TP nach HA ihre beckenstabilisierende Funktion wieder aufnehmen, sofern der Abduktorenansatz erhalten und keine ausgedehnten Vernarbungen der Muskulatur vorhanden waren. Vorausgegangene Operationen, Beinlängendifferenzen, Fehlstellungen, veränderte Knochen-

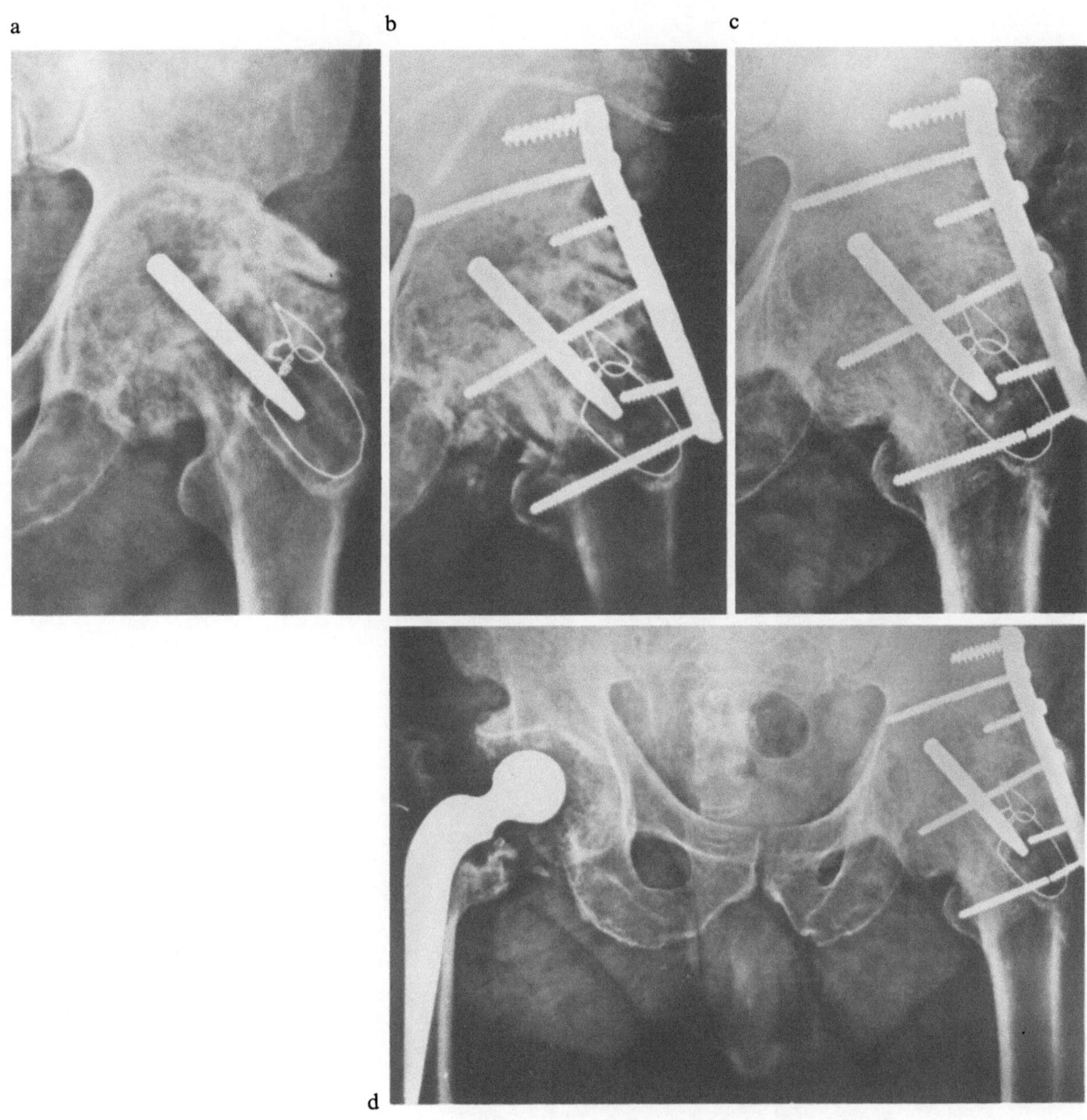

Abb. 220. *HA nach Judetplastik*. B.F., ♂, 69 J., Nr. 103134

a) 10 Jahre nach Judetplastik: schmerzhafte Teilankylose

b) HA: Die Prothese wird in situ belassen. Anbringen eines kortikospongiösen Spanes aus dem Beckenkamm in eine Nute zwischen lateralem Ramus ossi pubis und Femur entlang des Schenkelhalses. Zuggurtungsplatte

c) Kontrolle 6 Jahre später. HA fest in guter Stellung. Pat. beschwerdefrei.

d) Beckenübersicht des gleichen Falles; auf der Gegenseite 5 Jahre alte TP mit einwandfreiem Ergebnis: Abspreizung 50 cm. Flexion/Extension 60 – 0 – 0°. Pat. arbeitet voll als Landwirt

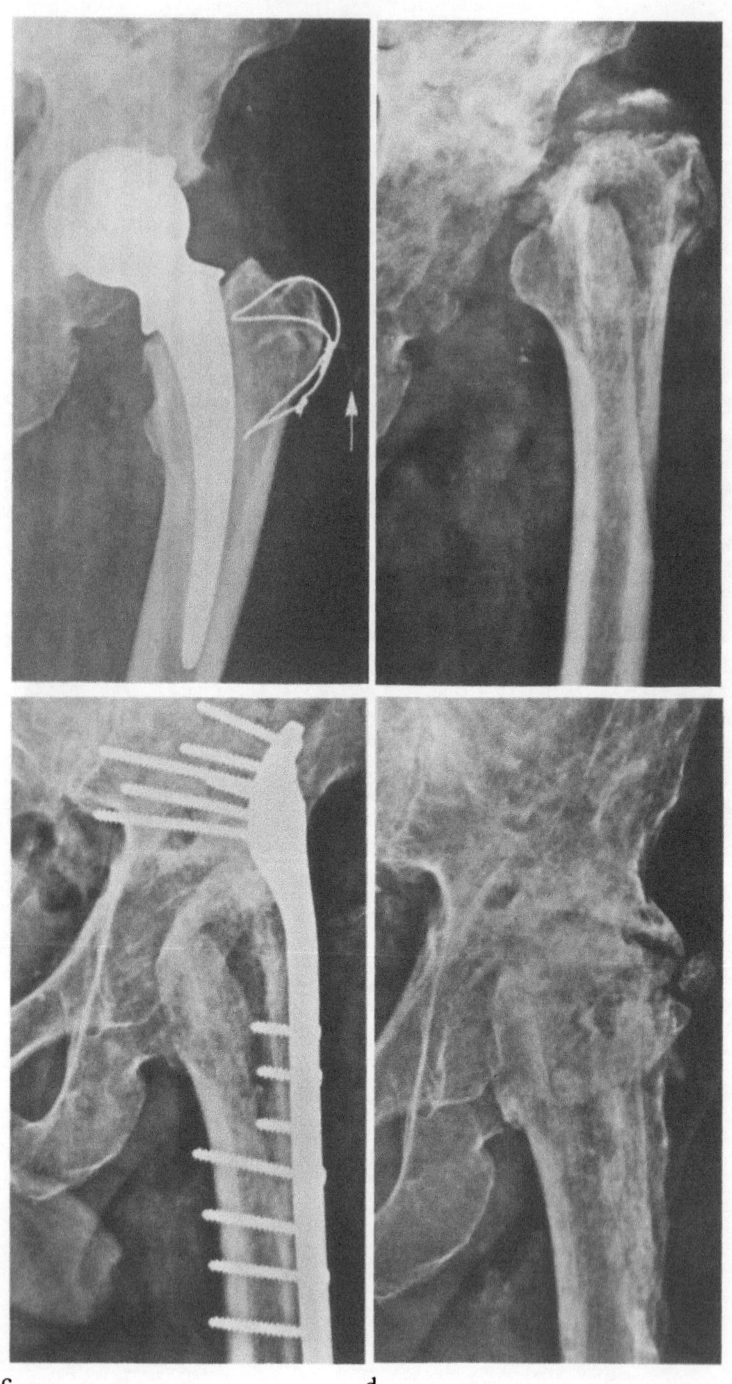

Abb. 221. *Kreuzplattenarthrodese bei Girdlestonehüfte nach Prothesenentfernung bei infizierter Hüfte.* W.G., ♂, 69 J., Nr. 109080

a) 4 Monate nach TP. Fistelung aus der Wunde (Pfeil)

b) 5 Monate später. Entfernung der infizierten TP; Girdlestonehüfte

c) 1 Monat nach HA in leichter Abduktionsfehlstellung

d) 1 Jahr nach Kreuzplattenentfernung und Spongiosaplastik, wegen schmerzhafter fibröser Ankylose: PS-Spalt noch sichtbar, doch beginnende, knöcherne Überbrückung, besonders medial. Subjektiv deutliche Besserung. Seit einigen Wochen Einbeinstand wieder möglich

struktur erschweren den Eingriff, dessen Ergebnisse aber sehr ermutigend sind.

Die HA nach TP gehört zu den Problemeingriffen der Orthopädie. Nach Alloplastiken können zwischen Becken und proximalem Femuranteil genügend Kontaktflächen dank Beckenosteotomie und medialer Verschiebung geschaffen werden, um eine Hüftarthrodese mit stabiler Osteosynthese zu ermöglichen. Der Knochendefekt wird immer zusätzlich, soweit möglich, mit Spongiosa aufgefüllt.

Mit HA nach infizierter TP haben wir eine einzige Erfahrung (Abb. 221). Die Ausgangslage ist aber wegen des beträchtlichen Knochendefektes, des biologisch minderwertigen Knochens, der schleichenden Infektion äußerst ungünstig. Biomechanisch ist eine HA mit primärer stabiler Osteosynthese kaum möglich.

IV. Komplikationen

„1. If anything can go wrong, it will.
2. When left to themselves, things go from bad to worse.
3. If two things can go wrong, the worst one will happen.
4. If something happens, it will be at the most inconvenient time.
5. Nature always sides with the hidden flaw in the system."

Anonymous

1. Einleitung

Die Zahl der Komplikationen beweist, daß die HA große Anforderungen an den Operateur und den Patienten stellt. Unter unseren Mißerfolgen stehen die PS und die Fehlstellungen an erster Stelle. Dies zeigt die hohe biomechanische Beanspruchung der arthrodesierten Hüfte und die intraoperative technische Schwierigkeit bei der Einstellung der richtigen Position des Beines.

Dann folgen die Infektionen, die wie bei jedem orthopädischen Eingriff eine spezielle Problematik mit sich bringen, die aber glücklicherweise bei der HA im Gegensatz zur Infektion bei Alloplastiken einfacher gelöst werden kann.

Mit dem Aufkommen der Arthrodesentechnik nach CHARNLEY und der HA mit stabiler Osteosynthese haben wir als zusätzliche Komplikation den Ermüdungsbruch zu erwähnen.

Das Studium unserer Mißerfolge bei den HA von 1961 – 1971 hat uns wichtige Aufschlüsse für die jetzigen Indikationen und Techniken gegeben.

2. Pseudarthrosen

Sie bilden die häufigste Komplikation bei den HA (14,5%). In unserem Krankengut ist in den letzten Jahren eine deutliche Abnahme der PS zu beobachten, was in direktem Zusammenhang mit der Art der Stabilisierung gebracht werden kann. Mit der stabilen Osteosynthese bei HA ist eine auffallende Besserung der Prognose in bezug auf PS eingetreten: schon mit der HA mit der Doppelplatte ist ein Rückgang der PS erfolgt; mit der Kreuzplattenarthrodese sind Tiefstwerte erreicht worden (bei 258 HA vom Typ IV sind nur 16 Pseudarthrosen aufgetreten, d.h. in 6,2% der Fälle gegenüber den

Tabelle 34. PS, röntgenologisch noch nicht durchgebaute HA und Infektionen 1961—1971

Arthrodesentyp	Pseud-arthrosen	Prozent	Röntgeno-logisch nicht durchgebaut	Prozent	Infektion	Prozent
Anfrischung	10	31,2	3	9,4	3	0,9
Nagelung	1	50,0	—	—	—	—
Nach CHARNLEY	1	50,0	—	—	—	—
Typ I	35	22,4	2	1,3	5	3,2
Typ II	5	25,0	—	—	—	—
Typ III	15	14,0	3	2,8	6	5,6
Typ IV	16	6,2	6	2,3	9	4,2
Atypisch	1	20,0	—	—	1	20,0
Total	84	14,5	14	2,4	24	4,1

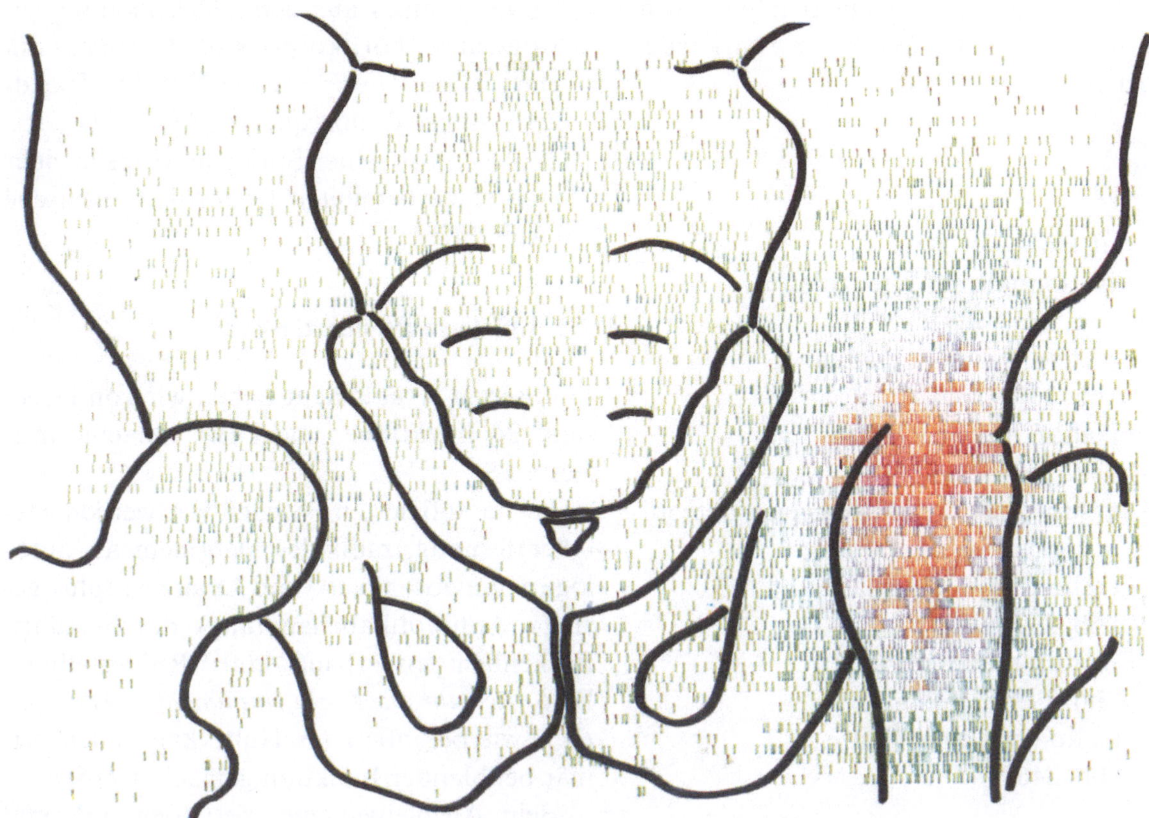

Abb. 222. *Szintigramm einer Hüftarthrodesenpseudarthrose.* W.G., ♂, 71 J., Nr. 109080. Stark erhöhte Aktivität der PS im Vergleich zur Gegenseite

22–25% bei HA vom Typ I und III) (Tabelle 34).

Dies beweist, daß eine PS nach HA nur dann auftritt, wenn eine ungenügende Stabilität vorhanden ist.

PS nach HA oder nach IO bei HA verhalten sich in ihrer biologischen Reaktion gleich wie PS nach Frakturen: sie sind entstanden entweder infolge ungenügender Ruhigstellung oder als Folge einer Infektion. Sie sind in der Regel *reaktiv mit guter Heilungstendenz,* so daß zur Ausheilung eine stabile Osteosynthese genügt. Bei der PS sind die osteoporotischen und regenerativen Prozesse szintigraphisch und szintimetrisch nachweisbar (SEGMÜLLER) (Abb. 222).

Die nach einem orthopädischen Eingriff infizierte PS fordert die gleiche Behandlung wie die infizierte PS nach Fraktur: Débridement, Sequesterotomie, Stabilisierung, Spongiosaplastik, Drainage (WEBER, ČECH).

2.1. Aseptische Pseudarthrosen

2.1.1. Stabilisierung der Pseudarthrosen

Für die Behandlung einer aseptischen PS genügt im Grunde genommen die Druckosteosynthese.

a) Druckosteosynthese

Die beste Fixation bei der Behandlung der PS wird mit der *Kreuzplatte* erreicht. Deswegen wird diese Technik in den meisten Fällen verwendet (PS nach Typ I, II und III).

Auch bei PS nach Typ IV wird, wenn möglich, erneut eine Kreuzplattenarthrodese gemacht. Ist aber am Becken kein guter Halt für die Kreuzplatte gewährleistet, so wird eine *HA mit zwei Platten* durchgeführt.

Bei PS auf Höhe der subtrochanteren Osteotomie wird nur eine Platte verwendet. Die straffe PS kann in ausgewählten Fällen ebenfalls mit nur einer als Zuggurtung wirkenden Platte angegangen werden.

Kasuistik

a) PS auf Höhe der HA:
   1. Fixation mit der Kreuzplatte (Abb. 223–229).
   2. Fixation mit zwei Platten (Abb. 230–235)
   3. Fixation mit einer Platte (Abb. 236–238),

b) PS der sub- oder intertrochanteren Osteotomie
   1. Fixation mit Kreuzplatte (Abb. 239–242)
   2. Fixation mit zwei Platten (Abb. 243–245).
   3. Fixation mit einer Platte (Abb. 246)

b) Spanplastik

Zur Beschleunigung der knöchernen Abheilung kann eine gleichzeitige Spongiosaplastik in Frage kommen. Wird dies ausgeführt, so bestehen zwei Möglichkeiten:

1. Einlegen eines aus dem Beckenkamm gewonnenen kortikospongiösen Spanes in einer Nute. Dieser soll ventral den Pseudarthrosenspalt überqueren (Abb. 247a).
2. Einlegen von reinen Spongiosachips in einer ventral vorbereiteten Dekortikationstasche (Abb. 247b).

2.2. Infizierte Pseudarthrosen

In unserem Krankengut haben wir von insgesamt 24 Infektionen nach HA nur eine infizierte PS.

Bei der infizierten PS nach HA werden Metallentfernung, radikales Débridement, autologe Spongiosaplastik und Drainage (plus gezielte Antibiotikabehandlung) durchgeführt. Beckenbeingipsverband zur Ruhigstellung. Eine *Rearthrodese mit minimaler Osteosynthese* wie bei infizierter Hüfte kann auch primär bei blander Infektion gemacht werden.

Beim Ausbleiben einer Verknöcherung und nach Abheilen der Infektion wird sonst in einer zweiten Sitzung die Rearthrodese mit minimaler Osteosynthese, meistens verbunden mit einer intertrochanteren Osteotomie und mit evtl. nochmaliger Spongiosaplastik, ausgeführt (Abb. 248).

Abb. 224. *PS nach HA Typ I.* K.M., ♂, 57 J., Nr. 91008 ▷

a) Fortgeschrittene Coxarthrose, Hüfte fixiert in 30° Flexion, 5° Abduktion, 20° Außenrotation

b) 16 Monate nach HA Typ I: IO durchgebaut, PS auf Höhe der Beckenosteotomie

c) 13 Monate nach Rearthrodese mit Kreuzplatte: PS geheilt; Patient als Landwirt voll arbeitsfähig

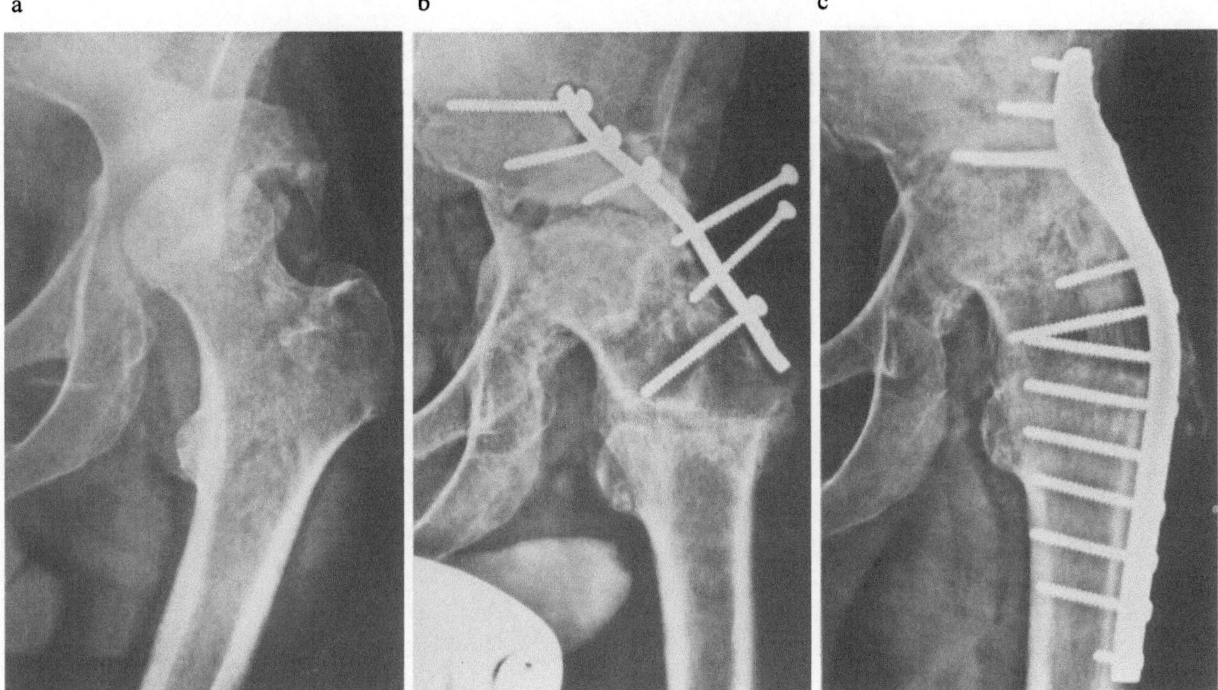

Abb. 223. *PS auf Höhe der HA*. Sch. A., ♂, 37 J., Nr. 111171

a) 3 Monate nach mit Extension behandelter Luxationsfraktur der Hüfte

b) 13 Monate nach HA Typ II: intertrochantere Osteotomie durchgebaut, PS der HA

c) 1 Jahr nach Rearthrodese mit der Kreuzplatte: PS geheilt. Ideale Stellung

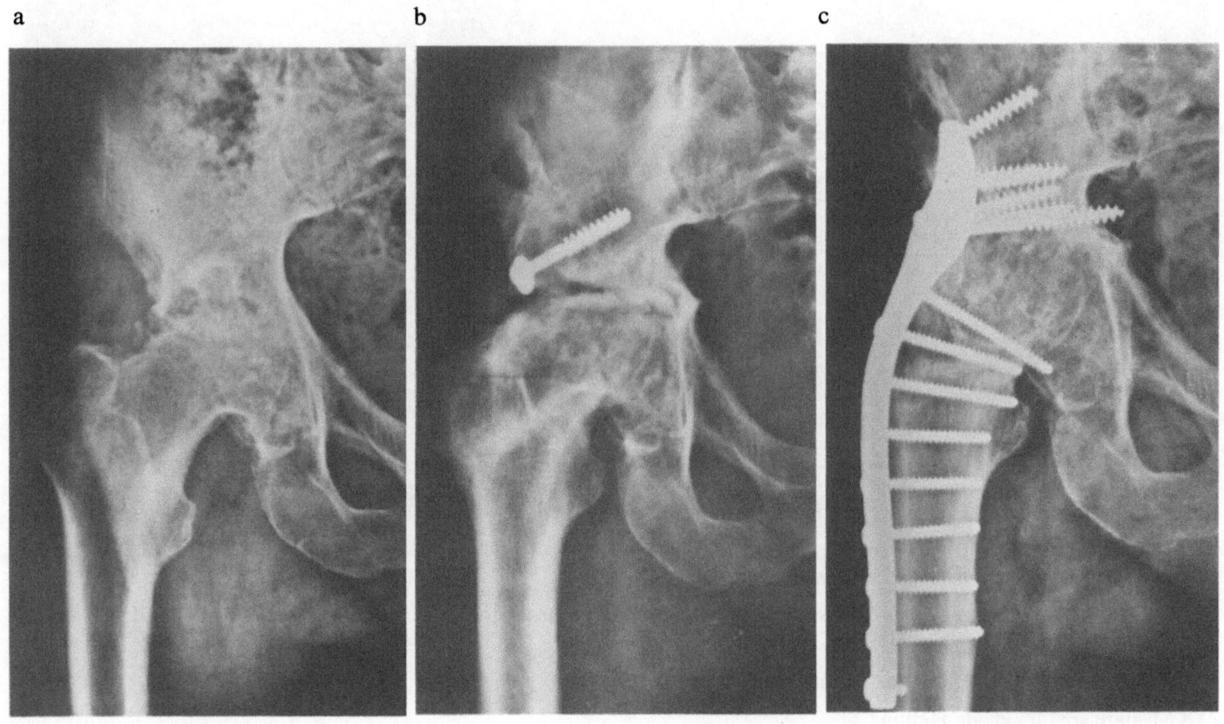

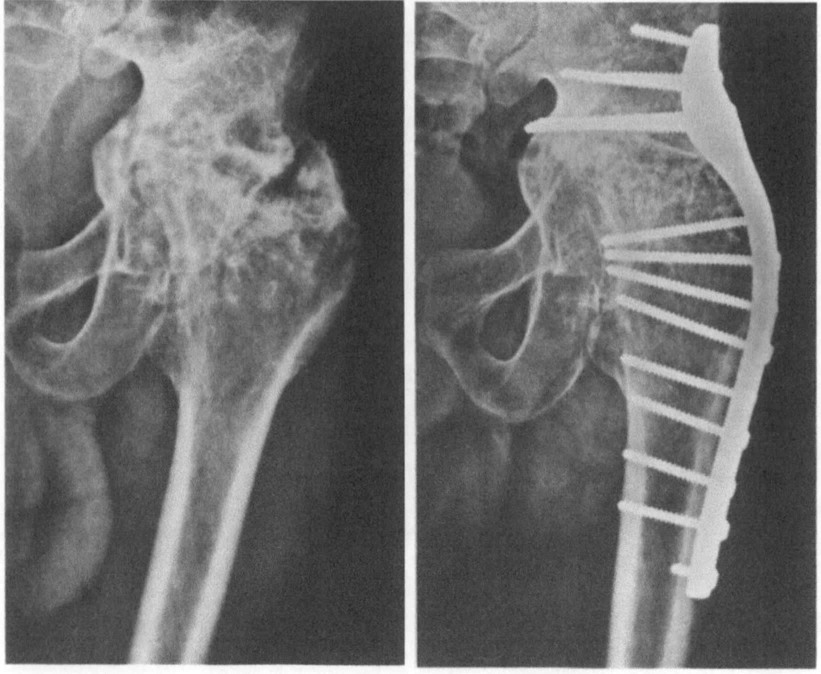

Abb. 225. *PS nach Anfrischungsarthrodese.* K.P., ♂, 44 J. Nr. 112227

a) PS 8 Jahre nach Anfrischungsarthrodese wegen posttraumatischer Femurkopfnekrose

b) 38 Monate nach Rearthrodese mit Kreuzplatte: PS geheilt, ideale Stellung. Beinverkürzung 1 cm

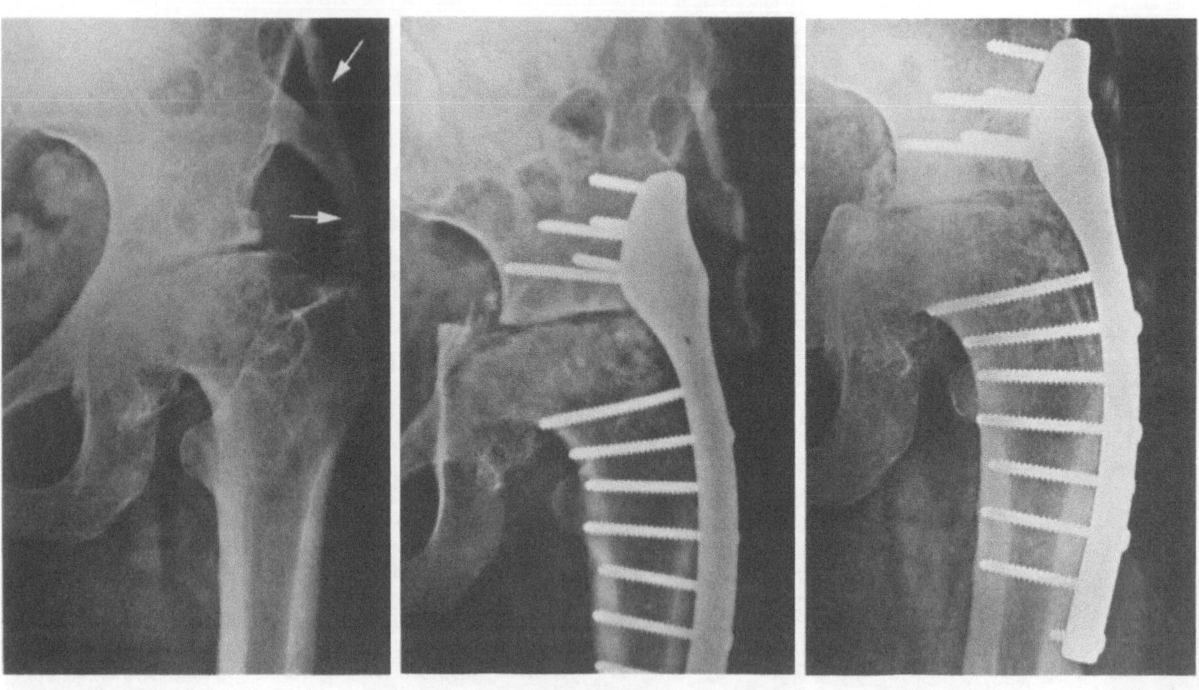

Abb. 226. *PS nach extraarticulärer Spanarthrodese.* R.M., ♀, 57 J., Nr. 109646

a) 18 Jahre nach HA-Versuch: PS im distalen Bereiche des iliofemoralen Spanes; Gelenkspalt noch vorhanden. Klinisch 20° Flexion möglich

b) 3 Wochen nach Kreuzplattenarthrodese mit Beckenosteotomie

c) 8 Monate später: ideale Heilung

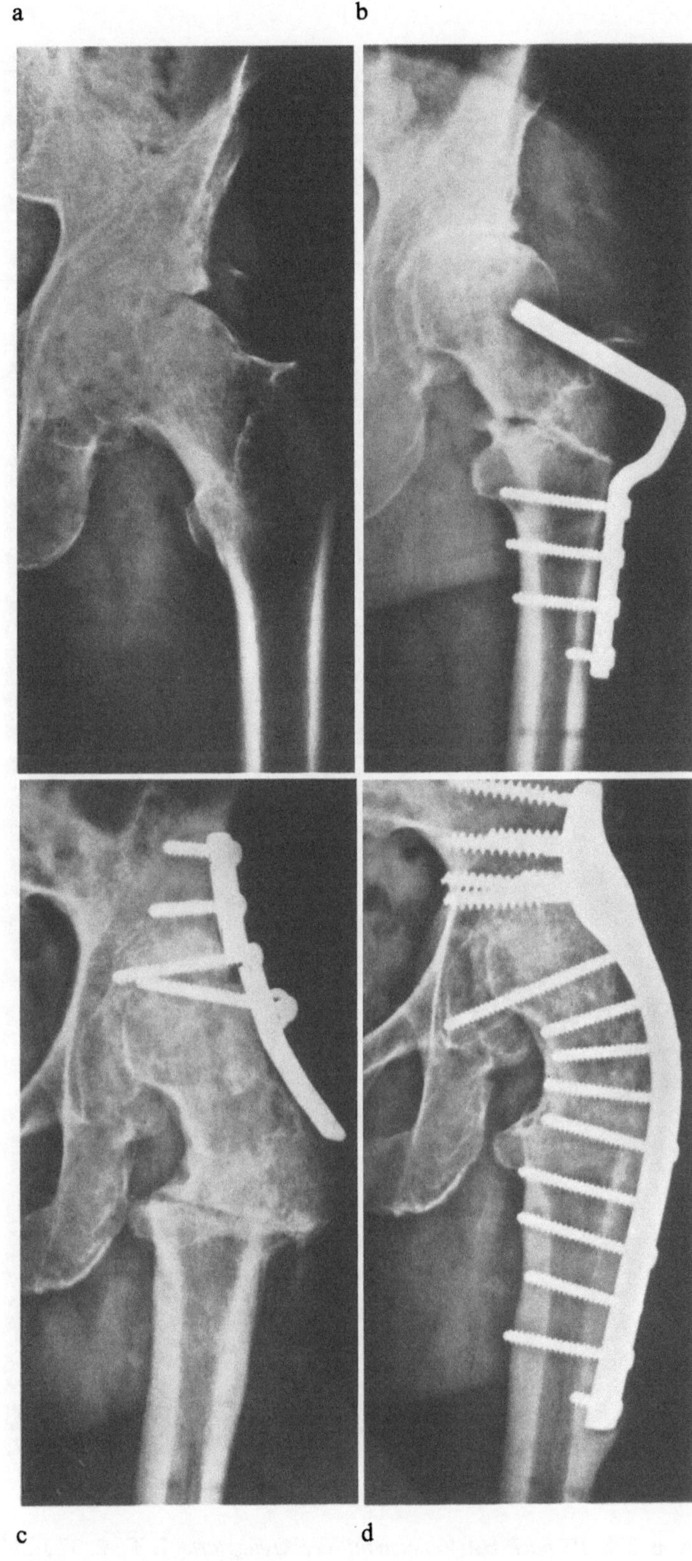

Abb. 227. *PS nach HA mit einer Abstützungsplatte.* R.L., ♀, 58 J., Nr. 124519

a) Fortgeschrittene Coxarthrose

b) Valgisations-intertrochantere Osteotomie, wobei die Platte zu hoch sitzt

c) 5 Monate nach Arthrodesenversuch wegen Coxitis nach IO: IO durchgebaut; Plattenbruch auf Höhe der PS

d) 9 Monate nach Rearthrodese mit der Kreuzplatte: PS klinisch und röntgenologisch geheilt

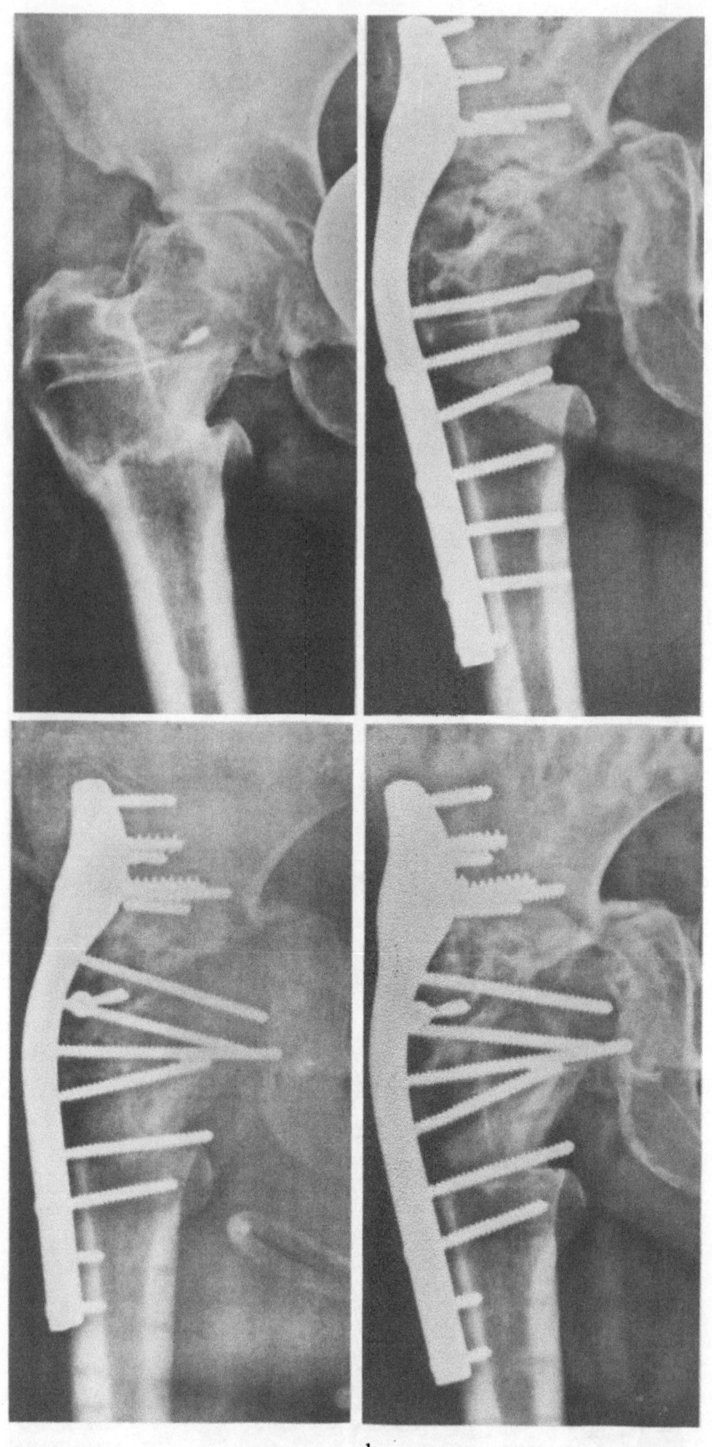

Abb. 228. *PS nach HA-Versuch mit der Kreuzplatte.* L.T., ♀, 37 J., Nr. 120237

a) 1 Jahr nach IO wegen Coxarthrose: starke Osteophytenbildung, völlige Inkongruenz

b) 4 Monate nach HA Typ IV mit Beckenosteotomie: Schraubenbruch, Aufhellungszone im Bereiche der Osteotomie, klinisch sichere PS

c) Rearthrodese am Operationstag. Ein großer aus der Crista iliaca ventralis gewonnener Span wurde ventral angelegt (den Osteotomiespalt überbrückend) und verschraubt

d) 3 Monate später: guter ossärer Durchbau. Pat. belastet voll ohne Beschwerden

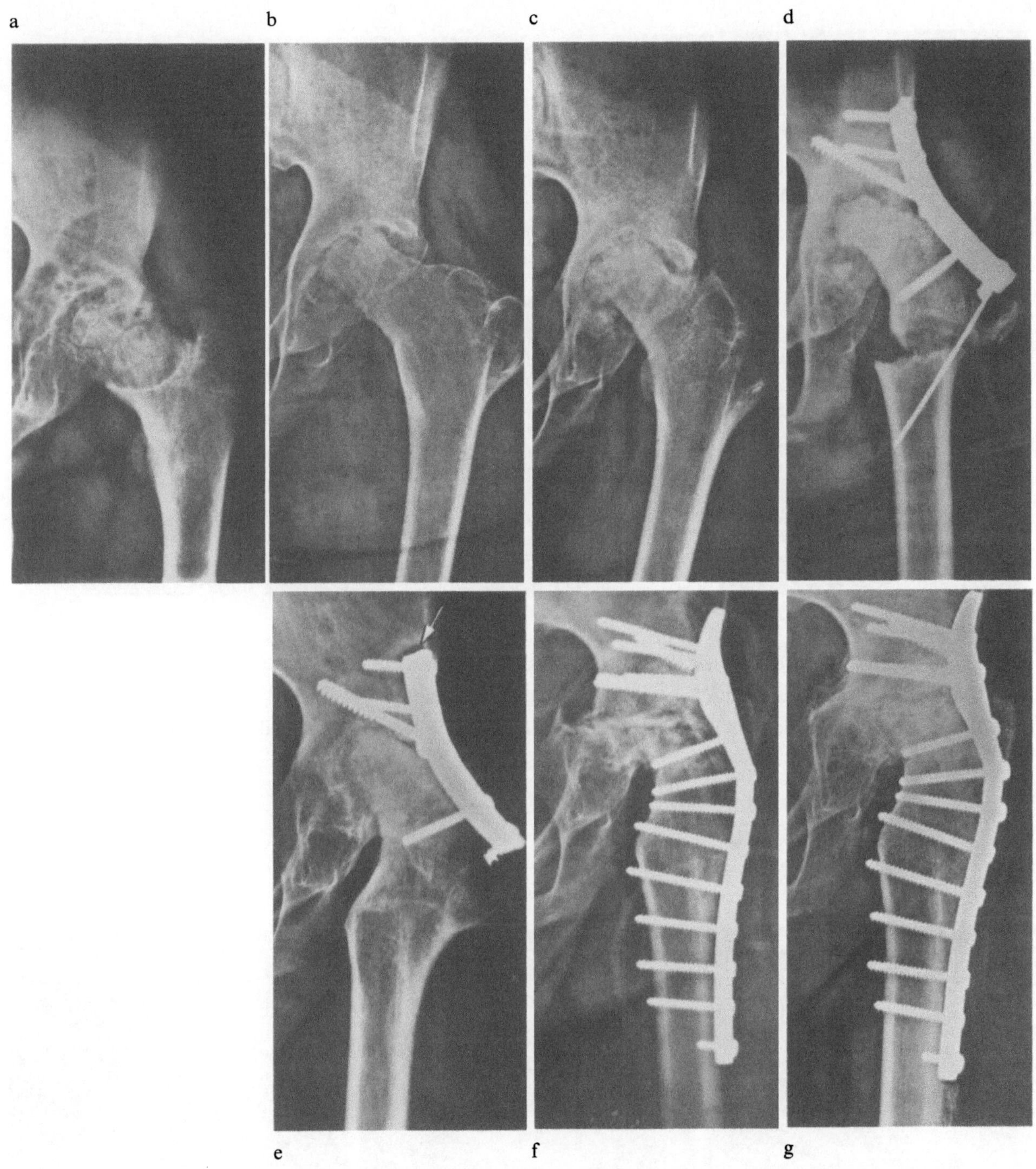

Abb. 229. *PS nach HA Typ II.* S.R., ♀, 18 J., Nr. 70856

a) 2 Jahre nach traumatischer Hüftluxation: KN

b) 7 Monate nach Einlegen einer Silastikmembran; Beinverkürzung 3,5 cm

c) 14 Monate später: schmerzhafte, fast vollständige Ankylose; Beinverkürzung 5 cm

d) HA Typ II

e) 6 Jahre später: schmerzhafte PS; Hofbildung um Platte und Schraube als Zeichen der Lockerung

f) Die frische Rearthrodese mit Kreuzplatte und Beckenosteotomie

g) 6 Monate später: PS subjektiv und objektiv geheilt

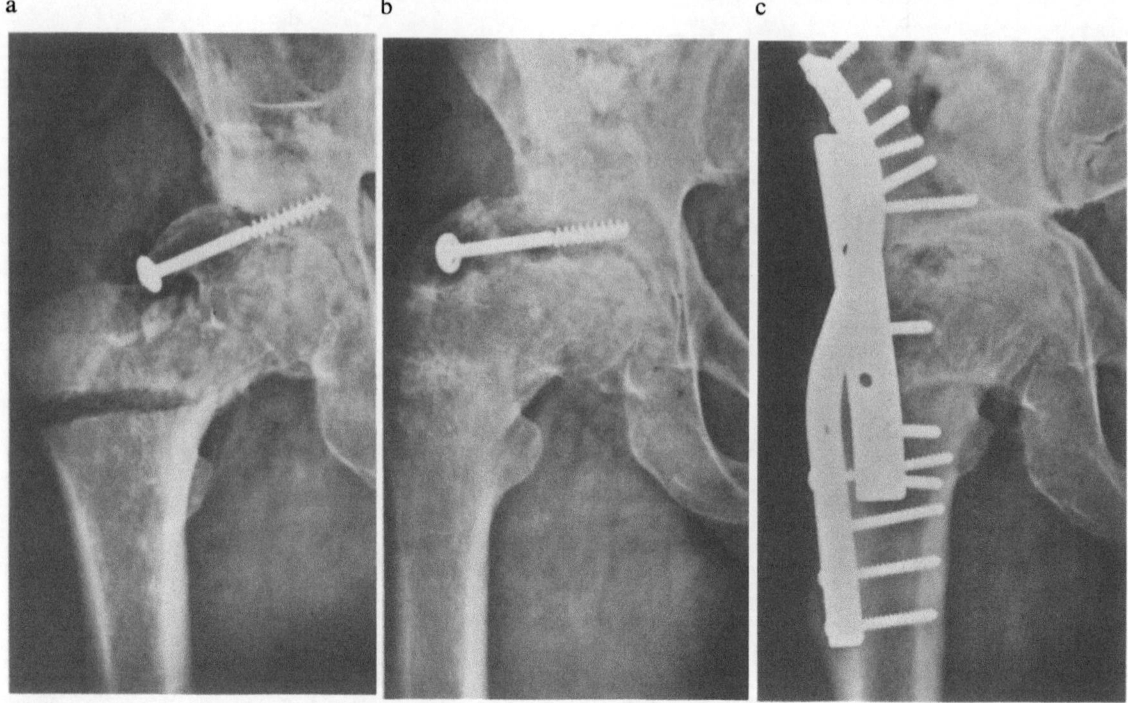

Abb. 230. *PS nach HA Typ I.* M.J., ♂, 51 J., Nr. 84908

a) HA Typ I wegen Coxarthrose mit fast völliger Versteifung

b) 10 Monate später: IO durchgebaut; Schraubenlockerung; schmerzhafte PS

c) 16 Monate nach Rearthrodese mit Doppelplatte: PS geheilt. Pat. arbeitet wieder voll und beschwerdefrei als Landwirt

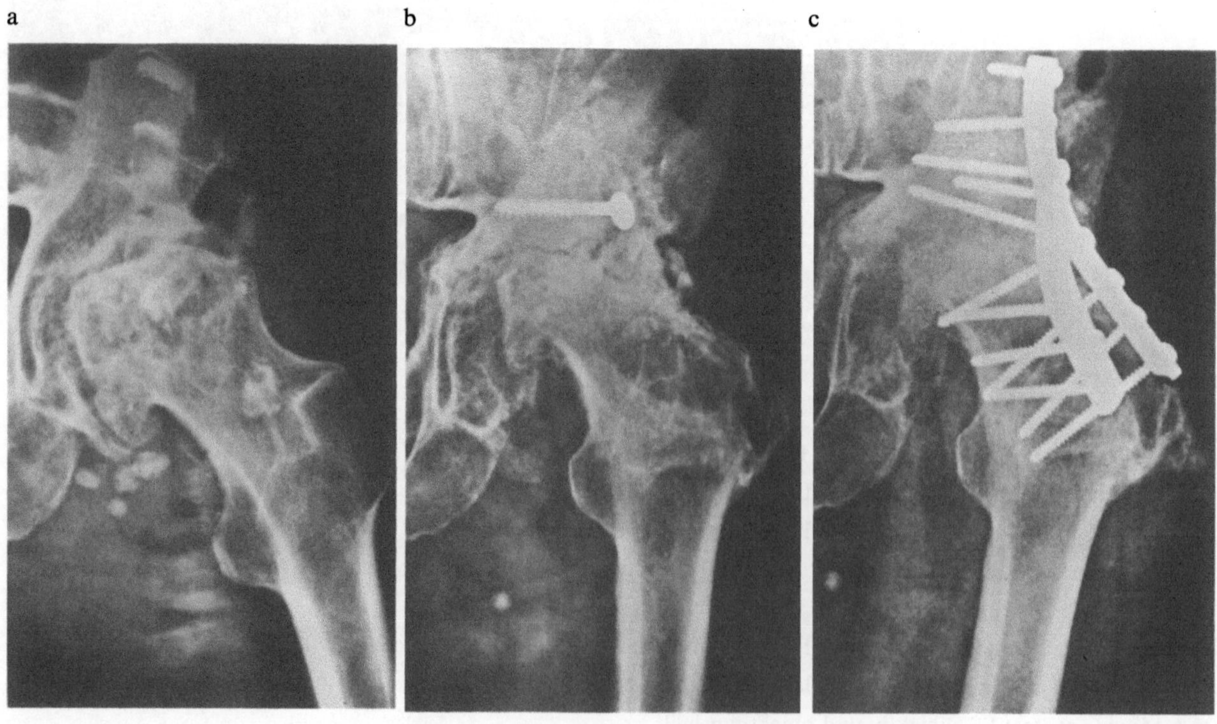

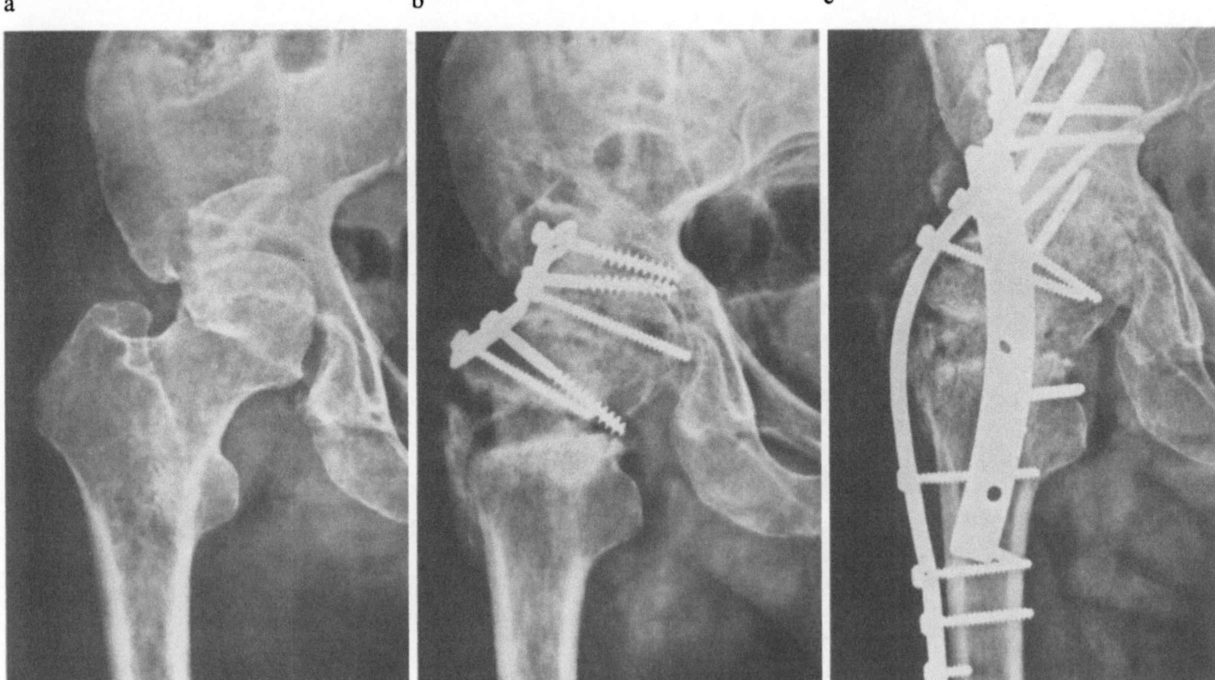

Abb. 232. *PS nach HA Typ II.* C.T., ♀, 59 J., Nr. 99118

a) Status nach 7 Monate alter traumatischer Hüftluxation rechts mit Pfannendachfraktur

b) 8 Monate nach HA Typ II: IO durchgebaut; schmerzhafte PS der HA

c) 3 Monate nach Rearthrodese mit Kreuzplatte; die konkav gebogene gerade Platte fixiert eingesetzte Spongiosaspäne. PS geheilt. Pat. beschwerdefrei

---

◁

Abb. 231. *PS nach HA Typ I.* G.R., ♂, 46 J., Nr. 91783

a) Präoperatives Bild: schwere Coxarthrose

b) 6 Monate nach HA Typ I mit Beckenosteotomie: PS

c) 5 Monate nach Doppelplattenarthrodese: PS geheilt. Pat. als Bauarbeiter voll arbeitsfähig

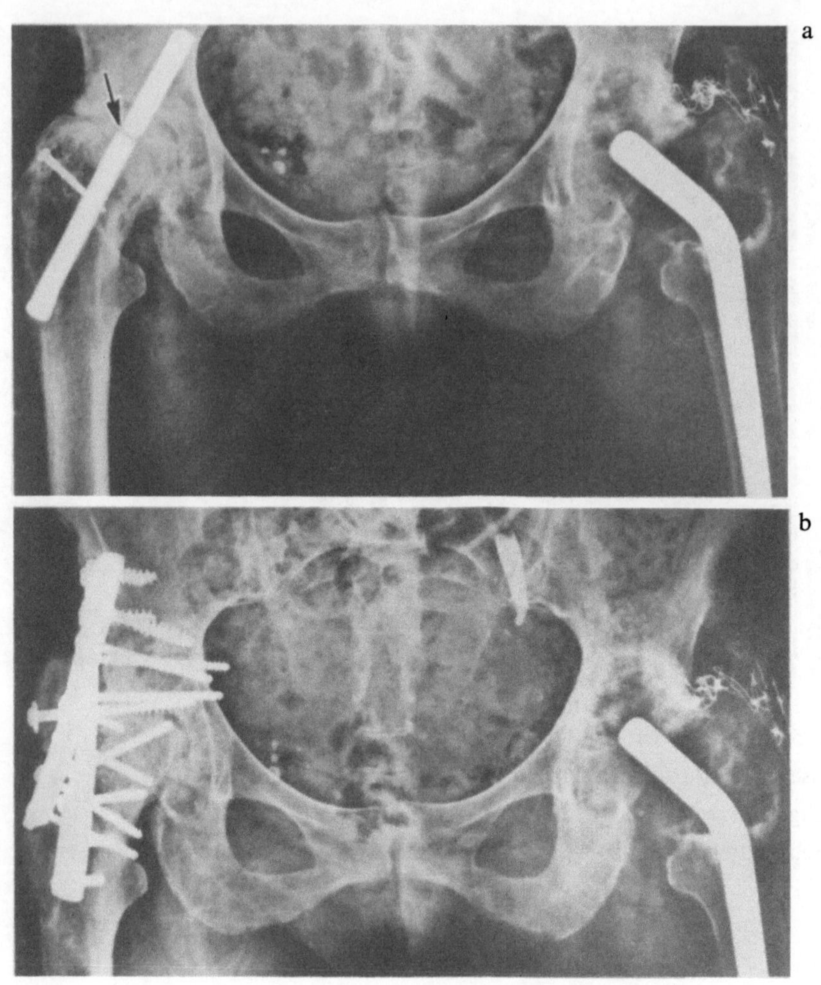

Abb. 233. *PS nach Arthrodesenversuch mit transartikulärer Nagelung.* E.M., ♀, 67 J., Nr. 75908

a) Status 3 Jahre nach Merle d'Aubigné-Plastik li Hüfte, 6 Jahre nach HA re. Nagelbruch und schmerzhafte PS

b) 6 Monate nach Doppelplattenarthrodese. PS subjektiv und objektiv geheilt

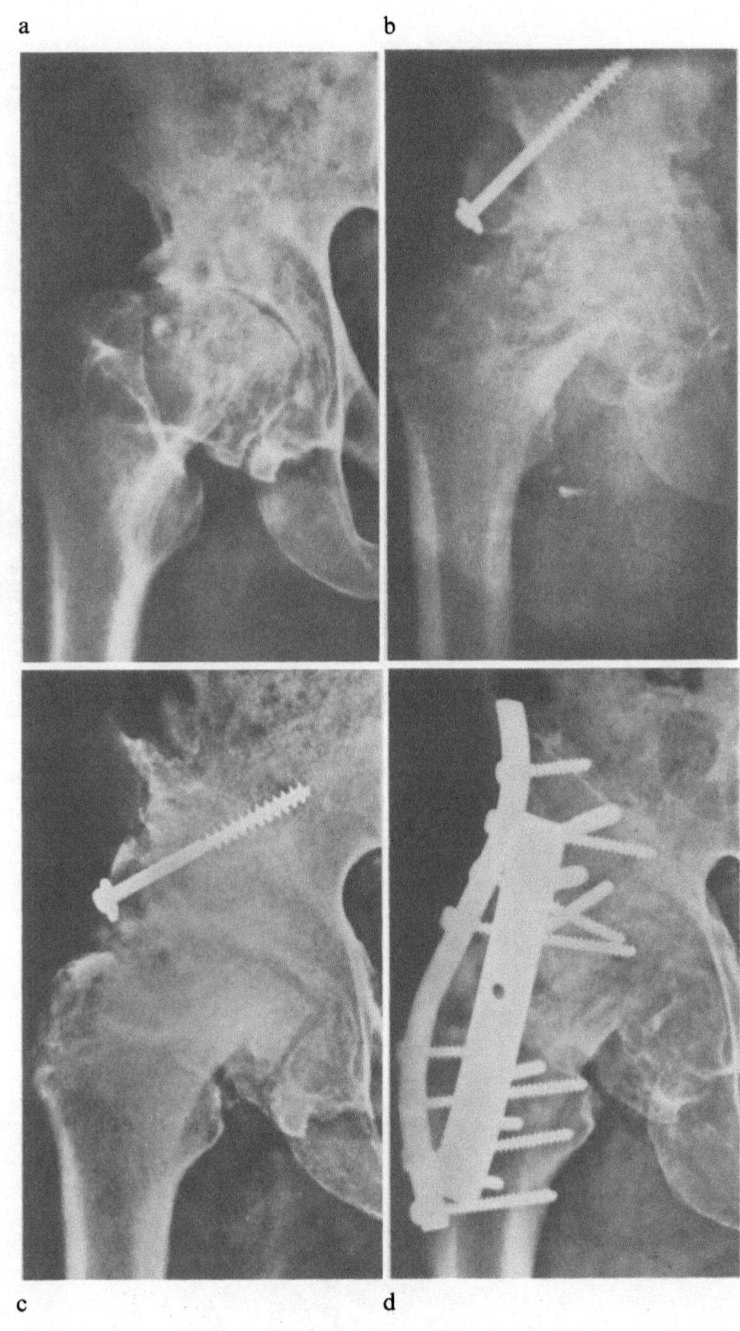

Abb. 234. *PS nach HA Typ I.* K.H., ♂, 57 J., Nr. 78471

a) Schwerste Coxarthrose

b) HA Typ I mit zu hoher IO

c) 12 Monate später: sehr schmerzhafte PS

d) 20 Monate nach Rearthrodese mit Doppelplatte: PS geheilt. Patient als Autolackierer voll arbeitsfähig, beschwerdefrei

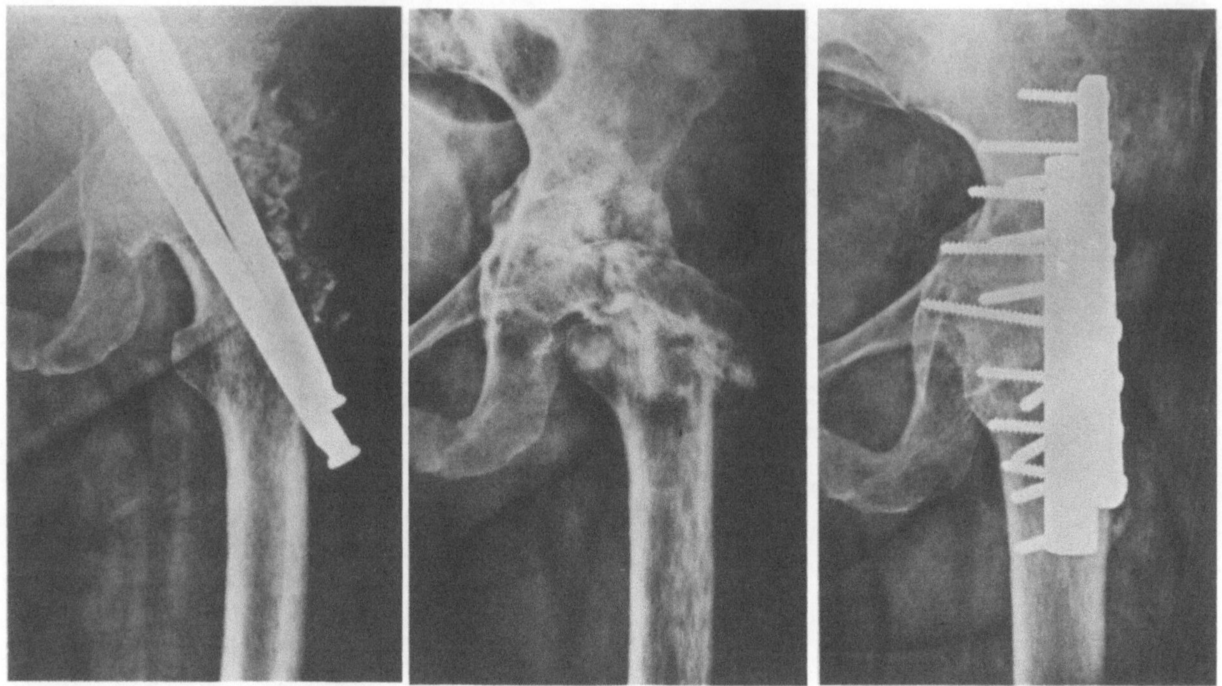

Abb. 235. *Doppelplattenarthrodese nach zweimaligem HA-Versuch.* R. B., ♀, 43 J., Nr. 5350
a) Nagelungsarthrodese wegen KN bei Status nach zentraler Hüftgelenksluxation; → PS
b) PS 5 Monate nach erneuter Anfrischungsarthrodese mit IO
c) Wissenschaftliche Kontrolle 9 Jahre nach HA mit Doppelplatte: PS geheilt in guter Stellung

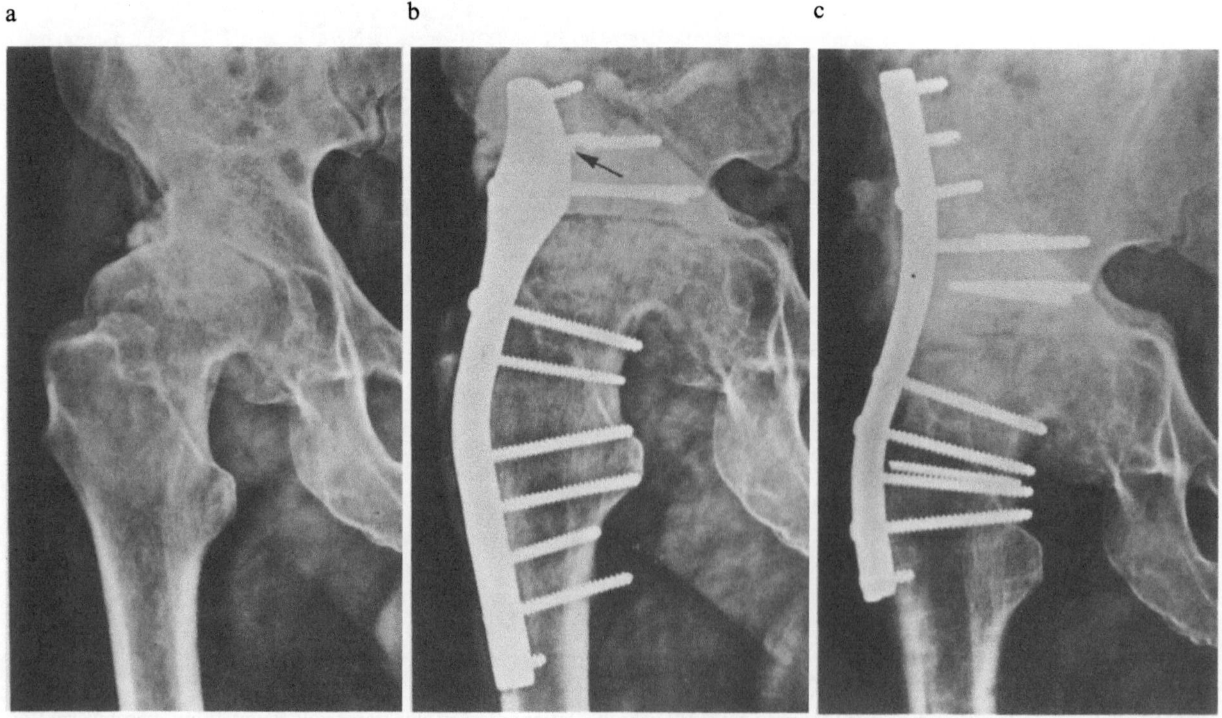

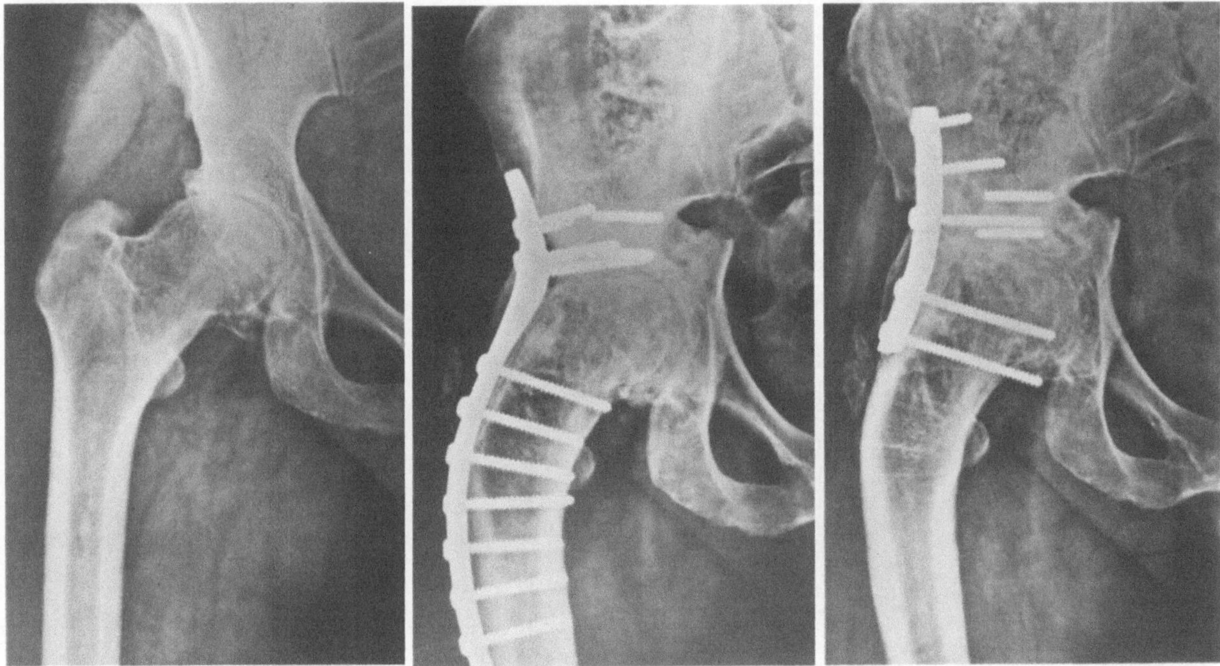

Abb. 237. *PS nach HA Typ IV.* G.M., ♀, 53 J., Nr. 98582

a) Präoperatives Bild

b) 20 Monate nach Arthrodesenversuch mit Kreuzplatte und Beckenosteotomie: klinisch und röntgenologisch eindeutige PS: Schraubenbruch

c) 15 Monate nach Rearthrodese (Spanung der Pseudarthrose mit in einer Nute eingeschlagenen, aus dem Beckenkamm gewonnen Spänen und Druckosteosynthese mit einer Platte): PS geheilt

---

◁

Abb. 236. *PS nach HA Typ IV.* C.L., ♂, 45 J., Nr. 143441

a) Coxarthrose nach alter Luxatio coxae congenita

b) 1 Jahr nach HA mit Kreuzplatte: eindeutige PS, Schraubenbruch

c) 3 Monate nach Rearthrodese Typ II: röntgenologisch, noch unvollständiger Durchbau; klinisch, HA fest in guter Stellung

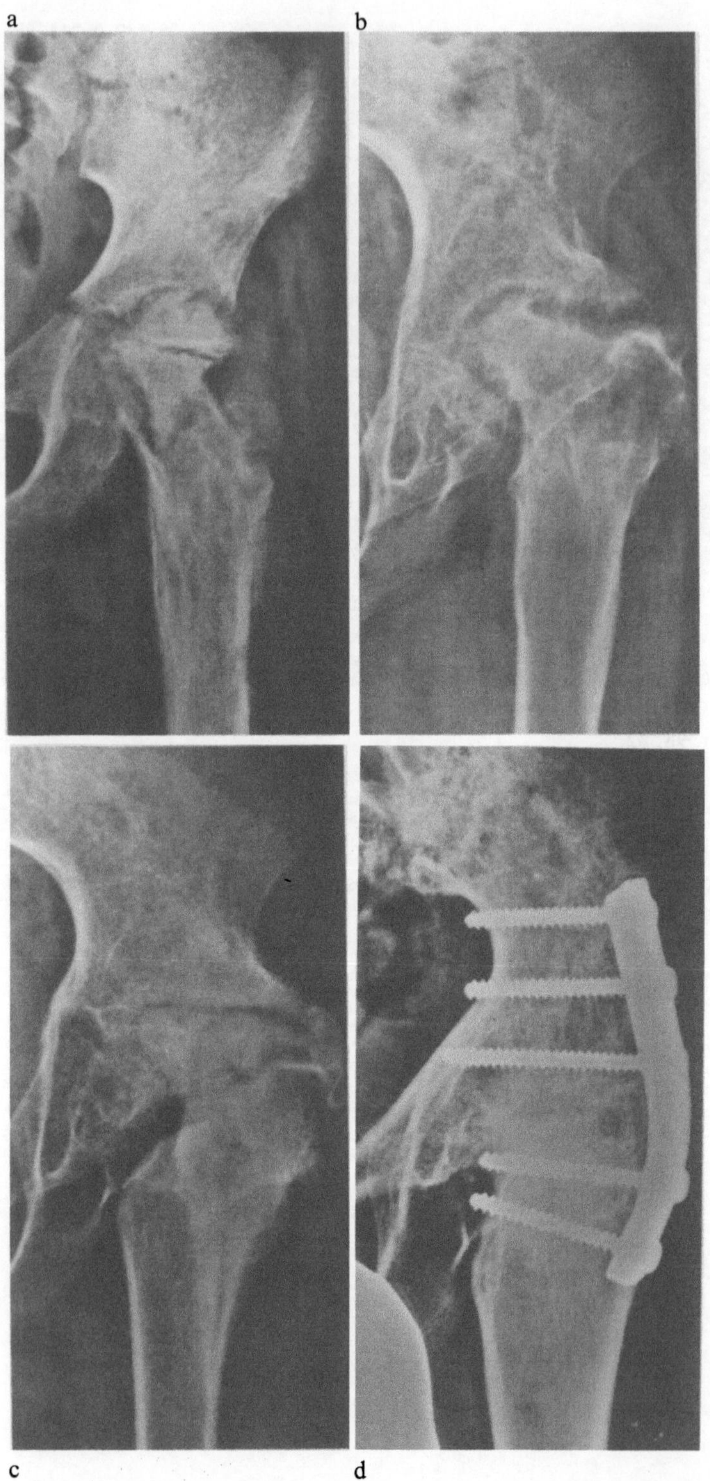

Abb. 238. *PS nach zwei Anfrischungsarthrodesenversuchen.* S.V., ♂, 16 J., Nr. 52851

a) Schwere Destruktion des Hüftgelenkes (Coxitis purulenta)

b) 4 Monate nach Abszeßausräumung und Anfrischungsarthrodese; PS

c) 4 Monate nach Rearthrodese mit Beckenosteotomie und intertrochanterer, querer Osteotomie: kein ossärer Durchbau der Beckenosteotomie

d) 6 Monate nach Rearthrodese Typ II (und Festklemmen eines Beckenkammspanes in einer ventral vorbereiteten Rinne): PS subjektiv und objektiv geheilt

a b c

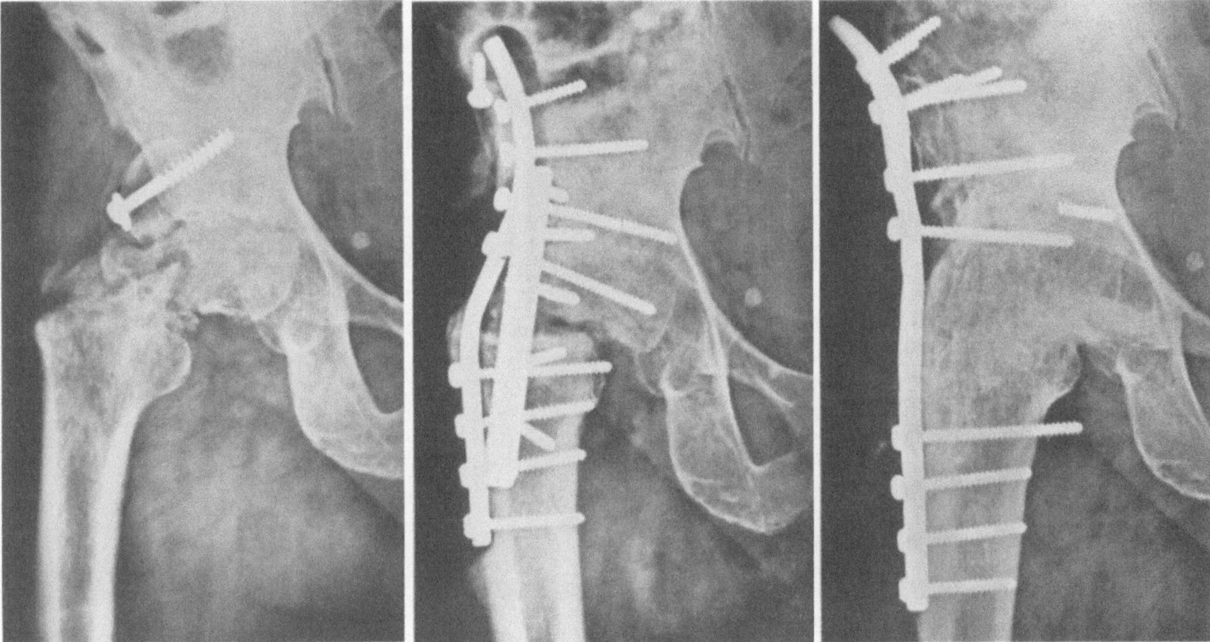

Abb. 239. *PS der IO nach HA*. W.A., ♀, 48 J., Nr. 97064

a) 3 Monate nach HA Typ I, wegen Coxarthrose: PS sowohl der HA wie auch der IO

b) 8 Monate nach Rearthrodese mit Doppelplatte: HA durchgebaut, PS der IO, Metallockerung, Schraubenbruch

c) 5 Jahre nach erneuter Rearthrodese mit Kreuzplatte und Spanplastik: PS geheilt, in guter Stellung

a b c

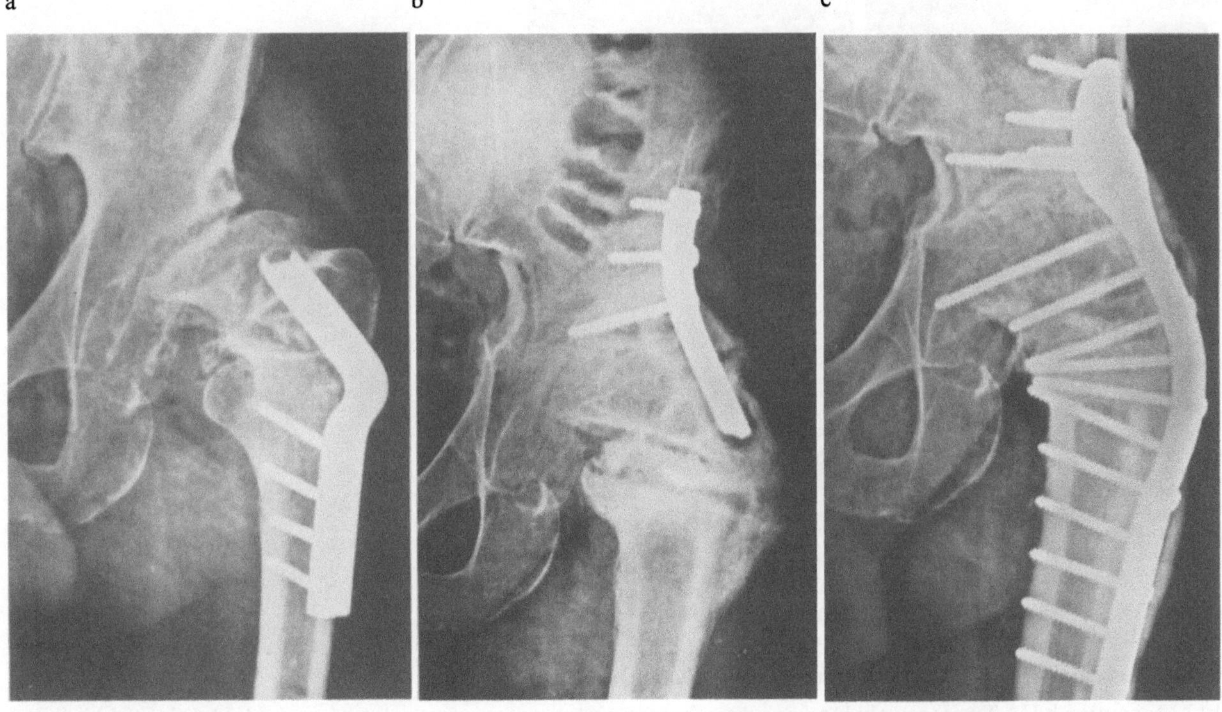

Abb. 240. *PS der IO bei atypischer HA*. W.W., ♂, 52 J., Nr. 110275

a) Status nach Infektionsarthritis nach IO wegen Coxarthrose nach Morbus Perthes

b) 7 Monate nach HA-Versuch: fast vollständiger Durchbau der HA; Pseudarthrose der IO

c) Kontrolle 4 Jahre nach Druckosteosynthese mit einer Kreuzplatte: PS geheilt. Beinverkürzung 3,5 cm. Pat. beschwerdefrei, arbeitet voll als Bauführer

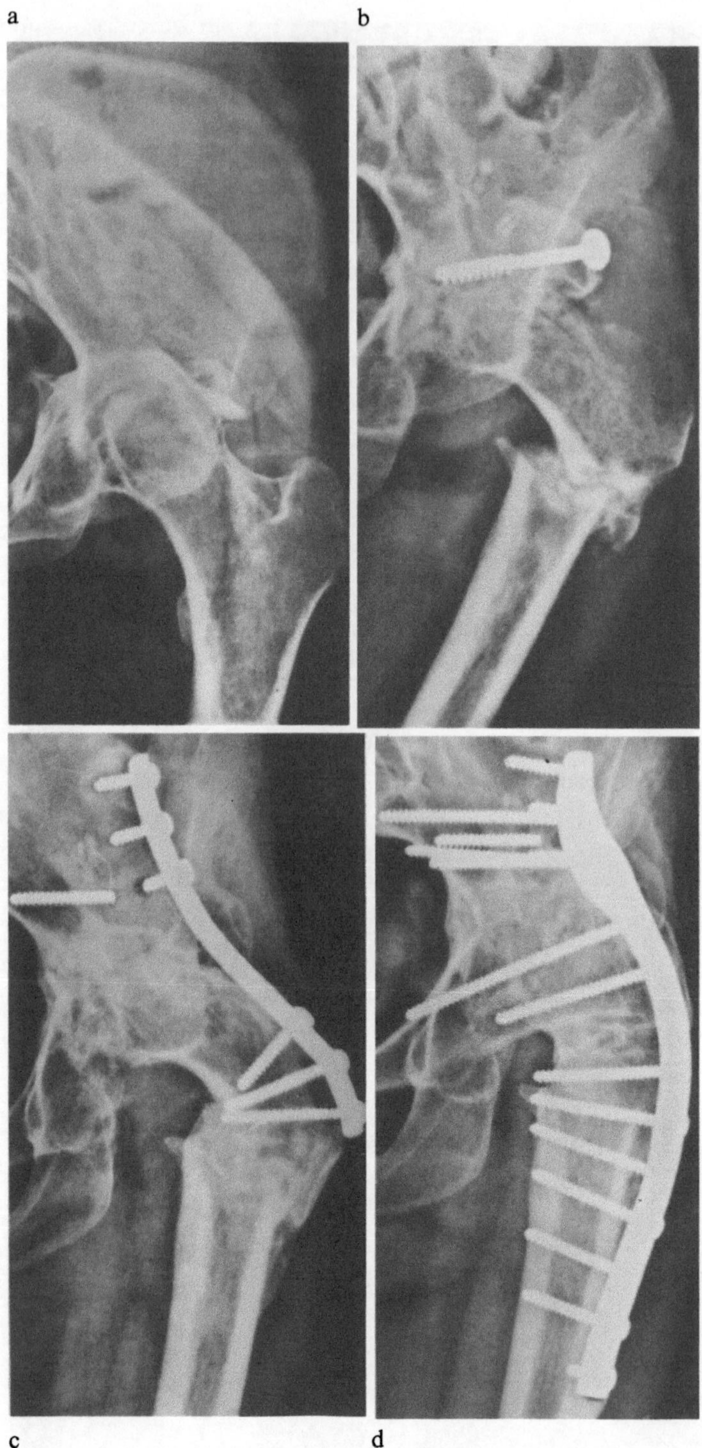

Abb. 241. *PS der HA und der IO.* D.M., ♀, 22 J., Nr. 115634

a) Posttraumatische Coxarthrose (3 Jahre nach Hüftpfannenfraktur)

b) 3 Monate nach HA Typ I: sowohl HA wie subtrochantere Osteotomie sind pseudarthrotisch; Adduktionsfehlstellung, Varisation des proximalen Femuranteiles

c) 10 Monate nach Rearthrodese Typ II mit ausgiebiger Dekortikation und Einlegen von Spongiosaspänen auf Höhe der subtrochanteren Osteotomie: diese ist geheilt; hingegen immer noch PS der HA, Metallockerung und Schraubenbruch

d) 13 Monate nach Rearthrodese mit Kreuzplatte wegen PS und Adduktionsfehlstellung: PS geheilt, HA in guter Stellung. Pat. beschwerdefrei, voll arbeitsfähig

a b c

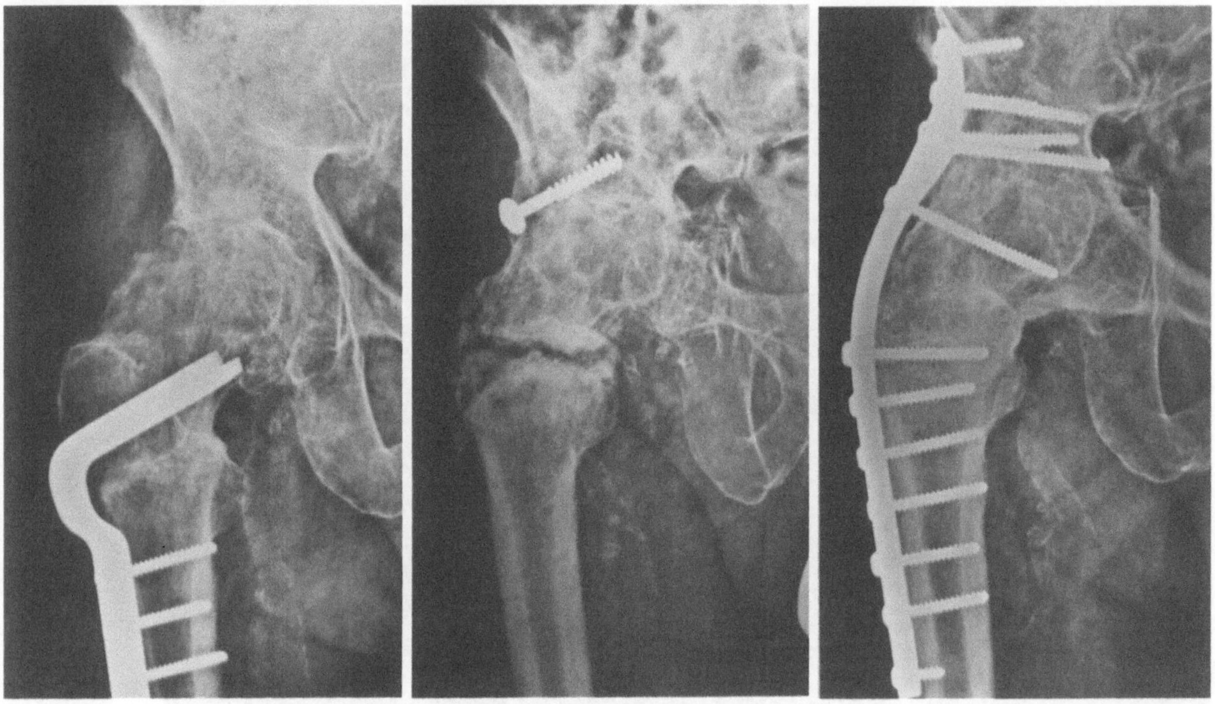

Abb. 242. *PS der IO bei HA Typ I.* E.A., ♂, 65 J., Nr. 76176

a) 9 Monate nach IO wegen Coxarthrose. Schmerzhafte, fast ankylotische Hüfte

b) 9 Monate nach HA Typ I: PS der IO

c) Kontrolle 7 Jahre nach Druckosteosynthese mit Kreuzplatte: PS geheilt, Pat. arbeitet voll als Bäcker

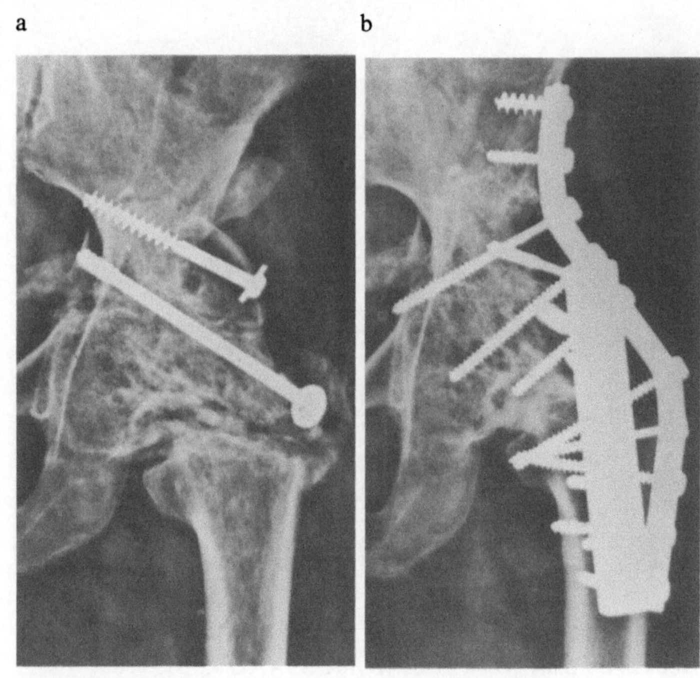

Abb. 243. *PS der IO bei HA Typ I.* B.V., ♀, 39 J., Nr. 70824

a) 9 Monate nach HA wegen schwerer Coxarthrose nach Coxitis und Osteomyelitis: Beckenosteotomie durchgebaut, PS der IO

b) 12 Monate nach Druckosteosynthese mit Doppelplatte: PS geheilt

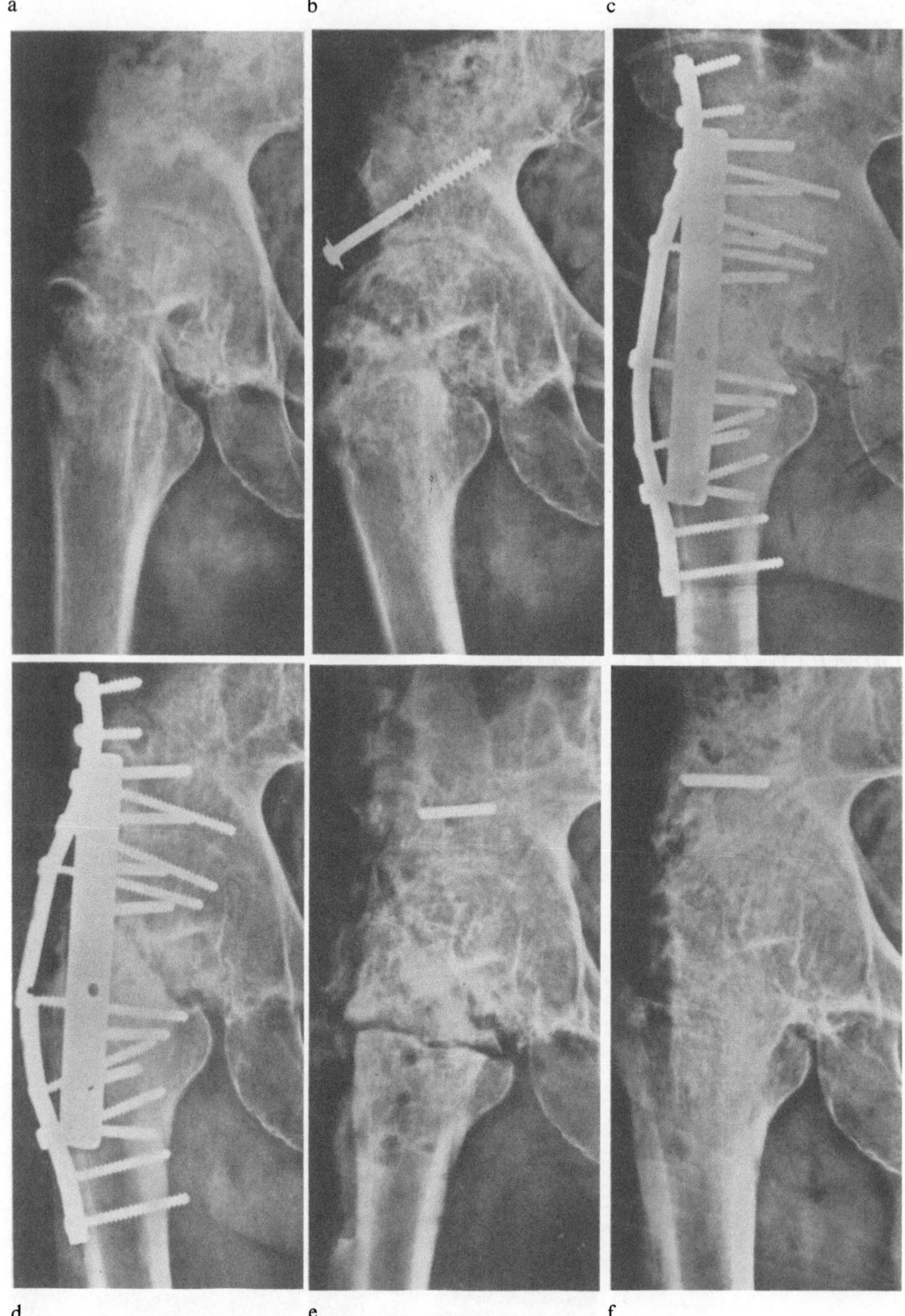

Abb. 244. *PS der IO bei HA Typ I.* K.S., ♂, 59 J., Nr. 71859

a) Schwere Coxarthrose mit fast vollständiger Ankylose in Außenrotationsfehlstellung

b) 10 Monate nach HA Typ I: PS der IO und Adduktionsfehlstellung

c) Druckosteosynthese mit zwei Platten

d) 13 Monate später immer noch schmerzhafte PS, Plattenbruch

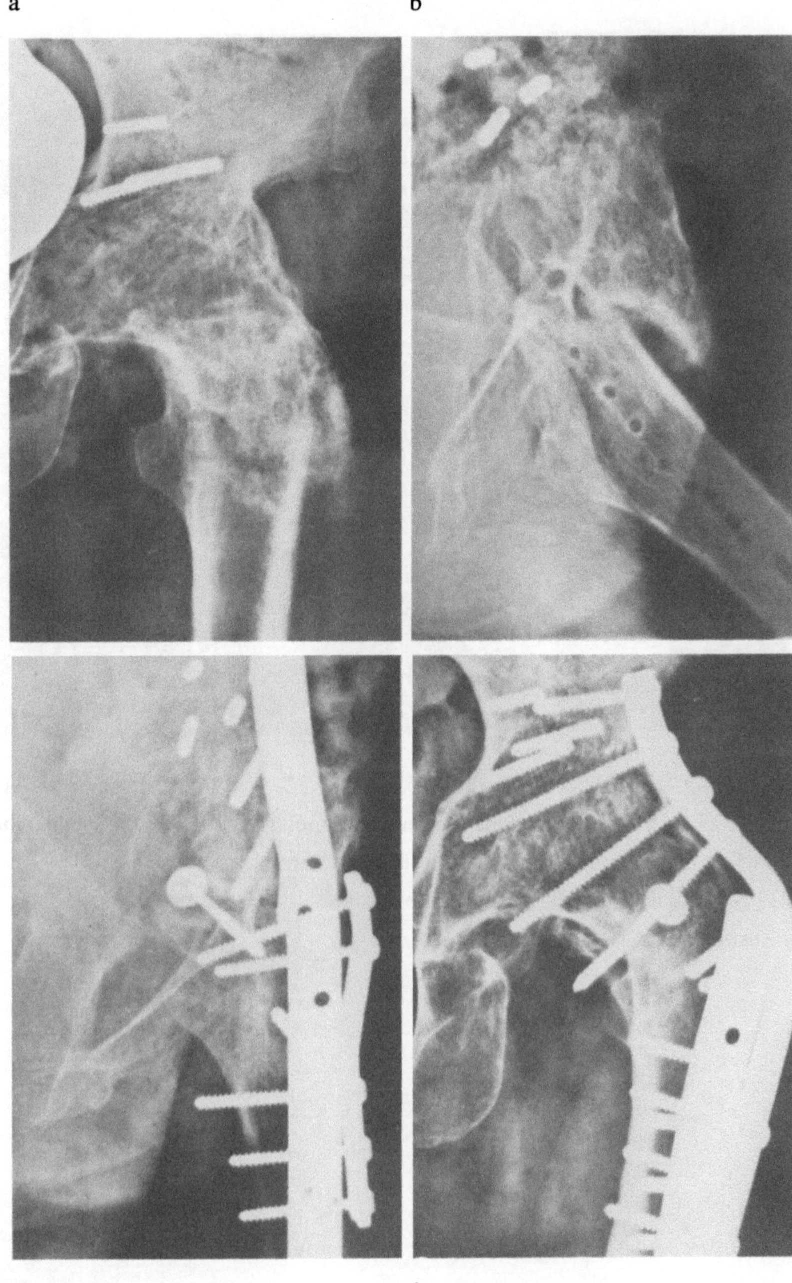

Abb. 245. *PS der IO nach HA Typ IV.* D.H., ♀, 45 J., Nr. 141850

a und b) 9 Monate nach Kreuzplattenentfernung: PS der IO

c) 1 Monat danach: Druckosteosynthese mit zwei Platten

d) Ein Jahr später: PS geheilt. Volle, schmerzlose Belastung

◁

e) Metallentfernung, Dekortikation, Spongiosaplastik. 3 Monate Beckenbeingips. Gehen mit Stöcken unter Teilbelastung während $1^1/_2$ Jahre

f) Kontrolle 6 Jahre später: PS geheilt, HA in guter Stellung fest. Beinverkürzung 4 cm, ausgeglichen am Schuh. Patient arbeitet wieder voll als Landwirt

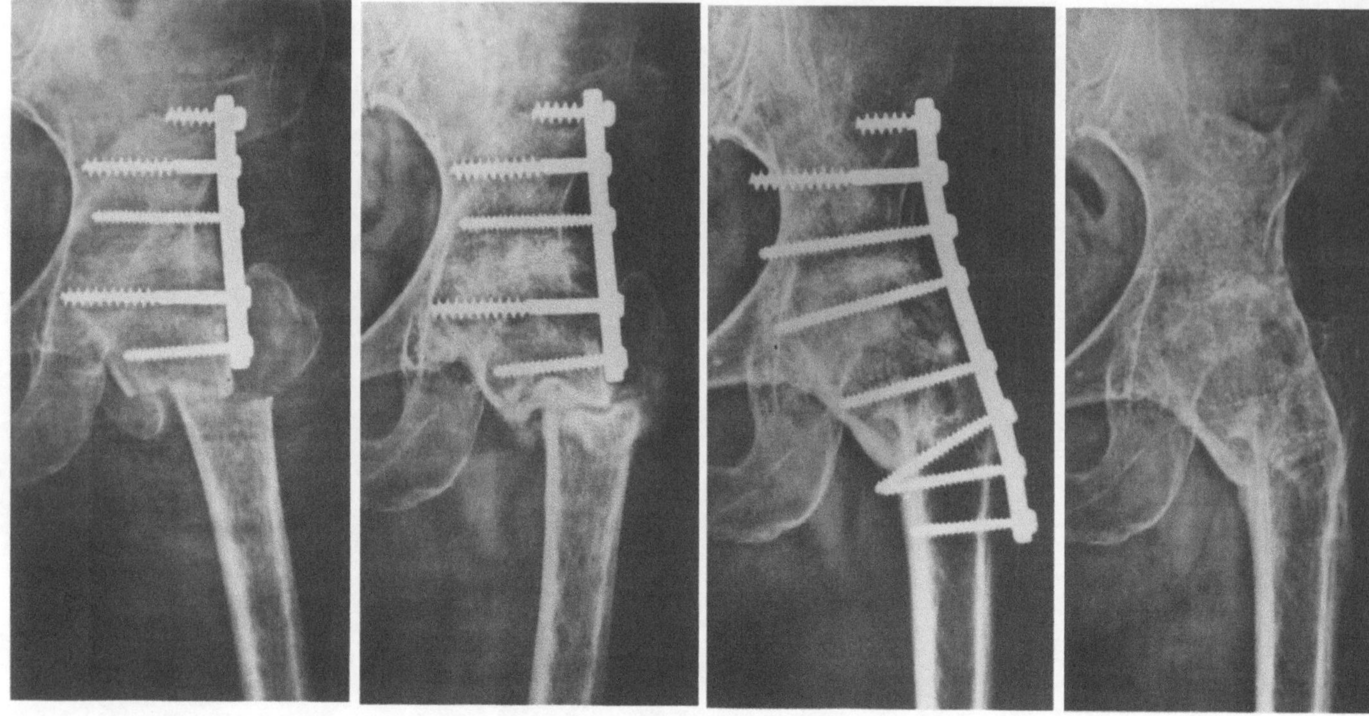

Abb. 246. *PS der subtrochanteren Osteotomie bei HA Typ II.* M.H., ♀, 52 J., Nr. 90409

a) 10 Tage nach HA Typ II ohne Beckenosteotomie wegen KN nach Schenkelhalsnagelung

b) 4 Monate später: HA fest, PS der subtrochanteren Osteotomie

c) 13 Monate nach Druckosteosynthese mit einer Platte: PS geheilt

d) Zustand nach Metallentfernung

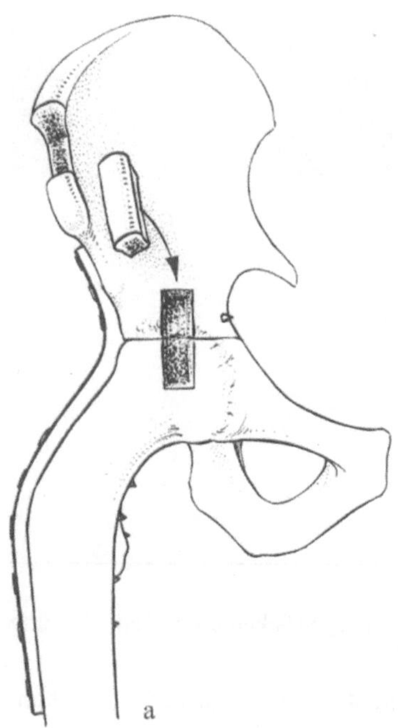

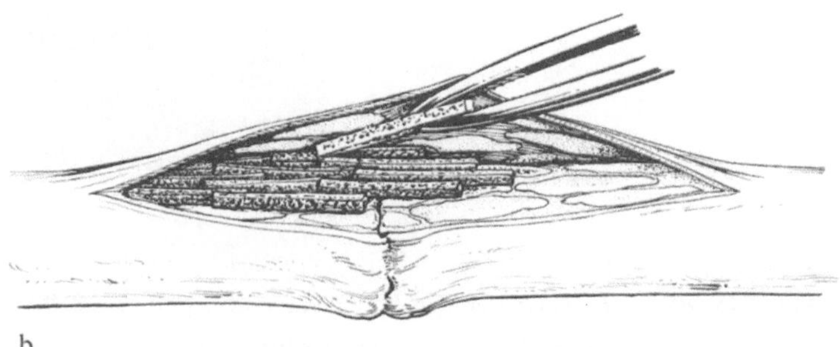

Abb. 247. *Spanplastik zur Förderung der knöchernen Abheilung bei PS*

a) Die PS wird mit einer „Brückenplatte" stabilisiert. 1 bis 2 druckfeste kortikospongiöse Blöcke (Spanentnahme am Beckenkamm ventral), werden in einer die PS überquerenden Nute verklemmt

b) Bildung mit ausgiebiger Dekortikation einer knöchern ausgekleideten Tasche, die mit autologer Spongiosa aufgefüllt wird

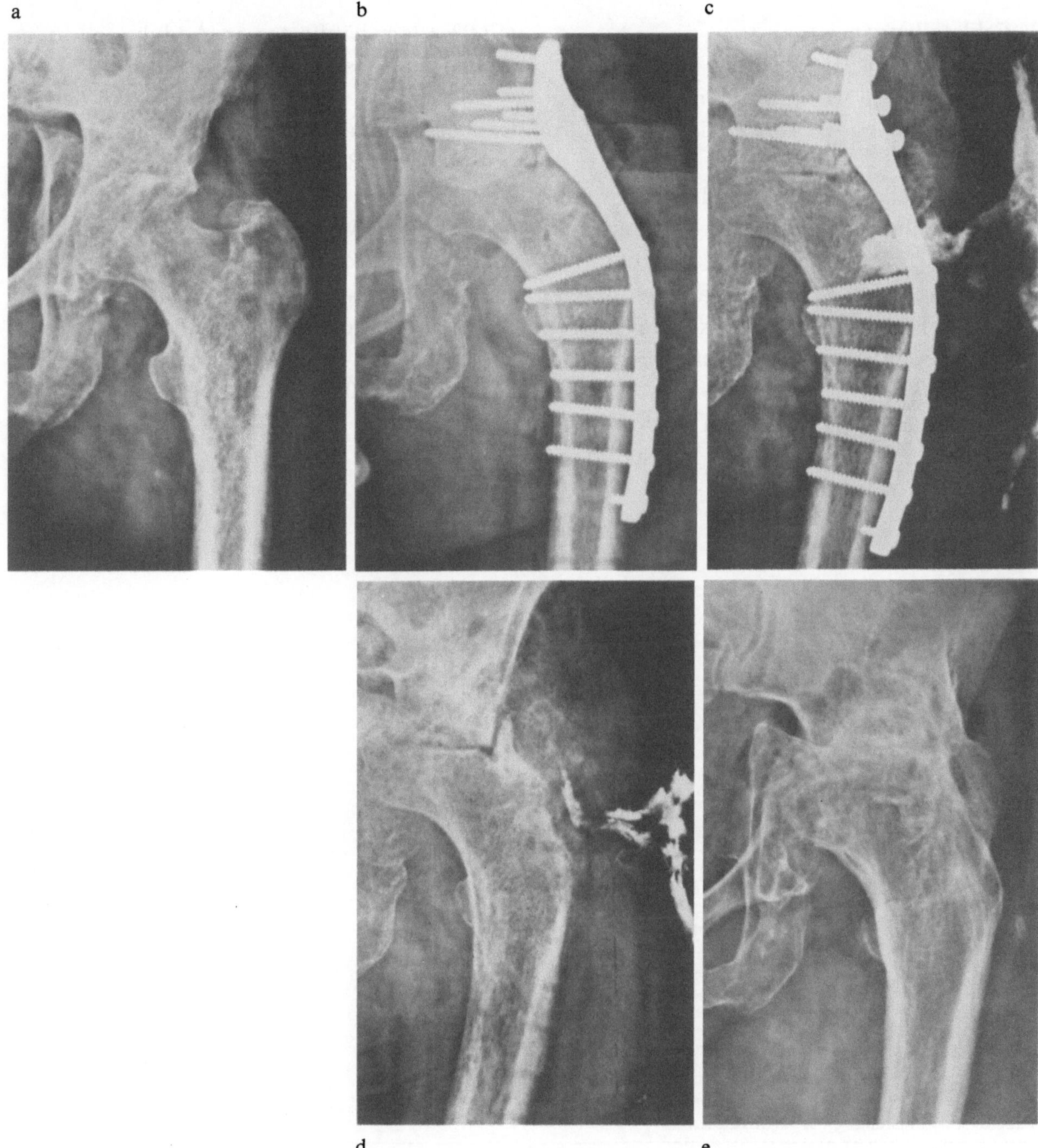

Abb. 248. *Rearthrodese bei infizierter PS nach HA Typ IV.* K. B., ♀, 55 J., Nr. 109822

a) 7 Monate nach zentraler Hüftgelenksluxationsfraktur

b) Die frische Kreuzplattenarthrodese mit Beckenosteotomie

c) Postoperativer Infekt, Fistelfüllung: Infektion bis auf die Platte, Metallockerung

d) Erneute Fistelfüllung 3 Monate nach Metallentfernung, Débridement und Drainage: die Fistel geht noch bis in den Bereich des Trochanter major. Beginnender, ossärer Durchbau des medialen Anteils der Osteotomie

e) Ergebnis 2 Jahre später: PS geheilt, ideale Stellung. Pat. beschwerdefrei und voll arbeitsfähig

3. Fehlstellungen

Insgesamt haben wir in unserem Krankengut eine Fehlstellung in 13,8% der Fälle (Tabelle 35).

Aus der Tabelle ist ersichtlich, daß die Adduktionsfehlstellung die häufigste Abweichung der Norm ist (7,7%); es folgt die Außenrotationsfehlstellung (3,4%). Innenrotations- (1,5%) und Abduktions- (1,0%) Fehlstellungen sind selten, aber in ihrer Auswirkung schwerwiegend.

Prozentual haben wir beim Typ IV (Kreuzplattenarthrodese) am meisten Fehlstellungen (17,0%), am häufigsten in Adduktions- oder Außenrotationsfehlstellung.

Dieser hohe Prozentsatz zeigt, daß der intraoperativen korrekten Einstellung der Position zu wenig Beachtung geschenkt wird.

Bei unseren 80 Patienten mit Fehlstellung der HA haben wir in 21 Fällen eine Korrekturosteotomie durchführen müssen. Bei den anderen 59 Fällen waren die Patienten durch die Fehlstellung nicht wesentlich gestört und mit dem Resultat der HA doch zufrieden (Abb. 249–250).

Tabelle 35. Fehlstellung bei Arthrodesen

Arthrodesentyp (Anzahl Fälle)		Adduktion	Abduktion	Außenrotation	Innenrotation	Total	Prozent
Anfrischung	(32)	—	4	—	1	5	15,6
Nagelung	(2)	—	—	—	—	—	—
Nach CHARNLEY	(2)	—	—	—	—	—	—
Typ I	(156)	10	—	5	1	16	10,2
Typ II	(20)	3	—	—	—	3	15,0
Typ III	(108)	8	—	—	3	11	10,2
Typ IV	(258)	23	2	15	4	44	17,0
Atypisch	(5)	1	—	—	—	1	20,0
Total	(583)	45	6	20	9	80	
Prozent	(100)	7,7	1,0	3,4	1,5	13,8	

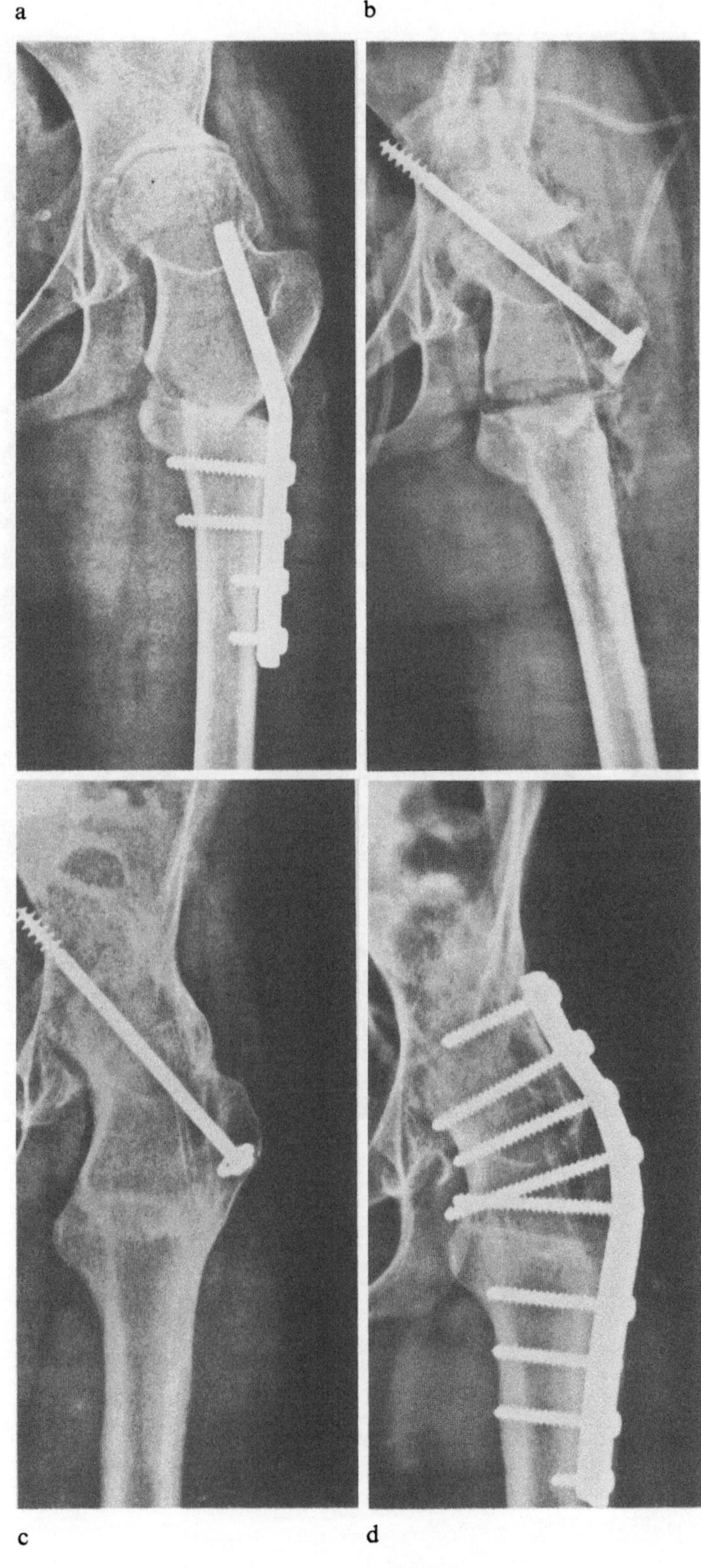

Abb. 249. *Korrekturosteotomie wegen Flexionsfehlstellung nach HA*. B.D., ♂, 15 J., Nr. 94606

a) 6 Monate nach Valgisations-IO bei coxitis rheumatica (St.n. lux. coxae cong. bds.). Schmerzhafte Teilankylose

b) Frische HA

c) 2 Jahre später; HA fest in Flexionsfehlstellung von 35°, sonst ideal

d) 14 Monate nach Streckosteotomie (20° deflektiert): HA jetzt in idealer Stellung; Beinverkürzung 1 cm. Patientin arbeitet voll als Telefonistin, ist beschwerdefrei

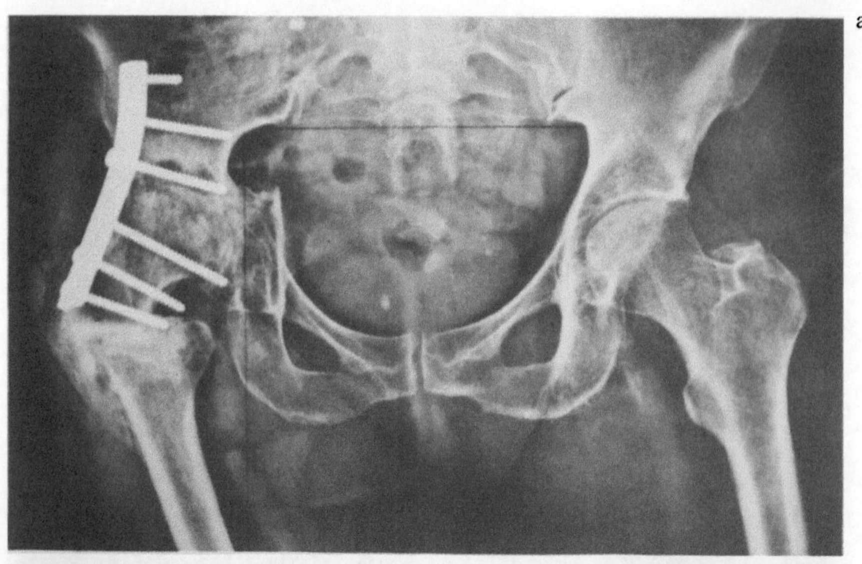

a

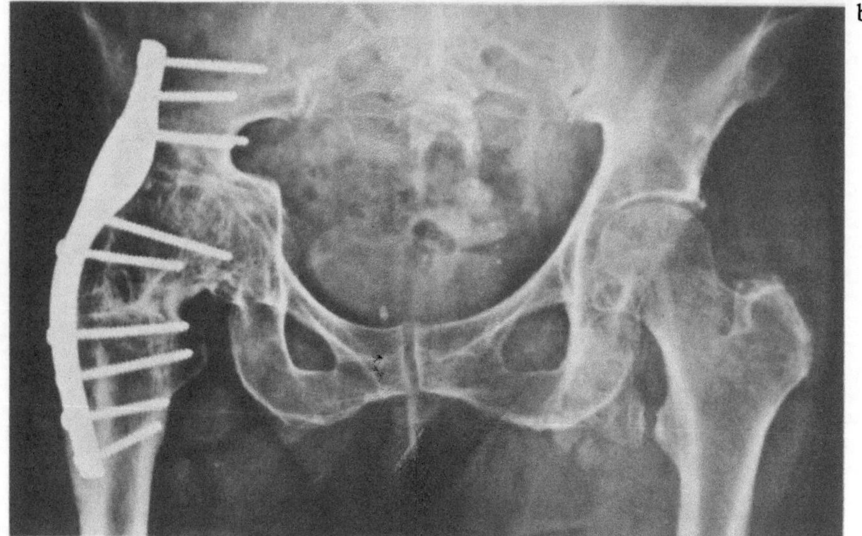

b

Abb. 250. *Adduktionsfehlstellung nach HA*. E.A., ♀, 56 J., Nr. 93970

a) 6 Monate nach HA Typ II mit Beckenosteotomie: starke Adduktionsfehlstellung (18°), Beinverkürzung *8 cm*

b) Ergebnis 5 Jahre nach intertrochanterer Korrekturosteotomie und Fixation mit einer Kreuzplatte: HA in idealer Stellung fest, Beinverkürzung *1 cm*. Arbeitet voll als Krankenschwester

4. Infektionen

Postoperative Infektionen haben wir bei unseren HA in 24 Fällen gehabt (4,1%).

4.1. Hämatom als potentielle Infektion

Auffallend ist der direkte Zusammenhang von Infektion und Hämatom (Tabelle 17).

Von 29 Hämatomen (nur 6 wurden sofort ausgeräumt) haben sich 11 infiziert. Daraus haben wir folgende Lehren gezogen:

- Intraoperativ muß auf eine sorgfältige Blutstillung geachtet werden.
- Die Operationswunde muß in allen Schichten mit Redondrains gut drainiert werden.
- Beim Auftreten eines Hämatoms muß sofortige Revision der ganzen Wunde mit Ausräumung des Hämatoms durchgeführt werden.

4.2. Frische postoperative Infektion

Bei frischer, postoperativer Infektion wird ebenfalls sofortige Revision mit radikalem Débridement durchgeführt: das Osteosynthesematerial wird belassen; eine Saug- und Spüldrainage (Abb. 251) wird angelegt. Dazu gezielte Antibiotikatherapie sowohl parenteral als auch lokal mit der Spülflüssigkeit.

Als Spülflüssigkeit verwenden wir Ringerlösung. Gute Erfahrung haben wir mit folgender Spüllösung gemacht:

Ringerlösung	1600 cm³	pro Tag
Alevaire (Winthrop Laboratories) (wäßrige Lösung von 0,125% eines nicht-toxischen Detergens Superinone, 2% Natrium-Bicarbonat, 5% Glycerin	400 cm³	
oder Ringerlösung (ohne Alevaire)	2000 cm³	

Jedem Liter werden je nach Antibiogramm zugefügt:

- Keflin 2 g
  oder
- Lincomycin 600 mg
  oder
- Penicillin G 5 Mio E in Kombination mit Alevaire, das die Penicillinase hemmt,
  oder
- Polybactrin Soluble UG 1–2 Amp.
  (1 Amp. enthält:

Polymyxin B Sulfat:	15000 IE
Bacitracin	2500 IE
Neomycinsulfat	4000 IE)

Die Wunde wird immer mit durchgreifenden Matratzennähten und die Haut dicht mit Donatinähten verschlossen.

Mit diesem Vorgehen wird die Infektion meistens vollständig saniert, oder die frische Infektion wird zur blanden Infektion mit eventueller Restfistel (Abb. 252).

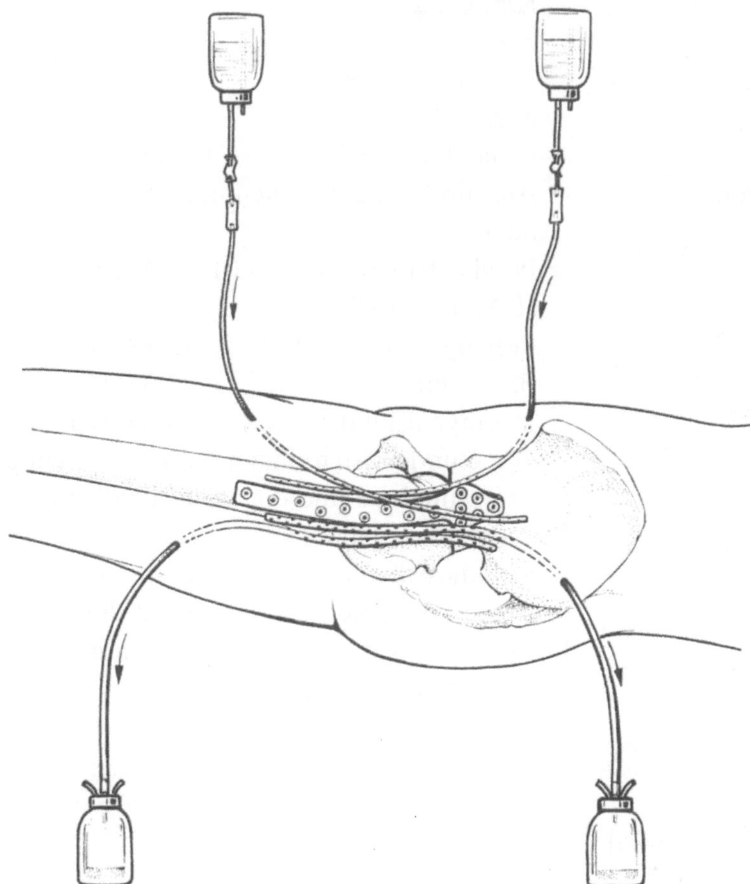

Abb. 251. *Technik der Spüldrainage bei infizierter Kreuzplattenarthrodese.* Durch die zuführenden dünnen Drains kommt die Spülflüssigkeit an den Ort der erwünschten Wirkung, besonders entlang des Metalles. Die Saugdrainage nach Redon erfolgt durch mindestens zwei dicke abführende Drains

4.3. Blande Infektion

In diesen Fällen wird die knöcherne Abheilung der HA abgewartet. Ist diese erfolgt, so werden Metallentfernung, Débridement, Fistelexzision und Saugdrainage vorgenommen.

Bei nicht abgeheilter Infektion und Zeichen einer Metallockerung wird wie bei der infizierten PS vorgegangen (Abb. 253–255).

Abb. 252. *Postoperative Infektion nach Kreuzplattenarthrodese.* F.W., ♂, 34 J., Nr. 135798 ▷

a) 6 Monate nach IO wegen äußerst schmerzhafter Coxarthrose bei Status nach Morbus Perthes; Beschwerden unverändert

b) Die frische Kreuzplattenarthrodese mit Beckenosteotomie und starker Medialisation,

c) 5 Monate später: Auftreten von zunehmenden Beschwerden am li Oberschenkel. Operationsnarbe stark geschwollen und gerötet. Röntgenologisch: Osteolyse, Plattenlockerung, lose Schraube als Folgen einer Spätinfektion

d) 1 Tag später, nach Metallentfernung, Abszeßausräumung (Staphylococcus aureus) und Spüldrainage. Diese während 17 Tage. Heilung der Operationswunde p.p.

e) Nachkontrolle 1 Jahr später. HA in guter Stellung fest. Reizlose Narbe. Keine Schmerzen

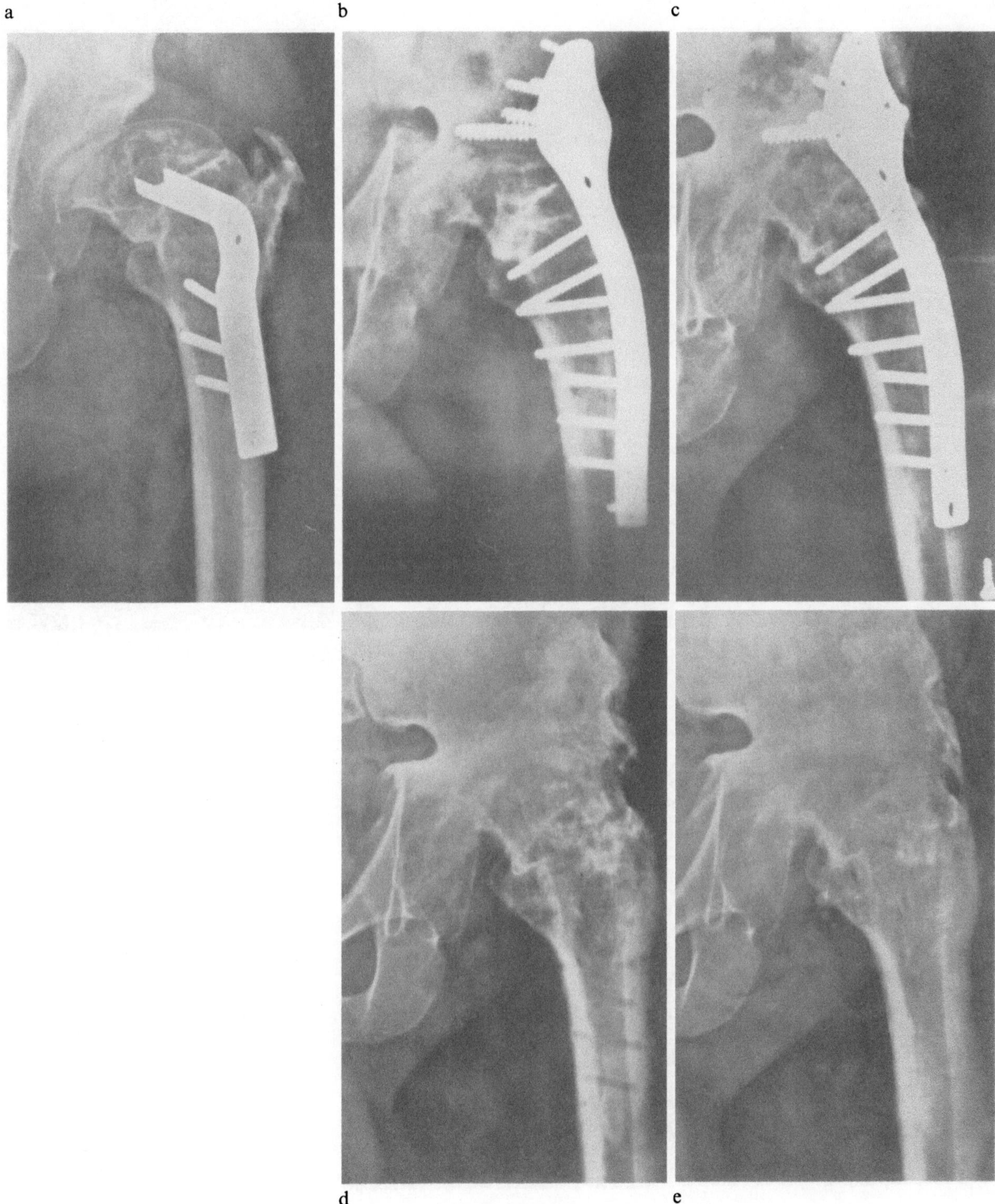
a
b
c
d
e

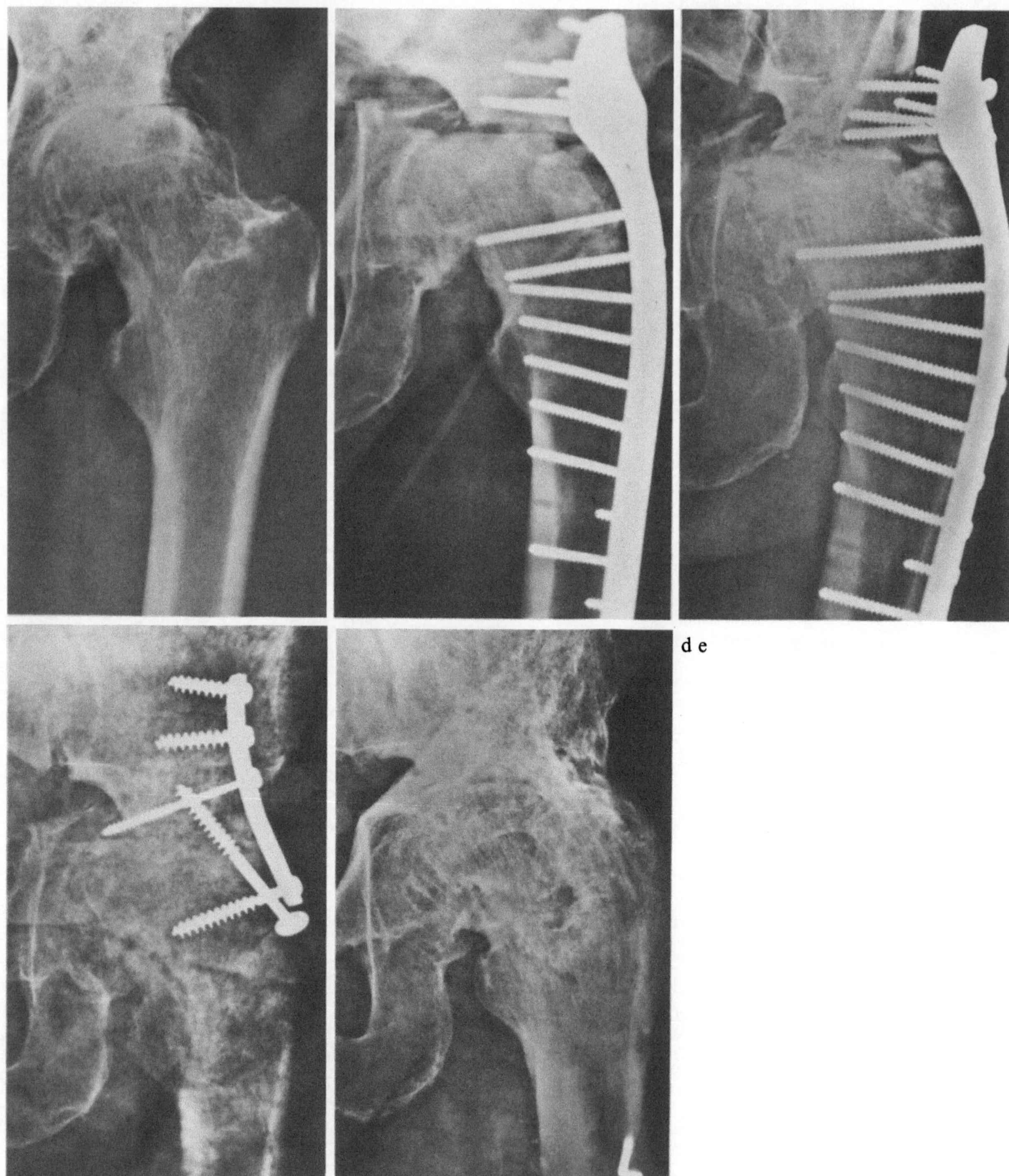

Abb. 253. *Infektion bei HA Typ IV*. F.H., ♂, 57 J., Nr. 137904

a) präoperativ

b) frische Kreuzplattenarthrodese mit Beckenosteotomie

c) 3 Wochen später: Zusammenbruch der HA

d) 1 Monat nach Rearthrodese Typ II. Peroperativer Wundabstrich ergab Pseudomonas pyoceaneus; 10 Tage postoperativ, Fistel im oberen Wundbereich. Nach knöchernem Durchbau der IO und HA Fistelexcision, Abszeßausräumung und Metallentfernung

e) Kontrolle 3 Jahre postop.: Narbe reizlos, Infektion geheilt; ideale HA

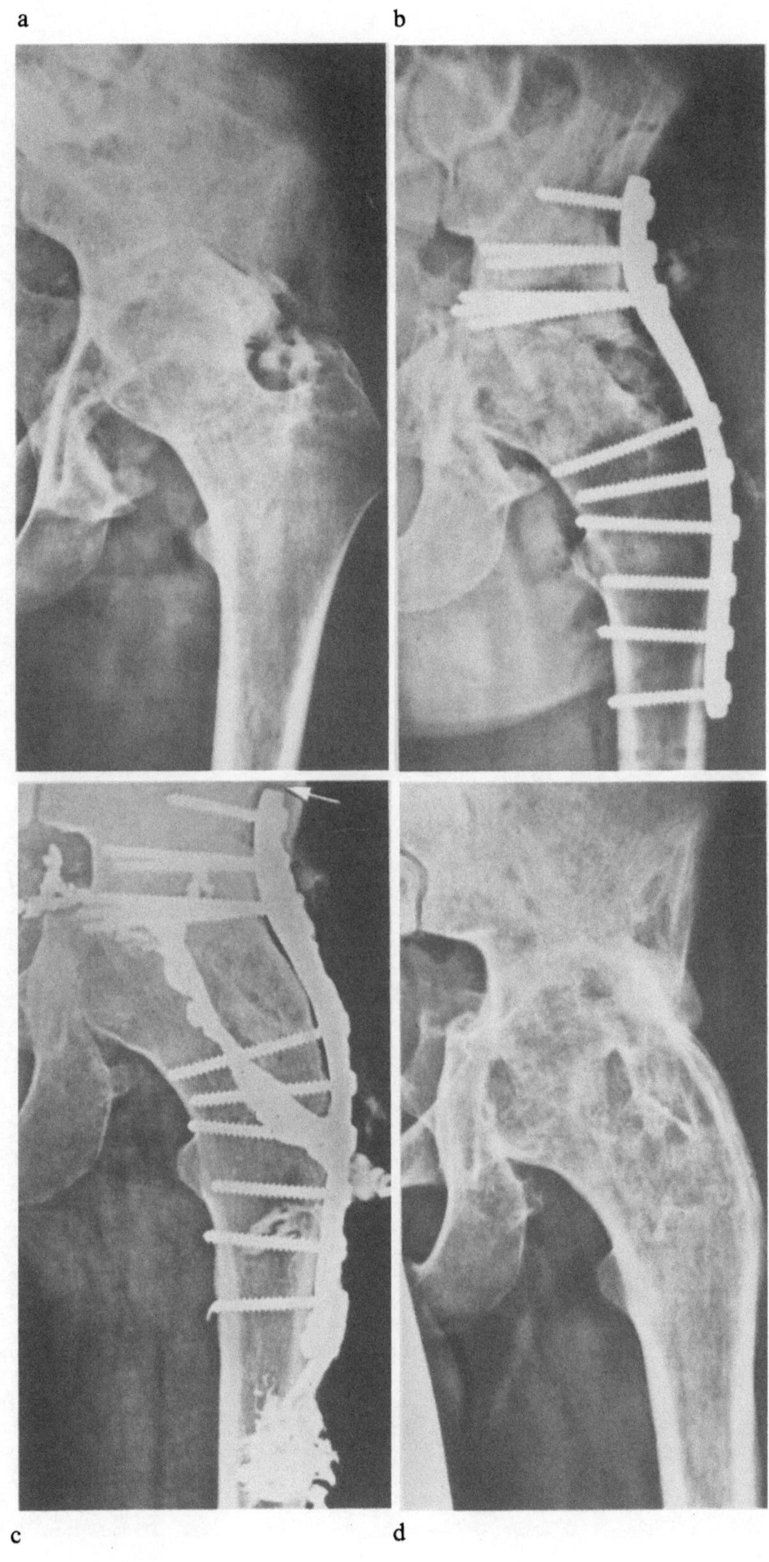

Abb. 254. *Ostitis nach HA Typ IV*. A.G., ♂, 21 J., Nr. 93295

a) Posttraumatische Coxarthrose 2 Jahre nach hinterer, hoher Hüftluxation mit Pfannentrümmerfraktur

b) HA Typ IV mit Beckenosteotomie

c) Fistelfüllung 7 Monate später: Kontrastmittel geht bis zur Osteotomie und zur Platte. Metallockerung

d) Ergebnis 1 Jahr später nach Fistelexzision, Spongiosaplombe und Spül- und Saugdrainage: HA fest in guter Stellung. Infektion geheilt. Patient voll arbeitsfähig

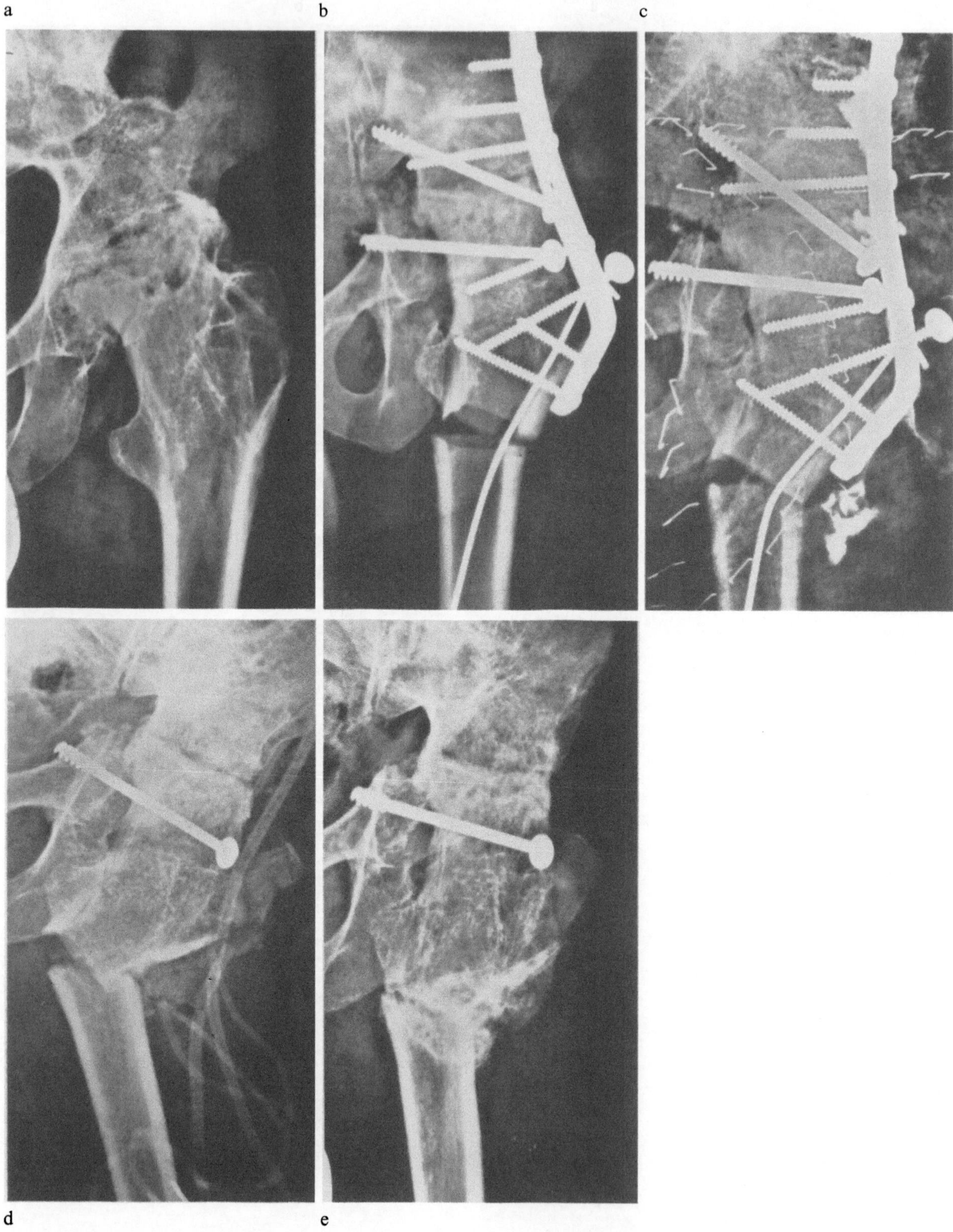

5. Ermüdungsfrakturen

In unserem Krankengut haben wir 6 echte Ermüdungsbrüche nach HA gefunden, davon 1 Fall nach auswärtiger HA. Dies entspricht einem Prozentsatz von 1,0.

Dazu werden noch 3 Fälle (1 eigener, 2 auswärtige) von Frakturen nach Trauma besprochen.

Was die Lokalisation anbelangt, so haben wir:

— Femurschaft (distales Ende der Platte): 5 Fälle

— Schenkelhals: 1 Fall.

Nur im einen Fall kann ein richtiges Trauma verantwortlich gemacht werden.

5.1. Femurschaftfrakturen

5.1.1. Entstehung der Ermüdungsfrakturen

Bei einer Plattenosteosynthese verliert der Knochen immer einen Teil seiner Elastizität im Bereiche der Platte.

Es entstehen somit zwei Knochenabschnitte mit verschiedener Elastizität. Am Übergang dieser Abschnitte sind die Spannungsspitzen zu finden. Der Knochen wird umgebaut, was sich dort röntgenologisch mit Kortikalisverdickung zeigt (Abb. 256–257).

Damit wird die Mehrbeanspruchung vom Knochen kompensiert. Sind die wirkenden Kräfte zu groß, dann wird der Knochen abgebaut (Atrophie, Fibrosierung) und es kommt zur Ermüdungsfraktur. Bei einer Ermüdungsfraktur ist die Heilungstendenz gut; für diese Fälle ist die Osteosynthese mit einer Druckplatte die Methode der Wahl.

5.1.2. Spannungsoptische Ergebnisse

Was die Frakturlinie anbelangt, so seien die Ergebnisse der spannungsoptischen Versuche nochmals besprochen:

a) Ist die distale Schraube kurz, so sind die Spannungsspitzen lateral um diese Schraube und medial an der Spitze der darüberstehenden Schraube. Die Frakturlinie verbindet fast immer die Spannungsspitzen (Abb. 258–259).

b) Ist die distale Schraube lang, so sind die Spannungsspitzen medial und lateral am Berührungspunkt der Schraube mit dem Knochen. Die Frakturlinie verbindet in diesem Fall mit nach unten gerichtetem dreieckigen Keil diese Berührungspunkte (Abb. 260).

5.2. Fraktur am Schenkelhals

Diese Fraktur ist bei den bei uns durchgeführten HA-Techniken eine Rarität. Wir haben sie nur einmal in unserem Krankengut gefunden. Hingegen ist sie eine bekannte Komplikation der HA mit zentraler Dislokation nach CHARNLEY (siehe Biomechanik, Elastizimetrie S. 47) (Abb. 261).

◁

Abb. 255. *Postoperativer Infekt nach HA bei Status nach Infektion und KN nach auswärtiger Nagelung einer Schenkelhalsfraktur.* S.F., ♂, 31 J., Nr. 164465

a) Schmerzhafte fibröse Ankylose

b) HA mit Aufrichtung des proximalen Femuranteils

c) Ein Monat später: Fistelfüllung, Kontrastmittel geht bis zum Metall. Deswegen Metallentfernung bis auf eine Spongiosaschraube

d) 2 Wochen später: Abszeßausräumung, Spüldrainage, Spongiosaplastik. Gips

e) 3 Monate später, nach Gipsentfernung: IO und HA fest. 8° Abduktionsfehlstellung. → Knievalgus verstärkt → Kniebeschwerden. Beinverkürzung 4 cm

5.3. Frakturen nach Trauma

In allen drei Fällen ist die Fraktur nach einem heftigen Trauma entstanden. Auffallend ist aber die Anamnese der beiden Fälle, bei denen die Frakturlinie auf Höhe der Arthrodese liegt: in beiden Fällen war die Metallentfernung nur kurze Zeit vor dem Unfall (2 bzw. 3 Monate) durchgeführt worden. Der sich noch im Umbau befindliche Knochen war also noch nicht voll belastungsfähig. Aus diesem Grunde sollten die Patienten, bei welchen das Osteosynthesematerial entfernt wird, nur vorsichtig und progressiv belasten.

Beim letzten Fall handelt es sich nicht eigentlich um einen Ermüdungsbruch, doch wird er als Rarität gezeigt: Längsverlaufende Fraktur der ala. (Abb. 262–264).

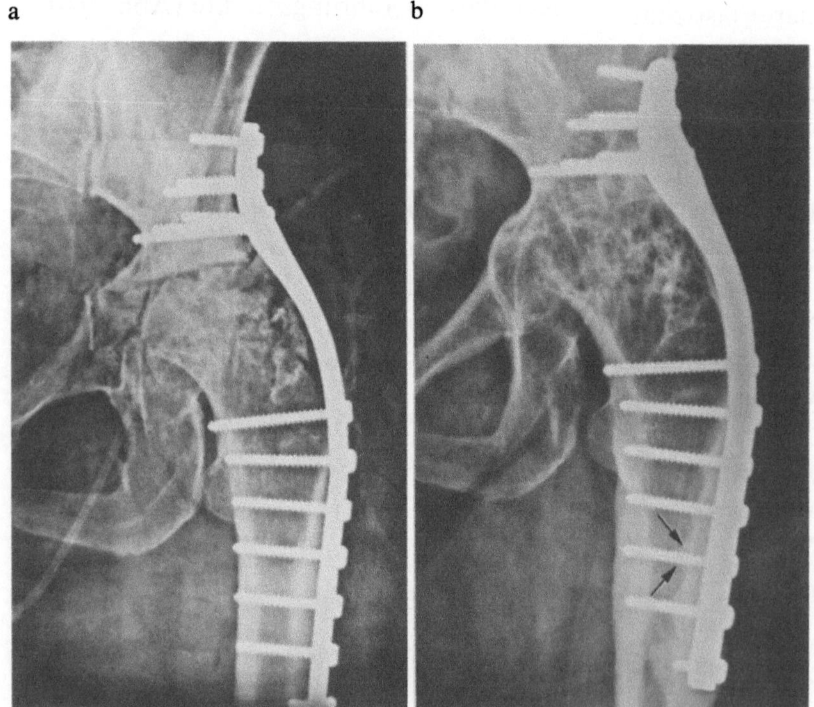

Abb. 256. *Kortikalisverdickung als Folge der Mehrbeanspruchung des Knochens.* B.B., ♀, 50 J., Nr. 104691

a) Kreuzplattenarthrodese mit Beckenosteotomie wegen Coxarthrose; man beachte die normale Kortikalis

b) Kontrolle 63 Monate später: HA fest; starke Verdickung der Kortikalis am distalen Ende der Platte und um die Schrauben herum

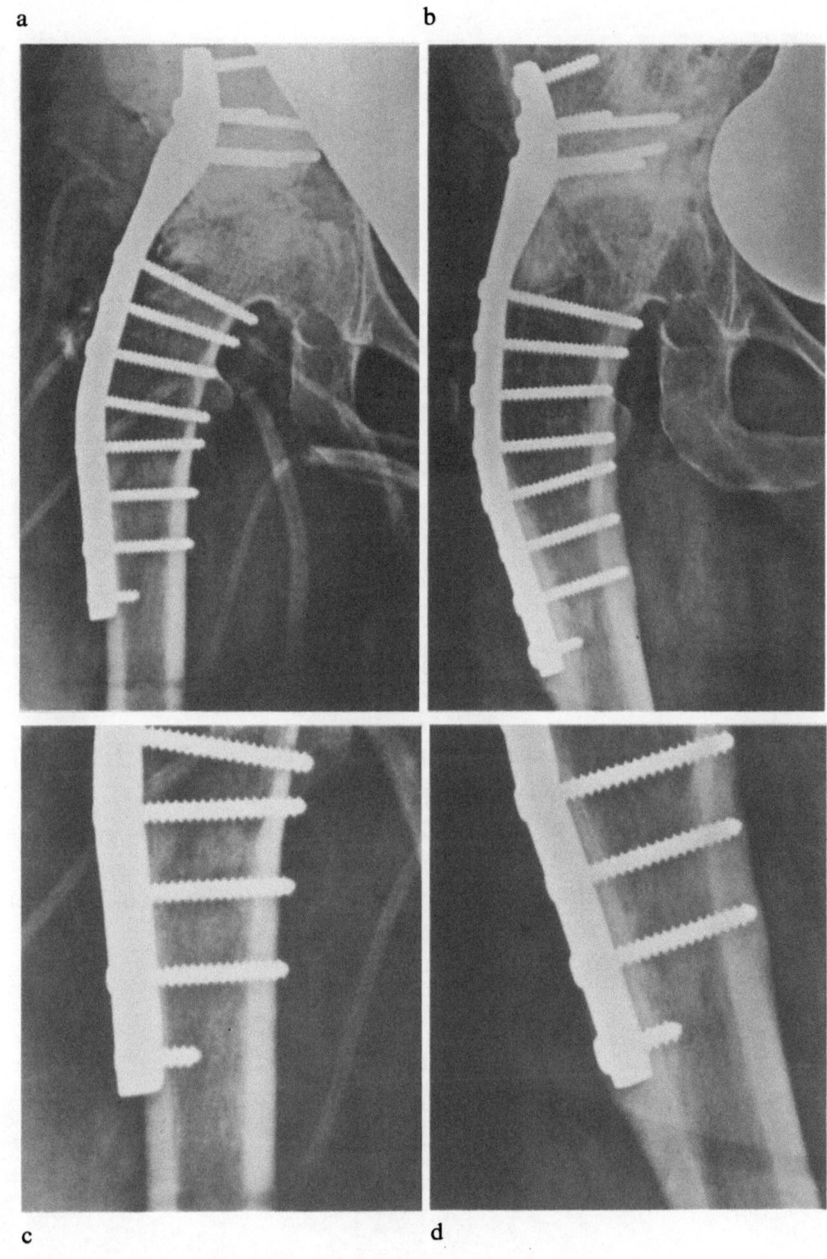

Abb. 257. *Antwort des Knochens auf eine Mehrbeanspruchung*. Sch. R., ♀, 36 J., Nr. 81621

a) HA Typ IV. Normale Kortikaliszeichnung

b) Kontrolle $4^1/_2$ Jahre später; Arthrodese fest; deutliche Verdickung der Kortikalis im distalen Bereiche der Platte. Auf der medialen Seite nimmt die Verdickung distal der letzten durch beide Kortikales ziehenden Schrauben wieder ab

c und d) Dasselbe vergrößert

a b c

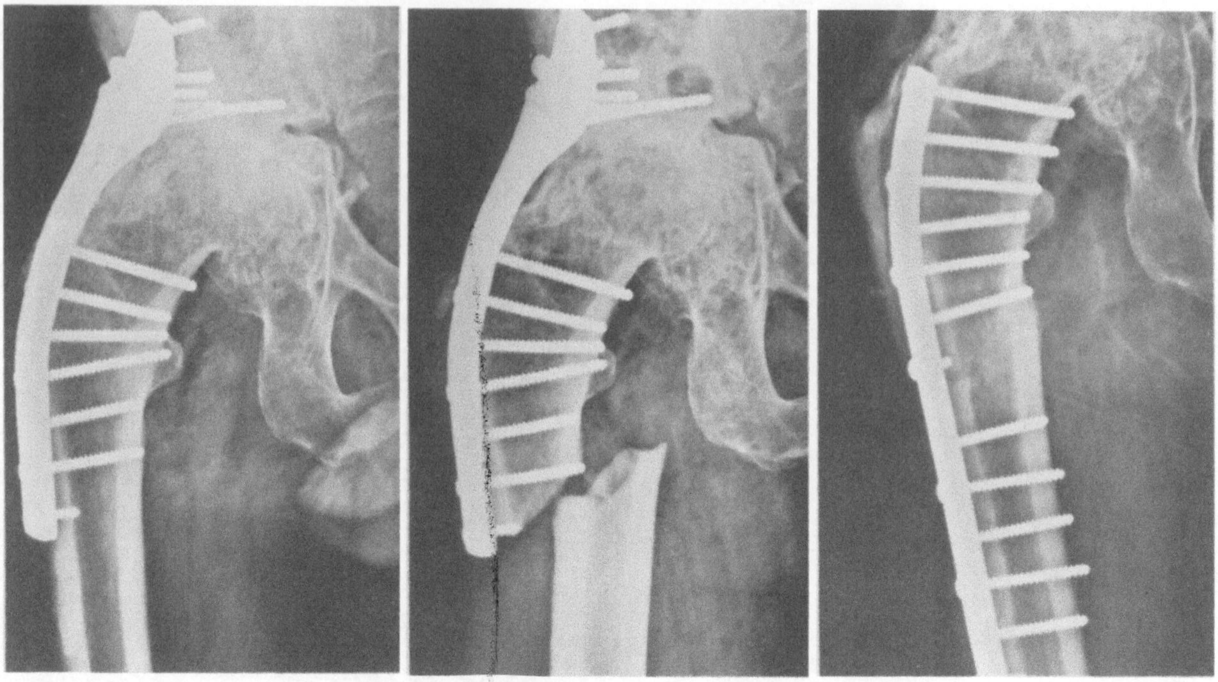

Abb. 258. *Ermüdungsfraktur am distalen Ende der Kreuzplatte.* W.J., ♂, 57 J., Nr. 113844

a) 14 Monate nach HA Typ IV, Heilung in guter Stellung

b) 2 Monate später (Pat. zu Hause gestürzt): Femurrschaftfraktur, wobei die Frakturlinie die Spitzen der zwei distalen Schrauben genau verbindet

c) 1 Jahr nach stabiler Osteosynthese mit einer 14-Loch-AO-Platte: vollständiger Durchbau der Fraktur

a b c

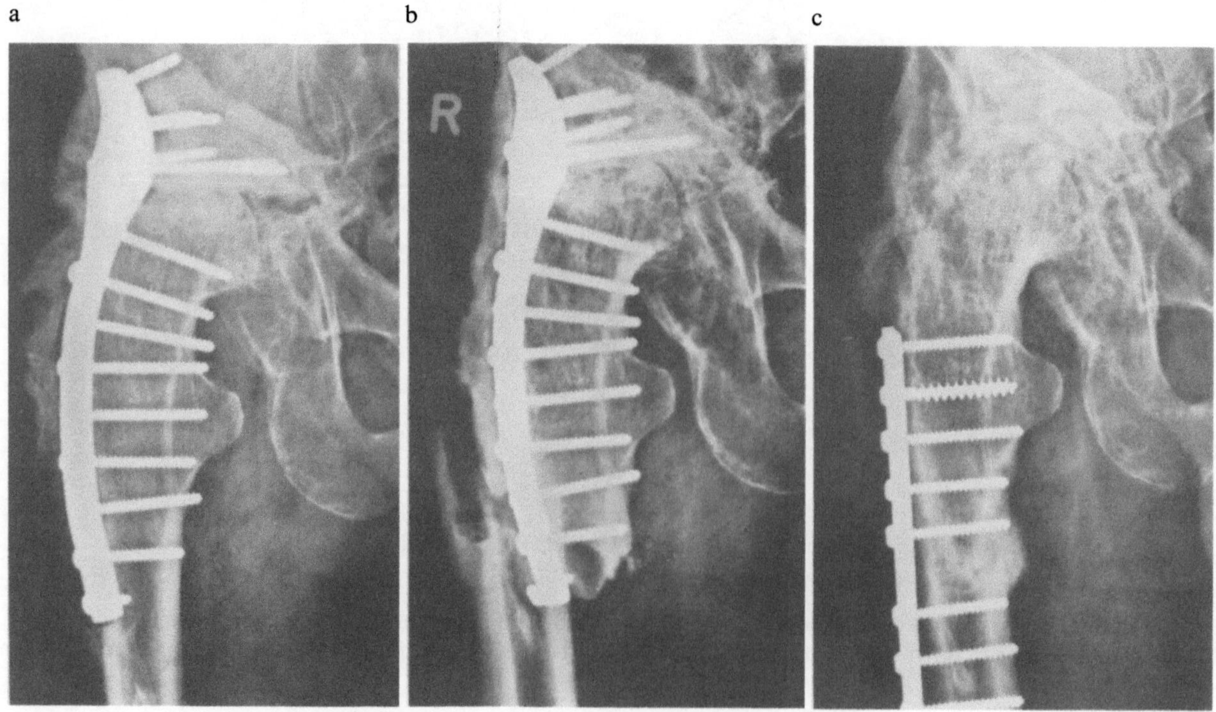

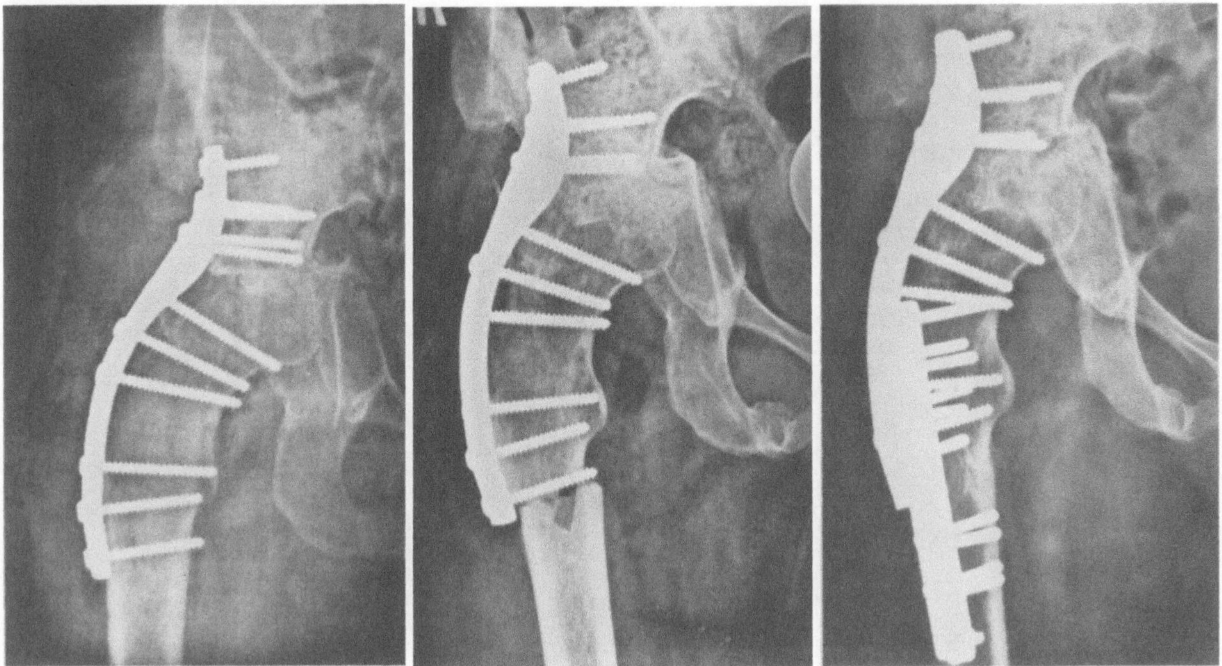

Abb. 260. *Femurschaftfraktur nach heftigem Trauma bei Hüftarthrodese Typ IV.* C.G., ♀, 29 J., Nr. 89861

a) Kreuzplattenarthrodese Typ IV mit Beckenosteotomie

b) Nach heftigem Sturz auf die rechte Hüfte: Femurschaftfraktur mit, für lange distale Schrauben, typischer Frakturlinie

c) 5 Monate nach stabiler Osteosynthese: Fraktur geheilt

◁

Abb. 259. *Femurschaftfraktur am distalen Ende der Kreuzplatte.* M.J., ♂, 57 J., Nr. 115300

a) 7 Monate nach HA Typ IV

b) 3 Jahre später, nach heftigem Sturz auf die Hüfte: Femurschaftfraktur am distalen Ende der Platte

c) 4 Monate nach stabiler Osteosynthese mit einer geraden 9-Loch-AO-Platte: Fraktur durchgebaut

a b c

Abb. 261. *Schenkelhalsfraktur nach HA Typ I.* K.M., ♀, 48 J., Nr. 82878

a) 3 Monate nach HA Typ I: Ordentlicher ossärer Durchbau der HA und der Osteotomie. Pat. beschwerdefrei

b) 3 Wochen später, ohne Trauma, plötzliches Auftreten von starken Schmerzen. Frakturlinie am Schenkelhals deutlich sichtbar

c) Kontrolle 13 Monate nach stabiler Osteosynthese mit zwei Platten: HA, Schenkelhalsfraktur und Osteotomie knöchern durchgebaut

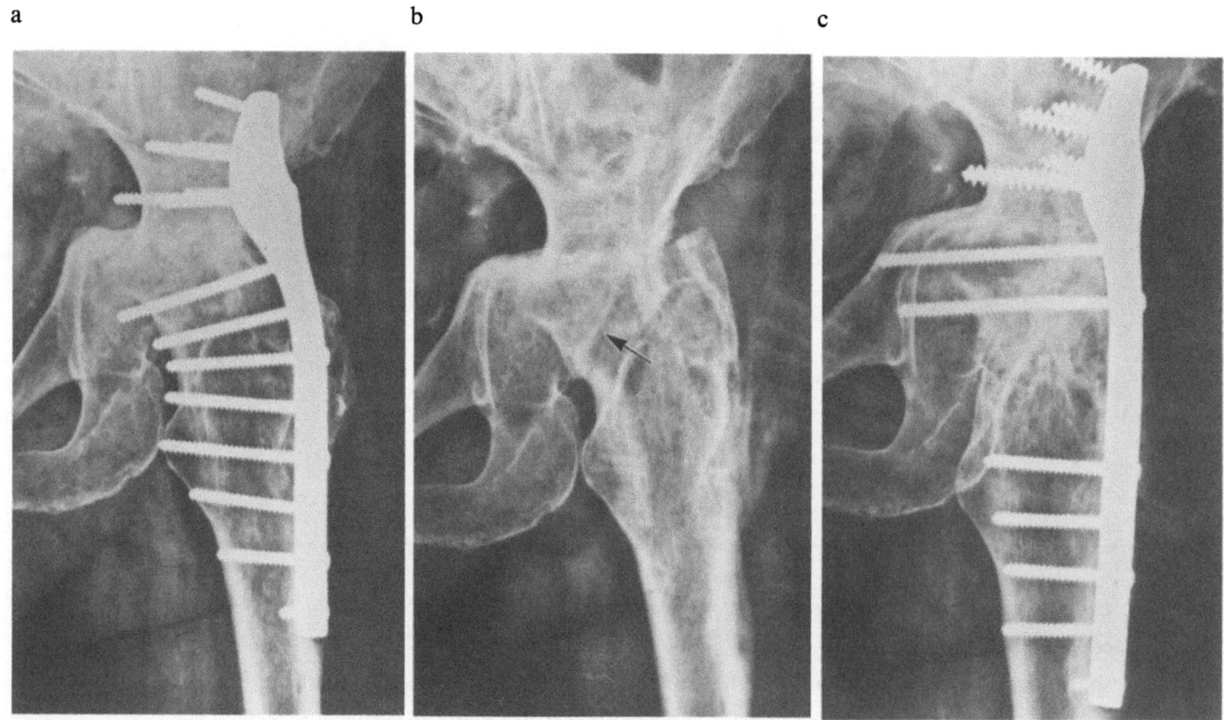

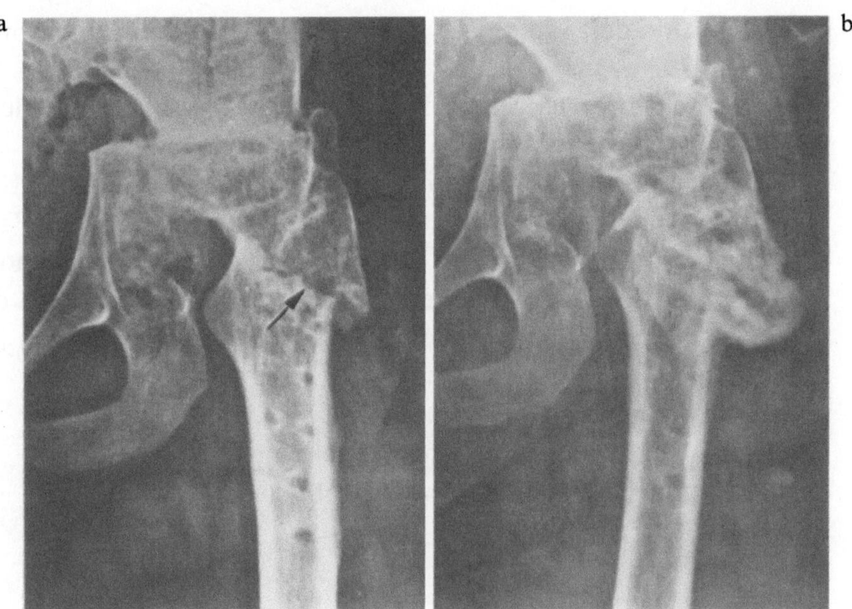

Abb. 263. *Pertrochantere Fraktur nach heftigem Trauma 2 Monate nach Metallentfernung.* K.O., ♀, 48 J., Nr. P-2630

a) Fraktur nach Sturz, 2 Monate nach Metallentfernung

b) Nach 8 Wochen Gips: massive Callusbildung. Fraktur konsolidiert

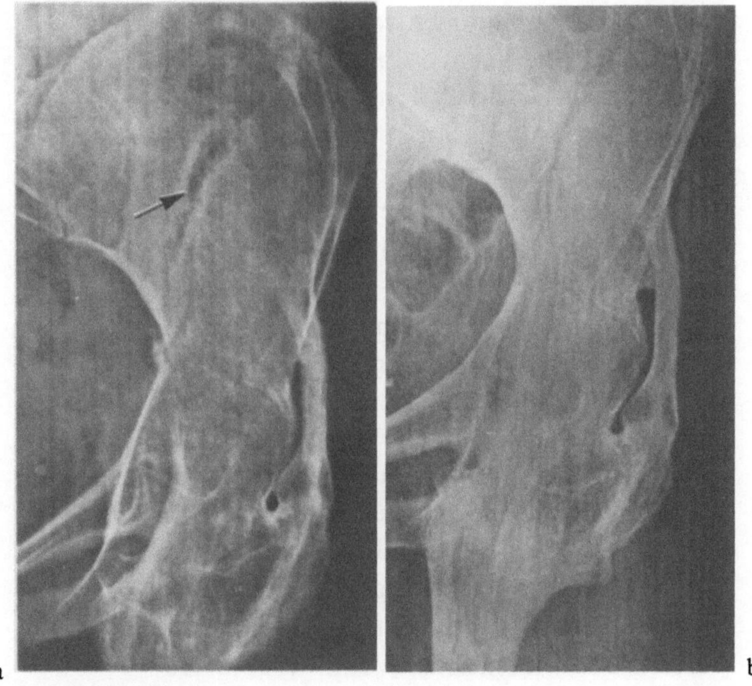

Abb. 264. *Ermüdungsfraktur der Ala bei iliofemoraler Spanarthrodese.* T.E., ♀, 35 J., Nr. P-3519

a) Längsverlaufende Fraktur der Ala nach Sturz auf das Gesäß

b) Nach 2 Monaten Bettruhe: weitgehender Durchbau der Fraktur

◁

Abb. 262. *Pertrochantere Ermüdungsfraktur nach Metallentfernung (Kreuzplattenarthrodese).* I.L., ♀, 67 J., Nr. 124786

a) 1 Jahr nach HA Typ IV: vollständiger knöcherner Durchbau

b) Fraktur nach heftigem Sturz, 3 Monate nach Metallentfernung

c) 4 Monate nach Osteosynthese mit der Kreuzplatte: Fraktur durchgebaut

6. Dislokation der Symphyse

Diese Komplikation haben wir 5mal nach HA mit Beckenosteotomie gefunden. Die Subluxation der Symphyse ist in unserem Krankengut immer bei Patienten zwischen dem 50. und 60. Lebensjahr und bei starker Medialisation nach Beckenosteotomie aufgetreten.

Unsere Patienten waren immer beschwerdefrei, obschon in einem Fall deutliche arthrotische Veränderungen zu sehen sind. Der Befund wurde bei der röntgenologischen Nachkontrolle unserer Patienten entdeckt (Abb. 265 und 266).

7. Zusammenfassung

Das Studium der Komplikationen nach HA gibt uns folgende Auskünfte:

— Durch das Aufkommen der HA mit stabiler Osteosynthese hat der Prozentsatz der PS abgenommen. Die PS kommt nur bei Instabilität der HA vor. Mit Druckosteosynthese evtl. kombiniert mit autologer Spongiosaplastik kann eine knöcherne Abheilung in den meisten Fällen erreicht werden.

— Fehlstellungen besonders im Sinne der Adduktion und der Außenrotation sind in 13,8% der Fälle zu finden. Nur bei $^1/_4$ der Patienten mußte eine Korrektur vorgenommen werden.

— Postoperative Infektionen sind bei 4,1% unserer HA zu finden. Präventive Maßnahmen sind: sorgfältige Blutstillung, genügende Wunddrainage; sofortige Ausräumung eines postoperativen Hämatoms. Beim Eintreten einer Infektion: Wundrevision, Débridement, Spül- und Saugdrainage, gezielte Antibiotikatherapie.

— Ermüdungsbrüche sind seltene Komplikationen (1,0%). Sie haben eine gute Heilungstendenz. Alle Fälle wurden mittels einer Druckplatte mit Erfolg behandelt.

— Die seltene Symphysendislokation kommt in unseren Fällen bei starker Verschiebung nach Beckenosteotomie und bei älteren Patienten vor; da diese beschwerdefrei sind, erübrigt sich jede Therapie.

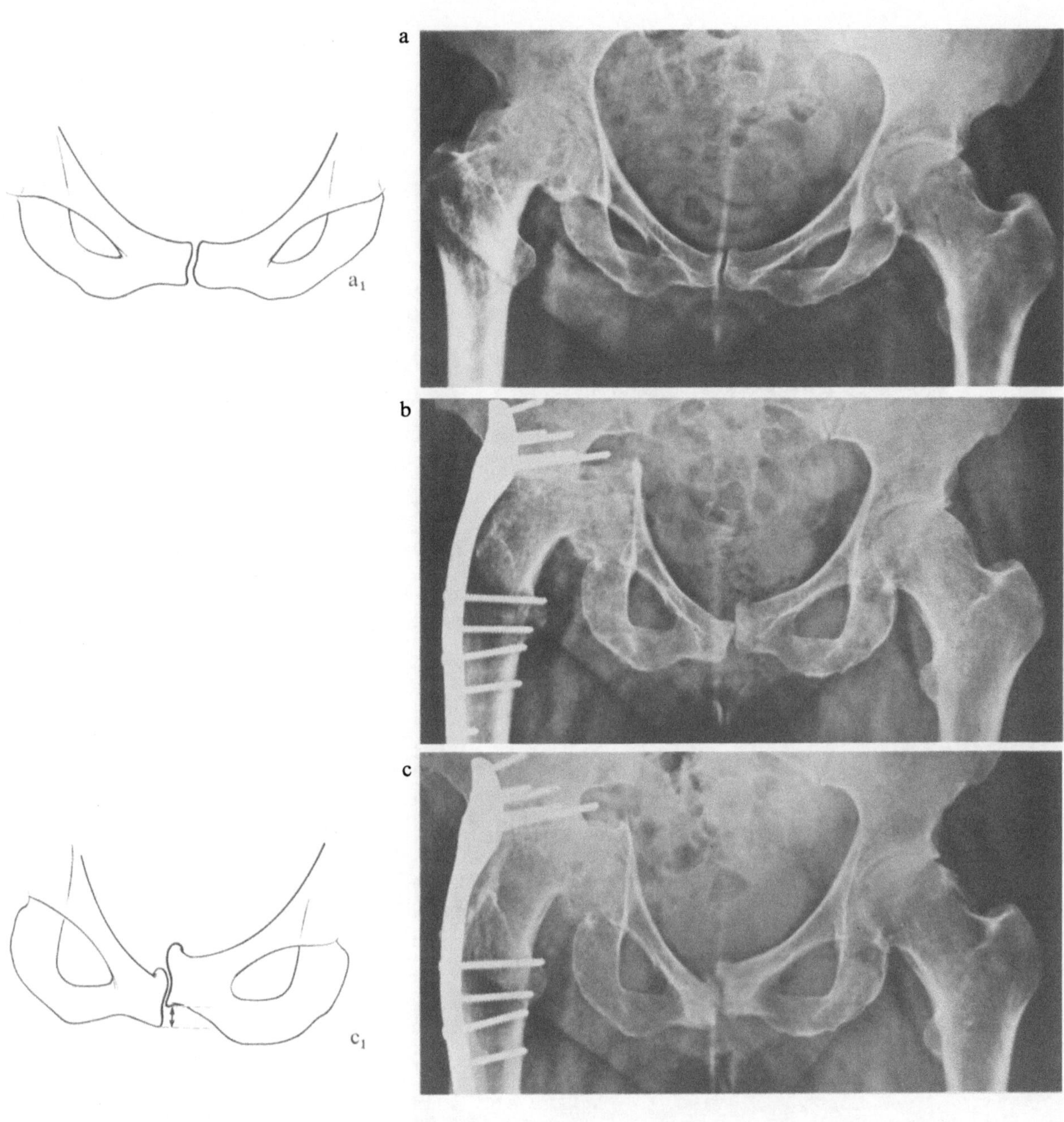

Abb. 265. *Dislokation der Symphyse nach HA.* U.R., ♀, 52 J., Nr. 126413
a_1 und a_2) Präoperativ

b) 3 Monate nach HA Typ IV mit Beckenosteotomie und *starker, medialer Verschiebung:* Subluxation der Symphyse
c_1 und c_2) 3 Jahre später: arthrotische Veränderungen im Bereiche der Symphyse. Pat. völlig beschwerdefrei

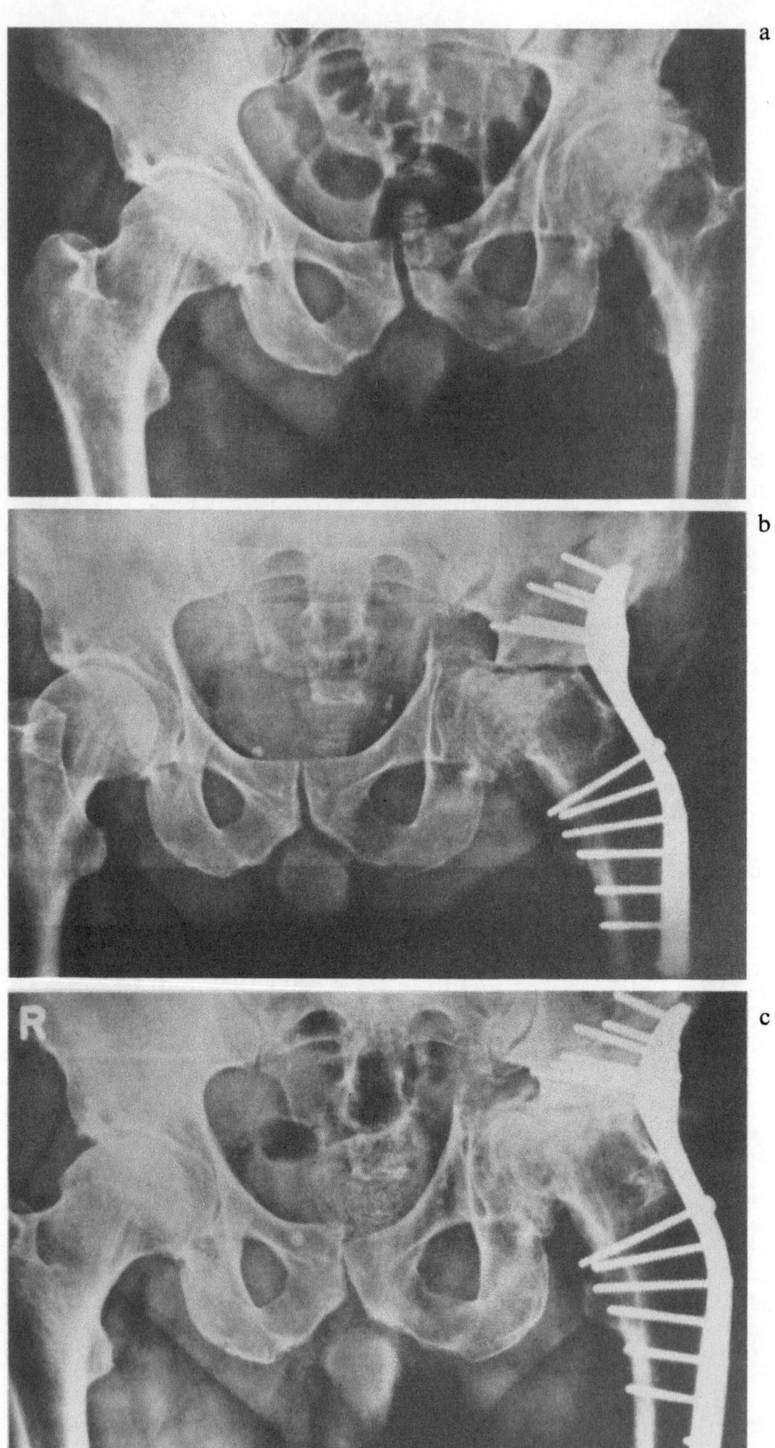

Abb. 266. *Dislokation der Symphyse nach HA mit Beckenosteotomie und ausgeprägter medialer Verschiebung.* L.H., ♂, 58 J., Nr. 153488

a) Präoperativ

b) am Operationstag: Symphyse scheint intakt zu sein

c) 3 Monate später: deutliche Dislokation. Pat. beschwerdefrei

VI. Zusammenfassung des speziellen Teiles

Von 1961 – 1971 wurden in unserer Klinik 583 HA durchgeführt. Nach eingehender Studie aller Krankengeschichten und Röntgenaufnahmen, Umfrage bei den Patienten, persönlicher Nachkontrolle von über 300 Hüftarthrodesierten, Auswertung des Krankengutes und kritischer Beurteilung der Ergebnisse sind wir überzeugt, daß die HA ihren verdienten Platz in der operativen Behandlung des Hüftleidens weiterhin behalten wird.

Je nach Krankheitsursache können das Ausmaß der Destruktion des Hüftgelenkes recht verschieden und die anatomischen Verhältnisse dementsprechend mehr oder weniger stark verändert sein. Wird die Indikation zur HA gestellt, so ist das Grundleiden bei der Wahl des operativen Vorgehens immer mitzuberücksichtigen; es kann in gewissen Fällen (besonders bei der infizierten Hüfte) maßgebend sein. Eine in bezug auf die Ätiologie der verschiedensten Hüftgelenkserkrankungen basierende Einteilung unserer HA war naheliegend. Bei Coxarthrose und pcP kommt fast ausschließlich die Kreuzplattenarthrodese in Frage. Operationstechnische Schwierigkeiten können bei posttraumatischen Zuständen, Hüftdysplasien, Coxitiden, Femurkopfnekrosen, GH und -ähnlichen Zuständen auftreten. Diese Probleme sind mit verfeinerten Techniken zu lösen.

Die Chirurgie des Bewegungsapparates im allgemeinen und besonders die Hüftchirurgie haben in den letzten 10 Jahren große Fortschritte gemacht. Eingriffe, die die Beweglichkeit der Hüfte erhalten oder wiederherstellen, sind begreiflicherweise sehr verlockend. So wurden frühere Verfahren wie die IO und besonders die HA durch den totalen Hüftgelenksersatz verdrängt und gerieten sogar in Mißgunst. Sie haben aber sicher noch ihre Berechtigung, wenigstens solange die TP die Probe der Zeit noch nicht erfolgreich überstanden hat. Ungerechterweise werden häufig von HA nur Nachteile und Mißerfolge, von TP nur Vorteile und Erfolge erwähnt. Die Beurteilung des Wertes neuer Operationsverfahren sollte aufgrund systematischer Nachuntersuchungen geschehen. Im jetzigen Stand der medizinischen Wissenschaft sind kritiklose Aufnahme und Befürwortung der letzten oft noch ungenügend lang erprobten Neuigkeiten (Techniken, Material) sowie Vorurteile nicht mehr zulässig.

Extreme berühren sich manchmal, können sich sogar ergänzen. So sind bei Erkrankung beider Hüftgelenke die Ergebnisse der Kombination HA der einen Seite und TP der anderen erstaunlich gut.

Bekannt ist, daß im Alter auftretende degenerative Veränderungen und zunehmende Steifigkeit der Kniegelenke und der LWS sich bei Patienten mit versteifter Hüfte besonders ungünstig auswirken können. Wegen fehlendem Ausgleichsvermögen können unerträgliche Rücken- oder Knieschmerzen auftreten. In diesen Fällen und gelegentlich auch bei lokalem Mißerfolg nach HA besteht die Möglichkeit, die HA in eine TP umzuwandeln.

Auch beim Mißerfolg nach Alloplastiken oder sogar bei infizierten TP, wenn ein Prothesenwechsel nicht mehr möglich ist, kann, besonders bei jüngeren Patienten (Schwere des Eingriffes, meist unvermeidlich lange Immobilisation im Gipsverband), anstelle der unbefriedigenden Hüftkopfresektion nach GIRDLESTONE die in solchen Fällen immer schwierige HA versucht werden.

Die HA ist eine eingreifende, nicht ungefährliche Operation, die Erfahrungen in der Hüftchirurgie voraussetzt (GERTSCH). Auffällig ist, daß mit dem gleichen operativen Verfahren, je nach Operateur, weit voneinander abweichende Resultate erzielt werden. Mißerfolge wie PS und Fehlstellungen beweisen die hohe biomechanische Beanspruchung der arthrodesierten Hüfte und die Schwierigkeit, das Bein intraoperativ in der richtigen Stellung zu fixieren. PS kommen nur bei Instabilität der HA vor. Mit der Kreuzplattenarthrodese ist die Rate der PS deutlich zurückgegangen (6,2%). Eine Rearthrodese mit Druckosteosynthese, evtl. kombiniert mit einer Knochenplastik, führte in den meisten Fällen zur Heilung der PS. So fanden wir bei unseren 258 Kreuzplattenarthrodesen, nach Reoperation(-en) der nicht primär knöchern durchgebauten Fälle, nur noch 5 PS (1,9%). Bei infizierten PS nach HA werden zunächst Metallentfernung, Débridement, Spongiosaplastik und Drainage vorgenommen, dann ein Bekkenbeingipsverband für 3 – 4 Monate angelegt. Fehlstellungen kommen zu häufig vor (13,8%) und sind fast immer auf eine intraoperativ fehlerhafte Einstellung der Beinposition zurückzuführen. Eine Korrekturosteotomie mußte bei einem Viertel der Patienten mit Fehlstellung gemacht werden.

In 24 Fällen (4,1%) waren Wundinfektionen die Ursache des Versagens. Besonders häufig traten sie in Form eines infizierten Hämatoms auf. Durch strenge Asepsis, Verkürzung der Operationsdauer, sofortige Wundrevision beim Auftreten eines Hämatoms sollte diese Infektionsrate noch gesenkt werden können.

Bei frischer postoperativer Infektion wird das Osteosynthesematerial belassen, ein radikales Débridement vorgenommen und eine Spül- und Saugdrainage angelegt.

Bei blander Infektion ist bis zur knöchernen Abheilung der HA mit einem Wiedereingriff abzuwarten.

Ermüdungsfrakturen nach HA sind selten (1%). Infolge erhöhter Vascularisation haben sie eine bessere Heilungstendenz als frische Frakturen. Sie werden mit einer Druckosteosynthese behandelt.

Eine röntgenologische Sonderheit ist die besonders nach starker medialer Verschiebung des distalen Beckenmantels nach Beckenosteotomie beobachtete Subluxation der Symphyse. Sie macht keine Beschwerden; eine Therapie erübrigt sich.

Literatur

ABBOTT, L. C., FISCHER, F. J.: Arthrodesis of the hip with special reference to the method of securing ankylosis in massive destruction of joint. Surg. Gynec. Obstet. **52**, 863 (1931).

ABBOTT, L. C., LUCAS, D. B.: Arthrodesis of the hip. A two-stage method for difficult cases. Surg. Clin. N. Amer. **36**, 1035 (1956).

ADAMS, J. C.: Vulnerability of the sciatic nerve in closed ischiofemoral arthrodesis by nail and graft. J. Bone Jt. Surg. B **46**, 748 (1964).

ADAMS, J. C.: Ischio-femoral arthrodesis. Edinburgh-London: Livingstone 1966.

ADAMS, J. C.: Surgical treatment of osteoarthritis. The Practitioner **208**, 48 (1972).

ALBEE, F. H.: Arthritis deformans of the hip; a preliminary report of a new operation. J. Amer. med. Ass. **1**, 1977 (1908).

ALBEE, F. H.: Bone-graft surgery. Philadelphia: W. B. Saunders Co. 1915.

ALBERT, E.: Einige Fälle von künstlicher Ankylosenbildung an paralytischen Gliedmaßen. Wien med. Presse **23**, 725 (1882).

ALLGÖWER, M., PERREN, S. M., RÜEDI, TH.: Biophysikalische Aspekte der normalen und der heilenden Knochencorticalis. Langenbecks Arch. Chir. **328**, 109 (1971).

ALVIK, I.: Arthrodesis of the hip. A method allowing weightbearing and walking postoperatively. Acta orthop. scand. **32**, 451 (1962).

ALVIK, I.: Arthrodesis and arthroplasty of the hip joint. Acta orthop. scand. **33**, (1–4), 253 (1963).

ALVIK, I.: Arthrodesis of the hip with early mobilization and rehabilitation. Sicot, XIe Congrès, Mexico, p. 866 (1969).

APLEY, A. G., DENHAM, R. A.: Osteotomy as an aid to arthrodesis of the hip. J. Bone Jt. Surg. B **37**, 185 (1955).

AXER, A.: Compression arthrodesis of the hip joint. J. Bone Jt. Surg. A **43**, 492 (1961).

BANKS, H. H.: Factors influencing the result in fractures of the femoral neck. J. Bone Jt. Surg. A **44**, 931 (1962).

BASTOS, D. M.: Arthrodesis de cadera en las secuelas poliomieliticas. Sicot, XIe Congrès Mexico, p. 873 (1969).

BAUMANN, F., BEHR, O.: Elektromyographische Untersuchungen der Hüftmuskulatur nach Arthrodese. Arch. orthop. Unfall-Chir. **66**, 1 (1969).

BECK, W.: Über Hüftarthrodesen mit der Kreuzplatte. Verh. DGOT 1968. Bücherei des Orthopäden, Bd. 3, Stuttgart: Enke 1969.

BECKER, F.: Die Hüftarthrodese. Aus Rütt: Die Therapie der Coxarthrose, S. 274. Stuttgart: Thieme 1969.

BESSLER, W.: Resultate mit 85-Sr-Skelettszintigraphie. Radioisotope in der Lokalisationsdiagnostik (4. Jahrestagg. Ges. Nuklearmed. Heidelberg 1966), S. 431, Stuttgart: F. K. Schattauer 1967.

BICK, E. M.: Source book of orthopaedics, p. 349. Baltimore: Williams & Wilkins Co. 1948.

BLAIMONT, P.: Libération d'une arthrodèse ancienne de la hanche par arthroplastie, pour traitement d'une arthrose du genou. Soc. Belge d'Orthop. Séance du 23 nov., 983, 1968.

BOITZY, A.: La fracture du col du fémur chez l'enfant et l'adolescent. Paris: Masson & Cie. 1971.

BOITZY, A., ZIMMERMANN, H.: Komplikationen bei Totalprothesen der Hüfte. Arch. orthop. Unfall-Chir. **66**, 192 (1969).

BOSWORTH, D. M.: Femoro-ischial transplantation. J. Bone Jt Surg. **24**, 38 (1942).

BOSWORTH, D. M.: Blade-plate fixation. J. Amer. med. Ass. **141**, 1111 (1949).

BOUILLET, R., DELCHEF, J.: L'arthrose du genou conséquence éloignée de l'ankylose de la hanche. Acta orthop. belg. **34** (6), 947 (1968).

BOYD, H. B., GEORGE, I. L.: Complication of fractures of the neck of the femur. J. Bone Jt Surg. **29**, 13 (1947).

BREITENFELDER, J., PORT, J.: Hat die Hüftgelenksarthrodese in der Kombination mit der totalen Endoprothese ihre Berechtigung? Z. Orthop. III, 237, (1973).

BRITTAIN, H. A.: Ischiofemoral arthrodesis. J. Bone Jt Surg. B **29**, 93 (1941/42).

BRITTAIN, H. A.: Architectural principles in arthrodesis, 2. ed. Edinburgh-London: Livingstone 1952.

BUCHHOLZ, H. W.: Das künstliche Hüftgelenk. Materia Medica Nordmark **21**, 613 (1969).

BUCHHOLZ, H. W.: Persönliche Mitteilung, 1973.

BURKARDT, A.: Statik und Dynamik der versteiften Hüfte. Freie Vorträge, Nr. 21, Schweiz. Ges. für Orthop. Jahreskongress Fribourg, 1973.

BURKARDT, A.: Persönliche Mitteilung, 1973

BURNS, B. H.: Fixation of the osteo-arthritic hip by nailing. Lancet **236**, 978 (1939).

CARTER, J., WICKSTROM, J.: Arthrodesis of the hip: an assessment of results in one hundred patients. Sth. med. J. (Bgham, Ala.) **64**, 451 (1971).

CASTAING, J., DOUVION, J.C., AUTRET, J.: Technique dé l'arthrodèse de la hanche avec ostéotomie intertrochantérienne non fixée. Rev. Chir. orthop. **48**, (6), 757 (1962).

ČECH, E., STRYHAL, F., ČECH, O.: Influence of Osteotomy of pelvis on pelvic diameters. Čs. Gynek. **36** (6), 329 (1971).

CHAPCHAL, G.: Die Arthrodese des Hüftgelenkes. Chir. Praxis **65** (1959).

CHAPCHAL, G.: Die Arthrodese bei der Hüftearthrose. Langenbecks Arch. klin. Chir. **301**, 417 (1962).

CHAPCHAL, G.: Orthopädische Chirurgie und Traumatologie der Hüfte, S. 192. Stuttgart: Enke 1965.

CHARNLEY, J.: Compression arthrodesis. Edinburgh-London: Livingstone 1953.

CHARNLEY, J.: Stabilisation of the hip by central dislocation. J. Bone Jt. Surg. B **37**, 514 (1955).

CHARNLEY, J.: Treatment of mono-articular arthritis of the hip by the central dislocation operation. J. Bone Jt. Surg. B **38**, 592 (1956).

CHARNLEY, J.: Arthroplasty of the hip — A new operation. Lancet **1961 II**, 1129

CHARNLEY, J.: Persönliche Mitteilung, 1970.

CIUCCARELLI, C., MARCHI, F.: L'artrodesi transarticolare con duo viti associata da osteotomia nel trattamento della coxartrosi. Chir. Organi Mov. **51**, 273 (1962).

CLAFFEY, T.J.: Avascular necrosis of the femoral head. J. Bone Jt. Surg. B **42**, 802 (1960).

CLEVELAND, M., FIELDING, J.W.: Intracapsular fracture of neck. Amer. Acad. Orthop. **12**, 35 (1955).

CONFORTY, B.: Bio-mechanical considerations on arthrodesis of the hip joint. Khirurgiya (Sofiya) **15**, 213 (1962).

CONFORTY, B.: Persönliche Mitteilung, 1973.

COTTA, H., DREYER, J.: Die operative Behandlung arthrotischer Beschwerden an den unteren Gliedmassen. Z. Allgemeinmed. „Der Landarzt" (Stuttg.) **47**, 161 (1971).

COTTA, H., SCHULITZ, K.P.: Der totale Hüftgelenkersatz. Stuttgart: Thieme 1973.

COVENTRY, M.B.: Persönliche Mitteilung, 1973.

CRENSHAW, A.H.: Campbells operative orthopaedics, fifth ed. vol. II, p.1141. Saint Louis: C.V. Mosby Co. 1971.

DAHMEN, G.: Zur Indikation schmerzlindernder und funktionsverbessernder Operationen am Hüftgelenk: Alloarthroplastik, Arthrodese, Umstellungsosteotomie. Orthopädie. **42** (2), 246 (1971).

DANIELSSON, L.G.: Late results of Perthes' disease. Acta orthop. scand. **36**, 70 (1965).

DARAIGNEZ, B.J.E.: L'arthrodèse. Thèse, Bordeaux, 1891.

DAUBENSPECK, K.: Fixation of pressure-plates by means of screws in the arthrodesis of hip-joints. Sicot, IXe Congrès, Mexico, p. 855, 1969.

DAVIS, J.B.: The muscle-pedicle bone graft in hip fusion. J. Bone Jt. Surg. A **36**, 790 (1954).

DE BEULE, F.: La résection de la Hanche suivie de Fixation de l'extrémité supérieure du fémur à la tubérosité ischiatique. J. Chir. (Brux.) **9**, 173 (1909).

DEBEYRE, J., GOUTALLIER, D., BOUCKER, C.: Traitement chirurgical des coxites rhumatismales isolées. Rev. Rhum. **37**, 63 (1970).

DEBEYRE, J., HUCHET, C.A.: La luxation interne trans-acétabulaire dans le traitement opératoire des arthroses de la hanche (Technique de Charnley). Rev. Chir. orthop. **45**, 397 (1959).

DEBRUNNER, H.U.: Orthopädisches Diagnostikum. Stuttgart: Thieme 1966.

DEMIGNEUX, F., RAINAUT, J.J., CÉDART, CL.: Etude de la hanche opposée aux arthrodèses. Rev. Chir. orthop. **54** (7), 649 (1968).

DES BROSSES, J.: Les indications actuelles de l'arthrodèse de la hanche chez l'adulte. Thèse de Lyon; chez Bosc, éditeur, 1956.

DIMICCOLI, N.: Reduction-arthrodesis in congenital unilateral inveterate dislocation of the hip. Arch. Putti **20**, 156 (1965).

Documenta Geigy: Durchschnitts- und Idealgewicht Erwachsener (Größe, Gewicht, Alter). Aus: Build and Blood Pressure Study, I, Society of Actuaries, Chicago (1959) und Statist. Bull. Metrop. Life Insur. Co., 40, Nov.-Dec. 1959. Wissenschaftliche Tabellen, 6. Aufl., 588, 1960.

DOLLINGER, J.: Arthrodesen bei der Kinderlähmung. Zbl. Chir. **18** (36), 689 (1891).

DREYER, J., PINGEL, P.: Unsere Erfahrungen bei der Hüftarthrodese mit Beckenosteotomie und Kreuzplatte. Arch. orthop. Unfall-Chir. **66**, 310 (1969).

DUPONT, A., CHARNLEY, J.: Low-Friction arthroplasty of the hip for the failures of previous operations. J. Bone Jt. Surg. B **54**, 77 (1972).

DUSTMANN, H.O., HAMACHER, P.: Modifikation der Kreuzplatte für Hüftarthrodesen. Z. Orthop. **109**, 182 (1971).

DWYER, A.F.: Experience of a new method of hip arthrodesis. Aust N. Z. J. Surg. **34**, 105 (1964).

DWYER, A.F., CASS, C.A.: Internal fixation in hip arthrodesis. Med. J. Aust. **48**, 977 (1961).

ELMENDORFF, H.F., v., SIMMERT, H., HUPFAUER, W.: Über Brüche von metallischen Implantaten. Arch. orthop. Unfall-Chir. **67**, 141 (1969).

ENDSTRÖM, G.: Destruction of hip joint in rheumatoid arthritis during long-term steroid therapy. Acta rheuma scand. **7**, 151 (1961).

FARKAS, A.: A new operative treatment of tuberculosis coxitis in children. J. Bone Jt Surg. B **21**, 323 (1939).

FAYSSE, R.: L'arthrodèse et les opérations mobilisatrices. Lyon chir. **63**, 469 (1967).

FIELDING, J.W., WILSON, H.J., ZICKEL, R.E.: A continuing end-result study of intracapsular fracture of the neck of the femur. J. Bone Jt Surg. A **44**, 965 (1962).

FISCHER, O.: Der Gang des Menschen. Abh. d. K. S. Ges. d. Wiss. XXV–XXVII, 1896—1904.

FISKIN, V.J.: Compression arthrodesis of the hip joint. Orthop. Travm Protez **5**, 66 (1965).

FLATMARK, A.L., LONE, T.: The prognosis of abduction fracture of the neck of the femur. J. Bone Jt Surg. B **44**, 324 (1962).

FRANCILLON, M. R.: Orthopédie de la coxarthrose. Doc. rheumatologica Geigy, Nr. 13 (1958).

FRANÇON, F.: Coxarthrie. Doc. rheumatologica Geigy, Nr. 9 (1956).

FRIEDEBOLD, G.: Die klinische Bedeutung der Anpassungsvorgänge der Skelettmuskulatur. Verh. dtsch. orthop. Ges. 54. Kongr. **75**, 75 (1967).

FURLONG, R.: The surgical treatment of rheumatoid disease. Practitioner **208**, 33 (1972).

FÜRMAIER, A.: Überlegungen zur Statik des arthrodesierten Hüftgelenkes. Arch. orthop. Unfall-Chir. **51**, 28 (1959).

GARDINER, T. B.: Nail and graft arthrodesis of the hip. J. Bone Jt Surg. B **44**, 588 (1962).

GERTSCH, R.: Die Arthrodese des Hüftgelenkes mit Kreuzplatte und Beckenosteotomie. Helv. chir. Acta **33**, 216 (1966).

GHORMLEY, R. K.: Use of anterior superior spine and crest of ilium in surgery of the hip joint. J. Bone Jt Surg. **13**, 784 (1931).

GILL, A. B.: Arthrodesis of the hip for ununited fractures. J. Bone Jt Surg. **29**, 305 (1947).

GIRDLESTONE, G. R.: The modern treatment of tuberculosis of the bones and joints. J. Bone Jt Surg. **6**, 519 (1924).

GIRDLESTONE, G. R.: Arthrodesis and other operations for tuberculosis of the hip. In the Robert Jones Birthday Vol. London: Oxford University Press 1940.

GOEB, A.: Die operative Behandlung der Arthrosis deformans des Hüftgelenkes. Chir. Praxis **14**, 299 (1970).

GOERDES, W.: Erfahrungen mit der Technik der Hüftarthrodese nach Axer-Viernstein. Arch. orthop. Unfall-Chir. **67**, 355 (1970).

GOERDES, W., HESSERT, G. R.: Indikationswandel bei Arthrodesen und Alloarthroplastiken des Hüftgelenkes. Arch. orthop. Unfall-Chir. **69**, 264 (1971).

GOERDES, W., VIERNSTEIN, K., KLEMENT, J.: Erfahrungen mit Hüftarthrodese nach der AO-Technik. Arch. orthop. Unfall-Chir. **70**, 304 (1971).

GOESSENS, H., PINGEL, P., DREYER, J.: L'arthrodèse de hanche par plaque en croix. Acta orthop. belg. **36** (3), 350 (1970).

GSCHWEND, N.: Eine wenig bekannte Komplikation der Hüftarthrodese oder die van Neckscher Krankheit des Erwachsenen. Arch. orthop. Unfall-Chir. **62**, 263 (1967).

GSCHWEND, N.: Die operative Behandlung der progressiv chronischen Polyarthritis, S. 133. Stuttgart: Thieme 1968.

GSCHWEND, N.: Operation am polyarthritischen Hüftgelenk. Therapiewoche **20** (18), 746 (1970).

GSCHWEND, N.: Persönliche Mitteilung. Dez. 73.

GSCHWEND, N., NACHACHAN, F., ZIPPEL, J.: Total hip replacement in rheumatoid arthritis. Aus Chapchal, G.: Arthroplasty of the hip, p. 241. Stuttgart: Thieme 1973.

GUILLEMINET, M., DESBROSSES, J.: Arthrodèse de la hanche pour échecs d'arthroplastie avec interposition inerte. Lyon chir. **49** (8), 897 (1954).

HACKENBROCH, M.: Arthrodese, Arthroplastik, Arthrolyse. Arch. orthop. Unfall-Chir. **51**, 549 (1960).

HACKENBROCH, M.: Zur Frage der operativen Behandlung des femoral-funktionell defekten Hüftgelenkes. Z. Orthop. **92**, 610 (1960).

HACKENBROCH, M.: Zur normalen und pathologisch veränderten Mechanik des Hüftgelenks. Aus: Hohmann, G., Hackenbroch, M., Lindemann, K., Handbuch der Orthopädie, Bd. IV, Teil I, 1. Stuttgart: Thieme, 1961.

HAFFERL, A.: Lehrbuch der topographischen Anatomie. Berlin-Göttingen-Heidelberg: Springer 1957.

HANSLIK, L., FRIEDEBOLD, G.: Die Indikationsstellung zur Hüftarthrodese nach Entwicklung stabiler Alloarthroplastiken. Arch. orthop. Unfall-Chir. **68**, 325 (1970).

HARTLEY, J., SILVER, N.: Muscle-pedicle bone grafts. J. Bone Jt Surg. A **36**, 800 (1954).

HENDERSON, J. S.: Combined intra-articular and extra-articular arthrodesis for tuberculosis of the hip joint. J. Bone Jt Surg. A **15**, 51 (1933).

HERBERT, J. J.: Etude critique sur les arthrodèses de la hanche. Rev. Chir. orthop. **46** (1), 3 (1960).

HERBERT, J. J., FOUCHER, J., FOUCHER, G., HERBERT, A.: Prothèses totales de hanches atypiques. Rev. chir. orthop. **59**, 523 (1973).

HETTINGER, TH.: Die maximalen Drehmomente im Hüft-, Knie- und Fußgelenk bei verschiedenen Winkelstellungen. Arbeitsphysiol. **15**, 355 (1954).

HEUSNER, P.: Über Hüftresektion wegen angeborener Luxation. Zbl. Chir. **45**, 751 (1884).

HIBBS, A. R.: A preliminary report of twenty cases of hip joint tuberculosis treated by an operation devised to eliminate motion by fusing the joint. J. Bone Jt Surg. A **8**, 522 (1926).

HIRSCH, C.: Studies on the mechanism of low back pain. Acta orthop. scand. **20**, 261 (1950/51).

HOFMEISTER, F.: Die orthopädisch-chirurgische Behandlung der traumatisch bedingten Schenkelkopfnekrosen. Arch. orthop. Unfall-Chir. **49**, 556 (1958).

HÖGER, P. M.: Röntgenologische Untersuchungen nach Hüftarthrodese bei Arthrosis deformans. Diss., Hamburg, 1964.

HOHMANN, D.: Untersuchungen zur Frage des Standbeines bei Hüftarthrodesierten. Arch. orthop. Unfall-Chir. **54**, 153 (1962).

HOLEVITCH, Y.: Arthrodèse allongeante de l'articulation de la hanche chez les poliomyélitiques. Rev. Chir. orthop. **49** (3), 301 (1963).

HÖRDEGEN, K. M., TÖNNIS, D.: Der Einfluß der Hüftgelenks-Arthrodese auf die Wirbelsäule. Arch. orthop. Unfall-Chir. **69**, 97 (1970).

HOWARD, R. C.: V-Arthrodesis of the hip. J. Bone Jt Surg. B **32**, 282 (1950).

HOWARD, R. C.: Stability of osteosynthesis in hip arthrodesis. Acta orthop. scand. **35**, 225 (1965).

HUGGLER, A.: Die Hüftarthrodese nach Charnley. Arch. orthop. Unfall-Chir. **52**, 366 (1960).

HUGGLER, A.: Die Alloarthroplastik des Hüftgelenkes. Stuttgart: Thieme 1968.

HUGGLER, A.: Wandel in der Indikation zur intertrochanteren Osteotomie. In Morscher E., Die intertrochantere Osteotomie bei Coxarthrose, S. 122, Bern-Stuttgart-Wien: Huber 1971.

JODOGNE, G.: La coxarthrose. Rev. méd. Liège **25**, (20), 663 (1970).

JUDET, J.: A study of the arterial vascularisation of the femoral neck in the adult. J. Bone Jt Surg. A **37**, 663 (1955).

JUDET, R.: Traité de thérapeutique chirurgicale, tome I, p. 451, Paris: Masson et Cie. 1964.

JUDET, R., JUDET, J., ROY-CAMILLE, R.: La vascularisation des pseudarthroses des os longs d'après une étude clinique et expérimentale. Rev. Chir. orthop. **44**, 381 (1958).

KALÉN, R.: Internal fixation in hip joint arthrodesis. Acta orthop. scand., Suppl. 112, 1 (1968).

KAPANDJI, J. A.: Physiologie articulaire fascicule II membre inférieur. Paris: Librairie Maloine S. A. 1965.

KATAYAMA, R., ITAMI, Y., MARUMO, E.: Treatment of hip and knee-joint tuberculosis: an attempt to retain motion. J. Bone Jt Surg. A **44**, 897 (1962).

KELLY, E. C.: Encyclopedia of medical sources. Baltimore: Williams & Wilkins Co. 1948.

KELLY, P. J., MARTIN, W. J., COVENTRY, M. B.: Bacterial (suppurative) arthritis in the adult. J. Bone Jt Surg. A **52**, 1595 (1970).

KNIGHT, R. A., BLUHM, M. M.: Brittain ischiofemoral arthrodesis. J. Bone Jt Surg. **27**, 578 (1945).

KOCHER, TH., DE QUERVAIN, F.: Enzyklopaedie der gesamten Chirurgie, Bd. I, S. 582. Leipzig: F. C. W. Vogel 1901.

KOLBEL, R., WEIGERT, M.: Total alloarthroplasty following arthrodesis. Z. Orthop. **108**, 587 (1971).

KRAKOVITS, G.: Über die Auswirkung einer Beinverkürzung auf die Statik und Dynamik des Hüftgelenkes. Z. Orthop. **102** (3), 418 (1967).

KÜNTSCHER, G.: Die Technik der „geschlossenen" Hüftarthrodese. Chirurg **24**, 404 (1953).

LAGRANGE, M.: Résection orthopédique de la hanche pour luxation pathologique. Bull. Soc. Chirurgie Paris **32** (1892). Ref: Karlén A.: Acta chir. scand., Suppl. **96** (1944).

LAM, S. J. S.: Arthrodesis of the hip. With special reference to early mobilisation without external splintage. J. Bone Jt Surg. B **50**, 14 (1968).

LAMPUGNANI, C.: La decapitazione del femore nella lussazione congenita dell'anca; studio pratico di ortopedia chirurgica antisettica. G. Accad. Med. Torino **33**, 538 (1885).

LANGE, M.: Orthopädisch-Chirurgische Operationslehre, 2. Aufl. S. 550. München: Bergmann 1962.

LANGE, M.: Review of a series of more than five hundred cases. J. int. Coll. Surg. **29**, 638 (1958).

LANGENSKIÖLD, A., LAURENT, L. E.: Compression arthrodesis of the hip joint by the method of Axer. Acta orthop. scand. **38**, 359 (1967).

LETOURNEL, E.: Die operative Versorgung der Hüftgelenkpfannenbrüche. Langenbecks Arch. klin. Chir. **316**, 423 (1966).

LIECHTI, R.: Hüftarthrodesen. Freier Vortrag, Schweiz. Ges. für Orthop. Jahreskongress Chur, 1972.

LIECHTI, R.: Arthrodèses de la hanche sans „plaque en croix". Freie Vorträge, Nr. 22, Schweiz. Ges. für Orthop. Jahreskongress Fribourg, 1973.

LIECHTI, R.: Indikation und Technik der Kreuzplattenarthrodese. Orthop. Praxis **4**, 1974. (im Druck)

LIECHTI, R., WEBER, B. G.: Beitrag zur Prophylaxe der operativen Infektionen. Unsere Erfahrungen nach vierjähriger Durchführung präventiver Impfung mit Staphylokokkenvaccine. Chirurg **44**, 269 (1973).

LINDAHL, O.: Hip-joint arthrodesis: to find the best position. Acta orthop. scand. **37**, 317 (1966).

LINDSTRÖM, N.: Partial intra plus juxta articular arthrodesis with simultaneous nailing according to Watson-Jones. Acta orthop. scand. **25**, 255 (1956–57).

LIPSCOMB, P. R., MCCASLIN, F. E.: Arthrodesis of the hip. Review of 371 cases. J. Bone Jt Surg. A **43**, 923 (1961).

LOEFFLER, F., MATZEN, P. F., KNOEFLER, W. E.: Orthopädische Operationen, Bd. I, S. 252. Berlin: VEB, Verlag Volk und Gesundheit 1971.

LÜHKEN, H.: Die Statik des menschlichen Beckens. Z. Anat. Entwickl.-Gesch. **104**, 729 (1935).

MAGERL, F., BLATTER, R.: Diagnostic du descellement des prothèses totales de la hanche. De Boitzy A.: Périarthrite, ostéogénèse, travaux divers, p. 296. Berne-Stuttgart-Vienne: Huber 1972.

MALGAIGNE, J. F.: Oeuvres complètes d'Ambroise Paré. Chez Baillière J. B., Libraire de l'Académie Royale de Médecine **54** (1840).

MAQUET, P.: Biomechanics and osteoarthrithis of the hip. Sicot, XIe Congrès, Mexico, p. 882 (1969).

MARAGLIANO, D.: Nuovi punti di appoggio chirurgico nelle lussazione vere da coxite. Chir. Organi Mov. **5**, 225 (1921).

MARMOR, L.: Surgery for osteoarthritis. Geriatrics **27**, 89 (1972).

MARNEFF, R.: Intervention mobilisatrice de principe dans les ankyloses coxo-fémorales. Soc. Belge d'Orthop. Séance du 23 Nov., p. 969, 1968.

MAY, V. R., JR., MAUCK, W.: Intra-articular hip fusion with the intramedullary nail. Clin. Orthop. **25**, 113 (1962).

MCKEE, G. K.: Arthrodesis of the hip with a lag-screw. J. Bone Jt Surg. B **39**, 477 (1957).

MCKEE, G. K.: Case presentations and results of total replacement prosthesis. In: Rütt, A. Die Therapie der Koxarthrose. Stuttgart: Thieme 1969.

MCKEE, G. K.: Persönliche Mitteilung, 1970.

MEEL, P. J.: Arthrodesis of the hip; with a description of an operative technique. Arch. chir. neerl. **23** (3), 225 (1971).

MERLE D'AUBIGNÉ, R.: Nécroses traumatiques de la tête fémorale. Chir. rép. Traum. **5**, 61 (1960).

MERLE D'AUBIGNÉ, R., CHABROL, J.: Les arthrodèses de la hanche par enclouage. Résultats. Indications. Techniques. Rev. Chir. orthop. **71**, 293 (1952).

MERLE D'AUBIGNÉ, R., CORMIER: Nécrose traumatique de la tête du fémur en dehors des pseudarthroses. Revue Orthop. **42** (2), 246 (1956).

MERLE D'AUBIGNÉ, R., POSTEL, M.: Réinterventions après arthroplasties de la hanche. Rev. Chir. orthop. **42** (3), 18 (1956).

MERLE D'AUBIGNÉ, R., RAMADIER, J.O., JUTEAU, B.: L'arthrodèse dans les luxations congénitales de la hanche chez l'adulte. Rev. Chir. orthop. **48** (6), 685 (1962).

MERLE D'AUBIGNÉ, R., RAMADIER, J.O., POSTEL, M., MAZAS, F., VAILLANT, J.M.: L'arthrodèse de la hanche. Rev. Chir. orthop. **50** (5), 789 (1964).

MEULI, H.CH.: Zur operativen Behandlung der polyarthritischen Hüfte. Dtsch. med. Wschr. **91** (40), 1779 (1966).

MEULI, H.CH.: Moderne Aspekte der Operation von Hüftarthrosen. In: Arthritis-Arthrose, Arthritis Osteoarthrosis, S. 237, Bern-Stuttgart-Wien: Huber 1969.

MITTAG, G.: Behandlung, Verlauf und Spätschicksal von 300 Schenkelhalsfrakturen. Chirurg **27**, 224 (1956).

MOREAU, P.F.: Observations pratiques relatives à la résection des articulations affectées de carie. Chez Croullebois, Libraire, Paris, 1803.

MORRIS, J.B.: Charnley compression arthrodesis of the hip. J. Bone Jt Surg. B **48**, 260 (1966).

MORSCHER, E.: Die intertrochantere Osteotomie bei Coxarthrose. Bern-Stuttgart-Wien: Huber 1971.

MORTENS, J., JENSEN, E.: Charnley stabilisation of the hip. J. Bone Jt Surg. B **42**, 466 (1960).

MÜLLER, B.S.: Kompressionsarthrodese des Hüftgelenkes. Beitr. Orthop. **15** (3), 149 (1968).

MÜLLER, G.: Girdlestone-Hüfte nach infizierter Totalprothese. Freier Vortrag Schweiz. Ges. für Orthop. Jahreskongress Chur, 1972.

MÜLLER, G.: Persönliche Mitteilung, 1972.

MÜLLER, M.E.: Ostéosynthèse externe de compression pour arthrodèses et ostéotomies. Réunion des orthopédistes suisses. St. Gall. Rev. chir. orthop. **39**, 531 (1953).

MÜLLER, M.E.: Die extraartikuläre ischiofemorale Hüftarthrodese. Helv. chir. Acta **22** (2), 127 (1955).

MÜLLER, M.E.: Chirurgie de la hanche (12 interventions). Bulletin-AO, 1967.

MÜLLER, M.E.: Die Varisationsosteotomie bei der Behandlung der Koxarthrose. In: Rütt, A., Die Therapie der Koxarthrose. Stuttgart: Thieme 1969.

MÜLLER, M.E.: Hüftnahe Femurosteotomien, 2. Aufl. Stuttgart: Thieme 1970.

MÜLLER, M.E., ALLGÖWER, M., WILLENEGGER, H.: Technik der operativen Frakturbehandlung. Berlin-Göttingen-Heidelberg: Springer 1963.

MÜLLER, M.E., ALLGÖWER, M., WILLENEGGER, H.: Manual der Osteosynthese. Berlin-Heidelberg-New York: Springer 1969.

NEFF, G.: Fehler und Gefahren bei Hüftoperationen. Langenbecks Arch. klin. Chir. **284**, 693 (1956).

NIGST, H.: Spezielle Frakturen- und Luxationslehre. Band III (Hüftgelenk und proximaler Oberschenkel). Stuttgart: Thieme 1964.

NOESBERGER, B.: Biomechanische Grundlagen der Intertrochanteren Femurosteotomie bei Koxarthrose und ihre Mehrjahresresultate in einem Kollektiv von 100 Fällen. Schweiz. med. Wschr. **100**, 101 (1970).

ONJI, Y., KURATA, Y., KINDO, HA.: A new method of hip fusion using an intramedullary nail. A preliminary report. J. Bone Jt Surg. B **47**, 690 (1965).

OSMOND-CLARKE, H.: Hip joint surgery in the twentieth century. Rheum. phys. Med. **2**, 173 (1971).

OSTAPCUK, A.D.: Kompresivnij arthrodez tazobedernovo sustava. Ortop. Travm. Protez. **25**, (1), 59 (1964).

OTTE, P.: Die Arthrodese des Hüftgelenks bei Koxarthrose. In: Rütt, A., Die Therapie der Coxarthrose, S. 258. Stuttgart: Thieme 1969.

PADOVANI, P., JOLY, J.P.: Résultats éloignés de 308 arthrodèses de hanche. Rev. Chir. orthop. **47** (1), 83 (1961).

PARK, H.: An account of a New Method of Treating Diseases of the Knee and Elbow in a Letter to Mr. Percival Pott by H. Park of Liverpool. Anthology of Orthopaedics, 1781.

PAUL, J.P.: The biomechanics of the hip joint and its clinical relevance. Roy. Soc. Med. **59**, 943 (1966).

PAUL, J.P.: The effect of walking speed on the force actions transmitted at the hip and knee joints. Proc. Roy. Soc. Med. **63**, 200 (1970).

PAUWELS, F.: Beitrag zur Klärung der Beanspruchung des Beckens, insbesondere der Beckenfugen. Z. Anat. Entwickl.-Gesch. **114**, 167 (1948).

PAUWELS, F.: Die Bedeutung der Bauprinzipien der unteren Extremität für die Beanspruchung des Beinskeletts. Z. Anat. Entwickl.-Gesch. **114**, 525 (1950).

PAUWELS, F.: Neue Richtlinien für die operative Behandlung der Koxarthrose. Verh. dtsch. orthop. Ges. **48**, 332 (1961).

PAUWELS, F.: Über die Bedeutung einer Zuggurtung für die Beanspruchung des Röhrenknochens. Verh. dtsch. orthop. Ges. **52**, 231 (1965).

PEASE, C.N.: Fusion of the hip in children. The Chandler method. J. Bone Jt Surg. A **29**, 874 (1947).

PERARD, V.S.: Anatomy and drawing. 4th Ed. New York-London: Pitman Publishing Corp. 1955.

PHEMISTER, D.B.: Treatment of necrotic head of femur in adults. J. Bone Jt Surg. A **31**, 55 (1949).

PIGGOT, J.: Charnley stabilisation of the hip. J. Bone Jt Surg. B **42**, 476 (1960).

RANG, M.: Anthology of orthopaedics. Edinburgh-London: Livingstone 1966.

RATOMSKI, R., JESKE, W., ADAMCZEWSKI, J., HABRYCH, A.: Die operative Hüftarthrodese nach Müller. Beitr. Orthop. **17**, 113 (1970).

REICHELT, A., STALL, CHR.: Die kausalgenetische Bedeutung der Behandlungsart für die Entwicklung von Hüftkopfnekrosen nach Schenkelhalsfrakturen. Z. Orthop. **111**, 28 (1973).

RINALDI, E.: Possibilità di terapia chirurgica negli insuccessi di artroplastiche dell'anca. Arch. Putti Chir. Organi Mov. **23**, 134 (1968).

ROCHER, H.L.: Technique simplifiée pour l'arthrodèse extraarticulaire de la hanche par greffon tibial dans la coxalgie type. 37. J. Méd. Bordeaux **114**, (1969).

ROESLER, H., HAMACHER, P.: Die biostratische Analyse der Belastung des Hüftgelenkes. I. & II. Teil. Z. Orthop. **110**, 67, 186 (1972).

ROSEN, H.: Persönliche Mitteilung, 1972.

RUCKDESCHEL, G., HESSERT, G.R., SCHÖLLHAMMER, TH.: Quantitative in vitro-Untersuchungen zur Folge der Gentamycinabgabe aus Polymethyl-methacrylat-Polymerisatblöcken. Arch. orthop. Unfall-Chir. **74**, 291 (1973).

RUSSE, O.: Behandlung der Schenkelhalsfraktur. Zbl. Chir. **77**, 1063 (1952).

RÜTER, A., GANZ, R.: Totalprothesen nach Hüftarthrodesen. In: Cotta, H. Schulitz, K.P., Der Totale Hüftgelenkersatz, S. 72, Stuttgart: Thieme 1973.

RUTISHAUSER, E.: Les coxites rhumatismales. Doc. rheum. Geigy, Nr. 16, 1959.

RÜTT, A.: Die Therapie der Koxarthrose. Stuttgart: Thieme 1970.

SALEM, G.: Erfahrungen bei 798 Schenkelhalsfrakturen. Langenbecks Arch. klin. Chir. **268**, 602 (1951).

SCHNEIDER, R.: Technik der Hüftarthrodese mit Beckenosteotomie. Langenbecks Arch. klin. Chir. **316**, 233 (1966).

SCHNEIDER, R.: Hip arthrodesis with the Cobra head plate and pelvic osteotomy. Rec. Surg. and Traum. **14**, Basel, München: Karger (im Druck).

SCHNEIDER, R.: Reoperationen und Komplikationen der Totalprothesen der Hüfte. In Vorbereitung.

SCHNEIDER, R.: Persönliche Mitteilung, Sept. 1973.

SCHOERNER, R.: Vor- und Nachteile versteifender Operationen am Hüftgelenk. Arch. orthop. Unfall-Chir. **45**, 230 (1952).

SCHUMM, H.C.: Extra-articular immobilization of the hip joint. Surg. Gynec. Obstet. **48**, 112 (1929).

SEEWALD, K., DEBRUNNER, A.: Untersuchungen über die Veränderung des nicht erkrankten Hüftgelenkes bei Hüftankylosierten. Z. Orthop. **98** (3), 288 (1964).

SEGMÜLLER, G.: Funktionsdiagnostik der Pseudarthrose mittels 85-Sr-Szintimetrie. Ther. Umschau B **28** (5), 329 (1971).

SEGMÜLLER, G.: Ergebnisse und Indikation der Totalprothese bei der rheumatischen Coxitis. Verhandlungen. Eigenverlag der Vereinigung der Orthop. Österreichs, Wien, 99, 1972.

SEGMÜLLER, G.: Orthopädische Fragestellungen und ihre Beantwortung durch die Skelettscintigraphie. Med. Neuheiten, **1/2**, 1 (72).

SLOOFF, T.J.J.H.: The unstable endoprothesis of the hip. Arch. chir. neerl. **23** (2), 205 (1971).

SOMERVILLE, E.W.: Two nail fixation of the hip. J. Bone Jt Surg. B **51**, 648 (1969).

SPRANGER, M.: Abdominelle Komplikationen nach Hüftgelenksarthrodesen und Schenkelhalsnagelungen. Arch. orthop. Unfall-Chir. **69**, 351 (1971).

STEINDLER, A.: Kinesiology of the human body, p. 276. Springfield, Illinois USA: Thomas 1955.

STEVENS, J.: Osteoarthritis of the hip. A review with special consideration of the problem of bilateral malum coxae senilis. Clin. orthop. Padova **71**, 152 (1970).

STEWART, M.J., COKER, T.P.: Arthrodesis of the hip. A review of 109 patients. Clin. Orthop. **62**, 136 (1969).

STEWART, M.J.: MILFORD, L.W.: Fracture dislocation of the hip and end result study. J. Bone Jt Surg. A **36**, 315 (1954).

STINCHFIELD, F.E., CAVALLARO, W.U.: Arthrodesis of the hip joint. A. Follow-up study. J. Bone Jt Surg. A **32**, 48 (1950).

STONE, M.M.: Arthrodesis of the hip. J. Bone Jt Surg. A **38**, 1346 (1956).

SYME, J.: Hüftgelenksexarticulation in Schottland. Edinburgh, 1799, 1823.

TAITZ, J.: Arthrodesis of a prosthetic hip joint. J. Bone Jt Surg. A **43**, 555 (1961).

TEINTURIER, P.: Arthrodèse de la hanche. Lambeau pédiculé trochantérien avec vissage ischiofémoral. Rev. Chir. orthop. **52**, 645 (1966).

TELESZYNSKI, M., FACZYNSKI, A., SZWALUK, F.: Ocena wplywu przeciazenia stawu biodrowego u jednostronnie amputowanych. Chir. Narzadow Ruchu **24**, 6, 547 (1959).

THOMPSON, F.R.: Combined hip fusion and subtrochanteric osteotomy allowing early ambulation. J. Bone Jt. Surg. A **38**, 13 (1956).

THOMPSON, V.P., EPSTEIN, H.C.: Traumatic dislocation of the hip. A survey of 204 cases covering a period of 21 years. J. Bone Jt Surg. A **33**, 746 (1951).

THOMSEN, W.: Zur Problematik der Arthrodese des Hüftgelenks und des Knöchelgelenks. Beilageheft zur Z. Orthop. **94**, 469 (1961).

TÖNNIS, D.: Elektromyographische Kontrollmöglichkeit und Befunde bei aktiver Übungsbehandlung. Verh. dtsch. orthop. Ges. **52**, 36 (1965).

TÖNNIS, D.: Elektromyographische und histologische Befunde bei aktiver Übungsbehandlung. Verh. dtsch. orthop. Ges. **54**, 104 (1967).

TROJAN, E., PERSCHL, A.: Die Behandlungsergebnisse von 79 frischen, traumatischen Hüftgelenksverrenkungen und Hüftgelenksverrenkungsbrüchen. Ergebn. Chir. Orthop. **40**, 90 (1956).

TRUETA, J., HARRISON, M.H.M.: The normal vascular anatomy of the femoral head in adult man. J. Bone Jt Surg. B **35**, 442 (1953).

TRUMBLE, H.C.: Method of fixation of the hip joint by means of an extraarticular bone graft. Aust. N. Z. J. Surg. **1**, 411 (1932).

VAINIO, K., PUKKI, T.: Rheumatoid Arthritis of the hip. Relaz. al cong. della Lega Int. contra il Reumatismo, Roma, 1961.

VALENTIN, B.: Geschichte der Orthopädie. Stuttgart: Thieme 1961.

VAN NECK, M.: Osteochondritis of pubis. Arch. francobelg. Chir. 27, 238, 1924.

VAN NES, C.P.: L'arthrodèse de la hanche pour arthrite déformante. Bull. Soc. belge Orthop. **2** (6), 253 (1939).

VESELY, D.G.: Ischiofemoral arthrodesis. An end-result of forty-four cases. J. Bone Jt Surg. A **43**, 363 (1961).

VIERSTEIN, K.: Erfahrungen bei Hüftarthrodesen. Verh. dtsch. orthop. Ges. **44**, 93 (1956).

von Lanz, T., Wachsmuth, W.: Praktische Anatomie Bd. I/4, 2. Aufl. Bein und Statik, Berlin-Heidelberg-New York: Springer 1972.

Walcher, K.: Die Arthrodese im Zeitalter der Alloplastik. Münch. med. Wschr. **8**, 345 (1972).

Watson-Jones, R.: Arthrodesis of the osteoarthritic hip. J. Amer. med. Ass. **110** (4), 278 (1938).

Watson-Jones, R., Robinson, W.C.: Arthrodesis of the osteoarthritic hip joint. J. Bone Jt Surg. B **38**, 353 (1956).

Weber, B.G.: Vermeidung und Behandlung der Folgen von Hüftgelenksverletzungen. Unfallchir. Arbeitstagung in Garmisch-Partenkirchen. Franz X. Seitz u. Val. Höfling, München, 35 (1965).

Weber, B.G.: Die Risiken in der Orthopädie. Schweiz. med. Wschr. **99** (1), 1 (1969).

Weber, B.G.: Die Rotations-Totalendoprothese des Hüftgelenkes. Z. Orthop. **107** (2), 304 (1970).

Weber, B.G., Liechti, R., Stühmer, G., Blatter, R.: Prévention d'infections opératoires. De: Boitzy, A. Périarthrite de l'épaule, ostéogénèse et compression, travaux divers, p. 299, Berne-Stuttgart-Vienne: Huber 1972.

Weber, B.G.: Hip arthrodesis. Aus Tronzo, R.G., Surgery of the hip joint, p. 759. Philadelphia: Lea & Febiger 1973.

Weinreich, M.: Zur Statik der Hüftarthrodese. Verh. dtsch. orthop. Ges. **47**, 509 (1959).

Weis, J., Müller, H.: Die Verhütung der Oberschenkelkopfnekrose nach Schenkelhalsbrüchen. Mschr. Unfallhk. **58**, 18 (1955).

Wiedmer, U.: Ergebnisse der Hüftarthrodese mit Kreuzplatte und Beckenosteotomie. Diss., AO-Bulletin, 1969.

Wiltse, L.L., Thompson, W.A.L.: Technic for arthrodesis of the hip when the femoral head and neck are absent. Arch. Surg. **59**, 888 (1949).

Winiwarter, A.: Lehrbuch der chirurgischen Operationen und der chirurgischen Verbände, S. 193. Stuttgart: Enke 1895.

Witt, A.N.: Die Hüftarthrodese beim älteren Menschen. Chirurg **29** (2), 73 (1956).

Witt, A.N.: Fortschritte in der Behandlung der Koxarthrose. Münch. med. Wschr. **111** (45), 2325 (1969).

Witt, A.N., Hackenbroch, M.H., Hepp, W.R.: Zur Operationstechnik bei Grenzindikationen der Hüftarthroplastik mit Totalprothesen. Arch. orthop. Unfall-Chir. **69**, 148 (1970).

Wolff, J.: Das Gesetz der Transformation der Knochen. Berlin: Hirschwald 1892.

Sachverzeichnis

Die *kursiv* gesetzten Seitenzahlen weisen auf die für das jeweilige Stichwort wichtigste Textstelle hin

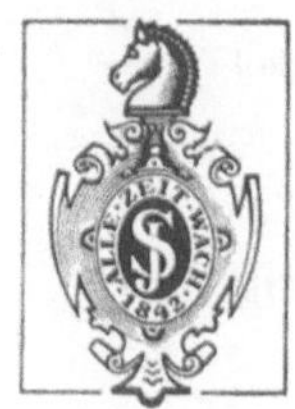